Medicina Integrativa
& SAÚDE DA MULHER

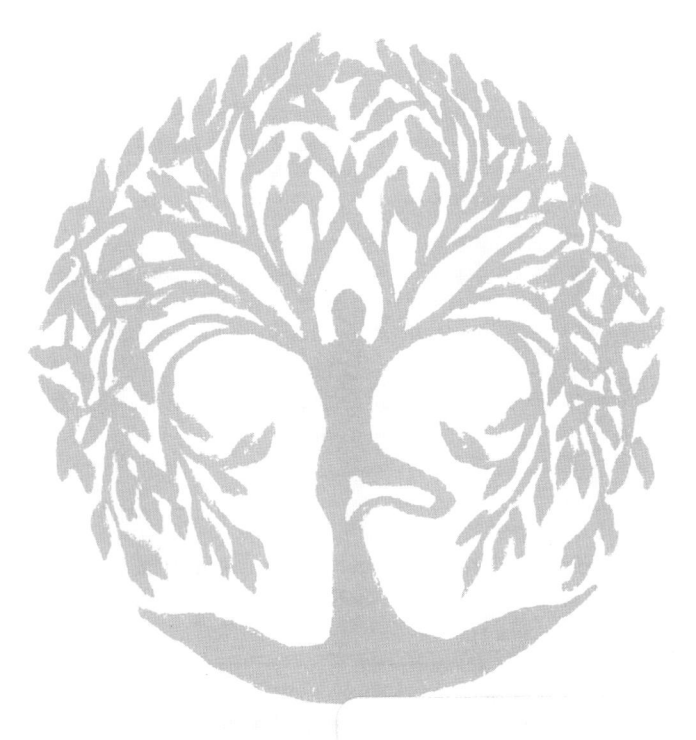

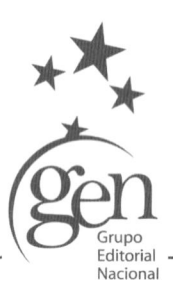

O GEN | Grupo Editorial Nacional – maior plataforma editorial brasileira no segmento científico, técnico e profissional – publica conteúdos nas áreas de ciências da saúde, exatas, humanas, jurídicas e sociais aplicadas, além de prover serviços direcionados à educação continuada e à preparação para concursos.

As editoras que integram o GEN, das mais respeitadas no mercado editorial, construíram catálogos inigualáveis, com obras decisivas para a formação acadêmica e o aperfeiçoamento de várias gerações de profissionais e estudantes, tendo se tornado sinônimo de qualidade e seriedade.

A missão do GEN e dos núcleos de conteúdo que o compõem é prover a melhor informação científica e distribuí-la de maneira flexível e conveniente, a preços justos, gerando benefícios e servindo a autores, docentes, livreiros, funcionários, colaboradores e acionistas.

Nosso comportamento ético incondicional e nossa responsabilidade social e ambiental são reforçados pela natureza educacional de nossa atividade e dão sustentabilidade ao crescimento contínuo e à rentabilidade do grupo.

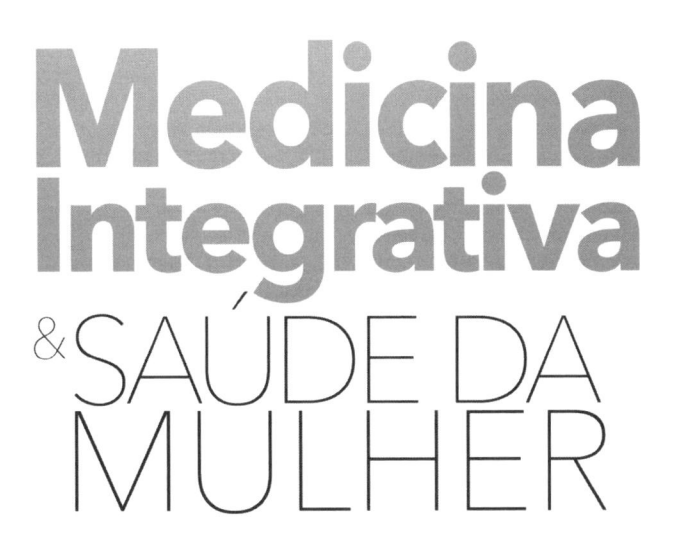

Medicina Integrativa
& SAÚDE DA MULHER

Helena Campiglia

Graduada em Medicina pela Universidade de São Paulo (USP), com Residência Médica em Medicina Interna (Clínica Médica) e especialização em Medicina da Dor pelo Hospital das Clínicas da Faculdade de Medicina da Universidade de São Paulo (FMUSP).

Pós-graduada em Endocrinologia Ginecológica pelo Hospital Sírio-Libanês; em Psicologia Analítica (*Sedes Sapientiae*), em Acupuntura e em Medicina Tradicional Chinesa (MTC) pelo Hospital do Servidor Público Municipal (HSPM), pela Sociedade Médica Brasileira de Acupuntura (SMBA) e pela Academia de Ciências Médicas de Beijing, na China.

Fellowship em Medicina Integrativa no AWCIM pela Universidade do Arizona (EUA).

É palestrante e docente há mais de 20 anos, atuando em diferentes instituições, como o Hospital do Servidor Público Estadual (IAMPSE), o Hospital do Servidor Público Municipal (HSPM) e o Hospital das Clínicas da FMUSP.

Atualmente, é professora convidada na Universidade McMaster, em Toronto (Canadá) e professora-mentora dos alunos do Fellowship de Medicina Integrativa no AWCIM pela Universidade do Arizona (EUA).

É autora dos livros *Psique e Medicina Tradicional Chinesa* e *O Domínio do Yin: da Fertilidade à Maternidade; a Mulher e suas Fases Segundo a Medicina Tradicional Chinesa*, ambos em 3ª edição.

Atua como clínica geral e em Saúde da Mulher, unindo a Medicina convencional às práticas integrativas.

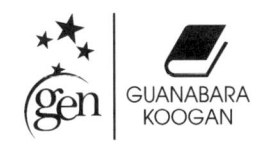

GUANABARA KOOGAN

- **Atendimento ao cliente: (11) 5080-0751 | faleconosco@grupogen.com.br**

- Direitos exclusivos para a língua portuguesa
Copyright ©2024 by
EDITORA GUANABARA KOOGAN LTDA.
Uma editora integrante do GEN | Grupo Editorial Nacional
Travessa do Ouvidor, 11
Rio de Janeiro – RJ – CEP 20040-040
www.grupogen.com.br

- Capa: Bruno Sales

- Imagem da capa: Lucila Campiglia

- Editoração eletrônica: R.O. Moura

- Ficha catalográfica

CIP-BRASIL. CATALOGAÇÃO NA PUBLICAÇÃO
SINDICATO NACIONAL DOS EDITORES DE LIVROS, RJ

C197m

    Campiglia, Helena
      Medicina integrativa e saúde da mulher / Helena Campiglia. - 1. ed. - Rio de Janeiro : Guanabara Koogan, 2025.
      24 cm.

    Inclui índice
    ISBN 9788527740746

    1. Medicina integrativa. 2. Serviços de saúde para mulheres. 3. Mulheres - Higiene e saúde. 4. Bem-estar. I. Título.

24-92221	CDD: 610.82
	CDU: 613-055.2

Meri Gleice Rodrigues de Souza - Bibliotecária - CRB-7/6439

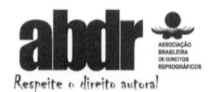

Dedico este livro ao meu querido caçula Gabriel, que nasceu e cresceu ao mesmo tempo que a Medicina Integrativa e a dedicação à Saúde da Mulher nasceram e cresceram em mim, e aos meus queridos Felipe e Téo.

Agradecimentos

Agradeço aos meus pais, Cassilda e Roberto, por me darem a vida e criarem as oportunidades que tive, sendo sempre fonte de inspiração na dedicação aos estudos e na busca de constante aprimoramento.

Agradeço profundamente à minha família: a meu marido, Alexandre, e a meus filhos, Téo, Felipe e Gabriel, que pacientemente, ao longo de 2 anos, tiveram que dividir meus fins de semana e meu tempo livre com a pesquisa e a escrita longa e exigente deste livro.

Agradeço à minha irmã Lucila, que me incentivou desde sempre a escrever e a dar aulas e que desenhou a capa deste livro.

Agradeço a meus queridos professores do Fellowship em Medicina Integrativa da Universidade do Arizona, em especial ao Dr. Andrew Weil, à Dra. Victoria Maizes, à Dra. Lise Alschuler, à Dra. Ann Marie Chiasson, ao Dr. Robert Rhode, ao Dr. Randy Horwitz e à Dra. Tierona Low Dog, que, entre muitos outros, dividiram seus preciosos ensinamentos e experiência clínica na área. Eles plantaram fortemente a intenção de que esse modelo de Medicina deve ser divulgado e semeado, ajudando médicos a se tornarem mais humanos e conectados aos seus pacientes; um modelo de Medicina sustentável e ecológico que integra o mistério da vida e a espiritualidade às boas práticas de saúde, prevenção e, quando necessário, tratamento convencional, botânico ou outros que possam agregar à saúde.

Agradeço a todas as minhas pacientes que, ao longo de 25 anos, ensinaram-me mais que qualquer outro e que dividiram suas histórias, dores, angústias e alegrias comigo em busca de si mesmas e de seus caminhos. Tive o privilégio de ser testemunha e de acompanhar tentantes, gestantes, parturientes, meninas se tornando mulheres e mulheres amadurecendo.

Helena Campiglia

Introdução

Em 1998, eu me formava em Residência de Clínica Médica da Faculdade de Medicina da Universidade de São Paulo (FMUSP). A escolha por Clínica Médica havia sido baseada na minha vontade de ter a visão mais ampla possível e de poder atuar como médica generalista. Assim, após longos 6 anos de faculdade e 3 anos de Residência Médica, passei a praticar, sem ter a plena consciência, uma "Medicina Integrativa" a meu modo, unindo a Clínica Médica à Medicina Tradicional Chinesa (MTC), à acupuntura e à fitoterapia, nas quais eu também havia me formado na mesma ocasião.

Em 1999, tive a oportunidade de viver por algum tempo na China e de praticar mais profundamente, nos hospitais, tanto a acupuntura quanto a fitoterapia. A acupuntura pouco representava no tratamento se não fosse aliada à boa alimentação e a rotinas saudáveis, compreendidas pela MTC.

Por volta dos anos 2000, passei a lecionar meditação e, mais uma vez, incorporei novos elementos à minha prática clínica. Eu pedia aos meus pacientes que a praticassem, ensinava-a em aulas e seminários e tinha plena convicção de que muitos poderiam melhorar inclusive das suas queixas clínicas caso fossem praticantes regulares de meditação. Nessa época, a Medicina convencional ainda não reconhecia essas práticas como algo que pudesse ser levado a sério. Eu sentia muitas vezes que andava à margem do reconhecimento entre os meus colegas médicos, esforçando-me para não cair em um lugar-comum de um misticismo sem fundamento. Também os "protocolos" e as pesquisas que começavam a emergir na área engessavam e buscavam enquadrar esses novos caminhos utilizando-se dos parâmetros da Medicina convencional (como os estudos duplo-cegos, randomizados e um grande número de pacientes em cada grupo etc.).

Alguns desses estudos foram valorosos em confirmar o que já se intuía: por exemplo, que a meditação é comprovadamente eficaz para melhorar o débito cardíaco de pacientes que haviam sofrido infarto agudo do miocárdio; que a acupuntura libera endorfinas, hormônio luteinizante (LH) e hormônio folículo estimulante (FSH) em animais em laboratório e em humanos; que a cúrcuma reduz a liberação de NF-kappa B (na verdade, inibe a transcrição do NF-kB), atuando como anti-inflamatória ao penetrar na corrente sanguínea. Contudo, o grande problema é que nem tudo pode ser visto com a lupa da ciência, nem tudo é estudado e nunca será; muito foi deixado de fora e caiu em desuso ou esquecimento, ainda que anos de prática clínica mostrassem benefício e segurança.

Paralelamente aos meus esforços solitários, começava em diversos lugares do mundo o movimento da Medicina Integrativa. O ressurgimento do interesse em abordagens holísticas cresceu à medida que as limitações do modelo médico convencional ficavam evidentes tanto para médicos quanto para pacientes.

Nos EUA, em 1994, o primeiro Fellowship na área, com apenas quatro alunos, surgiu justamente na Universidade do Arizona, liderada pelo Dr. Andrew Weil, formado em Harvard. O movimento surgiu como uma consequência natural da necessidade óbvia de tirar a Medicina do âmbito cartesiano e mecanicista, trazendo para o dia a dia do consultório práticas milenares já consagradas (como a MTC e a Medicina Ayurvédica), o uso das plantas medicinais, o foco no estilo de vida, na integração mente-corpo-espírito e nas prioridades do paciente como fonte de saúde. Hoje, apenas nesse centro (da Universidade do Arizona) centenas de alunos são formados anualmente, sem mencionar os inúmeros cursos por todo o mundo que vêm sendo incorporados até mesmo nas faculdades médicas mais tradicionais, em hospitais e centros de Saúde.

Quando, em 2020, iniciei o Fellowship de Medicina Integrativa, eu já praticava a Medicina Integrativa há anos, porém sem uma sistemática que me ajudasse a trazer diferentes elementos para o cotidiano do meu consultório. Havia pacientes que tinham quadro de dor lombar e "só" queriam fazer acupuntura, enquanto outras queriam engravidar e fariam qualquer coisa que as ajudasse a conceber. Havia pacientes com queixas de alergias sem nenhuma conexão com o que comiam, pacientes com sintomas de estresse e ansiedade com rotinas de sono completamente atrapalhadas, mas que não traziam essas questões para serem discutidas, pois esse não parecia ser o tema da consulta. Muitas vezes era difícil até mesmo sugerir-lhes algo que não parecesse ser o escopo da consulta.

Naquele momento, entendi que a consulta médica verdadeiramente integrativa não deveria ser como um menu de diferentes tratamentos que oferecemos aos pacientes: "escolha o da vez ou o que preferir". Mesmo para aqueles que vêm à consulta para tratar queixas pontuais, como dor aguda, ansiedade e insônia, existe todo um contexto de escolhas de vida a ser considerado e condutas a serem integradas tanto da Medicina convencional quanto da Medicina natural para tratar não só a queixa desses pacientes, mas toda a sua saúde.

Por exemplo, não é possível falar de Saúde da Mulher sem trazer os aspectos integrativos de alimentação, estilo de vida, prioridades, espiritualidade aliados a uma boa prática clínica. A saúde é um bem maior que precisa de uma consciência aguçada para não se perder nas demandas dos tempos atuais. Má alimentação, estresse, falta de tempo, perda de foco estão em toda a parte; acometem crianças, adultos e idosos em todas as camadas e esferas da população. Atuar com a Medicina Integrativa é atuar ecologicamente nas raízes do meio em que vivemos e definir como queremos nos posicionar neste mundo.

Porém, Medicina Integrativa não é Medicina alternativa. Como o próprio nome já diz, ela busca *integrar* a Medicina convencional, com todas as suas conquistas, ao estilo de vida e às práticas naturais que não causem mal ao paciente. Ela integra ainda corpo, mente e espírito na compreensão de que o ser humano é um reflexo de todas essas esferas. Finalmente, integra o ser no seu ambiente, daí seu aspecto ecológico, pois, como já foi muito bem colocado, em um aquário sujo e poluído não basta "medicar" os peixes, é fundamental limpar a água, ou esses peixes irão sucumbir. Não se trata de medicamentos mirabolantes com nomes diferentes, prescrições caras e enormes; trata-se de consciência, de viver a vida com mais inteireza, de juntar tantas partes e de trazer mais qualidade de vida tanto para pacientes quanto para os profissionais da Saúde que atuam nessa área.

Helena Campiglia

Sumário

Medicina Integrativa
& SAÚDE DA MULHER

Saúde Integrativa

Medicina Integrativa, Saúde Integrativa, saúde integral... Afinal, o que tudo isso quer dizer? Ao longo de séculos, a Medicina e as abordagens à saúde levaram em conta aspectos físicos, mentais, emocionais e mesmo espirituais. Com as novas descobertas de remédios imunomoduladores, antibióticos, microscópios, aparelhos de imagem, cirurgias por laparoscopia e por robótica, entramos em uma era de mais e mais especialização na Saúde.

Hoje, não basta ser oftalmologista, ortopedista, psiquiatra, endocrinologista. Temos ainda superespecializações, como o médico que cuida de problemas da retina, o que só trata o quadril, o psiquiatra especializado em esquizofrenia, o endocrinologista que se especializou em distúrbios do crescimento, e assim por diante. Isso ocorre de modo normal e natural em razão da enorme quantidade de informações disponíveis que, dificilmente, podem ser abarcadas por apenas um médico. Ainda no horizonte, vemos a chegada da inteligência artificial, que traz consigo a possibilidade de maior aprofundamento em determinadas áreas do conhecimento médico e cuja capacidade de rápida análise de dados, exames, artigos científicos e fluxogramas de condutas elaboradas difere do cérebro humano, o qual não é capaz de processar tudo isso com a mesma rapidez.

E, como médico, nem sempre é fácil estar atualizado sem perder a dimensão do todo da saúde dos pacientes. É necessário estudar muito para tentar se manter atualizado, e muitas vezes essa tarefa é árdua e frustrante. Quantos e quantos dias chegam pacientes ao consultório perguntando sobre uma série de coisas para as quais não há respostas? Você termina o dia com mais dúvidas do que quando começou; estuda, pesquisa e, no dia seguinte, isso se repete.

A Clínica Médica é tudo e nada ao mesmo tempo, ampla porém pouco específica. É preciso saber muito, o suficiente para entender quando há risco e quando precisa de alguém que saiba mais que você, como o especialista. Você está mais perto do seu paciente, compreendendo o todo de sua saúde, porém mais longe de conclusões definitivas.

Se um paciente tiver que operar o pé, procurará um excelente ortopedista especializado em pé; se os filhos não estão crescendo, e a pessoa quiser a opinião de um endocrinologista, procurará alguém que focou seu estudo e sua prática na área da endocrinologia infantil. Se o seu paciente tem esquizofrenia ou drogadição, você vai encaminhá-lo a um psiquiatra; se ele tem transtorno de déficit de atenção com hiperatividade (TDAH), precisará de um neurologista que realmente dedique sua vida a estudar e a atender pacientes com essas questões. Não há como negar o fato de que as especialidades médicas, nessas e em outras áreas, trazem uma *expertise* que não se equipara à do médico generalista.

Entretanto, há um longo caminho até se chegar ao especialista; um caminho em que a visão integral da saúde se faz necessária, aquela em que o pé faz parte do corpo inteiro, e o TDHA faz parte de uma geração. Assim, há um transtorno, reflexo de um meio e de uma história, que não ocorreria em condições diferentes das que vivemos hoje. Desse modo, é preciso levar em conta tudo o que compõe a grande imagem do ser. Como nas imagens 3D ocultas (p. ex., estereograma)

– em que, ao se focar demais, enxergam-se os detalhes, mas perde-se o todo –, saber a distância correta para abarcar o todo é fundamental.

O profissional de Saúde que se propõe a fazer uma prática integrativa terá em suas mãos muitas peças de um todo indivisível, que só faz sentido no todo, não na parte.

Na prática, o que isso significa? Significa que escolhas de vida afetam a saúde dos pacientes, e isso não pode ser deixado de lado, nem na medicina preventiva, nem na medicina convencional. Não há possibilidade de excluir o estilo de vida, os hábitos, a alimentação, a atividade física, a nutrição, a espiritualidade e um sentido profundo da vida, da saúde e do bem-estar. Quem trabalha com Saúde Integrativa não tem apenas o privilégio de estar perto de verdades essenciais e necessidades profundas de seus pacientes, mas também a responsabilidade por isso. Não há protocolos e fluxogramas que possam abarcar a totalidade do ser humano, sua complexidade e sua beleza.

Também os cuidadores e médicos precisam de práticas integrativas, pois estão cansados e exaustos de serem técnicos que atendem seus pacientes de maneira automática, pouco criativa e em linha de produção. Que venha a inteligência artificial para nos ajudar com os detalhes, os protocolos, as análises de exames, os fluxogramas, e deixe-nos ficar com o que importa: o que está no coração da maior parte dos profissionais da área de Saúde. Não podemos ser equiparados às máquinas, pois o que temos a oferecer é muito, muito mais. Queremos fazer a diferença, ajudar os nossos pacientes, humanizar o atendimento. Queremos ser "médicos de homens (e mulheres) e de almas"[1] (como São Lucas e outros tantos). Queremos ter presença no nosso dia a dia. Também nós, cuidadores e médicos, estamos exaustos. Também nós precisamos do olhar integrativo e holístico na nossa profissão.

O especialista deve "andar de mãos dadas" com o médico generalista e integrativo, para que, juntos, possam oferecer melhor qualidade de vida para o ser humano, sem perder o todo nem o detalhe.

---

[1] Frase do livro *Médico de homens e de almas: a história de São Lucas*, de Taylor Caldwell.

Primeiro aforisma de Hipócrates: "não causar o mal"

Ainda que muito bem-intencionados, médicos e outros praticantes da área da Saúde precisam se guiar por esse grande princípio, presente no juramento de Hipócrates, que fazemos ao nos tornarmos médicos e do qual, infelizmente, muitos se esqueceram, passando a se guiar por opiniões, *marketing*, vontade de dar alguma solução para o problema do paciente (mesmo que essa solução não seja comprovada ou segura), e ainda há outros motivos, não tão idôneos, como retorno financeiro imediato.

A Medicina Integrativa precisa levar em conta as práticas convencionais e as não convencionais que sejam seguras e, de preferência, baseadas em evidências. O nível de evidências para o uso de qualquer terapia – seja medicação farmacêutica, atividade física, suplemento vitamínico, botânico ou mesmo uma prática meditativa e de relaxamento – pode variar entre **grau de evidência muito alto**, em que há estudos consistentes (em geral duplo-cegos, randomizados, com um número grande de participantes), revisões, meta-análises desses mesmos estudos, e **grau de evidência baixo**, baseado apenas em consenso e práticas usuais, em que estudos aprofundados e em grande escala não foram realizados.

Se, por um lado, você vai prescrever uma prática meditativa, uma respiração, um *Pranayama*, que têm usualmente pouca evidência científica, ou seja, que se baseiam apenas em relatos de praticantes sobre benefícios recebidos ao longo de anos, mas baixo potencial para causar mal ao paciente, essa "prescrição" é aceitável, está dentro do escopo da Medicina Integrativa. Se, por outro lado, deseja prescrever uma medicação farmacêutica convencional, ou mesmo o uso de um fitoterápico, uma vitamina ou outras práticas integrativas que possam ter efeitos colaterais irreversíveis e graves, ou até mesmo reversíveis, precisa estar embasado em evidência, estudos e análises que atestem a segurança de tal prática.

Um exemplo em Medicina convencional é o uso de medicações (ou mesmo de excesso de vitaminas, como de vitamina A) que podem causar malformação fetal. Essas intervenções são proibidas durante a gravidez. O fato de o médico estar prescrevendo uma vitamina, um fitoterápico ou uma medicação considerada natural não significa que não haja riscos.

Aquilo que se sabe, por estudos ou anos de prática, que faz bem e é seguro pode, quando for o caso, ser incorporado às práticas integrativas. Contudo, aquilo que faz mal certamente não pode. Temos uma infinidade de outras prescrições e práticas que exigirão esforço para se entender o grau de evidência e o potencial do mal que pode causar.

Nem sempre mais é melhor

Hoje em dia, não é incomum os pacientes chegarem à consulta com uma sacola cheia de suplementos vitamínicos, botânicos ou de outra origem. Talvez a primeira tarefa de um praticante de Saúde Integrativa seja cortar os excessos, ater-se ao essencial.

Prescrições caríssimas, manipulações com 4 ou 5 cápsulas, 3 ou 4 vezes ao dia, por meses ou anos a fio, não deixam o paciente mais saudável. Podem, inclusive, desencadear uma gastrite ou outros problemas gastrointestinais, renais, hepáticos etc. É indicado, à medida que vão terminando essas prescrições exageradas, gentilmente retirá-las.

A saúde e o bem-estar dependem de um lugar de cura interior muito sutil, muito delicado, que necessita de espaço e acolhimento tanto por parte de quem cuida quanto por de quem é cuidado. A escuta é fundamental, para perceber o que de fato está sendo dito, de onde vem o problema, quais as demandas reais do paciente.

Se uma paciente precisa emagrecer, você irá prescrever um remédio milagroso ou uma fórmula fitoterápica que tira o apetite, sem, no entanto, falar de exercício físico, alimentação e manejo do estresse? O remédio não está excluído da Medicina Integrativa, mas se torna altamente incompleto caso se aborde o problema apenas dessa maneira.

Por exemplo, se um paciente sofre de insônia, está tomando benzodiazepínicos e começa a ter problemas de memória quando chega ao seu consultório, você acha que conseguirá trocar o Rivotril® por valeriana e mulungu? Como abordar de maneira integrativa os distúrbios do sono? Você sabia que o melhor tratamento para insônia não são os psicotrópicos, mas, sim, a terapia cognitiva comportamental? Sim, é verdade que você pode auxiliar no sono com a fitoterapia e eventualmente retirar o benzodiazepínico, mas é fundamental pesquisar o motivo pelo qual o paciente está ansioso a ponto de perder o sono no período noturno. Também é necessário investigar os hábitos dele e ensiná-lo a fazer a higiene do sono; isso é Medicina Integrativa.

Um médico convencional, que aborda o tratamento utilizando medicações usuais farmacêuticas, ainda capaz de escutar, acolher e transformar, com sua prática, os hábitos de vida do paciente que o levam à doença, tal como falta de rotina, alimentação de má qualidade, escolhas insalubres de trabalho e relacionamentos tóxicos, esse médico é integrativo! As abordagens que você irá integrar na sua prática do dia a dia dependem do seu treinamento.

Práticas integrativas

A Medicina do Estilo de Vida (autoexplicativa em seu nome) surgiu com a Medicina Integrativa e, hoje, ambas exercem um papel crucial na saúde e no bem-estar não só dos pacientes, mas também de seus praticantes. Cuidar do sono, das rotinas, da alimentação saudável, das relações humanas, do ambiente de trabalho, da atividade física, de espaços e momentos de relaxamento ao longo do dia é a base da saúde. Isso é indiscutível!

Remédios servem para remediar, tentar consertar o que já não está bom. Mas Medicina Preventiva é a ordem do dia!

A Medicina Integrativa difere em sua busca por unir práticas convencionais, estilo de vida e práticas milenares como as da Medicina Tradicional Chinesa (MTC), da Medicina Ayurvédica, o uso da fitoterapia, de suplementos nutricionais e outras práticas que ainda estão se consolidando em termos de evidência científica no tratamento das doenças e na promoção da saúde. Práticas milenares, como as da MTC, têm anos de experiência como base de segurança para o paciente, mesmo que não haja, em todas as áreas, estudos que comprovem o seu uso. Práticas modernas exigem mais cuidado e evidência para saber se serão úteis e benéficas, pois não têm os anos de experiências práticas que as outras oferecem.

As medicinas milenares como a Ayurvédica e a Chinesa exigem um treinamento à parte por serem sistemas integrais de Saúde e terem uma visão particular do ser humano.

História

O termo "ayurvédica", é formado por "ayu" (vida) e "veda" (conhecimento), ou seja, *ayurveda* significa o conhecimento ou a ciência da vida. A Medicina Ayurvédica é praticada há milênios na Índia e no Brasil. Foi incorporada pelo Sistema Único de Saúde (SUS) como prática integrativa.

Este livro traz elementos da MTC, mas, se você não estiver confortável com essas informações por serem específicas demais, sinta-se à vontade para pular esta parte. Já os praticantes de MTC devem ter um olhar mais amplo, no qual serão incluídos, também, outros conceitos em Saúde que a MTC não costuma abordar.

É preciso ampliar o horizonte, entender que só um sistema de Saúde, apenas uma leitura de sintomas e uma forma de tratamento não são suficientes, e que só depois de ampliadas as possibilidades diagnósticas e terapêuticas entra a especialização com sua lente de aumento, para não se perder a dimensão maior do ser humano.

Medicina e práticas integrativas não são apenas para os pacientes

Por que a Medicina Integrativa e as práticas integrativas visam melhorar não só a saúde dos pacientes, mas também a dos médicos e terapeutas? Conta uma história budista que um homem procurou o monge de sua cidade e pediu que ele orientasse seu filho a parar de fumar cigarros. O monge concordou, mas sumiu por 2 meses e depois voltou. O homem, indignado, perguntou ao monge:

— Onde você se meteu durante todo esse tempo? Estava aqui te esperando para que você ajudasse o meu filho, e você sumiu!
O monge tranquilamente respondeu:
— Agora posso falar com o seu filho. E dirigindo-se ao filho do homem, o monge disse:
— Pare de fumar, isso é realmente muito ruim para a saúde.
Ao ouvir as palavras do monge, o pai comentou:
— Por que você não disse isso antes? Era tão simples!
O monge, então, respondeu:
— Eu também era fumante. Por isso, primeiro, precisei parar para, depois, poder falar para o seu filho fazer o mesmo.

A moral dessa história é bastante simples: "faça o que eu faço, não o que eu digo". Como profissionais integrativos, também precisamos de cuidado, atenção, tempo, boa nutrição, afeto e direcionamento.

Uma das partes importantes da pós-graduação em Medicina Integrativa foi uma série de intervenções feitas em nosso próprio estilo de vida, ao longo dos 2 anos de curso. Meditação, espiritualidade, rotinas saudáveis, reconhecimento de intenção, de direcionamento, de objetivos de vida etc.

Sendo assim, este livro não deve ser apenas um exercício intelectual. Você, profissional, também deve se alinhar a seus princípios de saúde.

O bem-estar é um processo, não um destino! Estar saudável é um recurso pessoal que permite que você faça o que quer fazer do seu dia e da sua vida. Com saúde, você passa a ter energia para se levantar e realizar suas atividades, sentir-se bem ao comer, conseguir – sem dores e outros incômodos – relacionar-se com aqueles ao seu redor, e assim por diante. Saúde é também um processo. Um caminho e um processo que nos levam em direção ao nosso interior, que nos permite compreender o essencial sobre nós mesmos. Ao se tratar com a visão integrativa, o paciente, no fim do tratamento, estará mais próximo do seu próprio eixo de vida, de si mesmo, do ser integral.

Saúde da mulher

Neste livro, enfatiza-se a saúde da mulher, levando-se em conta o que mais a afeta na Ginecologia e na Obstetrícia.

Saúde da mulher, ou das mulheres, é muito mais que ausência ou presença de menstruação. É, na verdade, tudo aquilo que diz respeito à saúde integral das mulheres, que, muitas vezes, são a base cuidadora de sua família e do seu núcleo social. Desse modo, a saúde da mulher afeta a saúde de muitas pessoas que convivem com ela ou dependem do seu bem-estar. Portanto, não se deve pensar apenas nos ciclos menstruais, na fertilidade, na menopausa e no aparelho reprodutivo. Quando se trata de saúde da mulher, deve-se pensar em clínica médica geral, em bem-estar psicológico, social e alinhamento espiritual.

A mulher que inicia seus ciclos é como uma flor que desabrocha. Na natureza, as flores vêm antes dos frutos, e é necessário florescer para poder frutificar. Ao mesmo tempo que a menarca – ou a primeira menstruação – dá entrada a esse estado de florescimento, que marca a possibilidade de uma menina se transformar em mulher e realizar todo o seu potencial criativo, ela é, infelizmente, um tabu social.

História

O termo "tabu", oriundo da língua polinésia, significa algo sagrado, religioso, perigoso e pouco limpo que tem a ver com uma proibição no intuito de preservar o espaço sagrado. Ou seja, o período menstrual, muitas vezes e em muitas culturas, era considerado aquele período em que a mulher estava impura e, portanto, proibida de realizar certos atos, como trabalhar nos campos e com os alimentos.

O sentido dessa proibição era restritivo, mas favorecia certo recolhimento e aquietamento das mulheres que, justamente quando menstruadas, estão menos disponíveis e dispostas a trabalhar, ter relações sexuais e realizar suas atividades. Era também, por si só, um tempo e um espaço sagrado da mulher.

Enquanto uma criança do sexo feminino está na barriga de sua mãe, seus ovários e folículos já estão sendo formados. Isso significa que a mãe carrega em si não só a sua criança, mas também o potencial genético de seus netos. Esse é o espaço sagrado: a possibilidade de transmitir a vida, de ser portadora de gerações futuras.

❝❝ Relato da autora

Conta uma professora minha, obstetra e naturóloga, que, quando menina, havia um comercial de TV de uma marca de absorventes que mostrava uma mulher menstruada usando um tampão vaginal, e ela corria de biquíni branco pela praia. Nessa simples imagem, evocava-se o fato de que a mulher deve se manter imaculada (usando branco e tampão vaginal) e, de certo modo, esconder sua menstruação; menstruação essa que, além de atrapalhar suas atividades (como correr na praia), ainda sujaria o branco e puro biquíni.

Não é novidade associar o sangue impuro à menstruação – condição que leva à "inferioridade feminina", que necessita de limpeza!

A menstruação, porém, não está associada apenas ao preconceito, como mencionado anteriormente. Ela é, também, a marca de algo sagrado, do potencial de gerar a vida, de se renovar a cada ciclo.

O preconceito em relação às restrições ligadas à menstruação não é apenas um posicionamento misógino; é também um preconceito daqueles que querem igualar tudo e que não levam em consideração a necessidade de pausa, do sagrado ligado à menstruação que ocorre, sim, como uma diferença entre homens e mulheres.

As mulheres não são iguais durante o mês; as fases do ciclo menstrual são muito diversas e predispõem mais o *Yin* ou o *Yang*, mais o estradiol ou a progesterona, mais a atividade ou o recolhimento e a introspecção, mais o pensamento analítico ou o criativo.

A periodicidade existe como um fato, e querer suprimi-la traz consequências físicas e psíquicas. Contudo, se ela for respeitada, propicia ritmo, beleza e mudança. Não somos as mesmas o tempo todo, o mês todo, e esse reconhecimento honra os ciclos e mobiliza o respeito pela diferença. Talvez surja um tempo em que não seremos mais excluídas pela menstruação e pela impureza, nem consideradas "iguais", mas sim convidadas a ser um exemplo de mudança, transformação e continuidade da vida.

Fases do ciclo menstrual

Menstruação

A primeira fase do ciclo menstrual ocorre justamente no momento da menstruação. Estipulou-se que o primeiro dia do ciclo é o dia em que ocorre o sangramento inicial da menstruação. Do ponto de vista da parede do útero, o endométrio descama, perdendo parte de sua espessura. A menstruação tem duração variável, em torno de 5 dias.

Fase folicular

A fase folicular é assim chamada por ser a fase na qual um ou mais folículos, que, em geral, contêm os óvulos, desenvolvem-se até a ovulação. Paralelamente, no útero, justo após a sua descamação (menstruação), ocorre o aumento progressivo do endométrio (parede do útero) até alcançar uma espessura de cerca de 8 a 10 milímetros.

Na fase folicular, ocorre, primeiramente, a liberação do hormônio folículo-estimulante (FSH), que recruta os folículos ovarianos para se desenvolverem.

Cerca de 50 folículos irão crescer, porém haverá uma seleção de apenas um folículo dominante, que crescerá mais do que os outros. O folículo dominante é aquele que tem mais receptores de FSH. E por que a mulher tem folículos dominantes? Para não engravidar dos múltiplos óvulos recrutados no início da fase folicular.

O folículo dominante também produz estrógeno em seu interior, que avisa o cérebro (hipotálamo-hipófise) que este deve diminuir a quantidade de FSH. A partir desse ponto, os outros folículos regridem, restando apenas o folículo principal, que contém um oócito (óvulo) e será responsável pela ovulação. A própria concentração elevada de estrógeno irá causar um novo *feedback* para o hipotálamo no sistema nervoso central, que volta a liberar o FSH e o hormônio luteinizante (LH), fazendo um pico desses dois hormônios logo antes da ovulação.

A fase folicular, durante a menstruação, dura cerca de 14 dias: o recrutamento dos folículos ocorre por 5 dias; a seleção do folículo dominante, entre o sexto e o nono dia; e, daí por diante, até o 14º dia, ocorre o desenvolvimento do folículo dominante. Simultaneamente, o endométrio (parede do útero) descama por cerca de 4 a 5 dias na menstruação e começa a se proliferar, aumentando de espessura até o meio do ciclo.

Ovulação

Quando o folículo alcança cerca de 2 cm e há alta concentração de estrógeno, ocorre um pico de LH e de FSH, o que determina o rompimento do folículo e a subsequente ovulação.

O pico de LH é o que faz o folículo dominante inchar e estourar. Quando o oócito é liberado, fica, inicialmente, colado no ovário, e há um movimento das trompas para que ele viaje até o útero. As trompas precisam ser pérvias e móveis para cumprir a sua função. O que sobra do óvulo que sai do ovário é o corpo lúteo, que produz progesterona e uma pequena quantidade de estrógeno.

Ao mesmo tempo que o endométrio está mais receptivo, o estrógeno estimula a liberação de um muco cervical (na entrada do útero) que umidifica a vagina. Esse muco cervical do meio do ciclo proporciona um pH e um ambiente rico em proteínas que permitem a sobrevivência dos espermatozoides e auxiliam sua mobilidade até o óvulo. As trompas também exercem um papel fundamental, mobilizando-se para captar o óvulo liberado. Trompas obstruídas ou fixas são um sério fator impeditivo para que ocorra a fertilização dos óvulos. Se esse óvulo for fecundado, ocorre a gravidez, e o hormônio HCG passa a ser produzido, o que mantém os níveis de progesterona altos e o endométrio grosso. Quando não há gravidez, prossegue-se a menstruação.

Fase lútea

Na ovulação, o oócito é liberado do folículo dominante, e esse folículo vazio forma o "corpo lúteo", composto de um aglomerado de células produtoras de progesterona na parede do ovário. A ação da progesterona é manter o endométrio grosso e vascularizado para receber o óvulo fecundado e permitir a sua implantação na parede do útero.

O corpo lúteo cresce inicialmente sob a influência do LH, e sua duração é de cerca de 2 semanas até degenerar, se não houver a gestação. Normalmente, a fase lútea costuma durar 14 dias, sendo a fase mais previsível de duração do ciclo. Quando se quer saber quando a mulher provavelmente ovulou, contam-se os 14 dias anteriores à menstruação, período que corresponde à fase lútea.

Implantação

Em um endométrio receptivo e vascularizado, a implantação ocorre cerca de 8 a 10 dias após a ovulação. Curiosamente, para que o embrião grude na parede do útero, existe uma espécie de movimento de pressão interna no útero que segura firmemente o embrião em seu lugar. Essa pressão é facilitada pelo escoamento e pela secagem dos líquidos da cavidade uterina – na MTC, esse é um ponto máximo do *Yang*: a presença do *Shen*, ou espírito, que é o encontro criativo, representado pelo elemento Fogo, que se traduz em vida, calor e movimento.

No caso de gravidez, o próprio embrião irá liberar o hormônio conhecido como "βHCG" (gonadotrofina coriônica humana), que sinaliza para o corpo lúteo a necessidade de manter a produção de progesterona.

Fases do ciclo menstrual na Medicina Tradicional Chinesa

O ciclo menstrual obedece a uma lógica particular ligada à formação dos óvulos que comandam a alternância entre o *Yin* e o *Yang*. O óvulo é o máximo da expressão do *Yin*, e a fecundação é o máximo da expressão do *Yang*.

O *Yin* máximo ocorre no inverno, regido pelo elemento Água. O óvulo se prepara na fase folicular regida pela primavera, ou elemento Madeira, e poderá ser fecundado no movimento do Fogo, ou no verão. No Fogo há a presença do *Shen* (espírito), que traz a vida e o encontro possível entre óvulo e espermatozoide.

A fase lútea, ou segunda fase do ciclo, equivale à saída do verão e à entrada no outono. Se não ocorre esse encontro, ou seja, se não há fecundação, o endométrio irá descamar, levando à menstruação no elemento do Metal ou outono. No inverno, há o acúmulo do *Yin*, e novamente um novo óvulo começará a ser formado, dando continuidade ao fluxo da vida e aos ciclos.

Termos utilizados em Ginecologia

Voltando à menstruação, que servirá como ponto de partida, mas não deve jamais limitar a ampla compreensão da magnitude da saúde integrativa. Vários termos em saúde da mulher são ligados ao ciclo menstrual:

- Menarca: início das menstruações
- Menopausa: último ciclo menstrual (1 ano após a última menstruação, pode-se começar a falar em menopausa)
- Dismenorreia: dor na menstruação
- Metrorragia: sangramento uterino entre as menstruações, ou seja, fora do período menstrual
- Hipermenorreia: menstruação excessiva, acima de 8 dias, e quantidade maior que 80 mℓ de sangue (apenas o volume aumentado pode ser chamado "menorragia")
- Amenorreia: ausência de menstruação
- Anovulatório: ausência de ovulação
- Hipomenorreia: menstruação em pouca quantidade, fluxo menor que 3 dias com quantidade inferior a 30 mℓ
- Oligomenorreia: ciclos muito espaçados (longo intervalo entre as menstruações, maior que 35 dias)
- Polimenorreia: ciclos pouco espaçados (curto intervalo entre as menstruações, menor que 21 dias).

Não é simples medir quantos mililitros a mulher sangra por mês. Hoje em dia, há o copo coletor, que auxilia muito nessa medida, porém é possível estimar também a quantidade de sangramento com base no número de absorventes utilizados a cada ciclo (e se estão cheios ou não no momento da troca).

O ciclo menstrual da mulher diz muito a respeito de sua saúde. Qualquer uma das alterações descritas anteriormente pode atrapalhar bastante a qualidade de vida e deve ser cuidada sempre que possível.

Medicina Integrativa e os ciclos de vida da mulher

A compreensão dos ciclos menstruais e dos ciclos de vida é a base para a compreensão da saúde da mulher. A primavera equivale aos primeiros anos de vida até o início da vida adulta.

Primeira fase: do nascimento ao início da vida adulta - primavera

Na primavera, a mulher se vê frente a frente com as descobertas do seu corpo; primeiro, corpo de menina; e, pouco a pouco, de mulher. O desabrochar, a sexualidade, os ciclos menstruais e a própria fertilidade farão parte dessa jornada.

Para que haja flores, são necessárias a força da vida e a expansão.

A primavera é uma estação *Yang*, segundo a visão da MTC, que nasce da quietude do inverno, mas traz e carrega em si a semente do novo e da vida que desperta. O florescimento depende de um solo fértil. Assim também acontece com as crianças, que se tornarão jovens e adultos saudáveis. É fundamental cuidar dos seus interesses, proteger e, ao mesmo tempo, dar espaço para o crescimento.

O elemento Madeira, na MTC, é o que simboliza a primavera, e a Madeira nada mais é do que a árvore que cresce em direção aos céus e procura "o seu lugar ao Sol". Uma árvore precisa de um bom solo, luz e espaço para poder se desenvolver. A Madeira é ligada ao fígado e à vesícula biliar, considerados os generais que colocam os exércitos em campo, que anteveem os problemas e equacionam como se mover adiante.

Se houver sombra demais, a árvore não crescerá; portanto, a proteção é necessária. Se o solo não for fértil ou irrigado, também não haverá flores. Vem daí a necessidade de todos os cuidados com as crianças e os adolescentes, que precisam do bom estímulo, da boa educação, da boa alimentação, de bons conselhos e de atenção.

Se houver poda demais, a árvore não atingirá todo o seu potencial. Mais uma vez nos vemos diante da questão do excesso de limites: na boa educação, é necessário espaço para o crescimento – não se pode podar o tempo todo, limitar os espaços.

As crianças e os adolescentes que chegam a essa fase da vida precisam justamente desse olhar, do cuidado e do incentivo, do espaço e da nutrição.

Isso vale para a Medicina Integrativa: observe as rotinas, a alimentação, as horas de telas de eletrônicos, o horário de sono. Veja se a jovem que ali está manifesta desde cedo cólicas, tensão pré-menstrual que possam, futuramente, afetar a sua saúde. Mas não perca a perspectiva do todo: há um universo inteiro de saúde a ser levado em conta.

O tema "menstruação" é lindo e, ao mesmo tempo, delicado em relação a esse despertar, o despertar físico e psíquico. Nos primeiros anos após o nascimento, há toda a curiosidade natural e pulsante da criança que traz a indagação em tudo o que faz. Depois, vem a consciência, aos poucos, de quem ela é, de suas inclinações, preferências e desagrados na vida; a descoberta do corpo; a primeira menstruação.

Pergunte a suas pacientes como elas se sentiram quando menstruaram pela primeira, ou primeiras vezes. É comum os médicos questionarem a idade da menarca, mas não incluem perguntas como:

- "Foi uma surpresa?"
- "Como você se sentiu?"
- "Sabia o que fazer?"
- "Teve vergonha?"
- "Teve orgulho?"
- "Teve medo?"

São tão grandes as diferenças entre as mulheres e são tantas as possíveis histórias, que, provavelmente, tudo isso moldará a relação delas com o próprio corpo e a imagem corporal.

Segunda fase: idade adulta - verão

Na idade adulta, como o verão da vida, as mulheres (e os homens) passam a experienciar todo o potencial inerente à sua força, às suas capacidades física e cognitiva. Estabelecem-se os laços emocionais que poderão dar origem a novos núcleos familiares; estabelecem-se as profissões e aquisições materiais; vive-se o apogeu, o verão, o esplendor da vida. Nesse ponto, a fertilidade está em alta, assim como as questões que a abrangem como foco frequente. A própria gestação, e tudo o que a envolve, faz parte dessa estação da vida da mulher.

A fertilidade está longe de ser um assunto apenas do corpo. A fertilidade está ligada a tudo o que pode dar frutos na vida da mulher: trabalho, relacionamentos, filhos, escolhas de vida, e assim por diante. O alinhamento mente, corpo e espírito se reflete nesses frutos. O profissional integrativo convida a paciente a se alinhar, a fim de ter claras as suas intenções que dão continuidade às suas ações. Intenções que norteiam escolhas pessoais e de saúde.

Nesse momento da vida, é comum confundir objetivos coletivos com objetivos pessoais, deixar-se levar por agendas de trabalho, demandas da família, necessidades financeiras e outras exigências externas. É preciso aprumar o norte, acertar o rumo para não desandar.

Na MTC, o elemento ligado ao verão é o Fogo, que simboliza o esplendor, a capacidade de iluminar, aquecer, transformar aquilo em que se toca. E, assim, vive-se essa fase, construindo, transformando, criando por onde se passa. Coração, intestino delgado, pericárdio e o chamado "triplo aquecedor" (sistema energético de aquecimento e circulação de acordo com a visão dos meridianos) estão ligados ao Fogo, e o coração é o imperador de todos os órgãos, aquele que comanda a orquestra da vida de acordo com a partitura de cada indivíduo. O coração é o cálice que abriga o espírito e os encontros criativos com o mundo.

Nessa fase, surgem também muitas doenças comuns relacionadas à saúde da mulher, como a endometriose, os miomas e a síndrome dos ovários policísticos. As doenças também clamam por um alinhamento das necessidades internas. Uma doença é sempre um convite a escutar o corpo e a mudar o curso, o rumo de um caminho que não vai bem.

Terceira fase: meio da vida - outono

Na saúde de homens e mulheres, o outono é uma fase de recolhimento, *Yin*, de percepção das necessidades interiores e de volta ao interior e ao essencial. (No Capítulo 20, *Menopausa*, escrevo longamente sobre esse momento de cortes e eliminação do que não mais interessa, para poder ater-se ao essencial da vida.) O elemento aqui é o Metal, que rege, na MTC, a estação do outono e é o responsável por cortes e eliminações. Os órgãos responsáveis pelo elemento Metal são os pulmões e o intestino grosso, que absorvem o necessário para a vida e eliminam o supérfluo. São também chamados "ministros da energia", pois distribuem a energia pelo corpo – tarefa essa que deve ser bem realizada, para não faltar em parte alguma.

A menopausa, longe de ser uma doença, é uma fase da vida em que há um redimensionamento das prioridades físicas e psíquicas.

Quarta fase: envelhecer - inverno

O inverno, recolhimento e morte, é, sem dúvida, um tema difícil para ser abordado em uma cultura que valoriza o novo. Para aqueles que acreditam no ciclo da vida, no TAO, esse é um momento de armazenar a energia que será a origem da nova fase. O movimento *Yin*, altamente introspectivo, traz a semente do *Yang*, que, um dia, irá brotar novamente.

História

"Tao" significa uma estrada ou caminho; portanto, é a maneira como alguém faz algo ou, ainda, método, doutrina, princípio.

Taoismo é uma filosofia que preconiza a observação das leis da natureza que seguem um caminho (*Tao*) único a todos os seres.

Na MTC, o inverno está ligado ao elemento Água. A Água não só nos convida a fundir-nos com um todo maior e a entrar na correnteza da vida e do destino, como também armazena em si o potencial de gerar o novo e de renovar.

A semente está na Água. Os rins e a bexiga são os órgãos que carregam a nossa herança genética, o nosso potencial e que, naturalmente, desgastam-se com o passar do tempo. São os soldados que vão ao campo para realizar as batalhas. É a própria força da vida; sua finitude e renovação.

Terra: o centro de todas as fases

Permeando os quatro outros elementos da MTC (Madeira, Fogo, Metal e Água) está a Terra, o elemento do centro. A Terra é a base de toda a energia constitucional. Ela é o altar, a fonte dos alimentos, o centro, a nutrição. Sem a boa nutrição (novamente, veja como tudo se integra), não há a força para a realização do potencial dos outros elementos.

Porém, atenção: nutrição não se trata apenas do alimento ingerido. Nutrem-se o espírito, o corpo, a psique. É necessário nutrir-se de boas escolhas, bons relacionamentos, boas intenções. Não é à toa que a figura ligada à Terra na MTC é o sábio, que, com a sua capacidade de discernir, escolherá aquilo que realmente nutre.

Quem está alinhado com o seu propósito tem a força, a energia e o foco para ir até o fim do mundo, se assim for preciso. A meditação limpa os órgãos da Terra (baço, pâncreas e estômago) e ajuda a preparar o solo fértil para os outros elementos.

Assim, as quatro estações da vida da mulher, permeadas pela boa nutrição, fazem parte de uma evolução natural em que se desenrola o palco da sua saúde e da sua vida.

Bibliografia

Baker FC, Driver HS. Circadian rhythms, sleep, and the menstrual cycle. Sleep Med. 2007;8(6):613-622.

Barnes PM, Powell-Griner E, McFann K, Nahin RL. Complementary and alternative medicine use among adults: United States, 2002. Adv Data. 2004;(343):1-19.

Bolen JS. As deusas e a mulher. 2. ed. São Paulo: Paulus; 1990.

Campiglia H. Domínio do Yin: da fertilidade à maternidade, a mulher nas suas fases na Medicina Tradicional Chinesa. 3. ed. São Paulo: Ícone; 2017.

Campiglia H. Psique e Medicina Tradicional Chinesa. São Paulo: Roca; 2004.

Chiaramonte D, Ring M, Locke AB. Integrative women's health. Med Clin North Am. 2017;101(5):955-975.

Herman PM, Craig BM, Caspi O. Is complementary and alternative medicine (CAM) cost-effective? A systematic review. BMC Complement Altern Med. 2005; 5:11.

Herman PM, Poindexter BL, Witt CM, et al. Are complementary therapies and integrative care cost-effective? A systematic review of economic evaluations. BMJ Open. 2012;2(5):e001046.

Institute of Medicine (US). Integrative medicine and the health of the public: a summary of the February 2009 summit [Internet]. Washington (WA): National Academies Press (US); 2009. [cited 2024 Jan]. Available from: https://www.ncbi.nlm.nih.gov/books/NBK219637/

Jennifer KP, Stephanie AC, Alisha NP. Integrative health for women. Primary Care: Clinics in Office Practice. 2018; 45(4):719-729.

Maizes V, Horwitz R, Lebensohn P, et al. The evolution of integrative medical education: the influence of the University of Arizona Center for Integrative Medicine. J Integr Med. 2015;13(6):356-362.

Maizes V, Low Dog T, editors. Integrative women's health. Weil Integrative Medicine library. 2nd ed. New York (NY): Oxford University Press; 2015. 864 p.

Maizes V, Rakel D, Niemiec C. Integrative medicine and patient-centered care. Explore (NY). 2009;5(5): 277-289.

Phillips JK, Cockrell SA, Parada AN. Integrative health for women. Prim Care. 2018;45(4):719-729.

Phillips RL Jr, Dodoo MS, Green LA. Adding more specialists is not likely to improve population health: is anybody listening? Millwood: Health Aff. 2005; Suppl Web Exclusives:W5-111-W5-114.

Porter ME. What is value in health care? N Engl J Med. 2010;363(26):2477-2481.

Posadzki P, Lee MS, Moon TW, et al. Prevalence of complementary and alternative medicine (CAM) use by menopausal women: a systematic review of surveys. Maturitas. 2013;75(1):34-43.

Rakel DP, Minichiello VJ. Integrative Medicine. 5th ed. Elsevier; 2023.

Starfield B, Shi L, Grover A, Macinko J. The effects of specialist supply on populations' health: assessing the evidence. Millwood: Health Aff. 2005; Suppl Web Exclusives:W5-97–W5-107.

2

Alimentação, Intestino e Saúde

Há séculos, tanto a Medicina Tradicional Chinesa (MTC) quanto a Medicina Ayurvédica usam os alimentos como parte absolutamente indispensável do tratamento, de forma a reequilibrar o organismo. Tem-se, no Ocidente, a valorização de aspectos nutricionais como parte do caminho para a cura. Mas há, ainda, muito o que progredir nesse aspecto. As faculdades de Medicina, por exemplo, não costumam ensinar nutrição, e não é incomum encontrarmos, em hospitais, alimentos industrializados de má qualidade, como se isso não fosse importante para a saúde do paciente. Muitas vezes, os pacientes pesquisam, por conta própria, o que comer, e apenas pacientes com questões gastrointestinais ou metabólicas (p. ex., diabetes, obesidade) acabam sendo encaminhados para um acompanhamento nutricional com um profissional qualificado, como o nutricionista. Doenças autoimunes, doenças pulmonares e até as cognitivas são tratadas por diferentes especialistas, como se nada tivessem a ver com a alimentação.

A saúde começa pela boca e é mantida por todo o sistema digestório. Saúde Integrativa, mais do que tudo, significa cuidar de nossa alimentação e de nossos hábitos de vida. Integrar nossos hábitos à nossa saúde, eis a questão. Temos muito a corrigir, pois estamos perdendo algo simples a cada dia: o bom senso básico do que ingerimos. Os avanços culinários não seguem os manuais de saúde, e hoje alimentos de qualidade duvidosa (como aqueles industrializados, com corantes, acidulantes, conservantes) perdem completamente o sentido nutricional, ainda que possam ser atrativos ao paladar. Cuidar da alimentação e do intestino é uma pilastra essencial da Medicina Integrativa e, mesmo que o assunto aqui seja a saúde da mulher, esse é um pilar comum a todas as áreas da Saúde.

O intestino já foi proposto como um segundo cérebro. Ele auxilia no metabolismo, na produção hormonal e é responsável pela maior parte das respostas imunológicas do organismo. Restringir nosso entendimento e abordagem da saúde em áreas distintas (p. ex., cardiovascular, gastrointestinal, geniturinária e outras) gera um prejuízo claro nas respostas do paciente às terapias propostas. Nosso corpo e nossa psique são um sistema complexo e integrado, e iniciar este livro falando de saúde gastrointestinal evoca a noção da absoluta importância dessa integração.

Resta-nos voltar a perceber o que nos faz mal e evitar, de forma visceral, esses alimentos. Quando você ou seu paciente se sente induzido a consumir doces, refrigerantes, frituras e outros alimentos "saborosos", porém deletérios, o comando cognitivo (ou seja, o cérebro que manda no corpo) não tem capacidade para eliminar todo esse impulso, pois não basta resistir bravamente e, logo depois, cair em tentação. Há uma diferença absurda de qualidade de vida e saúde quando se opta por uma boa alimentação, a ponto de olhar para um doce e sentir, visceralmente, que você não o quer, pois seu corpo já não se sente atraído por esse tipo de alimento. Porém, para se chegar a isso, é necessário, antes de tudo, limpar o organismo. Um ambiente sujo não sente a diferença entre alimentos que façam bem ou mal. Seria como jogar mais um pouco de lixo em um rio extremamanente poluído. Contudo, em ambientes limpos, essa diferença salta aos olhos.

Alimentos repletos de conservantes, corantes e outras substâncias químicas são notoriamente ruins para todos. Frituras, uso de óleo de cozinha, açúcar, glúten, leite e seus derivados, para pacientes sensíveis, são considerados vilões modernos da inflamação crônica. Para alguns pacientes, alguns alimentos específicos, como as solanáceas (berinjela, pimentão, tomates) ou as lectinas (presentes nos grãos como feijão, lentilha e grão-de-bico), podem ser a causa da inflamação. Descobrir sensibilidades individuais pode ajudar muito a conter a inflamação crônica e melhorar as condições gastrointestinais e sistêmicas.

Nos tratamentos integrativos, sejam eles terapias mente-corpo, uso de fitoterápicos, de suplementos vitamínicos ou de outros suplementos nutricionais, um organismo que não precisa lidar com seu lixo interno excessivo terá, com certeza, uma resposta terapêutica muito melhor aos tratamentos propostos. Por isso, parte-se desse ponto.

Mulheres com endometriose, síndrome dos ovários policísticos, miomas, alterações do ciclo menstrual, sintomas da menopausa, infertilidade, candidíase de repetição precisam de orientação e cuidado a respeito de sua alimentação. É importante, sempre, iniciar o tratamento pelo sistema digestório.

Alimentação

Mudar hábitos alimentares deletérios é crucial quando se refere à saúde; é também uma tarefa ingrata e, muitas vezes, infrutífera. Há não muito tempo, a alimentação vinha exclusivamente da natureza; o que a diferia e definia como uma alimentação melhor ou pior era apenas o modo de preparo, a quantidade que se ingeria etc. Hoje, grande parte dos alimentos que ingerimos passa por um extenso processo de industrialização e contém conservantes, saborizantes, acidulantes, estabilizantes, corantes, além de outras substâncias utilizadas para se manter, por mais tempo, o prazo de validade e as características do produto. Essas substâncias são muitas

vezes tóxicas e nocivas e, de uma forma ou de outra, terão de ser eliminadas do organismo, para não causar uma disruptura em nosso delicado ecossistema interno.

Quantos alimentos realmente naturais você ingere? E esses naturais são transgênicos? Têm agrotóxicos? São enlatados? Pacotes cheios de bisfenol A e microplástico?

Os diferentes alimentos estranhos ativam diferentes microrganismos na nossa flora gastrointestinal, e, dessa interação, advém diferentes respostas imunológicas. Sabemos hoje que nossa flora é muito extensa e que o material genético de bactérias e fungos que nos colonizam é muito mais vasto do que o nosso próprio. A bióloga Alanna Collen conta em seu livro, *10% humano*, que há muito mais em seu corpo (cerca de 100 trilhões) do que você pode imaginar. Os microrganismos que nos habitam são responsáveis não só pela nossa saúde física e imunológica, mas também por nossa saúde mental.

Intestino

Segundo Hipócrates, a doença começa pelo intestino. Ele ainda postula: "que seu remédio seja seu alimento, e que seu alimento seja seu remédio". O aparelho gastrointestinal comanda a nossa digestão, absorção, assimilação e metabolismo, além de se comunicar com todos os outros sistemas do corpo. O intestino chega a 100 m^2 de superfície de absorção, e é um grande comunicador com o meio externo. É pelo intestino que o meio externo se projeta para dentro do corpo humano. A proteção imunológica é necessária para defender esse frágil sistema que tem tanto contato com o meio externo; sendo assim, a imunidade é altamente mediada pelo intestino. O intestino é um dos meios de troca, com maior extensão (em razão de sua superfície não linear formada pelas vilosidades), entre os meios interno e externo. De fato, ele tem apenas uma pequena camada de células colunares que exercem essa separação entre o "fora" e o "dentro", o *Self* e o não *Self*. Desse simples conhecimento, já se compreende que é fundamental manter a boa saúde do intestino para evitar a entrada de patógenos nocivos e promover, de modo adequado, a absorção de nutrientes. As alergias, as reações inflamatórias, as respostas imunológicas, as respostas neuroendócrinas advêm, muitas vezes, de alterações da barreira intestinal e da disbiose.

A alimentação é central como forma de modulação imunológica e inflamatória, estando absolutamente na base da nossa saúde. Há pessoas que comem mal, porém não apresentam doenças manifestas, mas estão, certamente, criando um terreno e uma base inflamatória para doenças futuras. Além da alimentação, o uso de medicamentos, os hábitos de vida e até mesmo o estresse afetam diretamente a flora local e a absorção de substâncias que, muitas vezes, são nocivas ao organismo.

Cuidar do intestino e da alimentação, mesmo antes de doenças manifestas, é a base da saúde preventiva. São necessários anos para que doenças decorrentes dos maus hábitos eclodam. Hoje, sabe-se que, anos antes do aparecimento de determinados sintomas e doenças, é possível, pela mudança da flora gastrointestinal, detectá-las.

A saúde do intestino começa desde o parto, no qual as bactérias do líquido vaginal da mãe colonizam o sistema digestório da criança, e continua na amamentação, que, novamente, auxilia na colonização de bons microrganismos para a saúde do lactente. Crianças nascidas de parto normal e amamentadas com leite materno serão menos suscetíveis a doenças infecciosas e alérgicas, pois a maior parte da atividade imunológica acontece no sistema gastrointestinal.

As crianças que, eventualmente, desenvolvem alergias e infecções de vias respiratórias superiores acabam recebendo corticoides e antibióticos que pioram ainda mais a sua flora intestinal. A disbiose perpetua esses quadros em um círculo vicioso.

A flora intestinal saudável facilita a digestão, a absorção de vitaminas e nutrientes, regula o metabolismo, inclusive na formação de triglicerídeos e colesterol, e, mais que tudo, auxilia na limpeza de metabólitos que nos intoxicam.

Para melhorar a flora intestinal, além de alimentar-se bem, é importante ingerir alimentos fermentados (p. ex., o *kimchi*, o chucrute e bebidas como a *kombucha*), que são probióticos naturais. Evitar o uso de antibióticos, anti-inflamatórios e outras medicações sempre que possível é mandatório.

Pessoas que se alimentam mal, tomam muitos remédios, ingerem substâncias tóxicas e disruptores endócrinos acabam ativando uma resposta inflamatória crônica, ou mesmo uma inflamação silenciosa que permeará outras doenças manifestas e futuras.

Síndrome do intestino permeável e disbiose

O aumento da permeabilidade intestinal tem sido proposto como um dos mecanismos pelos quais a intolerância alimentar se desenvolve. No intestino existe uma barreira epitelial formada de junções fortes que impedem a entrada de DNA bacteriano e antígenos da corrente sanguínea. Quando essa barreira começa a apresentar interrupções e aumento de permeabilidade, proteínas estranhas ao nosso sistema imunológico, advindas do material de bactérias e antígenos, penetram no organismo e podem iniciar e perpetuar doenças inflamatórias.

A permeabilidade intestinal pode ser desencadeada ou aumentada por diversos fatores, como a exposição a medicações como os antibióticos e os anti-inflamatórios não hormonais, inflamações sistêmicas, infecções, exposição a toxinas, alimentação de má qualidade, deficiências nutricionais e diversas enfermidades, como a doença celíaca e a colite ulcerativa. A dieta, o estresse e as doenças, em geral, influenciam a flora intestinal, alterando a permeabilidade do epitélio e da mucosa. O aumento da permeabilidade pode ser verificado com o uso do glúten, de nanopartículas utilizadas na indústria dos alimentos (como as de plástico, por exemplo), do próprio sal, de xaropes de glicose, de emulsificantes, de solventes orgânicos e por proteínas microbianas. Essa alteração específica das junções oclusivas do intestino está claramente associada às doenças autoimunes, à dermatite atópica, entre outras.

A própria intolerância alimentar, cada vez mais presente nos dias de hoje, parece estar ligada à permeabilidade intestinal e é desencadeada não só por alimentos, mas também por exposição a produtos químicos, estímulos elétricos e inalantes.

A disbiose, caracterizada pelo desequilíbrio da flora intestinal, pode ocorrer pelas mesmas razões apresentadas anteriormente e ser responsável pelo aumento da permeabilidade intestinal. Tal desequilíbrio se encontra também na base de inflamações crônicas e de doenças diversas. A permeabilidade intestinal e a disbiose podem acontecer em conjunto.

História

Há mais de um século, o patologista e ganhador do Prêmio Nobel Ilya Metchnikoff teorizou que a saúde poderia ser melhorada e a senilidade retardada pela manipulação da flora intestinal com bactérias, favoráveis ao hospedeiro, encontradas no iogurte. Sua teoria floresceu por um tempo, mas, posteriormente, ficou à margem da prática médica, ressurgindo em meados da década de 1990 como um conceito digno da atenção médica convencional. Metchnikoff previu também a existência de translocação bacteriana e antecipou teorias ligando a inflamação crônica à patogênese da aterosclerose e outras doenças geriátricas. Conhecido por muitos como o "pai dos probióticos", iniciou a pesquisa, há mais de 100 anos, e obteve conhecimento sobre esses seres vivos que colaboram com a nossa saúde.

Hoje, a Organização Mundial da Saúde (OMS) define probióticos como "microrganismos vivos que, quando administrados em quantidades adequadas, conferem benefício à saúde do hospedeiro".

Alergia × intolerância alimentar e dieta de eliminação

As alergias alimentares são uma reação adversa, mediada pela imunoglobulina E (IgE), a determinado alimento, em resposta a uma glicoproteína ali encontrada. Em geral, os sintomas aparecem minutos ou mesmo horas depois da ingestão de determinado alimento e costumam surgir a cada exposição ao mesmo alimento, gerando *rash* cutâneo, angioedema e até mesmo choque anafilático. Nesses casos, sintomas gastrointestinais podem ou não aparecer. Podem ocorrer alergias cruzadas, quando alimentos similares desencadeiam uma resposta alérgica, como no caso da alergia à castanha-do-pará, desencadeada após a ingestão de pistache.

As intolerâncias alimentares não têm esse mecanismo específico das alergias, o que torna o seu diagnóstico mais difícil do ponto de vista clínico, pois seus sintomas são mais generalizados.

Pesquisas mostram que mais de 30% da população mundial têm apresentado hipersensibilidade a diferentes tipos de alimentos, sem contar que mais da metade dos adultos apresenta intolerância à lactose.

Infelizmente, os testes de alergias alimentares mediadas por IgE e a maioria dos testes de reações adversas a alimentos ainda têm pouca sensibilidade e especificidade. Sugere-se, portanto, que a dieta de eliminação possa, ela mesma, servir de excelente ferramenta diagnóstica.

Antes de pensar na não ingestão de alimentos específicos, deve-se ter em mente que, em relação à dieta, o primeiro passo é observar a ingestão de alimentos saudáveis sem corantes, conservantes, acidulantes, emulsificantes, excesso de pesticidas e outras substâncias tóxicas.

Na Inglaterra, um estudo recente mostrou que 70% das pessoas com intolerância alimentar tiveram melhora importante em seus sintomas apenas por passar a ingerir alimentos saudáveis e frescos (sem conservantes), seguindo uma alimentação saudável por 2 semanas, sem nenhum tipo de restrição alimentar. Essa alimentação saudável incluía a ingestão de grãos integrais, frutas, vegetais e quantidade adequada de água, retirando-se comidas processadas, refrigerantes e cafeína. A maioria dos pacientes não necessita de um corte de alimentos específicos para a melhora da saúde, seja ela gastrointestinal ou sistêmica.

Em dietas saudáveis, os alimentos que costumam despertar alergias ou intolerâncias alimentares são os laticínios, ovos, nozes, soja, glúten, peixe, mariscos, cítricos, milho e, eventualmente, carnes.

Deve-se sempre investigar o uso de adoçantes como o aspartame, nitratos e nitritos encontrados para preservar as carnes, outros preservativos de alimentos como sulfitos, benzoatos, sorbatos, estabilizantes como ágar-ágar, açúcar refinado e o glutamato monossódico.

Na dieta de eliminação clássica para diagnosticar um determinado tipo de reação adversa a um alimento, deve-se retirar o alimento ou grupo de alimentos relacionado àquele que causa a reação indesejada. Contudo, após algumas semanas, a reintrodução desse mesmo alimento é necessária, para se observar se o efeito adverso ainda se mantém. Dietas simplesmente restritivas, por um longo período e sem a reintrodução dos alimentos, podem levar à má nutrição, à alteração do microbioma intestinal e, ainda, na esfera psíquica, ao medo e à ansiedade relacionados à ingestão de alimentos.

As quatro fases das dietas de eliminação são apresentadas a seguir.

Planejamento para tratamento imediato

O primeiro passo, antes do início de uma dieta de eliminação, é determinar se essa dieta é necessária e segura, conferindo se realmente há uma alergia alimentar verdadeira que necessite de encaminhamento para um alergista, ou se trata-se, apenas, de uma sensibilidade alimentar. Pacientes do espectro autista, crianças, mulheres grávidas e pacientes com distúrbios alimentares precisam de um acompanhamento mais cuidadoso pelo risco de alteração nutricional.

Nessa fase, os pacientes devem manter um diário para anotar, por, no mínimo, 1 a 2 semanas, todos os alimentos ingeridos e os sintomas por eles causados. Nesse diário, é importante, também, anotar a ingestão de álcool, medicamentos, suplementos, além da qualidade do sono e do estresse. Os sintomas podem variar desde coceira, cansaço, mau humor, sintomas gastrointestinais a dificuldade de concentração. É curioso que muitos pacientes têm uma boa ideia daquilo que contribui para o surgimento de seus sintomas; assim, questionar, durante a consulta, faz parte dessa primeira fase. Alimentos considerados *comfort food*, ou seja, aqueles que geram conforto e bem-estar, são, muitas vezes, os que causam sensibilidade ou intolerância.

A escolha da época na qual será feita a dieta de eliminação deve, de preferência, ser longe de grandes eventos sociais, como casamento de parentes e datas comemorativas, de forma que haja uma melhor adesão ao tratamento. É preciso, para o sucesso da dieta, investigar, inclusive, quais alimentos podem substituir aqueles que serão retirados, elaborar estratégias de compras, cardápios e produtos que serão utilizados na substituição final, além de determinar o tempo da eliminação.

Fase de eliminação

Há vários níveis de dificuldade quando se faz uma dieta de eliminação, sendo o mais simples deles aquele em que é necessário eliminar apenas um grupo alimentar para se obter o resultado esperado de melhora de sintomas como, por exemplo, distensão abdominal, enxaqueca ou alergias. Quando for necessário eliminar vários grupos de alimentos, é fundamental manter um registro claro e minucioso de cada eliminação feita e, usualmente, eliminar, aos poucos, os diferentes grupos, para se ter uma melhor ideia do que fez diferença para aquele paciente específico.

Atenção a falhas de eliminação quando se tratar, por exemplo, da retirada de laticínios, pois deve-se excluir também produtos que contenham caramelo, *whey* proteico concentrado, caseína e chocolate ao leite ou meio amargo. A dieta de eliminação deve ser seguida por, no mínimo, 2 semanas, mas a maior parte da literatura sugere de 2 a 4 semanas, sempre cuidando, quando a dieta for longa, da suplementação suficiente de vitaminas e minerais.

Fase de reintrodução

De modo geral, os sintomas que desaparecem ou diminuem na fase de eliminação indicam quais são os alimentos que sensibilizam o paciente. Porém, para se ter certeza dessa correlação, e saber qual a quantidade de determinado alimento foi o responsável pelos sintomas e pela intolerância alimentar, deve-se reintroduzir os mesmos alimentos de forma leve e gradual, pois isso ajudará a determinar o nível de intolerância àquele alimento. Muitos pacientes ficam relutantes em reintroduzir aquilo que perceberam que lhes causa mal. Contudo, a prova das intolerâncias vem nessa fase de reintrodução. Posteriormente, a pessoa poderá eliminar, por completo ou por longos períodos, aquele alimento que foi comprovadamente irritante para o seu organismo.

Fase de planejamento

Planejar os próximos passos é fundamental não só para o sucesso da eliminação daquilo que faz mal, como também para a manutenção de uma dieta equilibrada e saudável. Quando a barreira intestinal é reconstituída, e a microflora, o muco e o epitélio são restituídos, é possível reintroduzir alguns alimentos que, inicialmente, causavam intolerância alimentar. Em geral, após um período de 6 meses a 1 ano sem um determinado alimento, costuma-se observar um efeito de melhora da barreira intestinal, com menos reações a diversos alimentos.

Para além das dietas de eliminação, específicas para a detecção de sensibilidades e intolerâncias alimentares, existe, ainda, todo um cuidado alimentar para que seja restaurado o bom funcionamento intestinal em qualquer pessoa que deseje uma saúde melhor e otimização de seu metabolismo. Vejamos a seguir.

Restauração da barreira e da flora intestinal

Para restaurar a barreira do intestino, diminuir a permeabilidade intestinal e corrigir o microbioma, é necessária uma abordagem complexa e multifacetada que leve em conta não só alimentação, como também inflamação sistêmica, atividade física, sono, níveis de estresse e questões emocionais que possam afetar a saúde. Em Medicina Integrativa, propõe-se um programa conhecido como 4R:

- Remoção
- Reposição
- Repopulação
- Reparação.

A **remoção** de alimentos e outras substâncias (p. ex., medicações e produtos tóxicos), que façam mal ao paciente, é o primeiro passo para se recuperar a saúde intestinal. Em seguida, propõe-se a **reposição** de enzimas digestivas, e eventualmente de fitoterápicos, para pacientes com digestão prejudicada. A **repopulação** com uso de prebióticos e probióticos é o passo seguinte. Finalmente, a **reparação** dos intestinos com nutrientes e fitoterápicos auxilia nesse grande programa. Há diferentes versões do mesmo programa que falam em 5R ou mesmo 6R (reequilibrar e reavaliar).

Lembre-se de que o prazer envolvido na alimentação é também muito importante do ponto de vista da Saúde integrativa porque, além de restituir a barreira intestinal e manter uma boa relação com a alimentação, deve-se levar em conta as adaptações reais que essa pessoa consegue fazer em sua dieta; isso faz parte de um olhar integrativo do ser humano. Apresentar formas nutritivas, saudáveis e saborosas de se alimentar pertence à última fase de reparação, na qual se estabelecem as bases para hábitos que devem durar a vida toda. Cuidar de infestações parasitárias é importante para manter íntegra a barreira intestinal e a absorção de nutrientes. Antiparasitários podem ser levemente tóxicos; assim, recomenda-se fazer tal tratamento antes da remoção.

Junto à remoção, pode-se fazer uma limpeza do organismo, aproveitando-se de uma alimentação leve, além do uso de plantas medicinais. Há muitas dietas "detox" e, em diversos estudos, nenhuma se mostrou superior à outra em termos de resultados. A limpeza do organismo, seguindo os padrões da Ayurveda que, há séculos, aplica o *Panchakarma* na intenção de remover as toxinas e otimizar o "fogo digestivo", recupera o bom funcionamento do sistema gastrointestinal.

Panchakarma são cinco ações, ou seja, cinco etapas para eliminar toxinas e recuperar a saúde plena. Antes de iniciar o *Panchakarma*, existe uma fase de preparação chamada *Purva karma* ou "ações preliminares", que consiste em técnicas baseadas em uma dieta especial antitoxinas, uso de óleos e ervas medicinais tomadas por via oral ou utilizadas em massagens e saunas ou banhos a vapor, que ajudam a mobilizar as toxinas armazenadas nas células dos tecidos mais profundos e resultam em melhor eliminação de toxinas que podem estar presentes, por exemplo, na pele ou nos intestinos.

História

Panchakarma é um programa de tratamento para o corpo, mente e consciência que limpa e restitui o equilíbrio e a saúde. É baseado nos princípios ayurvédicos, em que cada ser humano é um fenômeno único manifestado por meio dos cinco elementos básicos: Éter, Ar, Fogo, Água e Terra.

A combinação desses elementos resulta nos três *Doshas* (*Tridosha*): *Vata*, *Pitta* e *Kapha*, e o equilíbrio deles é único para cada indivíduo. Quando esse equilíbrio dos *doshas* é perturbado, cria-se desordem, resultando em doença.

O *Panchakarma* é realizado individualmente para cada pessoa, levando em consideração sua constituição e desordem específicas em mente; assim, requer observação e supervisão próximas. O tratamento consiste em dieta, massagens, saunas, purgação e limpeza intestinal, além de práticas de ioga e meditação.

A seguir, é apresentada a dieta básica anti-AMA (antitoxina) ou *AMA-PACHANA* (*ama* significa toxinas, e *pachana*, digestão).

Dieta antitoxinas

Há muitas dietas "detox", mas seus resultados são variados e sujeitos a condições individuais de cada paciente. A dieta anti-AMA da Medicina Ayurvédica é sugerida por sua tradição e compreensão profunda testada ao longo de séculos, sem modismos ou exageros. Esse tratamento deve ser feito fora do período menstrual e durante viagens ou compromissos sociais que alterem a rotina.

Além da qualidade dos alimentos ingeridos, também é levada em conta a quantidade deles, devendo-se preencher o estômago com 50% de alimentos sólidos, 25% de líquidos, buscando manter 25% de espaço vazio para melhor digestão. Durante as refeições, beber pouco líquido, apenas meio copo de água morna ou chá verde.

Para limpar AMA (que, segundo a Medicina Ayurvédica, são as toxinas), é necessário seguir, por cerca de 1 semana, uma dieta baseada em arroz bem cozido, lentilhas (*dal*) ou feijão *moyashi* e *azuki*, legumes levemente cozidos, sopas e folhas verdes escuras. Deve-se eliminar, nesse período, carnes vermelhas, ovos, peixe, castanhas e nozes, leite e laticínios e até mesmo frutas (com exceção de lima-da-pérsia, limão, banana cozida ou maçã raspada ou cozida). Logicamente, açúcar, glúten, frituras, álcool, café, chá preto e alimentos industrializados são proibidos. É permitido, com moderação, o consumo de carne de frango sem hormônios ou antibióticos.

O uso de azeite, mel silvestre e *tahine* pode ser feito em pão sem glúten para o café da manhã. Pimenta, alho, cebola e alimentos crus devem ser evitados. No caso das folhas escuras, devem ser ingeridas somente na hora do almoço e com moderação.

Na Ayurveda, os alimentos crus devem ser evitados durante a desintoxicação, mas após esse período permite-se sua ingestão das 10 às 16 horas. Ao longo de toda a dieta, utilizam-se água morna e chá digestivo, como sugerido a seguir.

O princípio aqui é tornar a alimentação simples e de fácil digestão. Paralelamente, nos últimos 5 dias da dieta, sugere-se, antes de dormir, 1 colher de sopa de azeite de oliva extra-virgem, a fim de facilitar a saída de toxinas do intestino. Caso o intestino fique muito preso, é necessário fazer uso de uma ou mais colheres de óleo de mamona, para proporcionar evacuações diárias.

Acompanha essa dieta um chá que melhora e promove a digestão, aumentando o fogo digestivo; chá feito, de preferência, com os ingredientes orgânicos a seguir:

- Coentro: 4 colheres de sopa de coentro fresco orgânico
- Cominho: 1 a 2 colheres de chá de cominho em grão
- Feno-grego: 1 a 2 colheres de chá de feno-grego em pó
- Noz-moscada: 1 colher de chá de noz-moscada em pó
- Cúrcuma: 1 a 2 colheres de chá de cúrcuma em pó
- Salsinha: 1/3 de maço de salsinha fresca orgânica
- Erva-doce: 1 colher de sopa de sementes de erva-doce
- Gengibre: 1/3 da raiz ou 1 a 3 colheres de sopa de gengibre – auxilia no aumento do fogo digestivo; no entanto, em pacientes sensíveis, o gengibre pode levar a uma irritação gástrica.

Há variações do mesmo chá que serão prescritas para diferentes pacientes.

Em 1,5 ℓ de água mineral, ferva os ingredientes, em fogo baixo, por 30 minutos. Coe e tome em 24 horas. Repita o mesmo chá durante toda a semana de dieta.

Ao fim desse período, a lubrificação (*Snehana*) deve ser feita, em jejum, pela manhã, com a ingesta de óleo de gergelim, *ghee* ou azeite na quantidade de 3 a 5 colheres, uma pitada de sal sem sódio, seguido de 1 xícara de água quente para ajudar a liberar as toxinas. *Snehana* significa, além de lubrificação, ternura, afeto. O princípio da umidade que liga e dá conexão. *Snehana* é usualmente praticada por 3 a 5 dias, aumentando, em 1 colher/dia, a quantidade de óleo.

Algumas práticas podem acompanhar esse tratamento: massagens (*Abhyanga* e auto *Abhyanga*), meditação, ioga, *Pranayamas*, *Shirodara*, saunas (*Svedana*), purgação (*Virecana*) e enemas (*Basti*). Esses tratamentos são, de costume, feitos com acompanhamento de médico ou terapeuta ayurvédico.

Há possibilidade de fazer esse tratamento na mudança das estações, como entrada do outono e da primavera, momentos em que o organismo precisa de maior limpeza.

Após a desintoxicação, ajusta-se a dieta para a época do ano e o *Dosha* (característica pessoal energética) de cada um.

O programa dos 4R

Remoção

Sendo ou não feita a dieta anti-AMA, parte-se para a remoção. A remoção, como foi dito, inicia-se com a retirada de alimentos processados, industrializados, com conservantes, corantes ou com outros produtos químicos adicionados. Ademais, é preciso remover medicações desnecessárias, além do cuidado com os utensílios de cozinha, para que não deixem resíduos tóxicos nos alimentos (teflon, enlatados, plásticos que contenham bisfenol A, ftalatos). Atenção também a resíduos de detergentes e de outros produtos químicos. Após essa remoção, indicada para absolutamente todas as pessoas que desejam ter uma saúde melhor, parte-se para a remoção de alimentos específicos que possam, individualmente, causar algum tipo de intolerância alimentar.

Hoje, muito se fala na retirada dos óleos de cozinha, frituras, laticínios, glúten e açúcar, considerados inflamatórios de forma geral. Entretanto, deve-se ter em mente que a dieta de remoção é individualizada e aplicada às necessidades de cada um. Portanto, lembre-se de aplicar os quatro passos da dieta de eliminação, para descobrir quais alimentos, de fato, precisam ser removidos para se obter uma boa saúde.

Indicam-se dietas de eliminação ou remoção de determinados alimentos, sobretudo para pacientes que apresentam reação adversa a algum tipo deles, múltiplos sintomas sem diagnóstico claro, piora de doenças preexistentes (p. ex., gota, enxaqueca e doenças que sejam exacerbadas pela inflamação sistêmica, como obesidade, diabetes, Alzheimer, asma, artrite reumatoide, depressão, ansiedade e mesmo alguns tipos de câncer). Ou seja, o enfoque em dietas de eliminação está muito além do tratamento da síndrome do colón irritável e das doenças gastrointestinais.

Nas redes sociais e em outros canais de comunicação, fala-se, cada vez mais, sobre alimentos bons e ruins, pesticidas, dietas "detox", limpeza intestinal e assim por diante. Contudo, muita confusão tem ocorrido nesse quesito, pois nem tudo é para todos.

Reposição

A reposição das enzimas digestivas atua no sentido de otimizar os alimentos ingeridos. Diferentes enzimas são prescritas para diferentes situações. Um exemplo clássico é o ácido clorídrico, prescrito, usualmente, como cloridrato de betaína para ingestão antes das principais refeições, com o objetivo de otimizar o pH do estômago e auxiliar na digestão dos alimentos. Outra enzima frequentemente prescrita para auxiliar a digestão é a pepsina – só ativada no pH ácido; por isso, comumente prescrita em conjunto com o ácido clorídrico. Uma forma natural de ativar as enzimas digestivas é o uso, em jejum, de água morna com algumas gotas de limão e, antes das principais refeições, de maçã raspada (1 colher de chá 2 vezes ao dia).

Na Medicina convencional, tem-se feito, com bastante frequência, uso dos antiácidos, em sua maioria inibidores de bomba de prótons; precisamos, no entanto, de um pH ácido para absorver uma boa parte dos nutrientes, vitaminas e minerais dos alimentos. Pacientes que não tenham indicação absoluta para o uso de antiácidos devem ficar atentos a essas medicações. O pH ácido é necessário para a absorção do ferro, das vitaminas do complexo B, do magnésio e do cálcio, porém a supressão crônica do ácido estomacal pode levar a quadros como aumento dos índices de fratura, arritmias e fadiga.

O ácido do estômago tem, ainda, ligação com uma melhor função imunológica na prevenção, por exemplo, de pneumonia, supercrescimento bacteriano no intestino delgado e infecções pelo *Clostridium difficile*. A falta do ácido piora a digestão de proteínas e a função do lisossomo. Além disso, bloqueia enzimas necessárias para a ativação de produção do óxido nítrico, levando a consequências cardiovasculares e renais.

Outro quesito da digestão está relacionado às enzimas pancreáticas e à digestão que segue ocorrendo no intestino delgado. Enzimas como a protease, a lipase, entre outras, podem ser prescritas, também, para antes das principais refeições, a fim de auxiliar pacientes com dificuldades de digerir diferentes alimentos. Pacientes com intolerância à lactose podem, por exemplo, receber a lactase para auxiliar na digestão de leite e seus derivados. A bromelina, a papaína e outras enzimas são encontradas em diferentes frutas. Exemplos de prescrição de enzimas digestivas:

1. Cloridrato de betaína, 100 a 300 mg; pepsina, 100 a 200 mg; bromelina, 100 a 300 mg. Tomar 1 cápsula antes do almoço e do jantar.
2. No caso de dificuldade de digestão de alimentos específicos, como proteínas, a protease é indicada; já na dificuldade de digestão de gorduras, a lipase; e de determinados amidos, a amilase, constituindo um outro *pool* de enzimas (pancreatinas) possível de ser prescrito em cápsulas gastrorresistentes. Mede-se a quantidade dessas enzimas em unidades ou miligramas, sendo o tratamento individualizado para as necessidades de cada paciente.

O exame coprológico funcional ajuda a determinar quais são as enzimas digestivas que estão em deficiência.

Os diferentes temperos (p. ex., o orégano, o cominho, o louro, o coentro, a salsinha, o endro, o tomilho e o alecrim) têm, em muitos casos, importante função digestiva, e mesmo antiparasitária.

Além de enzimas digestivas, alguns fitoterápicos (p. ex., *aloe vera*, alcaçuz, guaçatonga) podem otimizar a digestão, enquanto outros (p. ex., a cúrcuma, a *boswellia* [olíbano], a erva-doce e a camomila) auxiliam no funcionamento intestinal e melhoram cólicas, gases e inflamação local.

Repopulação

"Ecologia intestinal" é uma expressão excelente que denota a complexidade de seres da microbiota que vivem em relação entre si e em relação ao meio. Sabemos que, na ecologia do planeta Terra, ao alterar um ou mais animais, ou mesmo plantas, pode ocorrer um impacto gigantesco no ecossistema, levando até à extinção de espécies. No intestino não é diferente. A alimentação, os xenobióticos, o estresse, o estado nutricional e outros microrganismos irão influenciar o todo da ecologia intestinal. Essa ecologia em homeostase refletirá em toda a saúde.

As funções da microbiota incluem:

- Quebrar carboidratos complexos: os seres humanos não têm as enzimas necessárias para fazer isso. Você não seria capaz de comer uma única fruta ou vegetal sem sua microflora
- Produzir vitaminas e nutrientes: incluindo vitamina K, vitamina B12, niacina, piridoxina e outros
- Produzir ácidos graxos de cadeia curta: a microflora intestinal está envolvida na regulação da imunidade, na cicatrização, no combate à inflamação, na proteção contra o câncer e muito mais
- Proteger o organismo contra patógenos invasores: a microflora intestinal é a primeira linha de defesa contra invasores externos
- Ajudar a treinar o nosso sistema imunológico: os genes bacterianos enviam sinais para o sistema imunológico da mucosa que controla a inflamação local e sistêmica e desempenha um papel crítico na determinação, caso desenvolvamos alergias e doenças autoimunes
- Apoiar a desintoxicação: metabólitos tóxicos podem ser formados no intestino (incluindo alguns carcinógenos), e micróbios intestinais desempenham um papel na degradação para eliminação segura desses produtos bioquímicos potencialmente prejudiciais

- Modular o sistema nervoso: pesquisas emergentes mostram que há uma conexão entre a microbiota, o intestino e o sistema nervoso central, o chamado "eixo intestino-cérebro". Essa conexão afeta desde a regulação do apetite, doenças neurodegenerativas, glioma, autismo, até o comportamento e o humor. Alimentos fermentados como o chucrute, o *kefir*, o *kimchi*, as *kombuchas*, o iogurte, o *natto* são riquíssimos em microrganismos probióticos. Já as fibras solúveis, encontradas em frutas, legumes e verduras, são fonte prebiótica – alimentam os probióticos.

O sistema digestório é densamente povoado, chegando a ter 10 vezes mais células que todo o resto do organismo humano. São fungos, bactérias, vírus que compõem essa imensidão.

Alguns dos microrganismos probióticos muito utilizados na reposição são:

- *Lactobacillus* (*acidophilus, plantarum, rhamnosus GG, paracasei, delbrueckii*)
- *Bifidobacterium* (*lactis, longum, infantis*)
- *Saccharomyces*
- *Streptococcus thermophilus*.

A escolha do probiótico ainda é um campo para muitas discussões, uma vez que, nessa área, os estudos estão apenas engatinhando. Probióticos manipulados devem, de preferência, além das cepas escolhidas, conter prebióticos e serem acondicionados em cápsulas gastrorresistentes. O pH do estômago pode destruir os probióticos que precisam chegar ao intestino. O horário de ingesta deve ser antes de dormir ou ao acordar, antes de comer.

Reparação e manutenção

A correção alimentar é o ponto de partida, como se viu anteriormente; contudo, faz-se necessário, às vezes, o uso de determinados suplementos e vitaminas para seguir reparando a mucosa intestinal e auxiliar no reequilíbrio gastrointestinal e nutricional. Suplementos indicados nessa fase são, por exemplo, a glutamina, excelente reparador da mucosa intestinal (deve-se evitar, porém, em pacientes com câncer), a n-acetil-glucosamina, a quercetina, o resveratrol, o uso de fibras, o uso de ácidos graxos essenciais e gorduras de boa qualidade, como a do azeite de oliva e do ômega 3 contido nos peixes, junto à observação do seguimento de uma boa alimentação. Vitaminas do complexo B, vitamina D, vitamina A e vitamina C também contribuem para o reparo intestinal.

O uso de fitoterapia pode auxiliar a manter o bom funcionamento do sistema digestório – contudo, os fitoterápicos apresentados aqui, e ao longo deste livro, só mostrarão boa eficácia em pacientes com boa absorção. Ou seja, antes de tudo, é preciso **limpar**. Tirar os produtos tóxicos e auxiliar na desinflamação para, depois, medicar, dar hormônios, administrar fitoterápicos e vitaminas.

Suplementos para melhorar o sistema digestório

Alcaçuz, raiz de alcaçuz

Alcaçuz, raiz de alcaçuz (*Glycyrrhiza glabra*) e alcaçuz desglicirrinizado (DGL) inibem as prostaglandinas E e F2α, facilitando a cicatrização da úlcera gástrica. A glicirrizina tem efeitos antivirais e hepatoprotetores. Não exceda mais de 1.000 mg/dia de raiz de alcaçuz seco, a longo prazo, a fim de evitar efeitos colaterais adversos (p. ex., retenção de sódio, hipopotassemia). O alcaçuz DGL é uma alternativa mais segura para o tratamento a longo prazo, pois a glicirrizina é removida, reduzindo, assim, o risco de pseudoaldosteronismo com uso contínuo de raiz de alcaçuz.

Dose: o extrato de alcaçuz é usualmente prescrito em doses que variam de 100 a 990 mg, divididos em 1 até 3 doses ao longo do dia. Já a raiz inteira pode ser utilizada para a decocção na quantidade de 2 a 5 g, o que equivale, aproximadamente, a 140 a 350 mg de glicirrizina (é importante monitorar a hipertensão e a hipocalemia; considere limitar o uso a 3 meses ou menos, e menos de 500 mg de ácido glicirretínico diariamente). No caso do DGL, a dose é de 400 a 800 mg em comprimidos mastigáveis, tomados 20 minutos antes das refeições e na hora de dormir; a longo prazo, é seguro para azia e refluxo gastroesofágico. A tintura (1:5) pode ser prescrita na dose de 50 gotas, 1 a 3 vezes ao dia. Outra opção é a infusão da raiz (2 a 5 g), cozida em 1 ℓ de água fervente por 15 minutos, em fogo baixo. Posteriormente, deve ser coada e ingerida ao longo do dia.

Alcaravia, óleo de semente de alcaravia

A alcaravia (*Carum carvi*) reduz cólicas intestinais e dores associadas. Exerce efeitos antioxidantes e hepatoprotetores.

Dose: 50 a 100 mg (pode ser padronizado para 50% de carvona) ou 0,2 mℓ, em cápsula com revestimento entérico, tomada de 2 a 3 vezes ao dia. A infusão é feita com 1 colher de chá das sementes de cominho em 500 mℓ de água, fervida por 15 minutos em fogo baixo. Posteriormente, deve ser coada e ingerida ao longo do dia.

Aloe vera – suco ou gel

Reduz a inflamação intestinal, atuando como mucoprotetor, em razão de seus mucopolissacarídeos, e reduzindo a produção colônica de prostaglandina E2. Busque adquirir o produto livre de aloína.

Dose: o gel de *aloe vera* pode ser utilizado na dose de 15 mℓ/dia. Na solução de 50%, a dose chega a 100 mℓ, 2 vezes ao dia. Já o extrato é utilizado na dose de 500 mg/dia. O seu suco é feito com a parte interna da folha de *aloe*, também conhecida como "babosa" (a casca não é utilizada).

Berberina

Diminui a permeabilidade intestinal e auxilia em quadros de inflamação intestinal e esteatose hepática, além de auxiliar no controle de supercrescimento bacteriano do intestino delgado. Tem sido testado em modelos animais para restauro das junções intestinais e diminuição da permeabilidade. É altamente ativo contra a maioria dos patógenos diarreicos, reduz a inflamação hepática e melhora o metabolismo lipídico na esteatose. Dose: 500 mg, 3 vezes ao dia.

Camomila

A camomila (*Matricaria recutita*) inibe o leucotrieno B4 produzindo efeito anti-inflamatório, tem ação antimicrobiana e antioxidante e exerce efeito espasmolítico. A pesquisa de laboratório sugere que a camomila alemã pode produzir efeitos espasmolíticos no tecido muscular liso, inibindo as fosfodiesterases de adenosina monofosfato cíclico (cAMP) e guanosina monofosfato cíclico (cGMP). Ela é utilizada com frequência em quadros de cólicas intestinais.

Recomendam-se 1 a 3 colheres de chá para 1 xícara de água em infusão (por 10 minutos), 3 vezes ao dia; tintura a 1:5: uso de 15 gotas ou 200 a 500 mg, pó de flor seca em cápsulas, 3 vezes ao dia.

Casca de olmo escorregadio

Sua mucilagem proporciona efeitos tópicos protetores (emolientes) e anti-inflamatórios. O olmo escorregadio (*Ulmus fulva*) corre o risco de extinção e só deve ser utilizado se for de origem sustentável. Nos EUA, essa planta é comercializada em forma de pastilhas, fáceis de usar em casos de azia, refluxo e dor de garganta. O pó é geralmente mais eficaz.

Misture 1 colher de sopa de pó para 250 mℓ de água fria (água fria é melhor, pois extrai a mucilagem). Deixe descansar por pelo menos 10 minutos. Pode-se adicionar a um mingau de aveia, a outro cereal cozido ou a 1 xícara de água quente. Adicione canela e/ou mel. Coma ou beba em 2 a 3 doses. No caso de cápsulas, doses de 400 mg, até 3 vezes ao dia, são usualmente prescritas. Essa planta não é usualmente comercializada no Brasil.

Cascas de sementes de *psyllium*

Para obstipação e síndrome do cólon irritável. A fibra insolúvel atua como um laxante de volume. Para constipação intestinal, misture 1 a 2 colheres de chá para 250 mℓ de água e beba 1 a 3 vezes ao dia. O *psyllium* (*Plantago ovata*) deve, para efeitos benéficos e redução do risco de obstrução intestinal, ser tomado com uma quantidade generosa de água. O uso do *psyllium* leva à diminuição de absorção de gordura e pode, a longo prazo, afetar também a absorção de nutrientes.

Alguns indivíduos são alérgicos ao *psyllium* e desenvolverão inchaço e agravamento da constipação intestinal – pare de prescrever para esses pacientes.

Cúrcuma

A cúrcuma (*Curcuma longa*) é um potente anti-inflamatório por inibir a ativação do NF-κB, além de apresentar efeitos antimicrobianos.

A dose de curcumina varia de acordo com o extrato usado. As dosagens diárias variam de 300 mg a 8 g, dependendo da extração e da biodisponibilidade. Extratos padronizados de cúrcuma tipicamente contêm de 75 a quase 100% de curcumina, e muitos contêm a piperina para aumentar a sua absorção. Contudo, quando se quer tratar o intestino, a piperina pode causar irritação local. Erva em pó: 4 g (1 colher de chá) misturados com água 1 a 2 vezes ao dia. Pode-se adicionar 1 colher de chá de lecitina para melhorar a absorção. Cúrcuma padronizada para 95% curcuminoides com piperina: 500 mg curcuminoides, com 5 mg de piperina ou cúrcuma biodisponível (cureit e curcuvail), sem necessidade de associar a piperina na dose de 200 a 400 mg.

Extrato de *Boswellia serrata*

Usualmente indicada para quadros de dor articular e dores em geral, a *Boswellia* melhora também sintomas da síndrome do cólon irritável e pode ajudar em doenças inflamatórias intestinais. Reduz a inflamação intestinal pela inibição da síntese de 5-lipo-oxigenases e leucotrienos. Extrato padronizado para 37,5 a 70% de ácidos *boswellicos*; a dose é de 500 mg, 2 a 3 vezes ao dia.

Extrato de semente de cardo-de-leite

O cardo-de-leite (*Silybum marianum*) exerce efeitos antioxidantes e hepatoprotetores pronunciados. É considerado digestivo, tem efeito hipoglicemiante, diurético, hepatoprotetor e regenerador hepático. É utilizado em doenças como hepatite e esteatose hepática, pois diminui as transaminases.

Extrato padronizado em 80% silimarina: 140 a 250 mg, 3 vezes ao dia.

Linhaça

Sementes de linhaça (*Linum usitatissimum*) moídas contêm fibras insolúveis e solúveis que servem para aumentar a motilidade intestinal e apoiar a microbiota (respectivamente). A semente de linhaça é, ainda, fonte concentrada de lignanas antioxidantes e ácidos graxos poli-insaturados anti-inflamatórios. Reduz as enzimas hepáticas e, na esteatose, melhora a resistência à insulina.

Utilizam-se 1 a 2 colheres de sopa de sementes de linhaça esmagadas, mergulhadas em 2 xícaras de água por cerca de 10 minutos. Coe e beba como laxante suave.

Óleo de folha de hortelã-pimenta

Exerce efeitos espasmolíticos, analgésicos e carminativos. Excelente para cólicas intestinais causadas por gases.

Utiliza-se 0,2 mℓ (180 a 225 mg) de óleo de hortelã-pimenta (*Mentha piperita*) em cápsulas gastrorresistentes (no Brasil não são comercializadas), melhor tomado antes das refeições. O óleo de hortelã-pimenta deve conter, no mínimo, 44% de concentração de mentol e, usualmente, pode ser utilizado até 4 vezes ao dia, na dose de 225 mg. Se ocorrer sensação de ardor anal, reduzir a dose e/ou tomar com alimentos.

Raiz (rizoma) de gengibre

O gengibre (*Zingiber officinalis*) aumenta a motilidade gastrointestinal e exerce efeitos espasmolíticos. É utilizado para auxiliar os movimentos peristálticos.

Indicação: 500 a 1.000 mg de gengibre seco, 1 vez ao dia, ou 500 a 1.000 mg de raiz de gengibre fresco, 3 vezes ao dia. O extrato padronizado (normalmente padronizado para 4 a 5% gingerols) deve ser utilizado na dose de 250 a 500 mg, 1 a 2 vezes ao dia.

Raiz de *marshmallow*

Apesar de o nome *marshmallow* (*Althea officinalis*) não ter relação com o doce que as crianças gostam de pôr na fogueira, essa raiz é muito utilizada nos EUA para o tratamento de problemas gástricos e esofagite. Proporciona um efeito mucoprotetor, anti-inflamatório e antiespasmódico. As propriedades hidrofílicas aumentam a hidratação da mucosa e das fezes, e os mucopolissacarídeos fornecem substrato para o microbioma. Usado principalmente em chás, cápsulas e glicerídeos (alto teor alcoólico destrói os mucopolissacarídeos).

Dose: 2 a 4 g/xícara de água fria (infundir durante a noite); 1 xícara, 3 vezes ao dia, ou tintura (álcool 25%), 1 a 4 mℓ, 3 vezes ao dia. Essa planta não costuma ser comercializada no Brasil.

Raiz do dente-de-leão

O dente-de-leão (*Taraxacum officinalis radix*) está na categoria de ervas amargas, coleréticas e colagogas (aumenta a produção e o fluxo de bile), usada para dispepsia e inchaço abdominal.

Dose: 1 a 3 g de raiz de dente-de-leão, divididos em doses ao longo do dia. Pode ser tomado como chá, tintura ou em cápsulas.

Manutenção de bons hábitos recém-adquiridos

Após passar por todas as fases descritas, é fundamental sedimentar a base de uma alimentação saudável e de qualidade, associada a hábitos de vida que diminuem o estresse. Atividade física, ioga, *Tai Chi Chuan*, boas horas de sono, rotina regular, meditação e, sobretudo, boa conexão com a vida são fundamentais. Adotar novos hábitos de saúde não é simples, essa mudança requer uma motivação interna. Buscar esse gancho da motivação é outro pilar da Medicina Integrativa.

Entrevista motivacional

Nós, profissionais da área da Saúde, e principalmente os médicos, temos o costume de conduzir as consultas de forma diretiva, indicando, a nossos pacientes, os melhores caminhos a seguir. O simples fato é que, hoje em dia, é muito difícil o paciente já não ter ouvido falar, centenas de vezes, o que fazer e o que não fazer para promover sua saúde. Todos sabem que açúcar faz mal e engorda, que frituras entopem os vasos, que a falta de atividade física é péssima em todas as idades.

Então, como conduzir o paciente a fazer aquilo que acreditamos ser o melhor em termos de saúde? Como fazer um fumante parar de fumar? Uma paciente obesa mudar a alimentação? Um sedentário a se movimentar e se exercitar? Uma pessoa extremamente atribulada e estressada achar tempo para se aquietar e meditar?

Você pode recomendar um destino, mas não consegue comandar ou forçar a pessoa a chegar a esse destino ou mudar seu comportamento, caso o paciente, de fato, não o queira.

Outra forma de interação é a entrevista motivacional, na qual se ancora a possibilidade de mudança nas próprias palavras e aspirações do paciente.

Os aspectos presentes na motivação são:

- Desejo
- Habilidade
- Necessidade
- Razão
- Comprometimento com a mudança; mudança cujo desejo e cuja motivação, necessidade, razão e cujo comprometimento são do próprio paciente.

"Eu quero parar de fumar, pois minha asma está cada dia pior. Essa é uma expressão de desejo e de razão do paciente, muito diferente de uma condução do profissional de saúde que indica "fumar faz mal para os pulmões". Fazer o paciente revelar, em suas próprias palavras, o que ele quer, deseja, aprecia, gostaria, o que pode ou poderia, o que precisa, o que irá tentar, prometer e fazer é infinitamente mais eficaz do que esperar que ele faça o que outra pessoa quer.

Para se chegar a esse ponto, algumas perguntas podem auxiliar o paciente a se colocar em primeira pessoa e sair do papel passivo de quem recebe uma ordem ou uma diretriz.

- "O que você gostaria de fazer para melhorar a sua saúde?"
- "Quão importante é para você mudar seus hábitos alimentares e de vida?"
- "Se você decidir mudar sua dieta, como pretende fazê-lo?"
- "Quais são os benefícios mais importantes que você vê em uma mudança de hábitos?"
- "O que você já está fazendo para tornar as mudanças possíveis?".

Na entrevista motivacional, visamos ao comprometimento do paciente, que é o que, muitas vezes, leva ao comportamento real.

Contudo, atenção: é comum pedir-se muito cedo o comprometimento. Ajudar o paciente a experimentar seu desejo, habilidade, necessidade e razões para fazer o comportamento promotor de saúde, antes de se concentrar no compromisso, pode criar mais movimento em direção à mudança.

Pacientes submetidos à entrevista motivacional com seu profissional de saúde podem ter de 10 a 30% mais probabilidade de se envolver no comportamento de promoção da saúde.

Quando o paciente fala, em voz alta, sobre por que seria uma boa ideia se envolver no comportamento promotor de saúde, ele se coloca como autor da sua saúde pessoal, e isso leva a um comportamento real.

A entrevista motivacional vale tanto para mudança de hábitos alimentares quanto para quaisquer hábitos ou estilo de vida que possam interessar à saúde e ao bem-estar.

Os estágios para a construção da mudança são:

- Estágio 1: engajamento. Engajar-se envolve estabelecer uma relação mutuamente respeitosa, em que a colaboração pode ocorrer em consideração a possíveis objetivos e caminhos para tais objetivos
- Etapa 2: foco. O foco envolve uma conversa, entre o profissional de saúde e o paciente, sobre possíveis direções ou experiências pessoais dele, que poderiam ser consideradas durante a consulta
- Etapa 3: evocar. A evocação faz parte da contribuição única que a entrevista motivacional tem feito para o campo da Saúde. Em vez de tentar instalar motivação ou conhecimento em seu paciente, o profissional de Saúde evoca ou provoca isso nele. Um estilo de ajuda direta é, às vezes, contraproducente, pois o profissional está empurrando a motivação ou mudança paciente adentro. A entrevista motivacional, ao contrário, é uma abordagem, na qual o profissional se aproxima do paciente como alguém que tem o que ele precisa, e a motivação pode ser extraída de suas experiências
- Etapa 4: planeamento. No fim de uma consulta, é muito provável que haja um foco no que o paciente pode fazer a seguir, ou mesmo antes da próxima consulta.

Não diga o que é certo, pergunte.

Em resumo, a conduta que leva a melhores resultados para mudança de comportamento, hábitos e paradigmas não é diretiva, professoral. O profissional de Saúde não está ali só para dar conselhos, ou dizer, do alto do seu conhecimento, o que é certo e o que é errado. O profissional de Saúde que obtém mais sucesso é aquele que escuta, entende os dilemas e as dificuldades do seu paciente, pergunta sobre o que o paciente já sabe, e o que não sabe, oferecendo-se para esclarecer os pontos de dúvida e, finalmente, encontra, junto ao seu paciente, caminhos para estabelecer novos parâmetros de conduta e mudança de hábitos. Novamente, não diga o que é certo ou errado; pergunte, interaja, escute.

A saúde alimentar e gastrointestinal é um pilar fundamental da Saúde Integrativa, caso o paciente esteja, de fato, engajado nessa mudança.

Bibliografia

Akhtar M, Chen Y, Ma Z, et al. Gut microbiota-derived short chain fatty acids are potential mediators in gut inflammation. Anim Nutr. 2022;8:350-360.

Arranz LI, Canela MA, Rafecas M. Fibromyalgia and nutrition, what do we know? Rheumatol Int. 2010;30(11): 1417-1427.

Asik M, Gunes F, Binnetoglu E, et al. Decrease in TSH levels after lactose restriction in Hashimoto's thyroiditis patients with lactose intolerance. Endocrine. 2014;46(2): 279-284.

Barrett S, Begg S, O'Halloran P, Kingsley M. Integrated motivational interviewing and cognitive behaviour therapy for lifestyle mediators of overweight and obesity in community-dwelling adults: a systematic review and meta-analyses. BMC Public Health. 2018;18(1):1160.

Blaser MJ. Missing microbes: how the overuse of antibiotics is fueling our modern plagues. Emerg Infect Dis. 2014; 20(11):1961.

Böhn L, Störsrud S, Törnblom H, et al. Self-reported food-related gastrointestinal symptoms in IBS are common and associated with more severe symptoms and reduced quality of life. Am J Gastroenterol. 2013;108(5):634-641.

Brown AC, Roy M. Does evidence exist to include dietary therapy in the treatment of Crohn's disease? Expert Rev Gastroenterol Hepatol. 2010;4(2):191-215.

Bunyavanich S, Rifas-Shiman SL, Platts-Mills TA, et al. Peanut, milk, and wheat intake during pregnancy is associated with reduced allergy and asthma in children. J Allergy Clin Immunol. 2014;133(5):1373-1382.

Cairns, BE. Influence of pro-algesic foods on chronic pain conditions. Expert Rev Neurother. 2016;16(4):415-423.

Chafen JJS, Newberry SJ, Riedl MA, et al. Diagnosing and managing common food allergies: a systematic review. JAMA. 2010;303(18):1848-1856.

Doroszkiewicz J, Groblewska M, Mroczko B. The role of gut microbiota and gut-brain interplay in selected diseases of the central nervous system. Int J Mol Sci. 2021; 22(18):10028.

Du Y, Gao XR, Peng L, Ge JF. Crosstalk between the microbiota-gut-brain axis and depression. Heliyon. 2020; 6(6):e04097.

Farinotti M, Vacchi L, Simi S, et al. Dietary interventions for multiple sclerosis. Cochrane Database Syst Rev. 2012;12:CD004192.

Gibson PR, Barrett JS. The concept of small intestinal bacterial overgrowth in relation to functional gastrintestinal disorders. Nutrition. 2010;26(11-12):1038-1043.

Hagen KB, Byfuglien MG, Falzon L, et al. Dietary interventions for rheumatoid arthritis. Cochrane Database Syst Rev. 2009;(1):CD006400.

Hobday RA, Thomas S, O'Donovan A, et al. Dietary intervention in chronic fatigue syndrome. J Hum Nutr Diet. 2008;21(2):141-149.

Hodge L, Swain A, Faulkner-Hogg K. Food allergy and intolerance. Aust Fam Physician. 2009;38(9):705-707.

Ivanov II, Honda K. Intestinal commensal microbes as immune modulators. Cell Host Microbe. 2012;12(4):496-508.

Pastorello EA, Stocchi L, Pravettoni V, et al. Role of the elimination diet in adults with food allergy. J Allergy Clin Immunol. 1989;84(4):475-483.

Kalopitas G, Antza C, Doundoulakis I, et al. Impact of Silymarin in individuals with nonalcoholic fatty liver disease: a systematic review and meta-analysis. Nutrition. 2021; 83:111092.

Katz Y, Gutierrez-Castrellon P, González MG, et al. A comprehensive review of sensitization and allergy to soy-based products. Clin Rev Allergy Immunol. 2014;46(3):272-281.

Klein AV, Kiat H. Detox diets for toxin elimination and weight management: a critical review of the evidence. J Hum Nutr Diet. 2015;28(6):675-686.

Knight R, Buhler B. Follow your gut: the enormous impact of tiny microbes. Simon & Schuster Audio; 2015. 80 p.

Koletzko B, von Kries R, Closa R, et al. Can infant feeding choices modulate later obesity risk? Am J Clin Nutr. 2009;89(5):1502S-1508S.

Larramendi CH, Martín Esteban M, Pascual Marcos C, et al. Possible consequences of elimination diets in asymptomatic immediate hypersensitivity to fish. Allergy. 1992;47(5):490-494.

Layden BT, Angueira AR, Brodsky M, et al. Short chain fatty acids and their receptors: new metabolic targets. Transl Res. 2013;161(3):131-140.

LeBlanc JG, Milani C, de Giori GS, et al. Bacteria as vitamin suppliers to their host: a gut microbiota perspective. Curr Opin Biotechnol. 2013;24(2):160-168.

Lomer MCE. Review article: the aetiology, diagnosis, mechanisms and clinical evidence for food intolerance. Aliment Pharmacol Ther. 2015;41(3):262-275.

Mackowiak PA. Recycling metchnikoff: probiotics, the intestinal microbiome and the quest for long life. Front Public Health. 2013;1:52.

Messina M, Venter C. Recent surveys on food allergy prevalence. Nutr Today. 2020;55(1):22-29.

Millward C, Ferriter M, Calver S, Connell-Jones G. Gluten and casein-free diets for autistic spectrum disorder. Cochrane Database Syst Rev. 2008;(2):CD003498.

Montalto M, Curigliano V, Santoro L, et al. Management and treatment of lactose malabsorption. World J Gastroenterol. 2006;12(2):187-191.

NATMED PRO. The most authoritative resource available on dietary supplements, natural medicines, and complementary alternative and integrative therapies [Internet]. [cited 2024 Apr 12]. Avaiable from: https://naturalmedicines.therapeuticresearch.

O'Halloran PD, Blackstock F, Shields N, et al. Motivational interviewing to increase physical activity in people with chronic health conditions: a systematic review and meta-analysis. Clin Rehabil. 2014;28(12):1159-1171.

Pastorello EA, Stocchi L, Pravettoni V, et al. Role of the elimination diet in adults with food allergy. J Allergy Clin Immunol. 1989;84(4 Pt 1):475-483.

Razeghi JS, Ghorbani Z, Martelletti P, et al. School of advanced studies of the European Headache Federation (EHF-SAS). Association of diet and headache. J Headache Pain. 2019;20(1):106.

Rhee SH, Pothoulakis C, Mayer EA. Principles and clinical implications of the brain-gut-enteric microbiota axis. Nat Rev Gastroenterol Hepatol. 2009;6(5):306-314.

Rutayisire E, Huang K, Liu Y, Tao F. The mode of delivery affects the diversity and colonization pattern of the gut microbiota during the first year of infants' life: a systematic review. BMC Gastroenterol. 2016;16(1):86.

Sicherer SH, Sampson HA. Food allergy: a review and update on epidemiology, pathogenesis, diagnosis, prevention, and management. J Allergy Clin Immunol. 2018;141(1):41-58.

Średnicka P, Juszczuk-Kubiak E, Wójcicki M, et al. Probiotics as a biological detoxification tool of food chemical contamination: a review. Food Chem Toxicol. 2021; 153:112306.

Thangaleela S, Sivamaruthi BS, Kesika P, et al. Role of the gut-brain axis, gut microbial composition, diet, and probiotic intervention in Parkinson's disease. Microorganisms. 2022;10(8):1544.

Tuck CJ, Biesiekierski JR, Schmid-Grendelmeier P, Pohl D. Food intolerances. Nutrients. 2019;11(7):1684.

Vally H, Misso NL. Adverse reactions to the sulphite additives. Gastroenterol Hepatol Bed Bench. 2012;5(1):16-23.

van de Wouw M, Schellekens H, Dinan TG, Cryan JF. Microbiota-gut-brain axis: modulator of host metabolism and appetite. J Nutr. 2017;147(5):727-745.

Vellisca MY, Latorre JI. Monosodium glutamate and aspartame in perceived pain in fibromyalgia. Rheumatol Int. 2014;34(7):1011-1013.

Walker MM, Murray JA. An update in the diagnosis of coeliac disease. Histopathology. 2011;59(2):166-179.

Weis AM, Round JL. Microbiota-antibody interactions that regulate gut homeostasis. Cell Host Microbe. 2021; 29(3):334-346.

Widder R. Learning to use motivational interviewing effectively: modules. J Contin Educ Nurs. 2017;48(7):312-319.

Zhai Z, Dong W, Sun Y, et al. Vitamin-microbiota crosstalk in intestinal inflammation and carcinogenesis. Nutrients. 2022;14(16):3383.

3

Espiritualidade

Espiritualidade é diferente de religião. A espiritualidade traz um forte senso de conexão com uma presença absoluta eminente ou transcendente, que pode ter diferentes nomes em diferentes culturas, e que traz à tona direção, propósito de vida e valores universais. Já a religião é um sistema codificado de crença, conduta e adoração que costuma ocorrer em um grupo que compartilha ideias semelhantes e pode, ou não, incluir um sentido espiritual.

Há muitos anos, a Medicina englobava aspectos psíquicos, físicos e espirituais. No século XX, no entanto, a espiritualidade passou a ser considerada tabu dentro da Medicina acadêmica e clínica. Contudo, isso tem mudado nos últimos anos em razão de descobertas, cada vez mais frequentes, do grande impacto que a espiritualidade exerce sobre a saúde e a longevidade. A doença traz questões fundamentais ao ser humano, como podemos observar em pacientes que não conseguem engravidar e se perguntam "por que isso está acontecendo comigo?"; ou que perdem um bebê e se perguntam "o meu sofrimento tem algum sentido?"; ou mesmo pacientes que acabam manifestando um câncer e se questionam "será que minhas orações serão respondidas?", "o que acontecerá quando eu morrer?". Esses tipos de questionamento e o fundamento espiritual influenciam as decisões que os pacientes tomam em relação a si mesmos, quando se deparam com doenças graves e situações difíceis.

Como uma crença pode tornar alguém mais saudável?

Essa pergunta ainda está em vias de ganhar o aval da Medicina e da Ciência.

Em estudos científicos, é fácil estressar um rato, um gato, uma cobaia para mensurar algo. Difícil mesmo é dizer para uma cobaia: "Acredite!"

Infelizmente, apenas quando algo é medido, dissecado, avaliado é que se consegue, de maneira clara, provar o seu valor no pensamento científico atual. Nesse sentido, fomos recentemente contemplados com estudos que mostram que rezar/orar por alguém, meditar, ter um sistema de crenças e valores melhoram as condições de saúde. Assim, podemos, não só de forma intuitiva, mas também científica, começar a entender a importância da espiritualidade na saúde.

O que determina o quanto o estresse afeta uma pessoa é como ela percebe e valoriza o que a atinge. De maneira inversa, quando ela está amparada positivamente por sua espiritualidade, seu sistema imunológico, o funcionamento do seu corpo e da sua psique melhoram.

O que se constatou nos últimos anos é que crenças espirituais e mesmo religiosas influenciam nas decisões que os pacientes tomam quando apresentam doenças graves, e a própria comunidade religiosa é fonte primária, e muito importante, de apoio social para vários pacientes enfermos, apoio esse que pode estar associado a uma melhor adesão ao tratamento proposto. O paciente se sentir protegido por Deus, ou por suas crenças, é um fator significativo de diminuição de mortalidade após a alta hospitalar. Além disso, estudos recentes mostram claramente que pessoas que seguem um caminho espiritual vivem em média de 7 a 13 anos a mais do que aquelas que não o fazem, além de contarem com menor incidência de todas as principais doenças.

É crucial manter a tolerância religiosa, pois mais de 1.200 estudos mostram que nenhuma religião em particular tem uma vantagem singular sobre outra no que diz respeito à cura e à melhora de pacientes. Infelizmente, muitos profissionais da área da Saúde veem a espiritualidade somente de modo prático, apenas como uma ferramenta a mais que pode trazer benefícios ao paciente, tais como aumento da longevidade ou menor incidência de doenças. Mas a contribuição da espiritualidade no sentido de significado, propósito e direção na vida é muito superior a qualquer busca de resultado prático imediato e deve ser considerada de forma séria e profunda.

Como acessar a espiritualidade em uma consulta clínica?

Os cuidados espirituais não são cuidados religiosos, pois estão muito além de uma determinada religião ou crença. Inclusive, muitos pacientes não se sentirão confortáveis em conversar com um profissional da área da Saúde sobre suas crenças religiosas, entendendo que essa esfera não pertence à consulta; assim, preferem seguir suas próprias referências, que, muitas vezes, não são as mesmas do profissional de Saúde.

A palavra "sagrado" pode ter muitos significados: algo maior e mais sublime em mim ou no mundo, que alguns chamam de "Deus", "divino", que pode ser experimentado como energia distinta e superior, e tem uma inteligência e um funcionamento próprio. Contudo, em um ambiente de consultório, hospital, tratamento a pacientes, sagrado é aquilo que é sagrado **para o paciente**. A relação de um paciente com o sagrado pode ser indagada com perguntas simples, como:

- "O que importa mais para você?"
- "Quem você realmente é?"
- "Quais relações são fundamentais para você?"

A espiritualidade é, de início, uma conexão entre a pessoa e aquilo que é o mais essencial para ela.

Hoje, muitas pessoas, sobretudo as mais jovens, não se identificam com nenhuma religião e/ou tradição religiosa; assim, podem ser mais relutantes ao falar a respeito de assuntos correlatos. Contudo, quando um paciente está enfrentando um desafio, uma doença, um problema de saúde física ou psíquica, é fundamental que nós, profissionais de Saúde, utilizemos uma linguagem apropriada para tocar em assuntos dessa esfera que ressoem, inclusive, com a possibilidade de cura de determinada doença para ele. Precisamos focar a intenção de ajudar e, depois, estruturar uma comunicação com nosso paciente.

As simples conversas sobre o que o paciente gosta e faz podem, de fato, abrir a perspectiva daquilo que é o mais importante para ele, de quais são suas aspirações de vida etc. É nesse momento que, passando a entendê-lo e conhecê-lo um pouco melhor, nós, profissionais de Saúde, podemos ajudá-lo de acordo com suas referências pessoais (e não as nossas). A linguagem usada para se falar de espiritualidade no *setting* de saúde não precisa ser declaradamente espiritual; pode ser implicitamente, por ter maior alcance, ser menos direta e apresentar menor rejeição.

Cuidados espirituais não são cuidados religiosos, sobretudo quando consideramos a espiritualidade não só como um poder absoluto eminente ou transcendente, mas também como uma conexão com aquilo que é mais essencial, um senso de valor, direção e propósito. Aí, sim, o provedor de cuidados de saúde precisa estar atento e conectado para poder auxiliar o paciente a se reconectar a si mesmo. Isso é tão importante que, até mesmo uma conversa que pareça banal, na qual o paciente fala do que gosta de fazer em seu tempo livre, pode ser uma porta aberta para tocar nesse senso de valor, direção e propósito.

Se, por um lado, as gerações mais jovens estão mais distantes de práticas religiosas, por outro, estão mais conscientes do *Self*, do sentido profundo de si mesmo, de aspirações e inspirações; um "si mesmo" inserido em um contexto maior.

Um exemplo típico do que acontece com as novas gerações é que não estão mais tão dispostas a trabalhar ininterruptamente quanto as antecessoras; estão mais focadas em qualidade de vida. No minuto em que você traz à tona a questão da qualidade de vida, o que vem de forma implícita é espiritualidade. Para médicos, pacientes ou outros profissionais da área da Saúde que estejam desconfortáveis em levar para a consulta o assunto da espiritualidade, indico que comecem falando sobre qualidade de vida e, aos poucos, toquem no tema "espiritualidade".

Linguagem

Eventualmente, a linguagem que tenta invocar o espiritual pode acabar cortando a comunicação entre o paciente e o seu médico, ou profissional da saúde. Por isso, ao falar com um paciente sobre assuntos espirituais, não se preocupe em utilizar termos específicos ligados à espiritualidade. Em vez de perguntar diretamente ao paciente "o que é sagrado para você?", pergunte se ele tem família, se participa de alguma comunidade religiosa, como passa o seu tempo livre, o que gosta de fazer, *hobbies*, atividades... até seguir, de uma maneira suave, em direção a perguntas e conversas mais profundas. No fundo, você está perguntando o que faz essa pessoa única e o que ela ama.

Indo mais fundo, você pode perguntar: "Se sua família é tão importante, você passa tempo com ela?", "Você já contou o que lhe acontece para alguém da sua comunidade espiritual?". E, caso o paciente seja praticante de alguma atividade religiosa ou fizer parte de alguma comunidade, pergunte a ele se costuma participar de algum tipo de rito, missa ou culto. E assim por diante. Eis aqui uma forma de entrar em contato com as referências do paciente, que servirão de base para entender o que é o mais essencial para ele. Não é necessário ir a uma peregrinação para Santiago de Compostela ou mesmo ao Tibet para encontrar o sagrado em sua vida. O sagrado está no simples do dia a dia, ao nosso redor, sempre presente.

Se um profissional da Saúde consegue se aproximar daquilo que importa ao paciente, conseguirá, de modo efetivo, alcançar a possibilidade

de mudança de atitude daquele paciente, tendo este como referência no sentido de saúde e consciência de si.

Se você, como profissional de Saúde, busca mudanças de estilo de vida em seu paciente, ou mesmo mergulhos mais profundos no propósito e na espiritualidade, as metáforas utilizadas em uma consulta clínica são fundamentais para atingir esse ponto. No caso de pacientes em reabilitação, por exemplo, que precisam passar por meses de fisioterapia, pode-se, simplesmente, recorrer à evocação de memória de quando eles estavam começando a tocar piano, ou a praticar um esporte. Primeiro, precisaram praticar as escalas musicais, aprimorar os passes de bola, para, depois, atingirem um nível tal que repercutisse na música ou na atividade física. Essa mesma prática se aplicará à reabilitação. Quem precisa voltar a andar ou movimentar o braço, depois de uma lesão grave, terá que começar do início, como se estivesse aprendendo do zero, com "mente de principiante".

Diagnósticos precisos e o imponderável

Médicos e outros profissionais de Saúde têm a tendência de querer "consertar" as coisas, o que pode evocar a ideia do paciente como algo "quebrado" que precisa de reparo.

Pela exigência da precisão de diagnóstico e tratamento de pacientes, muitos médicos, em sua prática, podem não saber lidar bem com a espiritualidade, um campo mais sutil e pouco objetivo da dimensão humana. Isso, muitas vezes, leva os profissionais de Saúde a não serem capazes de prover o cuidado espiritual e a sentirem-se emocionalmente desconfortáveis, o que não os impede de contatar pessoas que possam ajudar o paciente nesse quesito. Indicar alguém que ressoe com a fé e as práticas espirituais daquele paciente pode se revelar fundamental para aquela pessoa. Profissionais de Saúde, ou de outras áreas, que trabalham com a espiritualidade auxiliam os pacientes a perceberem seus próprios recursos internos e a conectarem-se com a sua essência, trazendo maior resiliência para o dia a dia.

A força emanada da fé não pode ser medida, e as experiências espirituais não são facilmente reproduzidas como em um experimento científico, mas estão lá, mesmo que o resultado seja diferente para cada pessoa. Por ser pouco "científico" e reprodutível, muitos profissionais da área da Saúde não desejam tocar na esfera espiritual, perdendo, assim, uma enorme oportunidade de beneficiar seus pacientes e a si próprios. Na maioria das vezes, o impacto da espiritualidade é positivo e, sem dúvida, mal algum fará tentar abarcar tal dimensão.

Ser capaz de honrar a experiência de um paciente, escutando-o, abrindo espaço para receber suas perguntas, oferecendo a ele a oportunidade de conversar mais profundamente sobre outros assuntos, é uma ótima maneira de tocar o imponderável.

Resiliência

Pessoas envolvidas em saudáveis práticas religiosas e espirituais, pertencentes a comunidades saudáveis, ou com forte senso espiritual, vivem mais tempo, curam-se mais rapidamente, lidam melhor com suas doenças e ficam muito menos doentes que outras. Esse fato é absolutamente extraordinário, e, se fôssemos capazes de transformá-lo em uma pílula, todos iriam querer tomá-la.

Se a parte espiritual é negligenciada, não se acessa, no processo de tratamento e eventual cura, a plena capacidade de estar ativo, afetando, assim, a resiliência do paciente. Em contrapartida, muitas práticas espirituais levam a pessoa ao relaxamento, o que é curativo para diversas condições, pois sabemos que o contrário é verdadeiro: o estresse leva à diminuição da imunidade e ao aumento da manifestação de várias doenças. Sendo assim, práticas regulares espirituais, sem dúvida, melhoram a imunidade e estabilizam as emoções; geram um senso do si mesmo (*Self*) e ajudam a pessoa a entender que ela é muito maior que a doença.

Além dessas práticas, as comunidades espirituais e religiosas saudáveis auxiliam no sentido de lembrar ao indivíduo que ele não está só. Mesmo que esteja passando por algo muito difícil, aquele que tem fé acredita que poderá superar os seus problemas, ou aceitá-los, com a ajuda de Deus ou de uma força superior.

Finalmente, do ponto de vista mental, a prática espiritual auxilia no foco, na intenção e na motivação. A motivação é o que realmente ajuda a pessoa a buscar mudanças na vida. Você pode ter toda a boa fonte de informações e cuidados, mas, se não tiver motivação, não haverá mudança. Por outro lado, há pessoas que, mesmo com poucos recursos e pouca informação, fazem enormes mudanças na própria vida, pois são muito motivadas. Então, participar de uma comunidade, ou mesmo seguir uma filosofia que encoraja esperança, pensamento positivo, fé e disposição, transforma o senso de possibilidade e torna possível alcançar aquilo que antes parecia inalcançável.

Quando realizados, práticas de meditação, oração, pensamento positivo ajudam a focar a mente e permitem ao praticante ter clareza em relação a objetivos e caminhos a seguir. Quanto mais somos capazes de visualizar uma mudança, sem nos preocuparmos com o medo daquilo que não queremos que aconteça, mais perto ficamos de transformar positivamente a nossa realidade, seja em relação à saúde ou a objetivos de vida.

Por fim, do ponto de vista espiritual, não se pode ignorar que haja uma força superior neste universo, e que nossas orações sejam mesmo correspondidas. Desse modo, uma cerimônia não é apenas simbólica, e pode, de fato, invocar uma energia superior e uma proteção espiritual. Assim como locais sagrados podem, sem dúvida, ser locais de poder divino, e não apenas de devoção.

Prescrição

O primeiro antídoto para o estresse é a presença de si mesmo. E como isso é possível? Vivendo de maneira autêntica, com significado, e conectado consigo mesmo; tendo clareza sobre sua vida e seu caminho, de modo a não se importar com o que possa acontecer. Assim, mesmo que amanhã seja o seu último dia, você saberá que viveu bem esse dia. Essa é a jornada espiritual. Isso não significa que não se ficará doente, mas diferencia a dor do sofrimento, o grau de sofrimento atribuído à dor.

Para o profissional de Saúde que atende muitos pacientes e está sempre correndo, disponibilizar um tempo para mostrar interesse pela pessoa, antes de se "atirar" nos problemas de saúde e tentar resolvê-los, faz toda a diferença, uma vez que traz as dimensões humana e espiritual à consulta.

Lembre-se de se conectar com o que importa para seu paciente, antes de passar a outros assuntos. Quando você se conecta e envolve seu paciente com o coração, o tempo se expande, parece que não passa, e, mesmo que você tenha poucos minutos, não vai sentir a consulta corrida ou apressada, e o resultado será gratificante. Para que o profissional de Saúde possa se conectar com o paciente, é necessário que esteja "presente em si mesmo"; caso contrário, não conseguirá tocar no âmago do outro. Não se preocupe demais com o tempo gasto em consulta; uma vez em conexão, tudo se encaixa!

Finalmente, ao identificar aquilo que acende uma luz nos olhos da pessoa que está ali, à sua frente, em todas as condutas clínicas, você pode, e deve, pedir a ela que faça aquilo que a torna feliz (p. ex., dançar, cantar, tocar música, ir ao parque, etc). A autorização e o pedido do profissional de Saúde para que a pessoa descubra o que é importante em sua vida, e que ela, de fato, envolva-se com aquilo que gosta, são muito efetivos e surtem um grande efeito psicológico. A pessoa que recebe uma prescrição e uma permissão tem mais facilidade de abrir espaço para o que realmente importa em sua vida.

"Gostaria que você achasse tempo para…". Essa é a verdadeira consulta espiritual, pois traz o sagrado para o dia a dia, não o deixando apenas em algum altar religioso. As recomendações mais simples serão as mais seguidas pelos pacientes.

Eventualmente, peça aos seus que escrevam em uma folha de papel, até esgotarem-se as palavras, respostas às seguintes questões: "Quem sou eu realmente?", "o que realmente importa?", "quais relações importam mais?", "quanto tempo do meu dia dedico àquilo que realmente importa?". Na maior parte das vezes, tais questões se bastam e são suficientes para que o paciente mergulhe em si, mesmo enquanto pensa sobre isso tudo. Esse fato o ajuda a ultrapassar situações de saúde, para que a doença não o defina.

Diferentemente da proposta psicossomática, na qual se olha para um sintoma, associando-o a um estado psicológico, e isso, muitas vezes, define a pessoa, proponho algo mais amplo, no qual a pessoa está além de classificações e compreensões racionais e que, assim, possa

acessar o sutil universo espiritual. Essas anotações podem ou não ser discutidas em consulta, podem apenas servir como ponto de referência, para que o paciente volte sempre que precisar.

Uma paciente com questões de infertilidade, passando pela menopausa, ou por qualquer outro problema de saúde, encara esse fato como o centro da sua vida; é tudo o que consegue ver e viver. Mas, ao mudar o foco e a atenção para outros aspectos, sua perspectiva se amplia e se abre, e ela se dá conta de que há mais para viver, além daquela situação em que se encontra. Quando se "endereça" uma parte da alma, o todo do paciente é assistido. Diferentemente das múltiplas especialidades utilizadas para tratar o estômago, os pulmões, o coração, quando se cuida dos aspectos espirituais, e realmente uma parte fundamental é contemplada, atinge-se o todo.

Não é obrigação do médico, do enfermeiro, do nutricionista ser tudo para todos, porém em seu encontro com o paciente reside uma possibilidade de fortalecer a essência e o espírito deste. Não se deve tentar "consertar" o paciente como se ele estivesse "quebrado". Nele, existe um ser humano rico e complexo. Para abarcar essa dimensão maior, simplesmente escute, abra espaço. *Abra, como cuidador, um espaço de compaixão e escuta. Afinal, o profissional de Saúde também revela a sua dimensão espiritual e profunda quando, para além de compartilhar conhecimento, abre-se, com tranquilidade, para um encontro com o outro.*

O sagrado e a desconexão do espiritual

Em nossa sociedade, há um senso de desconexão do sagrado, dos rituais, do mistério e das cerimônias. Nossa tecnologia e nosso materialismo se exacerbaram de tal forma que o sagrado não conseguiu acompanhar. Estamos esmiuçando tanto o mundo, colocando uma lente de aumento em todo canto, que não somos capazes de entender o que estamos fazendo; não há mais o sentido do todo, da totalidade. Dessa forma, o que não podemos explicar, cai nas sombras.

Do que não se pode explicar, não se fala a respeito. Muitos se sentem mal em falar sobre Deus, sobre o sagrado, como se hoje, em uma sociedade científica, esses assuntos fossem estranhos ou indevidos. Perdemos até mesmo a linguagem para falar sobre esses temas. Provavelmente, isso tudo veio em resposta coletiva a dogmas e sistemas religiosos que, de maneira restritiva, operaram na vida das pessoas por tantos anos. Questionar as nossas bases culturais e religiosas tem seu valor e pode trazer novos caminhos, porém desenraizar o ser humano de tradições espirituais traz uma profunda desconexão com valores transcendentes.

Se não podemos explicar, conclui-se, erroneamente, que não devemos falar sobre tal assunto, pois as pessoas ficam desconfortáveis. Se o universo é infinito, e sempre será, não é conhecido em sua totalidade, por mais que nos aprofundemos nas nossas descobertas, sempre haverá o mistério. Quando as pessoas não se dão permissão para aceitar o mistério, existe uma desconexão profunda, uma peça fundamental da nossa humanidade é perdida. Muitas vezes, tudo o que temos é o mistério e a possibilidade de apelar para o universo.

Talvez, a melhor forma de se aproximar de todas essas questões com os pacientes e com quem nos rodeia seja compartilhar com eles esse mistério sem respostas, sem posicionamentos, sem opiniões; perguntar e estar no mistério conjuntamente. Em vez de dizer ao paciente "não há nada que eu possa fazer por você", que tal começar com "o que podemos fazer agora?", "você está vivendo a sua melhor vida agora?", "isso é maior que nós dois, não tenho respostas para você, mas estou aqui agora".

Considerações finais

Os muitos experimentos com intenção de cura e orações a distância têm mostrado que um novo modelo de consciência é necessário para acomodar todos esses dados. No modelo atual, em que nos baseamos em mente-cérebro, e o cérebro, de alguma forma, é quem comanda a consciência, fenômenos como orações a distância não se encaixam e não podem ser enquadrados. Atualmente, muitas pessoas assumem que a consciência é apenas um epifenômeno do funcionamento do cérebro e está, portanto, confinada ao funcionamento mente-cérebro e corpo de cada pessoa. Contudo, estudos recentes sobre a cura sugerem exatamente o oposto. Mostram que os efeitos podem ocorrer de modo remoto, e que a consciência pode se manifestar de maneira irrestrita, ultrapassando barreiras de espaço e de tempo. Os próprios físicos trazem essa hipótese do para além do espaço e do tempo nos fenômenos que nos permeiam. E, desse modo, a ciência reverencia o mistério.

Bibliografia

Berkman LF, Syme SL. Social networks, host resistance, and mortality: a nine-year follow-up study of Alameda County residents. Am J Epidemiol. 1979;109(2):186-204.

Conklin QA, King BG, Zanesco AP, et al. Insight meditation and telomere biology. The effects of intensive retreat and the moderating role of personality. Brain Behav Immun. 2018;70:233-245.

Ellerby JH. Return to the sacred: ancient pathways to spiritual awakening. Ed. Hay House Inc.; 2010. 296 p.

House JS, Landis KR, Umberson D. Social relationships and health. Science. 1988;241(4865):540-545.

Hummer RA, Rogers RG, Nam CB, Ellison CG. Religious involvement and U.S. adult mortality. Demography. 1999;36(2):273-285.

Koenig HG, Cohen HJ, Blazer DG, et al. Religious coping and depression among elderly, hospitalized medically ill men. Am J Psychiatry. 1992;149(12):1693-1700.

Koenig HG, Larson DB. Religion and mental health: evidence for an association. Int Rev Psychiatry. 2001;13(2): 67-78.

Lee LO, James P, Zevon ES, et al. Optimism is associated with exceptional longevity in 2 epidemiologic cohorts of men and women. Proc Natl Acad Sci U S A. 2019; 116(37):18357-18362.

Levin J. How faith heals: a theoretical model. Explore (NY). 2009;5(2):77-96.

Levin JS, Schiller PL. Is there a religious factor in health? J Relig Health. 1987;26(1):9-36.

Pargament KI, Koenig HG, Tarakeshwar N, Hahn J. Religious struggle as a predictor of mortality among medically ill elderly patients: a 2-year longitudinal study. Arch Intern Med. 2001;161(15):1881-1835.

Puchalski CM. Spirituality and the care of patients at the end-of-life: an essential component of care. Omega (Westport). 2007;56(1):33-46.

Puchalski CM, Dorff RE, Hendi IY. Spirituality, religion, and healing in palliative care. Clin Geriatr Med. 2004; 20(4):689-714, vi-vii.

Siegel BS. Amor, medicina e milagres. Rio de Janeiro: Best-Seller; 2010. 292 p.

Silvestri GA, Knittig S, Zoller JS, Nietert PJ. Importance of faith on medical decisions regarding cancer care. J Clin Oncol. 2003;21(7):1379-1382.

4

Meditação

A consciência de si mesmo, o estar presente, nossas escolhas, tudo isso faz parte do escopo central da Saúde Integrativa. O paciente é o centro do tratamento, suas escolhas impactam sua vida, suas motivações orientam os caminhos a serem traçados. Por ser tão central, trago este capítulo sobre a meditação e o convite para fazer desse caminho não só uma prática de 20 minutos diários, mas, sim, uma forma de viver e estar no mundo.

Estamos sempre muito conectados com os nossos afazeres, com o fazer e o realizar, mas, se prestarmos atenção, somos seres humanos, e SER não é o mesmo que fazer. A vida de cada um de nós é muito mais relevante no ser do que no fazer. Temos múltiplas dimensões como seres complexos que somos.

Ao meditar, você se propõe a explorar e experimentar viver em meio a alegrias, tristezas, prazeres e incômodos, por meio da observação e da presença a si mesmo. Meditar não significa que você irá se afastar dos seus incômodos e tristezas ou ficar alheio às alegrias, mas sim estar presente em tudo o que está em você de uma maneira direta, simples e apaziguadora, pois, nesse lugar de presença, você faz companhia a si mesmo. E isso o torna íntegro, inteiro.

Quantas e quantas vezes você se dá conta, horas ou dias depois, de que algo o impactou profundamente? Uma experiência, uma conversa, uma sensação física, uma emoção... Imagine AGORA quantas vezes você NÃO se dá conta... e reage. Nós reagimos mesmo sem perceber o que, de fato, está acontecendo. Mas e se ocorresse o contrário? E se você realmente estivesse presente em si? Como teria respondido a tal situação? Será que sua reação seria a mesma ou que não teria sequer reagido?

Meditar é entrar em relação, é se perceber, se relacionar com o outro e com o mundo. Viabiliza a expansão de possibilidades dentro de sua própria história e de seu próprio caminho. É iniciar um encontro criativo consigo mesmo.

A auto-observação começa com a aceitação daquilo que surge nesse percurso, sem ideias preconcebidas. Existe uma forma de liberdade em explorar novos posicionamentos e parar de reagir sempre da mesma forma. Habite inteiramente sua vida, veja o que deve ser visto, sinta o que está para ser sentido, ouça o que pode ser ouvido.

O monge zen-budista Suzuki Roshi usa a expressão "mente de principiante", que é como funciona a mente do bebê ou da criança que está começando a vida, vê tudo pela primeira vez e saboreia os alimentos como algo inteiramente novo. Quando você morde um pão ou uma fruta, sua mente está preenchida por experiências, ideias condicionadas, memórias, opiniões. Imediatamente, você pensa se gostou ou não, se aquilo faz bem à sua saúde, se aquele pão é melhor ou pior que o da outra padaria etc. Isso é normal e não tem nada de errado. Aliás, você não precisa "parar de pensar", ou parar de fazer associação de ideias, mas, cada vez que um pensamento ou uma associação de ideias surge, tente focar o momento presente, no ato de comer, saborear, sentir. Durante a meditação, acontece o mesmo com os pensamentos. Você está em posição de meditação, respirando, com os olhos fechados e, de repente, lembra que deixou a lista de compras em casa.

No momento seguinte, sua mente entra no supermercado, repassando mentalmente a lista, e começa a pegar tudo aquilo que você imagina que está faltando em sua casa. O momento presente é perdido e você já não está nem aqui e nem lá. Tudo bem. De novo, isso é perfeitamente normal; assim, gentilmente, apenas volte sua atenção para a sua respiração, para o aqui e o agora.

Coração, um cálice vazio na visão da MTC

Na Medicina Tradicional Chinesa (MTC), a palavra *Xin* significa coração. *Xin*, enquanto ideograma, é como um cálice, um copo que está pronto para receber, está vazio, esperando ser preenchido. O coração abriga o *Shen* (o espírito ou a consciência) que se aquieta em sua casa. O coração, que está pleno de emoções, de pensamentos, de pré-conceitos, não tem espaço para o novo, não consegue abrigar o espírito e a consciência (*Shen*), que acaba vagando distraída, sem âncora, sem casa. Para poder ver com clareza, para estar presente em si mesmo, é fundamental esvaziar o coração e abrir espaço para o novo.

Meditação é uma prática universal, uma capacidade humana inata. Meditação não é apenas uma técnica, é uma forma de viver. Uma forma de ser.

Impacto da prática meditativa na saúde física e psíquica

A prática constante e regular da meditação, segundo os mais recentes estudos, melhora o quadro de psoríase, dor crônica, fibromialgia; diminui a progressão do câncer, da esclerose múltipla, da cefaleia tensional, da hipertensão; favorece os telômeros (marcadores celulares de longevidade); melhora a função imunológica e, ainda, diminui a depressão, a ansiedade, os ataques de pânico, a insônia, a compulsão por comida; melhora o transtorno obsessivo-compulsivo (TOC); diminui o déficit de atenção, diminui o uso de drogas ilícitas e ajuda a parar de fumar. O aumento da telomerase tem a ver, inclusive, com a longevidade, pois essa enzima diminui com o passar do tempo, e sua queda está diretamente ligada ao envelhecimento.

Entretanto, a intenção original da meditação nunca foi diminuir ataques de pânico ou melhorar a esclerose múltipla. Não se foca a doença ou resultados práticos. A prática meditativa auxilia todos os seres a cultivar a compaixão, a liberdade e a melhor saúde, pelo simples fato de se estar presente compassivamente no aqui e no agora.

Outro impacto da meditação é a melhora da atenção e da concentração, da memória e da criatividade, diminuindo, por outro lado, a rigidez de pensamento. Ademais, a meditação aumenta o senso de alegria, de empatia, de compaixão, de eficácia pessoal, o senso de espiritualidade e mesmo o de desenvolvimento moral, além de decisões éticas.

Felicidade

Estudando o cérebro de monges tibetanos, descobriu-se que há um aumento substancial da ativação do córtex pré-frontal esquerdo nos meditadores, em comparação ao das pessoas que não costumam meditar. Por que isso é significativo? Porque essa ativação está ligada à capacidade de maior realização pessoal e contentamento. O mesmo resultado foi observado em executivos que não tinham nenhum treinamento prévio ou prática meditativa e passaram, por 2 meses consecutivos, por um programa de meditação.

As pessoas, quando passam por momentos muito difíceis ou muito bons, têm a tendência a voltar a um basal de felicidade. Após 1 ano, no máximo, há uma volta a seu nível basal. Isso foi estudado tanto em pessoas que ganharam na loteria quanto em pessoas que sofreram um acidente e ficaram paraplégicas pelo resto da vida.

Para aquelas que têm um ótimo nível basal de felicidade, a tendência é que, mesmo passando por momentos muito difíceis, voltem a esse mesmo nível. Mas para aquelas que têm uma visão mais pessimista da vida, ou costumam usar uma lente mais cinza para enxergar a realidade, os dados são complicados, pois, mesmo casando-se com um excelente parceiro ou parceira, ganhando na loteria, comprando a casa dos seus sonhos, fazendo as viagens com que sempre desejaram, voltam ao seu nível basal de dificuldades, no máximo 1 ano após terem passado por um evento que lhes trouxe alegria, felicidade. *Assim, apesar de a alteração de circunstâncias exteriores não transformar ou melhorar o nosso nível de felicidade, a mudança de nossa realidade interior o faz.*

A felicidade pode ser treinada, pois a própria estrutura do nosso cérebro pode ser modificada. Nos anos 1990, quando fiz o curso de Medicina, acreditava-se que a morte de um neurônio era irreversível. Diante da morte de estruturas neuronais, não havia chance de regeneração. Hoje já se sabe que não é bem assim. Entende-se o conceito de neuroplasticidade, que compreende a possibilidade de mudanças no cérebro e nas vias neuronais.

Nossas experiências repetitivas modificam o nosso cérebro. O que você pratica fica mais forte. Se você pratica o medo, a ansiedade, a tristeza, você os fortalece. Por outro lado, se pratica a sua presença, a compaixão, a gentileza, isso crescerá em você. A prática de *mindfulness* (atenção plena) aumenta a densidade da substância cinzenta associada ao aprendizado, à autopercepção e à consciência, à atenção, à inteligência emocional e à compaixão. *O que você quer praticar?*

A maneira como você se sente neste momento impacta o momento seguinte, pois seus hábitos vão se cristalizando e formando caminhos de reações e de pensamentos. Cultivar o hoje afeta o amanhã. Então, a vida não está nas nossas projeções e nos nossos planos futuros, ela é o reflexo do cuidado apenas desse momento atual. Tudo o que você precisa fazer é apenas cuidar dele, estar aqui e agora.

Mindfulness e seus elementos principais

A meditação não pertence a uma religião ou a uma cultura específica; ela é, antes de tudo, uma prática universal, uma capacidade humana inata que está além das raízes históricas e religiosas. Mais importante do que entender intelectualmente seus conceitos, é estar presente e conectado a seu próprio corpo. Isso já é um exercício em si. Não se preocupe tanto em tomar notas. Não fique centrado em sua mente, esquecendo-se de seu corpo e de suas intenções; afinal,

você está aqui, agora, lendo este capítulo. Volte a seu corpo e a seu coração durante todo o processo. Não fique apenas em sua mente.

A meditação e a atenção plena não são apenas técnicas, mas uma forma de ser e de estar na vida. Neste momento, por exemplo, enquanto está lendo, você pode se sentir tentado a olhar o seu *smartphone* ou a fazer outra coisa. Mas eu o convido a praticar a atenção plena agora e aqui mesmo, voltando-se para o que está fazendo e dando a si o presente de realmente se permitir estar apenas aqui. A atenção plena significa "ver claramente"; não tem a ver com técnicas de relaxamento nem com o alcance de algum estado especial de consciência alterado. Existe algo incrivelmente curativo em estar onde você realmente está, onde tem todos os seus recursos disponíveis. E é possível sentir e ver nos olhos das pessoas quando, de fato, elas estão ou não presentes em uma situação.

Os três elementos centrais do *mindfulness*, segundo a professora Shauna Shapiro, são:

- Atenção
- Intenção
- Atitude.

A atenção plena é o estado de consciência que surge quando esses três elementos estão presentes.

Se você quer ver com clareza, precisará prestar **atenção**. Mas não se trata apenas de atenção, e mas, sim, do *porquê* de você estar prestando atenção. Qual é sua intenção? Por que você está aqui? O que o motiva? Sua motivação, sua **intenção** determina onde você quer focar a sua atenção. Suas escolhas de prioridades (de atenção) determinam o seu caminho e a sua vida. Partindo da intenção – que nos guia, que acerta a bússola do coração –, a minha **intenção** é que este capítulo seja benéfico para você, para a sua vida e a das pessoas que você toca. Assim, de início, temos a **atenção** e a **intenção**, fundamentais para a meditação; resta, ainda, a **atitude**.

Como você presta atenção é sua **atitude**. Muitas vezes, prestamos atenção de forma crítica e dura, julgando tudo o que vemos, ouvimos e experienciamos. Costumamos pensar: "gosto disso", "não gosto daquilo", "isso aqui é relevante", "isso não quero escutar". A forma como se presta atenção é essencial.

O convite da atenção plena é prestar atenção com abertura, gentileza, sem uma atitude julgadora, de forma a enxergar claramente o que está acontecendo de fato; focar no que está aqui para ser visto, e não naquilo em que se baseiam nossos condicionamentos.

A seguir, são apresentados em detalhes os três elementos da atenção plena ou *mindfulness*.

Atenção

Talvez o elemento mais conhecido da meditação seja a **atenção**: aprender a focar a mente no momento presente. Isso não é tão fácil quanto parece. As muitas escolas de meditação se referem à mente humana como a mente de macaco, pois os pensamentos "pulam de galho em galho", como esse animal costuma fazer. Note como, em pouco tempo, tantos pensamentos aparecem na sua mente. Temos cerca de 12 a 50 mil pensamentos por dia, sendo 95% deles os mesmos, ou seja, estamos apenas regurgitando tais pensamentos, não os escolhendo, apenas os repetindo mais e mais.

Os pensamentos simplesmente acontecem, assim como o coração bate, e o estômago produz ácido gástrico. Cerca da metade do tempo de nossa vida, a mente fica vagando. Não acredite em tudo o que você pensa! Nós só estamos regurgitando os mesmos pensamentos, pois, assim como a glândula salivar produz saliva, nosso cérebro produz pensamentos. As pessoas acreditam no que pensam, mas a mente é um lugar que pode estar cheia de armadilhas, de pensamentos disfuncionais, ideias preconcebidas, traumas e condicionamentos que impedem a visão de mundo como ele é.

Intenção

Meditação não é só atenção focada. Pense a respeito: se você apenas presta atenção, pode ser um franco-atirador; não precisa ser consciente dos seus atos. Parte do entendimento profundo é olhar realmente para a sua atitude e intenção. "Atenção plena" ou *mindfulness*, segundo a professora Shauna Shapiro, é a compreensão e a consciência que surgem ao, intencionalmente, prestarmos atenção de forma gentil e perspicaz.

Só a meditação não basta. É necessária alguma visão pessoal da intenção. É necessário buscar crescimento e mudança.

Suzuki Roshi, fundador do primeiro centro zen-budista do Ocidente, situado na Califórnia (EUA), costumava dizer que a coisa mais importante é nos lembrarmos da coisa mais importante. Mas, infelizmente, esquecemos muito rapidamente o que é o mais importante.

História

Essa história, contada pela professora Shapiro, exemplifica a questão da intenção.

Certa vez, ao voltar de uma viagem de trabalho com muitas saudades do seu filho pequeno, ela foi correndo para casa, pois tinha planejado passar um dia especial com ele. Prometeu a si mesma não olhar e-mails ou celular e passar um ótimo dia com o seu filho. Ao chegar em casa, ela pensou em ir para a praia com o objetivo de se conectar somente com ele e matar as saudades. Ela começou a arrumar a sacola de brinquedos e os lanches, mas o menino começou a fazer birra dizendo que não queria ir... O que aconteceu? Com essa atitude dele, ela foi se irritando, sentiu seu corpo ficar tenso e acabou dando uma bronca no filho. De repente, ela parou, percebeu o que estava acontecendo e disse a si mesma: "Qual é a coisa mais importante? Eu só quero que meu filho saiba que eu o amo e que estou em casa. Por que estou fazendo o que estou fazendo?" E, assim, eles acabaram ficando em casa e passando um ótimo momento ali mesmo, olhando para as pequenas formigas que passavam pela porta, e seu filho, por fim, relaxou.

Lembre-se de se perguntar: "Por que estou fazendo o que estou fazendo?".

Estar presente no aqui, no agora

Em um estudo recente com 650 mil participantes, as pessoas, algumas vezes por dia, recebiam, pelo telefone, um alarme e a seguinte pergunta: "O que você está fazendo agora?". Verificou-se que, em 46% do tempo, os participantes estavam pensando em outra coisa, e não naquilo que estavam fazendo. Concluiu-se que, em quase metade do tempo da vida, não se está presente no aqui e no agora. E esse é um dado chocante!

Outra conclusão fundamental a que esse estudo chegou a partir dos relatos de seus participantes foi que eles estavam mais contentes e felizes quando presentes no aqui e agora. Ou seja, mesmo que a pessoa esteja no trânsito indo trabalhar, se estiver ali presente, será melhor do que estar pensando em outra coisa. Mesmo que seus pensamentos sejam felizes a respeito de suas próximas férias, por exemplo, ainda assim, ela estará mais feliz se estiver **presente** do que perdida em seus próprios pensamentos.

Se sua intenção na vida é estar feliz, realizado, estar presente no aqui e agora é a melhor forma de alcançar isso; não importa o que esteja fazendo. É um alívio poder se deixar estar onde se realmente está, sem precisar divagar por outros lugares ou desejar aquilo que não se tem.

Vamos começar a treinar a nossa mente em como estar presente e atenta. A meditação ajuda a estabilizar a mente. Uma mente instável é como uma câmera fotográfica trêmula; a imagem fica borrada. Parte da prática é trazer a mente de volta ao *aqui* e *agora* com disciplina e prática constantes.

Quantos de nós fazem muitas coisas ao mesmo tempo, têm multitarefas? Quantos de nós acham que são bons em fazer várias coisas ao mesmo tempo?

Em outro estudo, foi feita uma análise com pessoas consideradas ótimas em realizar mais de uma tarefa ao mesmo tempo. Nesse grupo, porém, percebeu-se que as pessoas cometem duas vezes mais erros e demoram três vezes mais para completar as tarefas. E pior: ao realizar mais de uma tarefa ao mesmo tempo, hormônios do estresse são liberados, e, como resultado, a pessoa fica mais cansada e até mesmo doente. Ou seja, a pessoa se sente pior, pois não se torna mais produtiva nem mais eficaz ao fazer duas (ou mais) coisas ao mesmo tempo.

> ### ❝ Relato da autora
>
> Enquanto morava na China, aprendendo acupuntura e MTC, conheci um colega canadense que havia feito um retiro Vipassana de 10 dias apenas meditando, sem ter outras atividades. Durante o retiro não se podia falar, escrever, escutar música nem mesmo arrumar as dependências do quarto e da cozinha. A única missão era meditar. As explicações eram escassas, e o intuito era praticar. Resolvi me inscrever para um retiro similar e, quando voltei para os EUA, onde morava na época, fui para os meus 10 dias de meditação.

Lá, naquele retiro, houve pessoas que não aguentaram; foram embora. Inclusive tive um amigo que teve uma crise de ansiedade em retiro similar.

É forte demais ficar sozinho com nossos pensamentos, sem outras distrações, pois esses mesmos pensamentos podem ser disruptivos, perigosos. O tempo não passa, você se tensiona, se cobra… Aqueles foram, talvez, os 10 dias mais difíceis da minha vida – o tempo parou. O único lugar possível onde entrar era mesmo em meditação, aceitando aquela situação sem brigar, sem querer fugir, observando o tempo e o espaço.

Atitude

O último elemento da atenção plena é a atitude, a maneira como prestamos atenção. E essa é uma parte que muitas pessoas que ensinam meditação não mencionam; deixam de fora.

Muitos se forçam para entrar em uma prática de meditação, e seus pensamentos voam. O que fazem? Tentam com mais e mais força, até ficarem inteiramente tensionados, principalmente quando se propõem a uma prática muito longa, com a qual não estão acostumados. Cuidado ao se tensionar em uma prática, para não acabar dando lugar à frustração, à ansiedade, a julgamentos e à impaciência, em vez de à meditação.

O que você pratica fica mais forte! Nossas experiências repetitivas moldam o nosso cérebro. Se a pessoa pratica com ansiedade, forçando-se, o que está ficando mais forte? Ansiedade, frustração e tensão.

A atenção plena pede uma atitude de aceitação, gentileza, abertura, confiança, delicadeza, cuidado, distensão, desapego, compaixão. Como ter essa atitude na sua prática meditativa? Da mesma forma que um pai ou uma mãe se interessa pelos filhos e pergunta de maneira amorosa e interessada: "Como está?", "como foi seu dia?", "conte-me suas dificuldades; eu me importo em saber de você".

A atitude aberta não significa que você esteja sempre feliz ou tranquilo ao praticar a meditação. Significa que você dá boas-vindas às diferentes experiências com curiosidade e gentileza, sejam elas de tristeza e dor ou de satisfação e alegria.

Quando uma criança pequena entra em contato com suas primeiras experiências no mundo, existe uma abertura, uma curiosidade que permeia esses encontros. Na MTC, essa é a pura manifestação do *Shen* (consciência ou espírito), a real possibilidade do encontro criativo – ver o mundo como se fosse pela primeira vez, com mente de principiante. Presença do *Shen*, presença do espírito, isso é *mindfulness*.

Isso vale não só para a meditação, mas também para nossos encontros na vida. Imagine que, quando uma paciente chega ao seu consultório, você se aborreça e diga: "Não, aí vem a D. Alice de novo. Ela é tão difícil, fala tanto. Já posso imaginar como vai ser o meu dia". Que tal se, em vez disso, você se pergunte: "Como será que a D. Alice está hoje?", "como agirei hoje em relação a ela?".

Mudar essa atitude e abrir-se ao novo traz um frescor e um senso de possibilidade.

Atenção plena é uma atenção e uma presença com interesse e cuidado. Ao se importar, você põe sua atenção diretamente em seu momento e em sua experiência, em vez de tentar entender. Não se trata de uma prática de apenas 20 minutos para, em seguida, voltar à sua vida rotineira, irritar-se ou correr; passar por cima da percepção e da presença em todos os outros momentos. Tem a ver com: "Como posso começar a integrar esse modo de ser em cada momento da minha vida?". O próprio trabalho em consultório pode se tornar uma prática de atenção plena.

Meditação, uma forma de viver

A palavra "meditação" tem uma infinita variedade de associações, então preste atenção especial às conotações dessa palavra. Meditação pode ser uma atividade: meditar a respeito de... Isso mostra uma ocupação mental ou cerebral e não tem uma relação entre sujeito e objeto; é uma pessoa que pensa, cogita ou medita sobre algum assunto. Meditar, nesse sentido, mostra a atividade de focar a atenção, exclusivamente e por certo período, em um ponto predeterminado. Assim, algumas pessoas acreditam que a meditação é uma atividade mental em que se foca a atenção em algum ponto – chamando-a, assim, de "concentração". Em sânscrito, a palavra *dharana* significa manter a atenção, concentrar-se.

Já a palavra *dhyana* significa um estado de ser no qual existe uma percepção do que a vida é em si, sem esforço, sem escolha, sem julgamento. Esse é, portanto, um estado de ser, e não uma atividade.

Existe uma diferença enorme entre os dois conceitos. A pessoa pode desabrochar nesse estado de ser, e a meditação, então, passa a ser um modo de viver – em atenção dinâmica – em uma percepção de que a vida é um movimento desinibido e descondicionado da consciência individual, em harmonia com o ritmo da vida universal. O ser pode brotar e desabrochar nesse estado de ser, como diz Vimala Thakar, mestre espiritual e ativista social indiana.

A meditação é um movimento não cerebral da consciência humana em harmonia com o ritmo da vida interior e exterior e daquilo que cerca tanto o mundo interno quanto o externo.

A meditação não é um meio para se atingir um fim (a concentração, no entanto, pode ser considerada um meio para se atingir um fim). Por meio da concentração, é possível relaxar, estimular a memória, acessar experiências não sensoriais e realizar determinadas tarefas que exijam concentração.

Por outro lado, quando um adulto passa por uma experiência na vida, em geral quer, interpretá-la, identificá-la, reconhecê-la, avaliá-la, dar-lhe um rótulo e guardá-la na memória para posterior interpretação dos acontecimentos. Muitas vezes é comum ter medo de se expor à vida e de viver em um estado de inocência e de incondicional vulnerabilidade.

A concentração não leva à espiritualidade ou à descoberta da verdade, e isso é diferente do convite à meditação profunda. Na meditação existe um despertar da consciência inteiramente novo, em que o ego é mantido em inatividade. As fronteiras do tempo e do espaço, nas quais essa consciência do *eu* se move, vão desaparecendo até se desfragmentar, e a dualidade chega a um fim, no qual existem a união e a espiritualidade.

A não ser que a pessoa tenha uma necessidade muito forte de descobrir o que está além da mente e que seja impelida a descobrir o que está além do cérebro condicionado ou além do espaço e do tempo, ela não estará pronta para viver uma vida meditativa.

A meditação é um modo de viver, e não uma atividade parcial ou fragmentada. Quando existe essa vontade de entender, de aprender, de descobrir, de ver, de procurar pela alegria em si, floresce a meditação.

Quando você estabelece um motivo ou objetivo para realizar a sua meditação, tudo se perde, não existe uma investigação genuína, pois a ambição carrega, em seu seio, o medo do insucesso de não conseguir o que se deseja e se frustrar. Para se atingir uma meditação verdadeira, são necessárias flexibilidade e doçura.

Considerações finais

Meditar é sentir o toque puro da vida como ela é e deixar que as respostas venham. Infelizmente, existe um desenvolvimento desequilibrado no ser humano, que sofisticou demais o cérebro e perdeu a simplicidade e a capacidade de olhar as coisas sem motivo, sem converter o ato de observação e o objeto dela em um meio para algum fim.

A elegância, a beleza da simplicidade e a inocência estão diversas vezes perdidas para o ser humano. Muitos adultos são inibidos, têm percepções condicionadas e falta de espontaneidade perante a vida. Suas reações são mecânicas, cheias de ambições pessoais, advindas de outros motivos ocultos. A espontaneidade e a beleza da vida se foram.

É importante florescer na vulnerabilidade, na ternura e na flexibilidade da meditação. Hoje, portanto, a meditação se tornou uma ferramenta muito importante porque, além de ajudar homens e mulheres a se livrarem de seus sistemas de crença, ajuda-os a ver o quanto se tornaram fechados, condicionados e neuróticos. A meditação estimula o desejo de se desenvolver em uma dimensão de consciência inteiramente nova.

Como posso educar a mente a fim de não haver necessidade de forçar (a fazer ou não fazer) alguma coisa? Quando você olha para algo, o cérebro registra e identifica o objeto da percepção. Assim como não se pode evitar que os olhos vejam uma árvore, não se pode evitar que o cérebro a nomeie. O processo de gostar ou não gostar, de comparar e de julgar, complica a percepção final.

Será possível educar a mente para olhar para algo com inocência, simplicidade e sem preconceito, a não ser que seja inevitável uma escolha? Será possível educar a mente a olhar as coisas sem compará-las, julgá-las, querê-las (a não ser que o objeto da percepção esteja diretamente relacionado à necessidade física da pessoa)?

Como se educa a mente a observar? Uma das maneiras consiste em olhar para os movimentos da mente, olhar para eles em uma quietude ininterrupta. No começo, esse estado de observação dura apenas 1 ou 2 segundos, mas, com a prática, pode-se chegar a um estado de ser.

Não é fácil esse estado de observação, no qual você não faz nada, não está nem se abandonando nem fazendo coisa alguma, nem ativo nem passivo... Um estado no qual a atividade mental dualista é mantida em suspenso. A observação é ativa, o que não ocorre com o agente e o experimentador. Esse estado pode estar presente enquanto você dirige seu carro, cozinha sua comida ou mesmo fala com outras pessoas; enfim, pode estar presente em todas as horas do seu dia, mas precisa ser cultivado.

A meditação não é um estado da mente; é um estado de ser inteiro. Há pessoas que pensam que a meditação está relacionada somente ao corpo ou ao cérebro e a suas atividades. Elas acreditam inclusive que, parando as atividades cerebrais, podem forçar-se a um estado de meditação. Aqui está uma grande ilusão a ser desmistificada. Não adianta concentrar a atenção nas atividades da mente e excluir o resto do seu modo de vida. A meditação é algo que diz respeito ao ser total, à vida total. Ou você vive nela, ou não vive. Em outras palavras, ela se relaciona com tudo: com o físico e com o psicológico, para que possa acontecer uma transformação em você.

Meditação não é contemplação, reflexão nem concentração ou experiências sensuais. A meditação está relacionada à expressão total da vida. Meditar é viver na liberdade incondicional e no relaxamento da inocência, é relacionar-se com todas as coisas, partindo da indescritível beleza dessa inocência.

Bibliografia

Freeman L. A luz que vem de dentro: o caminho interior da meditação. São Paulo: Editora Paulus; 1998. 144 p.

Freeman L. Prática diária da meditação cristã. São Paulo: Editora Paulus;1997.

Goleman D. A arte da meditação. Rio de Janeiro: Editora Sextante; 1999.

Goleman D. A mente meditativa. São Paulo: Editora Ática; 1996.

Herrigel E. A arte cavalheiresca do arqueiro zen. São Paulo: Editora Pensamento; 1975.

Kabat-Zinn J. The healing power of mindfulness: a new way of being. New York: Ed. Hachette Book; 2018.

Main J. O momento de Cristo: a trilha da meditação. São Paulo: Editora Paulus; 1992.

Sadhu M. Meditação: princípios gerais para a sua prática. São Paulo: Editora Pensamento; 1967.

Shapiro LS, Carlson LE. The art and science of mindfulness: integrating mindfulness into psychology and the helping professions. American Psychological Association (APA); 2017.

Shapiro S. Good morning, I love you: a guided journal for calm, clarity, and joy. Louisville: Sounds True Publishing; 2022.

Shapiro S. Rewire your mind: discover the science and practice of mindfulness. New Jersey: Aster; 2020.

Thakar V. Meditação: uma maneira de viver. São Paulo: Editora Pensamento; 2018.

5

Fitoterapia

Em se tratando de Medicina Integrativa, uma vez que se escolha utilizar a fitoterapia, eu gostaria, antes, de fazer algumas reflexões sobre tão vasto assunto. Deixo claro, no entanto, que a fitoterapia é apenas um dos muitos caminhos da Medicina Integrativa – não o único, nem o principal. Portanto, este capítulo se destina somente àqueles que decidiram lançar mão dessa antiga e linda maneira de abordar a saúde.

O uso da fitoterapia e da Medicina Herbal têm uma tradição antiga e honorável. O herbalismo é mais que uma prática, é uma arte antiga. Não importa de onde você vem, qual é a sua cultura, raça, localização geográfica atual ou o país em que você vive, todas as pessoas do mundo, ao longo da história do ser humano, têm contado com a ajuda das plantas em relação à saúde. E, em um processo sinergético de coexistência, nós evoluímos com elas.

Conceito

A seguir, serão apresentados alguns conceitos básicos, mas muito importantes, sobre o uso das ervas ou da fitoterapia.

Em primeiro lugar, o que são ervas? Ervas (ou fitoterápicos) são folhas, rizomas, frutas, raízes, sementes ou qualquer parte utilizável de uma planta que possa promover a saúde.

Há possibilidade do uso das ervas no tratamento e na prevenção de doenças, assim como para promoção da saúde e do bem-estar.

Herbalista

Antigamente, herbalistas eram médicos ou botânicos. Hoje, em geral, qualquer pessoa que se especialize no uso ou no manejo de plantas para tratamento ou prevenção de doenças é herbalista. Assim, herbalista é toda pessoa que planta e comercializa ervas, além daquelas que as prescrevem ou nelas se especializam para uso terapêutico, medicinal ou promoção do bem-estar e prevenção de doenças.

Por que usar o herbalismo e a fitoterapia hoje em dia se há medicações e cirurgias sofisticadas? Essa é uma pergunta bem interessante. Alguns médicos só se interessam pelas plantas do ponto de vista histórico; já a indústria farmacêutica se interessa por isolar componentes das plantas para fazer medicações. Então, qual é o lugar do herbalismo no mundo de hoje?

O herbalismo no mundo de hoje

Plantas tendem a ser mais lentas e suaves em seus efeitos, além de geralmente causarem menos efeitos colaterais do que medicações convencionais, e isso pode significar que elas auxiliam no tratamento e na prevenção de doenças crônicas.

As doenças agudas, por sua vez, passaram a ser cada vez mais tratadas com o uso de antibióticos, anti-inflamatórios e quimioterápicos potentes. Os acidentes e as cirurgias, assim como tais doenças, que eram, no início do século XX, o que mais levava as pessoas à morte, também passaram a ter um melhor e mais eficiente manejo com esses potentes medicamentos. Mas, em relação ao tratamento de condições crônicas, esses medicamentos não têm sido tão satisfatórios como o esperado, de modo que podemos começar a abrir espaço para a utilização dessa prática antiga e natural, junto ao entendimento da Medicina Integrativa que observa nossos hábitos de vida e as condições do ambiente em que estamos inseridos.

Na Medicina convencional, se há uma inflamação, prescreve-se um anti-inflamatório. As doenças crônicas são tratadas com medicações com efeito supressivo intenso. Nossas medicações são *anti*, ou seja, "contra": anti-inflamatórios, antibióticos, antivirais, antialérgicos... Isso pode, com o tempo, causar um ajuste do organismo para tentar equilibrar essa mesma ação que o remédio provoca. Se você pressiona muito para um lado, o organismo pressionará de volta para o outro. Os remédios têm um efeito tão intenso no organismo que acontece uma reação contrária.

A noção de que precisamos sempre suprimir é muito típica do pensamento da Medicina corrente, por isso as medicações atuais geram muitos efeitos colaterais. A supressão de sintomas leva ao seu ressurgimento ou surgimento em outro local.

Por outro lado, ervas não são panaceias, não curam tudo. Nenhum fitoterápico terá ação anti-inflamatória de um corticoide, mas, **gentilmente**, as ervas podem mudar o estado inflamatório do organismo. No âmbito da fitoterapia, não há nada tão supressivo, há plantas que lentamente promovem homeostase, inteireza e saúde.

Herbalismo e medicinas holísticas

Segundo a visão das medicinas holísticas, algo está levando ao desequilíbrio ou mantendo o equilíbrio. O que está **levando** a isso, e o que está **impedindo** a pessoa de voltar à homeostase? Essa é uma pergunta importante para se trabalhar com as plantas medicinais. Ao entender as ervas com olhar vitalista, evita-se pensar nelas pela perspectiva do que combatem e passa-se a pensar naquilo que promovem.

Somos muito bons em diagnosticar doenças no sistema de saúde atual e não queremos deixar passar nenhum diagnóstico. Esse é um dos medos, sempre presente, que acompanha os médicos. Uma vez diagnosticada uma doença, prescreve-se um medicamento. Diante de determinado sintoma, prescreve-se um medicamento. Dessa forma linear, sintomas e doenças são tratados.

No herbalismo, a diferença é que *promovemos a saúde*, além de tratarmos pessoas com sintomas e doenças. Nem todos os pacientes com cólica intestinal receberão camomila e nem todas as mulheres com sangramento vaginal disfuncional receberão o milefólio. Como escolher a melhor planta? Deve-se compor a totalidade dos sintomas, diagnósticos, junto às características pessoais de cada paciente. Não há uma planta para determinado sintoma.

O herbalismo é muito amplo, pois cada formulação é feita para a singularidade de cada pessoa. O paciente que tem cefaleia e síndrome do cólon irritável pode, ainda, ter outros diagnósticos que farão o herbalista optar por um conjunto de plantas único. Para cada paciente, além da queixa principal, todo o entorno importa: o sono, a alimentação, o círculo de amigos, a história familiar etc. Mesmo aquele que não pratica a Medicina Chinesa ou Ayurvédica verá que o uso de plantas medicinais é também holístico e integrativo.

Quando se pensa de maneira integrativa e inclusiva, deve-se pensar também não ser possível corrigir um distúrbio gastrointestinal sem cuidar da dieta, sem se movimentar, em face de um quadro de estagnação com dor. Não há tratamento fitoterápico ou erva forte o suficiente que possa, isoladamente, corrigir um desequilíbrio ou eliminar uma doença crônica; é importante uma atuação conjunta em relação ao estilo de vida.

No entanto, deve-se ter cuidado com extratos padronizados, industrializados. A indústria herbal farmacêutica quer, muitas vezes, que você entenda que um extrato concentrado de amora, dado como medicação, irá resolver os calores de alguém, ou que a valeriana, em doses altas, na forma de comprimido, pode ser um remédio comum para tratar a insônia. Cada vez mais vemos, em farmácias comuns, grandes seções de "fitoterapia em comprimidos". Ali, perde-se a perspectiva de generalista, herbalista holístico. Mas isso não quer dizer que não se deva utilizar esse tipo de formulação, porém não se pode perder a noção do todo.

Fitoterapia na prática clínica

A fitoterapia tem constituintes mais amplos e suaves que os das medicações farmacêuticas; é para uso de longo termo, apresentando menos efeitos colaterais, eventualmente com menor custo, e pode, inclusive, oferecer melhores resultados.

A princípio, o uso de chás e plantas medicinais deveria representar um menor gasto, sobretudo quando se cultivam ervas para consumo próprio. Contudo, isso não significa que prescrever cápsulas manipuladas de fitoterapia em grande quantidade não possa elevar o custo. Logo, atente para prescrições muito volumosas, com excesso de ervas, pois, no fim, é possível chegar a um valor que pode não valer a pena para a pessoa.

A complexidade do indivíduo pede que possamos prescrever uma formulação única para cada um. Como criar fórmulas, como dosar e juntar ervas para aquele paciente específico?

Ao fim deste livro, você terá aprendido sobre mais de 100 ervas e fórmulas magistrais que poderão trazer mais bem-estar e saúde a seus pacientes.

Além do uso medicinal das plantas, haverá, ainda, a possibilidade de usar suplementos vitamínicos e minerais, promover mudanças no estilo de vida, cultivar a espiritualidade e a prática da meditação, bem como desenvolver um olhar apurado a respeito da alimentação – tudo isso, em conjunto, poderá ajudar a promover a saúde e, se necessário, tratar desequilíbrios e doenças.

O objetivo da fitoterapia não é a troca de medicações por plantas (p. ex., de omeprazol por espinheira-santa). O objetivo, aqui, não é adquirir conhecimento de como tratar sintomas ou doenças com ervas, e sim procurar tratar o paciente com suas questões e problemas e enxergar o indivíduo como um todo.

Todas as medicinas tradicionais, os *shamans*, curandeiros, utilizam-se de ervas, massagens, cantos, reza, alimentos para levar o paciente a um estado de equilíbrio. A Medicina Herbal é compatível com muitas práticas tradicionais (como a Ayurveda, a Medicina Tradicional Chinesa [MTC], a Tibetana, a Indígena). Desse modo, ela tem sido utilizada há séculos para compor tratamentos que não englobam apenas plantas e sintomas, mas algo bem mais abrangente e amplo.

Na MTC, as ervas (plantas, insetos, produtos de origem animal e conchas) são, muitas vezes, ministradas em conjunto. Isso é conhecido como "fórmula magistral", a qual afeta o organismo, mudando o padrão de desarmonia energético que causa uma doença ou desequilíbrio. A soma das partes gera um conjunto único. O uso das plantas em forma de chás, alimentos e extratos é baseado na ação das ervas, dos minerais etc. – não só em sua ação geral, mas também em sua ação específica algum órgão.

Quando você escolhe um fitoterápico, ele pode desencadear uma ação sistêmica, regulando a resposta ao estresse e melhorando a energia geral, a força vital, o *Qi*, como é o caso dos adaptógenos ou tônicos. Temos como exemplo de adaptógenos a *Rhodiola rosea*, a *Ashwagandha* e a *Schisandra*. Para além de ações sistêmicas, porém, muitos fitoterápicos agirão em determinado órgão. A camomila, por exemplo, é um anti-inflamatório e antiespasmódico específico para o intestino (não é utilizada para o pulmão). Já a *Angelica sinensis* é um anti-inflamatório indicado para o útero.

Na MTC, essa noção da especificidade de cada planta é muito clara quando se diz que determinado fitoterápico penetra em determinado meridiano. Observa-se sempre a ação da planta e o meridiano ou órgão impactado por ela.

Existem, ainda, determinadas áreas de atuação da planta cujas categorias são analgésicos, calmantes e antiespasmódicos, conhecidas como "ação primária".

É preciso individualizar as fórmulas, pois, ao conseguir a mistura certa para determinado paciente, tudo se encaixa, e o efeito produzido pode atingir áreas profundas, e, então, a cura pode ocorrer. É necessário tratar cada pessoa de forma diversa, entender o corpo, a mente e o coração que busca achar o equilíbrio, a homeostase. Não é um sintoma e um tratamento, mas o indivíduo que será tratado. Eventualmente, o estímulo de que o paciente precisa para voltar a si e encontrar o seu eixo curativo pode advir de um simples fitoterápico.

Ajuste, sob medida, a prescrição para cada paciente. Nenhuma erva serve para tudo, e é necessário entender como criar fórmulas, como dosar para cada indivíduo, porque é único.

Como fazer o uso de fitoterápicos

Quando se compõe uma decocção ou uma infusão de plantas medicinais, segue-se o seguinte princípio:

- Raízes, rizomas, galhos e sementes costumam ser cozidos por 10 a 20 minutos em fogo baixo
- Folhas e flores são mais delicadas e podem ser utilizadas em infusão (com o fogo apagado, e a panela tampada logo após a fervura) por 10 a 15 minutos
- De maneira geral, é melhor coar rapidamente o chá feito, pois a erva deixará um gosto intenso e, às vezes, desagradável, caso fique por muito tempo ali
- A quantidade de cada erva pode variar; contudo, é bastante usual utilizar de 3 a 5 g/dia de cada erva, em 1 ℓ de água. Pode-se utilizar uma balança eletrônica para pesagem correta
- Os fitoterápicos devem ser armazenados em locais secos e escuros, de preferência em potes de vidro com tampa. Importante observar não só o prazo de validade, como também eventuais insetos e outros bichos que possam surgir, pois as ervas são vivas e podem estragar
- No caso do uso de cápsulas, pílulas e comprimidos, essas prescrições precisam ser feitas de acordo com as regras farmacêuticas vigentes
- As cápsulas e as pílulas costumam ser feitas de ervas secas ou extratos padronizados
- Normalmente, os extratos são feitos apenas com uma parte da planta retirada, e não com a planta toda. As pílulas da MTC em geral são decoctos, ou seja, plantas cozidas por certo tempo até formar uma pasta que será transformada em pílula.

Princípio terapêutico

A fitoterapia pode ser utilizada de diversas formas, obedecendo à lógica do princípio terapêutico (p. ex., ação diurética, ação hemostática para parar o sangramento, ação calmante etc.), ou seguindo o pensamento chinês, em que se diagnostica uma síndrome de desequilíbrio energético e trata-se a síndrome, e não o sintoma em si (p. ex., excesso de calor do fígado, deficiência do *Qi* do baço etc.).

A fitoterapia pode ser prescrita para períodos específicos (p. ex., no tratamento da dor durante a menstruação, no período noturno para a insônia). Há ainda a possibilidade de fazer uso do tratamento fitoterápico por 3 a 6 meses ou até mais, se assim for indicado, para corrigir o desequilíbrio de base. (Veremos nos próximos capítulos as muitas formas de utilizar a fitoterapia em Saúde da mulher.) Pode-se, ainda, unir os diferentes princípios terapêuticos, ou seja, tratar o distúrbio de base e um sintoma específico.

Uma prescrição muito interessante é uma fórmula que, segundo a MTC, trata o desequilíbrio energético, associando-a a ervas na forma de chás ou extratos secos para reforçar uma característica. Por exemplo, para uma paciente com quadro de deficiência de energia e insônia, pode-se prescrever o *Shi Quan Da Bu Wan* da MTC e um composto de mulungu e valeriana para o período noturno.

A forma mais adequada para estudo de ervas e plantas é segurá-las na mão, sentir seu cheiro e seu sabor, e depois fazer o chá. Ao perceber o aroma, o gosto e a ação terapêutica, aprende-se de maneira intuitiva e global, e não apenas intelectual. Há uma diferença gigantesca entre falar sobre a menta e tocá-la, cheirá-la e ingeri-la, tanto a folha quanto o chá!

Hoje, com a facilidade de cursos *online*, livros e informações disponíveis na internet, pode-se aprender muito sem sair de casa, mas eu o convido a, sempre que possível, comprar as ervas e testá-las para observar o efeito que provocam em você. É assim que são ministrados os cursos de fitoterapia da MTC e outros mundo afora.

A Medicina Indiana

A Medicina Ayurvédica, cuja origem data de mais de 5 mil anos, é considerada a mais antiga ciência da saúde. Foi nessa época que os livros chamados *Vedas* foram escritos. Entre eles, havia o *Ayurveda*, que trata especificamente da saúde. Segundo esse livro, o ser humano é composto dos elementos Ar, Água, Terra, Fogo e Espaço. Essa combinação é responsável pelos três humores biológicos no nosso corpo, ou *Doshas* (*Vata, Pitta e Kapha*). Cada um apresenta características distintas, cujo desequilíbrio corresponde ao estado patológico do corpo. Uma das principais partes do tratamento na *Ayurveda* são os fitoterápicos. A Medicina Indiana tem muitos pontos em comum com a chinesa, e tratar as doenças frias com plantas quentes, e vice-versa, é uma delas. A alimentação é outro ponto forte da Medicina Ayurvédica.

A Medicina Ocidental

Na Grécia Antiga, por volta do século 5 a.C., acreditava-se que a vida se baseava no equilíbrio dos elementos Terra, Ar, Fogo e Água e suas correspondências com os quatro humores do corpo: bílis amarela, bílis negra, sangue e fleuma. Essa teoria foi incorporada por Hipócrates (460–370 a.C.), chamado por muitos "o pai da Medicina Ocidental". No tratado *Da natureza do homem*, ele descreve esses elementos que constituem o corpo humano e são, segundo sua compreensão, a causa tanto das enfermidades quanto da boa saúde. A doença aparece quando há um desequilíbrio desses elementos.

Entre os medicamentos utilizados na época estavam as plantas medicinais, classificadas como quentes, frias, secas e úmidas. Para restabelecer o equilíbrio, era preciso recorrer ao princípio oposto ao mal que causou a doença. Esse conceito foi utilizado até o fim da primeira metade do século XIX. Hipócrates reuniu na sua obra *Corpus hipocratium* os conhecimentos médicos do seu tempo, indicando, para cada enfermidade, um remédio vegetal e um tratamento adequado. Essa aplicação da ciência moderna à medicina à base de plantas foi denominada "fitoterapia".

Origem da fitoterapia chinesa

Milhares de anos atrás, mesmo antes de haver dinastias, os chineses antigos acreditavam que sua cultura lhes era conferida pelo divino e que os governantes eram metade divinos e metade humanos. Um desses semideuses era conhecido como "Yandi".

Tido como "Imperador dos Cinco Grãos" e criador da Medicina Chinesa, Yandi era um imperador sábio e benevolente, tinha corpo de homem, cabeça de boi e seu abdome era transparente. Mas o nome Shen Nong, pelo qual é lembrado hoje, significa o **Fazendeiro Divino**. Algumas histórias descrevem Shen Nong como um imperador humano que viveu cerca de 2.700 anos antes de Cristo, ou seja, há quase 5 mil anos.

Diz a lenda que, um certo dia, um ministro foi à corte de Shen Nong e pediu-lhe que atendesse um idoso que estava sofrendo grandes dores. Ninguém sabia o que havia de errado com o pobre homem nem como ajudá-lo. O idoso faleceu pouco depois, e esse incidente comoveu Shen Nong profundamente – como poderia ele fazer nada, enquanto seu povo sofria e morria? A partir disso, decidiu fazer tudo o que estava ao seu alcance para expandir o conhecimento da Medicina.

Assim, todos os dias, Shen Nong caminhava pela floresta e buscava plantas silvestres, colhendo o máximo de amostras que conseguia encontrar. Ele as categorizou por sabor e atributos – para isso, seu estômago transparente era muito útil – e descobriu quais eram venenosas e quais tinham propriedades curativas. No total, ele identificou 365 ervas medicinais, numerosas frutas e legumes e os cinco principais grãos da China antiga: arroz, trigo, sorgo, milho e feijão.

Por meio de suas aventuras para testar sabores, Shen Nong desenvolveu um entendimento de como as diferentes plantas cresciam, que tipo de solo era indicado para cada uma das ervas e em quais estações do ano elas se desenvolviam.

A Shen Nong são atribuídos o calendário, o arado, o machado, o cultivo, a preservação e o armazenamento de alimentos. Isso marca o início da agricultura na China. Milhares de anos depois, os estudiosos da Dinastia Han compilaram um livro com base em suas descobertas – o *Clássico das raízes e ervas do Fazendeiro Divino* (*Shén Nóng Běn Cǎo Jīng*).

Talvez você se pergunte: "Como, todos os dias, Shen Nong comia inúmeras ervas não identificadas e nunca foi envenenado?". Na verdade, segundo a lenda, ele foi envenenado e, em alguns dias, até 70 vezes. Ainda segundo contam, Shen Nong havia descoberto um antídoto para todos os venenos que, nada mais, nada menos, é o que chamamos de "chá".

Chá

Utilizaremos a palavra "chá" para indicar infusão ou decocto de diferentes plantas ao longo do livro. Contudo, convém explicar que chá, originalmente, refere-se à infusão das folhas da planta *Camelia sinensis*. Popularmente, entende-se que chá pode se referir a diferentes plantas.

Um dia, Shen Nong estava acendendo uma fogueira para ferver água, quando algumas folhas dos galhos da fogueira entraram na panela. Shen Nong, que já estava testando qualquer coisa que coletasse, naturalmente tomou um gole dessa bebida. Por sorte, a bebida não apenas o ajudou a combater as toxinas de outras substâncias nocivas e tóxicas, mas também lhe permitiu viver até os 120 anos.

Hoje em dia, sabemos que o chá tem propriedades depurativas e antioxidantes potentes e vem sendo utilizado para o tratamento de diversas doenças, que vão desde o câncer até mesmo intoxicações por metais pesados. Toda vez que você utiliza a palavra "chá", quer dizer que está tomando uma infusão de *Camellia sinensis*. O chá pode ser branco, verde, preto, *oolong* ou o *banchá*. Todos eles falam da mesma planta.

- **Chá branco:** produzido a partir das folhas novas e dos brotos, parte mais nobre da planta, colhidos antes das flores se abrirem. A coloração prateada desses brotos e folhas fez com que a bebida recebesse o nome "chá branco". A planta não passa por fermentação, por isso conta com uma ação antioxidante mais forte e menor quantidade de cafeína

- **Chá verde:** elaborado com a planta um pouco mais velha do que a do chá branco, porém sem passar por um estágio de fermentação tão longo. Desse modo, tem ação antioxidante menor que a do chá branco, mas ainda se destaca por esse benefício, além de tem maior quantidade de cafeína. No chá verde, as folhas são colocadas sob vapor e depois secas. O chá verde deve ser bebido fora das refeições, porque reduz a absorção de diversos nutrientes, como o ferro e o cálcio. Quem não gostar do sabor amargo, característico do chá verde, pode adicionar folhas de hortelã ou bater o chá no liquidificador com maçã ou morango

- **Chá preto:** feito com as folhas ainda mais velhas e passa por um processo de fermentação mais longo. Por isso, tem ação antioxidante bem menor que a dos outros dois chás, além de mais cafeína. Os processos para a sua produção são: drenagem interna sem rotação, rotação, fermentação e secagem fina. O chá preto conta com grande quantidade de cafeína. Ainda assim, tem cerca de ¼ da quantidade de cafeína para a mesma quantidade de café ingerida.

Infelizmente, o Fazendeiro Divino nem sempre tinha o chá à mão. Sua morte aconteceu quando ele experimentou a "erva divisora de intestinos" (*duàn cháng cǎo*), que provou ser tão dolorosa quanto o nome sugere. Incapaz de beber seu antídoto a tempo, Shen Nong morreu. No entanto, seu legado e amplo conhecimento permaneceram, e os frutos de sua vida não cessaram de beneficiar a humanidade.

Assim, as origens da fitoterapia chinesa estão relacionadas aos imperadores Shen Nong e Huang Ti. A Huang Ti, o "Imperador Amarelo", é atribuída a autoria do mais antigo tratado sobre a Medicina Chinesa. Registros de 280 fórmulas fitoterápicas do livro *Dien Su* (1100–168 a.C.) e o tratado *Huang Ti Nei Jing* (770 a.C.), que descrevem a teoria das ervas com as quatro propriedades e os cinco sabores, são alguns indicadores históricos.

Ao longo dos anos, os médicos passaram a prescrever, além das ervas isoladas, fórmulas mais elaboradas para o tratamento das síndromes mais complexas. A fitoterapia faz parte da MTC, que classifica plantas e alimentos segundo as sensações provocadas no corpo (morno/quente; fresco/frio e neutro) e os sabores (azedo, amargo, adocicado, picante e salgado) que apresentam. Pacientes em estado frio devem ser medicados com ervas quentes, e vice-versa. Observam-se as áreas do corpo e os meridianos em que as ervas agirão. Os cursos de fitoterapia na China incluem o uso de plantas medicinais pelos próprios alunos, que devem observar o seu efeito no corpo (p. ex., calma, agitação, sonolência, frio, calor, melhora da digestão, e assim por diante).

Fitoterapia na MTC

Na MTC, o tratamento por meio de ervas medicinais segue uma lógica muito particular e muito específica: a mesma planta pode ser utilizada para tratar diferentes quadros. O alcaçuz, por exemplo, serve tanto para a parte gastrointestinal quanto para a parte respiratória, e ainda harmoniza outros meridianos e trata diversas patologias. A canela, conhecida por regular a menstruação, deve ser utilizada em pacientes que apresentam um quadro de deficiência de *Yang* ou acúmulo de frio. Não se utiliza a canela em pacientes com muita agitação, calor, irritabilidade, pois ela aumentará o excesso do *Yang*. Assim, com cada uma das ervas, é necessário entender quando há excesso ou plenitude e quando há deficiência ou falta de energia, em contraposição. A tonificação é diferente da sedação; o frio é o oposto do calor. Muitas vezes determinado meridiano precisa ser endereçado, ou um órgão, tonificado.

Alguns exemplos de remédios simples e corriqueiros, do dia a dia da MTC, que podem auxiliar a saúde da mulher são:

- Para dor e inchaço nas mamas, pode-se utilizar a flor de rosa, a casca de laranja e o alcaçuz, 3 a 5 g de cada uma, fervendo por cerca de 15 minutos em 1 ℓ de água, sendo a casca seca da laranja utilizada para tratar "estagnação do Qi"; a flor da rosa, para aliviar a tensão; e o alcaçuz, para harmonizar todo o organismo
- Para inchaço no abdome inferior, principalmente na época menstrual, é possível ferver a raiz de alcaçuz com a casca de laranja, também de 3 a 5 g de cada erva
- A peônia é uma raiz que tira a dor, tratando a cólica na menstruação
- A remânia ou *Di Huang* é usada para tonificar o sangue quando está deficiente (p. ex., após hemorragias ou menstruações abundantes)
- O alcaçuz, a erva mais prescrita da MTC, pode ser utilizado com a artemísia quando há excesso de sangramento, principalmente por excesso de *Yin* (ou frio), que constitui a maioria dos casos de alterações do ciclo menstrual
- Quando a paciente tem pés e barriga gelados, tez mais pálida, é necessário tomar um chá que esquenta, como, por exemplo, o de canela

- A erva *Yi Mu Cao*, conhecida em português como "erva-de-macaé", é uma planta clássica da MTC que beneficia a mãe. Este é exatamente o significado do nome dessa planta. Segundo a lenda, a erva foi coletada por um filho que via a mãe sofrer de cólicas após o parto do segundo filho. Ele levou a planta para que sua mãe fizesse um chá, o que resultou na melhora do quadro de saúde dela
- *Angelica sinensis*, chamada *Dong Quai* ou *Dang Gui*, tem um significado muito específico: *Dong Quai* significa "o retorno". Segundo a história, o marido de uma mulher partiu e não voltou. Ela ficou muito triste e, após 1 ano, parou de menstruar. Ela então começou a tomar o chá de angélica, e sua menstruação voltou ao normal. Assim, essa planta representa o retorno da menstruação (e não do marido). A angélica é muito importante como tônica do *Xue* (sangue), mas é uma planta que pode aumentar o fluxo menstrual, portanto deve ser utilizada com cautela em pacientes que têm tendência a sangrar demais
- O *ginseng* é utilizado para tonificar o *Chi* quando está fraco, portanto, é um tônico da energia. Quando a mulher ou o homem sente diminuição da libido, é possível utilizar o *ginseng*. Contudo, por esquentar muito a energia, deve ser consumido apenas pela manhã. O *ginseng* é bom para o paciente que sente muito cansaço, mãos frias, um pouco de falta de ar e de falta de energia ao acordar. O *ginseng* é chamado "essência da Terra". Ele nasce em um lugar muito frio, na sombra do pinheiro, onde a temperatura chega a −40°C negativos no inverno, em locais de pouca incidência do Sol e com grandes altitudes. Ou seja, realmente o *ginseng* é uma planta que precisa de muita energia para conseguir vingar, por isso, quando consumida, gera muita energia no organismo do paciente. Pode-se ingerir cerca de 3 g dessa planta, no período da manhã. Em relação à coleta, o *ginseng* novo, coletado da terra no primeiro ano após o plantio, não é muito bom para o consumo. Pode-se retirar o *ginseng* da terra somente a partir do sexto ano do seu plantio. O *ginseng* vermelho (o *ginseng* coreano) é muito mais forte do que o branco (muitas vezes americano ou canadense).

Quadro 5.1 Exemplo de sinergia de quatro ervas.

Para quadros de cansaço extremo, impotência sexual, resfriados de repetição, deficiência da energia de nutrição e de defesa, pode-se usar a chamada "sopa dos quatro santos", feita com o arroz glutinoso moti (ou o arroz de *sushi*) cozido com 5 g de cada uma destas quatro plantas:

1. *Qian Shi* (cevada chinesa ou *Euryale ferox*);
2. Cará chinês (*Shan Yao* ou *Rhizoma dioscoreae*);
3. *Fu Ling* (*Poria cocos*); e
4. *Lian Zi* (semente de lótus).

Preparo:

Juntar tudo, cozinhar por cerca de 20 minutos e comer o arroz com as ervas, ou simplesmente tomar o líquido após coar o arroz.

Essa fórmula é ensinada pelo mestre chinês Liu Chih Ming.

Como você pode perceber, há significados históricos em muitas das plantas mais importantes utilizadas em Saúde da mulher. O Quadro 5.1 apresenta um exemplo de sinergia de quatro ervas na forma de sopa.

Considerações finais

Como você pode notar, há inúmeras plantas para utilização em saúde. Conhecer os constituintes das fórmulas magistrais é fundamental para saber o que você está tratando. Às vezes, fórmulas com nomes muito diferentes variam em apenas um ingrediente, o que muda a característica global da fórmula.

Em relação à fitoterapia, além das fórmulas magistrais para os diferentes aspectos da saúde da mulher, você aprenderá sobre as principais ervas que, isoladamente, têm valor no tratamento e na prevenção de doenças. Com as ervas isoladas, você pode fazer prescrição individualizada para cada paciente.

Bibliografia

Auteroche B, Navailh P. Acupuntura em Ginecologia e Obstetrícia. São Paulo: Andrei Editora; 1987.

Bensky D, Gamble A. Chinese Herbal Medicine: Materia Medica. Seattle: Eastland Press; 1987.

Bolen JS. As deusas e a mulher: nova psicologia das mulheres. São Paulo: Editora Paulus; 1993.

Botsaris AS. As fórmulas mágicas das plantas. 2. ed. Rio de Janeiro: Record Nova Era; 1998.

Botsaris AS. Fitoterapia chinesa e plantas brasileiras. 2. ed. Rio de Janeiro: Ícone Editora; 2002.

Bulfinch T. Bulfinch's mythology. New York: Modern Library Paperback Edition; 1998.

Campiglia H. Domínio do Yin. Da fertilidade à maternidade: a mulher e suas fases na Medicina Tradicional Chinesa. São Paulo: Editora Roca, 2010.

Campiglia H. Psique e Medicina Tradicional Chinesa. São Paulo: Editora Roca; 2004.

Caribé J, Campos JM. Plantas que ajudam o homem. São Paulo: Editora Cultrix/Pensamento; 1991.

Chavarro JE, Willet WC. The fertility diet. New York: Mc-Graw-Hill; 2007.

Cheng LD. Fórmulas magistrais chinesas. São Paulo: Editora Roca; 2008.

Delascio D, Guariento A. Obstetrícia normal Briquet. São Paulo: Sarvier Editora; 1987.

Eyssalet J-M. Émergence et immersion du souffle et du désir. Paris: Guy Trédaniel Éditeur; 2006.

Eyssalet J-M. Le secret de la maison des ancêtres. Paris: Guy Trédaniel Éditeur; 1990.

Eyssalet J-M. Shen ou l'instant créateur. Paris: Guy Trédaniel Éditeur; 1990.

Eyssalet J-M, Guillaume G, Mach-Chieu. Diététique énergétique et médecine chinoise. France: Editions Dés Iris; 1984. Tome 1, 2.

Flaws B. Endometriosis, infertility & Traditional Chinese Medicine. Boulder, Colorado: Blue Poppy Press; 1989.

Flaws B. Fulfilling the essence: a handbook of traditional & contemporary chinese treatments for female infertility. Boulder, Colorado: Blue Poppy Press; 1993.

Guillaume G, Mach-Chieu. Pharmacopée et médecine traditionnelle chinoise – Plantes chinoíses, plantes occidentales. France; Saint-Vincent-sur-Jabron: Editions Présence; 1987.

Jilin L, Peck G. Chinese dietary therapy. Singapore: Churchill Livingstone; 1995.

Kastner J. Chinese nutrition therapy. Stuttgart: Thieme; 2004.

Leite MLS. Manual de fitoterapia chinesa e plantas brasileiras. São Paulo: Editora Ícone; 2005.

Lorenzi H. Plantas medicinais no Brasil: nativas e exóticas. São Paulo: Instituto Plantarum de Estudos da Flora LTDA; 2002.

Lu HC. Alimentos chineses para longevidade: a arte da longa vida. São Paulo: Editora Roca; 1997.

Lu HC. Chinese natural cures: traditional methods for remedies and preventions. New York: Black Dog & Leventhal Publishers; 1986.

Maciocia G. The foundations of Chinese Medicine: a comprehensive text for acupuncturists and herbalists. New York: Churchill Livingstone; 1989.

Maciocia G. The practice of Chinese Medicine: the treatment of diseases with acupuncture and chinese herbs. New York: Churchill Livingstone; 1994.

Panizza S. Plantas que curam. 24. ed. São Paulo: IBRASA; 1997.

Shunpei M, Shunyi Y. Advanced textbook on traditional chinese medicine and pharmacology. Beijing: New World Press; Vol. II. 1995.

Shunpei M, Shunyi Y. Advanced textbook on Traditional Chinese Medicine and Pharmacology. Beijing: New World Press; Vol. IV. 1997.

Vieira PA. Fórmulas herbais chinesas. São Paulo: Brasil Oriente; 2005.

Yu CS, Fei L. A clinical guide to chinese herbs and formulae. New York: Churchill Livingstone; 1993.

Zhao Z, Guo P, Brand E. A concise classification of *bencao* (*materia medica*). [Shennong bencaojing (Classic of the *materia medica* or Shen-nong's Herbal Classics)]. Chin Med. Vol.13; 2018 [cited 2024 Jan]. Available from: https://www.ncbi.nlm.nih.gov/pmc/articles/PMC5894148/

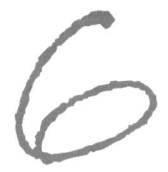

Vitaminas e Minerais

VITAMINAS

Betacaroteno

Betacaroteno é um grande grupo de carotenoides encontrado em plantas e vegetais. Eles exercem uma importante atividade antioxidante e um papel na função imunológica. São uma fonte de vitamina A. Mas a capacidade de converter betacaroteno em vitamina A é determinada geneticamente, e apenas 27 a 45% da população terá essa capacidade. Com relação aos fumantes, deve-se ter cuidado com a suplementação com betacaroteno, pois estudos mostram um aumento da incidência de câncer de pulmão de 18 a 28% em fumantes que fazem uso do betacaroteno. Alguns multivitamínicos fornecem de 3 a 15 mg/dia de betacaroteno e podem ser utilizados para tratamento de deficiência de vitamina A, exceto naqueles pacientes que não conseguem converter o betacaroteno nessa vitamina. Altas doses de betacaroteno não levam à toxicidade observada na suplementação direta com a vitamina A.

Complexo B

O complexo B é conhecido por melhorar os processos cognitivos, a energia e a disposição – e especificamente a vitamina B12 e o ácido fólico auxiliam na memória, na formação do sangue e na diminuição da homocisteína, o que leva a uma diminuição sistêmica dos níveis inflamatórios. O uso, por muitos anos, de anticoncepcionais orais e inibidores de bomba de prótons leva a quadros de deficiência de vitaminas do complexo B (p. ex., a B1, a B2, a B6 e a B12).

Cuidado com a suplementação com o ácido fólico, pois pode levar a uma deficiência de vitamina B12. Em geral, a suplementação com ácido fólico deve ocorrer em conjunto com a de B12, sendo usual prescrever cerca de 400 mcg de ácido fólico e de 3 a 1.000 mcg de B12, dependendo se é uma dose de manutenção ou uma suplementação em pacientes com dificuldade de absorção.

Na segunda metade da vida, é comum aparecerem dores e incômodos como a fibromialgia, dores articulares, ciática, entre outros. O uso das vitaminas B1 e B12 auxilia nesses quadros. Vejamos, a seguir, cada uma das vitaminas do complexo B.

Biotina

Também conhecida como "vitamina B7", ajuda na formação da queratina, que fortalece unhas e cabelo. Como a biotina está presente em uma grande quantidade de alimentos e ainda pode ser sintetizada por bactérias do intestino, é difícil observar a sua deficiência. A biotina pode ser útil no tratamento do diabetes, unhas quebradiças, dermatite seborreica da infância, esclerose múltipla e neuropatia urêmica. Sua dose diária usual varia entre 2 e 300 mg, apesar de em muitos multivitamínicos constar, no máximo, 300 mcg/dia. A biotina deve ser suspensa antes da coleta de exames para avaliação da tireoide, pois pode influenciar em níveis falsos de aumento do T4 e do T3 e na alteração dos níveis dos anticorpos antitireoidianos e baixos níveis de TSH.

Colina

A colina, também parte do complexo B, pode ser ingerida ou sintetizada em seres humanos a partir dos aminoácidos metionina e serina presentes em nossa alimentação. A colina é muito importante, pois é um precursor do neurotransmissor chamado "acetilcolina". Portanto, está envolvida no desenvolvimento do cérebro e de suas funções, no transporte de gorduras e no metabolismo hepático. Na alimentação, a colina está presente na gema de ovo, no salmão, no amendoim, no fígado de frango, na carne bovina, no brócolis e na couve-flor. Pacientes com teores muito baixos de colina em sua alimentação desenvolvem esteatose hepática, aumento da gordura do fígado e hiper-homocisteinemia. A suplementação diária com colina na dose de 250 a 500 mg pode ser útil na prevenção da sua deficiência em pessoas com baixa ingestão dessa vitamina. Doses terapêuticas estão entre 1 e 4 g/dia de colina.

Riboflavina ou vitamina B2

As manifestações da deficiência de riboflavina em adultos incluem anquilose, glossite, fraqueza, depressão, anemia, dermatite seborreica, conjuntivite bulbar, excesso de lágrimas, diminuição da visão e mesmo mudanças de personalidade. Ela parece estar mais deficiente em alcoólatras, pessoas que têm problemas de absorção, idosos, veganos e naquelas com baixo nível econômico.

A dose utilizada para o tratamento de sua deficiência é de 15 a 50 mg/dia; contudo, se o paciente apresenta enxaqueca, um tratamento a ser considerado é o uso da riboflavina em altas doses, chegando a 400 mg/dia, 1 ou 2 vezes ao dia (doses de 200 mg cada).

Tiamina ou vitamina B1

A deficiência severa de tiamina é conhecida como "beribéri" e leva a fraqueza, perda de peso, neuropatia periférica, edema, taquicardia e insuficiência cardíaca congestiva. Pacientes alcoólatras costumam ter deficiência de tiamina e podem desenvolver uma doença chamada "síndrome de Wernicke-Korsakoff" – condição neuropsiquiátrica. A tiamina pode ser útil na prevenção do declínio cognitivo e da demência, em dores de forma geral, quadros de dismenorreia e mesmo na doença fibrocística da mama.

O uso de anticoncepcionais orais pode levar a uma leve deficiência de tiamina. A dose recomendada na suplementação é de 10 a 200 mg/dia.

Vitamina B3

A vitamina B3, que pode ser tanto a niacinamida/nicotinamida quanto a niacina/ácido nicotínico, é fundamental para o funcionamento do cérebro. A deficiência severa dessa vitamina é chamada "pelagra" e cursa com 3Ds: demência, dermatite e diarreia.

Antes da invenção das medicações para baixar o colesterol, como as estatinas, a niacina (a vitamina B3) era utilizada para esse fim. Infelizmente, em 50% dos pacientes causa efeito colateral desagradável de *flush*, vermelhidão e coceira, que obriga a descontinuação de seu uso. Outro efeito colateral sério é a possível hepatotoxicidade da niacina e, em menor grau, da niacinamida.

Muito utilizada na Dermatologia para a o tratamento de acne e a prevenção do envelhecimento, seu uso pode ainda ser benéfico para o tratamento da dismenorreia, insônia, declínios cognitivos e dores articulares por artrose ou mesmo neuralgias. Seu uso é mais eficaz quando dividido em pequenas doses ao longo do dia, aconselhando-se doses diárias de 500 mg a 3 g (divididas, por exemplo, em 3 doses de 500 mg).

Vitamina B5 (ácido pantotênico)

A deficiência de vitamina B5 é rara, ocorrendo apenas em pessoas extremamente malnutridas;

se for necessária a suplementação, as doses diárias variam de 100 a 10.000 mg. A vitamina B5 auxilia na produção de hormônios adrenais, na resposta ao estresse, na redução de colesterol alto e triglicerídeos e no controle de sintomas da artrite reumatoide.

Vitamina B6

A vitamina B6 existe na natureza em três diferentes formas químicas: a piridoxina, o piridoxal e a piridoxamina, sendo todas elas referidas como vitamina B6. Essa vitamina é um cofator para mais de 50 tipos de enzimas. Ela é absorvida no intestino delgado e excretada primariamente na urina. Sua deficiência pode levar a depressão, insônia, irritabilidade, confusão, nervosismo, estomatite, dor abdominal, fraqueza, convulsões ou anemia sideroblástica, além de diminuição da imunidade. Mulheres que fazem uso de anticoncepcionais costumam ter deficiência de vitamina B6.

O uso da vitamina B6 pode ser benéfico no tratamento de problemas cardíacos, aterosclerose e hiper-homocisteinemia, lembrando que tal condição leva a um quadro geral inflamatório, síndrome de Ménière, vertigem, síndrome do túnel do carpo, espasmos infantis e neuropatia periférica.

Na Ginecologia e na Obstetrícia, o uso da vitamina B6 ajuda na prevenção do diabetes gestacional, náuseas e vômitos na gravidez, pré-eclâmpsia e, ainda, na síndrome pré-menstrual, na infertilidade e em abortos de repetição. Outras doenças que podem se beneficiar da suplementação com a vitamina B6 incluem ansiedade, transtorno do déficit de atenção com hiperatividade (TDAH), autismo, problemas de cognição e demência, e depressão. Auxilia também na asma, em dores nas costas, na doença celíaca e no hipertireoidismo. Dosar a vitamina B6 no sangue nem sempre é confiável, pois os testes podem ser influenciados por uma série de fatores fisiológicos e genéticos, incluindo uma resposta à inflamação.

A dose diária de vitamina B6 deve variar entre 10 e 200 mg, porém é preciso cautela para não passar dessa dosagem, pois doses diárias acima de 200 mg podem levar ao desenvolvimento de neurotoxicidade. O paciente que desenvolve neurotoxicidade apresenta uma neuropatia em bota e luva com sensibilidade maior nas extremidades das mãos e dos pés.

Vitamina B9

O ácido fólico ou vitamina B9 é fundamental na gestação para diminuir a incidência de defeitos do tubo neural do feto e do recémnascido. É também importante na prevenção da anemia megaloblástica, causada pela deficiência da vitamina B12, que costuma causar depressão, ansiedade, fadiga, apatia, confusão e demência. O folato exerce um papel importantíssimo na síntese de DNA e de RNA. O uso da vitamina B9 pode melhorar quadros de polineuropatia e de síndrome das pernas inquietas.

Além de todas essas condições, a suplementação com a vitamina B9 pode auxiliar em quadros de psoríase, enxaqueca, declínio cognitivo, depressão, depressão pós-parto, osteoporose e abortos de repetição. Como parte da população não consegue converter o ácido fólico em metilfolato, isso pode levar a excesso de B9 pela presença do ácido fólico não metabolizado. Hoje, é comum aconselhar o uso do metilfolato (que já é a sua forma metilada) para pacientes tentantes ou grávidas.

A suplementação por longos períodos com a vitamina B9 necessita de uma suplementação concomitante com as vitaminas B6 e B12, e vice-versa. A dose diária sugerida de suplementação com a vitamina B9 é de 400 mcg, chegando a 1 mg.

Vitamina B12

Na verdade, a vitamina B12 é um grupo de vários componentes que contêm as chamadas "cobalaminas". A vitamina B12 é extremamente importante na síntese de DNA, na formação do sangue, no metabolismo da homocisteína, no funcionamento do sistema nervoso e do sistema imune. Portanto, a sua deficiência pode levar a casos de demência, problemas cognitivos, depressão, depressão pós-parto e mesmo piora da doença de Alzheimer, além de anemia, problemas cardiovasculares, cansaço, zumbido, dores nas costas, cãibras, bursite, piora da condição de osteoporose, dores por neuropatia, dor ciática, enxaqueca e alterações gastrointestinais (que vão desde a diarreia até a obstipação).

Essa vitamina também está envolvida em problemas ligados à síndrome da fadiga crônica, à infertilidade, ao retardo de crescimento e à fadiga de modo geral. Pode estar associada à asma, à hepatite e mesmo à cirrose. Em geral, na maior parte das preparações encontradas em farmácia de multivitamínicos, a forma mais utilizada é a cianocobalamina, por ser mais estável e ter menor custo. Mas a cianocobalamina não é a verdadeira forma da vitamina B12, é um artefato comercial, do qual a B12 é isolada. No geral, as formas hidroxocobalamina e metilcobalamina são preferíveis.

Pacientes com deficiências muito importantes de B12, como, por exemplo, aqueles com anemia perniciosa, podem chegar a receber 1.000 mcg de B12 intramuscular ou mesmo subcutânea. Se há quadros de má absorção, como no caso de pacientes que fizeram cirurgia bariátrica, ou daqueles com gastrite atrófica, devem ser considerados tratamentos com 3.000 a 5.000 mcg de vitamina B12, 1 vez por semana, ou mesmo na forma de injeções intramusculares de 1.000 mcg a cada 4 dias, por 2 semanas. Para pacientes veganos nos quais a vitamina B12 sérica é muito baixa – menor do que 200 ng/ℓ, orienta-se prescrever 1.000 mcg de vitamina B12, 1 vez por semana, na forma de comprimido sublingual, cuja absorção gera um aumento substancial nos níveis dessa vitamina. Níveis excessivos dela podem levar a sintomas passageiros, como cefaleia, náuseas, vômitos, diarreia, formigamento de pés e mãos, sensação de fraqueza e mal-estar. Em geral, o excesso dessa vitamina é rapidamente eliminado pela urina.

Vitamina A

A vitamina A, também chamada "retinol", é muito importante para ajudar a manter o epitélio de várias superfícies e estruturas, como o da pele, do sistema digestório, do trato respiratório, do nariz, do sistema geniturinário e da conjuntiva. A vitamina A é fundamental como auxiliar da visão e da formação do esperma, exerce função imunológica, além de funcionar como

antioxidante. Sua deficiência resulta em cegueira noturna, hiperqueratose folicular, perda de apetite, retardo de crescimento, alteração na espermatogênese, piora da função imunológica e aumento de suscetibilidade a infecções. Se você quer dosar vitamina A no sangue, perceberá apenas deficiências muito expressivas, caso contrário, a concentração sérica não é um indicador confiável.

Na Ginecologia, a vitamina A pode ser utilizada quando do excesso de sangramento disfuncional uterino. Na Dermatologia, observa-se o uso da vitamina A para o tratamento da acne, da queratose actínica, do eczema e mesmo de queimaduras causadas pela exposição solar. Outras possíveis aplicações do uso da vitamina A incluem o tratamento de resfriados, conjuntivite, cegueira noturna, retinite pigmentosa, blefarite, doença celíaca, úlcera péptica, entre outros.

Ao repor a vitamina A, deve-se estar atento à possível toxicidade induzida por ela, quando em altos níveis. As manifestações de toxicidade incluem náuseas, vômitos, anorexia, alteração mental, dor abdominal, visão turva, dor de cabeça, dor muscular e fraqueza. Cronicamente, o uso indevido da vitamina A pode levar a uma pele mais seca, descamação de pele, perda de cabelo, anorexia, disfunção de fígado, hipercalcemia, hipertrigliceridemia ou mesmo defeitos do feto ao nascimento. A prescrição dessa vitamina deve ser feita em doses diárias que variam de 500 a 10.000 UI, a depender do caso, em geral em preparações oleosas que apresentam menor toxicidade. Superdosagens de 100.000 UI, em dose única, para crianças de 6 a 11 meses e de 200.000 UI, a cada 6 meses, para crianças de 11 a 59 meses ou puérperas têm sido preconizadas pelo Sistema Único de Saúde (SUS) para prevenção de cegueira.

Contudo, o excesso de vitamina A, ingerida na forma de suplementos, pode causar sintomas como dor de cabeça, cansaço, visão embaçada, tontura, náuseas e vômitos, coceira, pele seca e descamativa, má formações no feto.

O excesso de vitamina A também pode diminuir os efeitos da vitamina D no organismo, aumentando o risco de perda de massa óssea, quedas e fraturas. Portanto, deve-se ter em mente que, ao suplementar com a vitamina A, é necessário

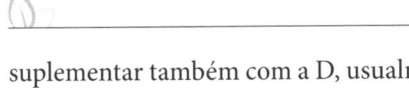

suplementar também com a D, usualmente em uma proporção de 10:1 (ou seja, 10 vezes a quantidade de vitamina D em relação à de vitamina A).

Vitamina C

Também chamada "ácido ascórbico", a vitamina C é essencial na função imunológica e na síntese do colágeno e da carnitina. Exerce efeitos antivirais e antibacterianos mostrados *in vitro*, ajuda na desintoxicação de químicos xenobióticos e no metabolismo de neurotransmissores. Seu uso pode ser interessante para a prevenção de doenças cardiovasculares (p. ex., no auxílio em quadros de hipertensão e tromboflebite) e na melhora da imunidade, auxiliando no tratamento de quadros de *influenza*, resfriados, mononucleose infecciosa e mesmo infecções do trato urinário.

Na Ginecologia e na Obstetrícia, a vitamina C auxilia em quadros de sangramento uterino disfuncional, infertilidade, câimbras na gravidez, ruptura prematura das membranas. Há relatos de melhora de rinite alérgica e sinusite com o uso da vitamina C. Além disso, ela pode ajudar no tratamento tanto do herpes simples quanto do herpes-zóster. E, aplicada diretamente à pele, auxilia na recuperação de queimaduras e em terapias antienvelhecimento e antirrugas. Mas o uso excessivo de vitamina C pode levar a quadros de dor gastrointestinal (por ser muito ácida), pode causar precipitação de pedras nos rins e exacerbação da insuficiência renal. Portanto, muito cuidado com a suplementação com altas doses de vitamina C, pois isso pode ser perigoso para pacientes com nefrolitíase ou outros problemas renais.

O uso da vitamina C ajuda na absorção do ferro, mas para aqueles cuja carga de ferro é excessiva pode ser um ponto de atenção. Em geral, as doses diárias, para adultos, vão de 100 a 3.000 mg. Contudo, é preciso atenção quanto à questão das sensibilidades gástrica e renal. É mais efetivo tomar a vitamina C em 2 ou 3 doses ao longo do dia do que de única vez, porque a absorção será menor do que a dose administrada. Assim, é melhor tomar 500 mg, 3 vezes ao dia, que ingerir 1.500 mg de uma só vez.

Vitamina D

Nos dias de hoje, o uso da vitamina D tem sido cada vez mais recomendado, pois a exposição inadequada ao Sol, o medo do câncer de pele, as muitas horas trabalhando dentro de casa levam à deficiência dessa vitamina.

Em adultos, a deficiência de vitamina D se manifesta por osteomalácia – uma alteração dos ossos que provoca dor nos ossos, dor muscular e fadiga. A vitamina D pode ser útil na prevenção ou no tratamento de diversas doenças, como gripes, resfriados, asma, doenças infecciosas de forma geral, fadiga, dismenorreia, perda auditiva, otite média, Parkinson, síndrome dos ovários policísticos, síndrome das pernas inquietas, depressão, eczema, osteomalácia, osteoporose, diabetes, dores musculares, lúpus eritematoso sistêmico e outras doenças autoimunes e tumores. Contudo, muitas controvérsias residem na dose adequada a ser prescrita. Preconiza-se manter os níveis em 30 a 60 ng/mℓ. Pode ocorrer toxicidade e hipercalcemia com os níveis acima de 100 ng/mℓ.

Os grupos de risco para a deficiência de vitamina D são: idosos, gestantes, lactantes, pacientes com raquitismo/osteomalácia e osteoporose, pacientes com história de quedas e fraturas, com causas secundárias de osteoporose (devido a doenças e medicações), hiperparatiroidismo, doenças inflamatórias, doenças autoimunes, doença renal crônica e síndromes de má absorção (clínicas ou pós-cirúrgicas).

Para se atingir esses níveis (30 a 60 ng/mℓ), muitas vezes é necessária a suplementação com doses diárias, que podem variar de 2.000 a 4.000 UI. Há autores que preconizam o uso de 10.000 UI/dia, mostrando que não haveria toxicidade quanto a essa dosagem, mas há controvérsias sobre a dose ideal a ser prescrita.

A toxicidade pode acontecer afetando os rins com hipercalcemia, hipercalciúria, fadiga, anorexia, náuseas, vômitos, poliúria, polidipsia e arritmias cardíacas. Pode, inclusive, ocorrer uma calcificação dos rins com progressão à insuficiência renal. Houve relatos de mortes devido à intoxicação por vitamina D. Porém, as intoxicações costumam acontecer com doses diárias maiores de 40.000 UI. Doses até 10.000 UI/dia parecem ter bastante segurança. Os estudos com altas doses de vitamina D, que tentam provar a sua segurança, foram feitos por curta duração, portanto não podemos nos basear neles para ter certeza de que doses diárias acima de 10.000 UI podem realmente ser seguras. Medir o PTH, o cálcio e o cálcio urinário é uma das formas de controlar a suplementação com doses altas.

A ausência da hipercalcemia não é uma prova de que estamos seguros na suplementação excessiva com a vitamina D. Para quem está suplementando a vitamina D em altas doses, é importante monitorar, por longo período, tanto o cálcio urinário quanto o sérico, sobretudo daqueles pacientes que também tomam suplementos de cálcio.

Vitamina E

A vitamina E se refere a um grupo de oito compostos que ocorrem naturalmente com atividade antioxidante: alfa, beta, gama e delta tocoferol – e alfa, beta, gama e beta tocotrienol. De todos esses compostos, o alfa tocoferol é o que exerce maior atividade biológica – e, muitas vezes, quando nos referimos à vitamina E, estamos falando dele. A vitamina E pode ser encontrada em gérmen de trigo, carnes, ovos, sementes oleaginosas, vegetais verde-escuros, óleos (milho, soja, azeite de dendê), manteiga, gema de ovo, entre outros alimentos. É raro observar a deficiência da vitamina E em pessoas saudáveis, mas sua falta em menor quantidade pode levar a um estresse oxidativo. A deficiência de vitamina E leva à atrofia muscular e a mudanças degenerativas no músculo e na coluna espinal. A deficiência de selênio também parece exacerbar o efeito da deficiência dessa vitamina.

As condições ginecológicas e obstétricas nas quais a vitamina E pode ajudar incluem a dismenorreia, a doença fibrocística da mama, a síndrome pré-menstrual, abortos de repetição e vaginites. Outras doenças como cirrose, hepatite, cãibras, miopatia, ataxia, síndrome das pernas inquietas, perda auditiva, rinite alérgica, diabetes, artrite reumatoide, doença periodontal, problemas cardiovasculares como aterosclerose, tromboflebite, herpes-zóster, herpes simples, entre outras, podem se beneficiar da suplementação.

A suplementação com altas doses de vitamina E não deve ser realizada, porque há alguns estudos que mostram uma possível influência na mortalidade e no câncer de próstata devido a doses muito altas dessa vitamina. A dose diária de cerca de 400 UI parece segura, e, para melhor absorção, a vitamina E deve ser tomada com uma refeição que contenha algum tipo de gordura.

Vitamina K

O termo "vitamina K" se refere tanto à vitamina K1 quanto à K2. Ela ajuda o corpo a produzir proteínas coagulantes do sangue. A K1 (filoquinonas) está presente em vegetais e folhas verdes; já a K2 (menaquinonas) é encontrada em laticínios e alimentos fermentados. Ambas têm propriedades antioxidantes.

A K1 está presente nas verduras (especialmente couve, espinafre e alfaces verdes), na soja e nos óleos vegetais. A gordura, na alimentação, aumenta sua absorção. "Fórmulas infantis" contêm vitamina K suplementada.

Após o período neonatal, as bactérias no sistema gastrointestinal sintetizam vitamina K, que é absorvida e utilizada pelo corpo.

A deficiência de vitamina K diminui os níveis de protrombina e prejudica outros fatores de coagulação dependentes de vitamina K, causando coagulação defeituosa e, potencialmente, sangramento.

Já a vitamina K2 pertence ao grupo de componentes sintetizados por bactérias no trato intestinal e pode ser favorecida pela ingestão de alimentos fermentados, ovos e laticínios. A K2 está diretamente ligada ao metabolismo do cálcio e ajuda indiretamente na formação e na manutenção da saúde dos ossos. Em geral, a suplementação com a vitamina K2 em sua forma MK7 (menaquinona) é a que contém maior atividade biológica, auxiliando na prevenção do desenvolvimento da osteoporose e da calcificação arterial, porém as evidências em relação a esse assunto não são definitivas. A dose preconizada de suplementação com a vitamina K2-MK7 é de 80 a 180 mcg/dia.

MINERAIS

Cálcio

Sabidamente, o cálcio está ligado à saúde dos ossos e das unhas, além de prevenir a cãibra na gravidez, assim como doença periodontal, pré-eclâmpsia, síndrome pré-menstrual e vulvodinia. O cálcio está presente em laticínios, no salmão, no brócolis, na couve e na sardinha. Hoje, muitos produtos vêm acrescidos ou enriquecidos de cálcio, como sucos de laranja, *tofu* e sementes de gergelim. A boa absorção do cálcio depende dos bons níveis de vitamina D. Contudo, como o cálcio pode levar à formação de pedras nos rins, ao aumento de calcificação nos vasos sanguíneos e ao aumento do risco de infarto do miocárdio, deve ser apenas suplementado, quando não suficientemente coberto pela alimentação.

O cálculo da quantidade de cálcio total suplementado em pacientes idosos, gestantes e lactantes leva em conta aquilo que é ingerido na dieta, devendo chegar, no indivíduo adulto, a cerca de 1.000 a 1.200 mg/dia, sendo a maior dose ministrada a lactantes e gestantes. O carbonato de cálcio é uma das formas mais prescritas pelos médicos, mas existem outras formas disponíveis – como o citrato de cálcio e o cálcio malato –, mais bem absorvidas; todavia, precisam de maior quantidade de pílulas para atingir a dose desejada. Na suplementação, deve-se tomar o cálcio durante as refeições, independentemente da sua forma, pois sua absorção é muito melhor.

Cobre

O cobre auxilia na cicatrização de feridas; tem efeito anti-inflamatório e ação imunológica; ajuda na mineralização óssea, na síntese do heme, na contração do miocárdio e na formação da melanina. Sua deficiência pode levar ao desenvolvimento da hipercolesterolemia, retardo de crescimento, anemia, lesões ósseas, osteoporose, mielopatia, neuropatia e piora da imunidade. Por outro lado, altas doses de vitamina C, ferro e zinco podem interferir na absorção do cobre.

Nenhum exame parece bom o suficiente para medir a deficiência de cobre.

No caso de intoxicação, observada em pacientes que usavam utensílios de cobre, observa-se a possibilidade do desenvolvimento de cirrose hepática. Boas fontes alimentares de cobre incluem peixes, carnes, frangos, ovos, nozes, legumes, grãos integrais, vegetais e frutas.

A dose diária usual de suplementação com cobre para adultos varia de 1 a 4 mg.

Cromo

O cromo é um mineral essencial; uma pequena quantidade dele presente nos alimentos é logo absorvida, sendo sua deficiência rara. Pode ajudar a potencializar a ação da insulina; por isso, tem sido indicado, em Medicina Integrativa, na prevenção e no tratamento do diabetes, diabetes gestacional, hipercolesterolemia, hipoglicemia reativa e síndrome dos ovários policísticos, em que há aumento da resistência à insulina. O cromo está presente em grãos integrais, ovos, carnes, bananas, camarões, cogumelos e queijo. O picolinato de cromo pode ser dado na dose diária de 200 a 1.000 mcg, chegando a 2 mg para pacientes com hipoglicemia reativa resistentes a outros tratamentos.

Ferro

O ferro é essencial para transportar oxigênio aos tecidos, fazendo parte da hemoglobina. Tem ainda um papel importante no transporte de elétrons e na energia mitocondrial. Quando deficiente, leva à anemia, alopecia, insuficiência cardíaca congestiva e fadiga. Seu uso pode auxiliar em quadros de infertilidade, deficiência cognitiva, sangramento uterino disfuncional, TDAH, fadiga e na melhora da *performance* atlética. Presente em carnes vermelhas e folhas verde-escuras, sua absorção pode ser inibida pelo uso de café, chá, produtos à base de soja, aveia e nozes. O uso da vitamina C aumenta a absorção do ferro.

Causas comuns de deficiência de ferro incluem perda de sangue pelos intestinos ou sangramento gástrico devido a uso de anti-inflamatórios, doenças crônicas do sistema digestório, excesso de sangramento menstrual, baixa ingestão de ferro na alimentação ou baixa absorção dele (p. ex., em pacientes que sofreram a cirurgia bariátrica) e a ingestão de comidas e líquidos que inibem a absorção do ferro (p. ex., chá, café e soja).

Como a deficiência de ferro está presente em doenças crônicas, é importante uma avaliação global para entender as suas causas. A avaliação da deficiência de ferro é feita por meio de testes sanguíneos laboratoriais. A suplementação com ferro pode ser feita via oral, intravenosa ou intramuscular. A ingestão do ferro, via oral, pode levar a problemas gastrointestinais (p. ex., diarreia, obstipação, dores de estômago e vômitos). Já a suplementação intravenosa costuma ser eficiente e proporcionar menos efeitos colaterais. São raros os casos de anafilaxia, mas deve-se tomar cuidado quanto a esse tipo de reação à suplementação via intravenosa. A suplementação via intramuscular pode levar a manchas na pele de difícil resolução e, normalmente, não é um bom meio de administração do ferro.

O uso excessivo de ferro pode levar à exacerbação de quadros de diabetes, esteatose hepática não alcoólica e hepatite crônica. Aparentemente, o ferro compete com o zinco, o cobre, o manganês e a vitamina E, piorando a absorção dessas outras vitaminas e minerais. A dose usual recomendada para a suplementação é de 50 a 60 mg do ferro elementar. Doses de 30 mg, 3 vezes ao dia, nas refeições, parecem ser mais bem toleradas do ponto de vista gastrointestinal. Outra orientação é ingerir o ferro com a vitamina C, pois esta ajuda na absorção dele. Por outro lado, o ferro presente no suplemento multivitamínico é menos biodisponível. Assim, caso haja necessidade de suplementação, é preferível seu uso isolado do que em multivitamínicos.

Iodo

O iodo é um componente dos hormônios da tireoide. Pacientes com deficiência de iodo podem apresentar hipotireoidismo, alteração auditiva e cognitiva. Em pacientes com deficiência de iodo, a suplementação pode ser útil no tratamento de mastalgia cíclica, hipertireoidismo, doença fibrocística da mama e, durante a gravidez, na melhora dos níveis de inteligência do bebê. Apesar do uso do sal iodado, a deficiência de iodo ainda é um problema em todo o mundo. Boas fontes de iodo incluem leite, derivados do leite, carnes, peixes, algas marinhas e o próprio sal iodado.

As doses diárias de suplementação do iodo devem seguir aquelas recomendadas pelos órgãos de Saúde, que vão de 150 a 290 mcg em mulheres lactantes.

Existe uma hipótese baseada na crença de que adultos que moram no Japão, com excelente saúde e baixos níveis de câncer, consomem uma quantidade alta de iodo. Porém, ao analisar de perto os trabalhos que afirmam isso, o cálculo do iodo foi feito de forma errada. A maior parte dos vegetais avaliados contém pelo menos 90% de água, e falar que eles contêm 13 mg de iodo significa uma dose alta maciça. Altas doses de iodo podem levar a dores de cabeça, problemas digestórios, hipertireoidismo, hipotireoidismo e mesmo necessidade de tiroidectomia.

Magnésio

O magnésio é um mineral necessário para a síntese do ATP – maior fonte de energia do nosso corpo. Para medir o magnésio no sangue, é necessário determinar os níveis do magnésio contido dentro das células vermelhas ou brancas, não basta pedir um exame simples de magnésio no sangue. O que se sabe é que cerca de 50% da população mundial tem deficiência de magnésio. No Brasil, esses números devem ser ainda maiores, uma vez que nosso solo é pobre desse mineral.

O magnésio auxilia no relaxamento muscular, melhora a qualidade do sono, auxilia em quadros de enxaqueca, melhora a mineralização óssea e ajuda no funcionamento intestinal. É comum encontrar baixos níveis de magnésio em pacientes com quadro de fadiga crônica.

Pode ajudar, ainda, no tratamento da fibromialgia, dor lombar, cãibras, cefaleias, osteoporose, neuralgia pós-herpética, síndrome das pernas inquietas, pedras no rim, aumento da frequência urinária e incontinência urinária. Também pode ser utilizado para quadros de arritmias, hipertensão, múltiplos problemas cardiovasculares, hipertireoidismo, envenenamento por pesticidas, e na Ginecologia e Obstetrícia, especificamente, na dismenorreia, cãibras da gravidez, pré-eclâmpsia e eclâmpsia e, ainda, na síndrome pré-menstrual.

Para pacientes na menopausa, a reposição de magnésio auxiliará em quadros de obstipação, muito comuns em pacientes que não fazem reposição hormonal, pois, ao diminuir os níveis de estrogênio, costuma haver um ressecamento geral, inclusive dos intestinos. Nesses casos, é indicado o uso de citrato de magnésio, visto que essa forma de magnésio costuma soltar o intestino. Para pacientes que não apresentam obstipação, a fórmula do magnésio glicinato, ou mesmo treonato, é mais indicada.

Tanto o magnésio dimalato, ou citrato de magnésio, quanto o magnésio glicinato, ou mesmo treonato, devem ser prescritos em geral no período noturno, na dose diária de 300 mg, chegando ao máximo de 800 mg.

Manganês

O manganês pode ser útil na prevenção e no tratamento da osteoporose, epilepsia, discinesia tardia e disfunção sexual feminina. Fontes alimentares de manganês incluem gérmen de trigo, pinhão, beterraba crua, amoras, avelãs, sementes de cânhamo, *tofu*, grão de bico, entre outras. Sua deficiência pode levar à alteração da tolerância à glicose, à alteração dos ossos e das articulações. Nos multivitamínicos, há cerca de 2 a 7 mg/dia de manganês, mas doses diárias de até 10 a 60 mg podem ser utilizadas para tratamento de diferentes condições.

A toxicidade do manganês foi verificada primeiro em mineiros que trabalhavam em locais onde ficavam expostos à poeira que continha manganês. Essa intoxicação levava à psicose, seguida de sintomas neurológicos que lembravam a doença de Parkinson. Mesmo ao afastarem-se desses locais, os sintomas foram parcialmente irreversíveis. O uso de soluções parenterais também pode levar ao risco de intoxicações por manganês, aumentando o risco da doença de Parkinson.

Selênio

A deficiência de selênio pode levar à perda de cabelo, ao retardo de crescimento, à infertilidade, à anemia e à pancreatite atrófica. A deficiência da vitamina E parece exacerbar a deficiência de selênio. O uso do selênio é indicado para auxiliar em casos de tireoidite, insuficiência cardíaca congestiva, linfedema e prevenção de doenças da tireoide. O uso de anticoncepcionais orais pode diminuir os níveis séricos de selênio.

É possível medir o selênio sérico; contudo, ele pode cair em resposta à inflamação.

Uma ótima fonte de selênio é a castanha-do-pará. Em geral, duas por dia repõem a necessidade diária desse mineral. Outras fontes de selênio incluem sementes de girassol, frango, carnes vermelhas, peixes e frutos do mar. Se a suplementação for feita por via oral, pode ser de 100 a 400 mcg/dia.

O selênio é o mais tóxico dos minerais essenciais, portanto suas doses não devem ultrapassar as descritas. A intoxicação por selênio inclui perda de cabelo, pequenas manchas brancas nas unhas, depressão, dermatite, alterações neurológicas, convulsão e até paralisia. A toxicidade é observada em pessoas que consomem acima de 3.000 mcg/dia. Durante a gravidez, altas doses de selênio podem levar a defeitos do feto. Em geral, a sua intoxicação ocorre por fórmulas manipuladas de forma incorreta.

Pacientes já deficientes de iodo, ao fazer suplementação com selênio, podem piorar uma crise de hipotireoidismo, pois esse mineral acelera o metabolismo da tirosina. Sendo assim, pacientes com risco de deficiência de iodo devem fazer a suplementação primeiro com o iodo e depois com o selênio.

Zinco

O zinco é essencial para o crescimento, além de ser muito importante para as funções visual, auditiva e gustativa. Ele ainda é fundamental na espermatogênese e na função imunológica. Pode ser usado como um antioxidante que ajuda na estabilização da membrana das células, além de ter atividade anti-inflamatória e antiviral. Fontes de zinco incluem as carnes vermelhas e as brancas (como frango e peixe), frutos do mar, gemas de ovos, amendoim, feijões e laticínios.

Seu uso pode ser benéfico para vaginites, úlcera péptica, prostatite, hiperplasia benigna da próstata, TDAH, depressão, acne, herpes simples, perda auditiva, disfunção olfatória, diminuição da gustação e zumbido.

Ademais, pode ajudar na imunidade e no tratamento da infertilidade, tanto de homens quanto de mulheres. Deficiências de zinco podem ser tratadas com a ingestão de doses de 25 a 30 mg do zinco elementar, 1 a 3 vezes ao dia, nas refeições. Uma dose diária de 10 a 20 mg é razoável para prevenir deficiências de zinco em adultos. Mas, para crianças, a dose deve ser calculada de acordo com o peso delas. E pacientes que fazem uso de zinco devem repor o cobre e o magnésio.

Bibliografia

Adams JB, Kirby JK, Sorensen JC, et al. Evidence based recommendations for an optimal prenatal supplement for women in the US: vitamins and related nutrients. Matern Health Neonatol Perinatol. 2022;8(1):4.

Bath SC, Steer CD, Golding J, et al. Effect of inadequate iodine status in UK pregnant women on cognitive outcomes in their children: results from the Avon Longitudinal Study of Parents and Children (ALSPAC). Lancet. 2013;382(9889):331-337.

Chavarro JE, Rich-Edwards JW, Rosner BA, et al. Use of multivitamins, intake of B vitamins, and risk of ovulatory infertility. Fertil Steril. 2008;89(3):668-676.

Chen O, Rogers GT, McKay DL, et al. The effect of multivitamin/multi-mineral supplementation on nutritional status in older adults receiving drug therapies: a double-blind, placebo-controlled trial. J Diet Suppl. 2022;19(1):20-33.

Cohen PA. The FDA and adulterated supplements – dereliction of duty. JAMA Netw Open. 2018;1(6):e183329.

Dietary Guidelines for Americans (DGA). [Internet]. Available from: https://www.dietaryguidelines.gov

Hunter D, Foster M, McArthur JO, et al. Evaluation of the micronutrient composition of plant foods produced by organic and conventional agricultural methods. Crit Rev Food Sci Nutr. 2011;51(6):571-582.

Incze M. Vitamins and nutritional supplements: what do I need to know? JAMA Intern Med. 2019;179(3):460.

Ingrid Goh Y, Bollano E, Einarson TR, et al. Prenatal multivitamin supplementation and rates of congenital anomalies: a meta-analysis. J Obstet Gynaecol Can. 2006;28(8):680-689.

Jenkins DJA, Spence JD, Giovannucci EL, et al. Supplemental vitamins and minerals for cardiovascular disease prevention and treatment: JACC Focus Seminar. J Am Coll Cardiol. 2021;77(4):423-436.

Li N, Zhao G, Wu W, et al. The efficacy and safety of vitamin C for iron supplementation in adult patients with iron deficiency anemia: a randomized clinical trial. JAMA Netw Open. 2020;3(11):e2023644.

Mastroiacovo P, Mazzone T, Addis A, et al. High vitamin A intake in early pregnancy and major malformations: a multicenter prospective controlled study. Teratology. 1999;59(1):7-11.

Mirzakhani H, Litonjua AA, McElrath TF, et al. Early pregnancy vitamin D status and risk of preeclampsia. J Clin Invest. 2016;126(12):4702-4715.

National Institutes of Health. Dietary supplement fact sheets. [Internet]. [cited 2023 Dec 28]. Available from: https://ods.od.nih.gov/factsheets/list-all/

National Institutes of Health. National Center for Complementary and Integrative Health. Using dietary supplements wisely. [Internet]. [cited 2023 Dec 28]. Available from: https://www.nccih.nih.gov/health/using-dietary-supplements-wisely

Qato DM, Alexander GC, Conti RM, et al. Use of prescription and over-the-counter medications and dietary supplements among older adults in the United States. JAMA. 2008;300(24):2867-2878.

Rogers LK, Valentine CJ, Keim SA. DHA supplementation: current implications in pregnancy and childhood. Pharmacol Res. 2013;70(1):13-19.

Rumbold A, Middleton P, Crowther CA. Vitamin supplementation for preventing miscarriage. Cochrane Database Syst Rev. 2005;(2):CD004073.

Surén P, Roth C, Bresnahan M, et al. Association between maternal use of folic acid supplements and risk of autism spectrum disorders in children. JAMA. 2013;309(6):570-577.

Tan CSS, Lee SWH. Warfarin and food, herbal or dietary supplement interactions: a systematic review. Br J Clin Pharmacol. 2021;87(2):352-374.

Suplementos Nutricionais

Muitas pessoas usam suplementos em excesso, ou escolhem suplementos errados para sanar suas necessidades. Vários deles rotulados para o suporte da fadiga adrenal, ou mesmo para a menopausa, por exemplo, contêm certos componentes que podem ter efeitos colaterais indesejados, inclusive, causar maior discrepância nos níveis hormonais. Isso ocorre porque cada pessoa é diferente, e determinar quais suplementos são adequados depende de uma boa avaliação integrativa.

Conheça os suplementos e *conheça* o seu paciente. Não busque fórmulas mágicas generalizadas. Não existe uma solução única para todos.

Uma paciente que teve câncer de mama, por exemplo, chega ao seu consultório, e você pede a ela que descreva o que está tomando em termos de suplemento. Na consulta seguinte, ela leva uma sacola com fitoterápicos, inclusive os que estimulam o estrógeno (fitoestrógenos), os quais, aliás, ela não mencionou ao oncologista por entender que são produtos naturais.

Outra paciente, tentando engravidar, procurou na internet informações sobre quais suplementos podem aumentar as chances dela e, a cada mês, gasta mais em suplementos variados, e, aí, começa a apresentar dores no estômago devido ao excesso de cápsulas ingeridas.

É comum os pacientes, durante consultas médicas, não relatarem os suplementos que estão tomando devido a uma postura cética dos seus médicos e à falta de indagação. Contudo, alguns suplementos têm interação medicamentosa e podem causar efeitos colaterais, tais como o aumento de enzimas hepáticas e a alteração do tempo de coagulação.

A cada ano, o uso de suplementos cresce, e cerca de 70% da população faz uso dos mais variados suplementos, que vão desde polivitamínicos, ômega 3, vitamina D e vitamina C até outros menos conhecidos. No Brasil, esse uso vem crescendo a cada ano, e tanto profissionais da área da Saúde quanto pacientes se sentem perdidos nesse imenso e, de certo modo, muito lucrativo mercado cada dia mais crescente.

Outro fator que complica essa avaliação é o de que muitos suplementos trazem uma mistura de diferentes substâncias. E, por fim, a questão da qualidade desses produtos é algo sério que precisa ser ponderado por quem os prescreve. Há suplementos vendidos na internet, em *sites* não oficiais, que são falsificados como, por exemplo, o ômega 3, que, em vez de conter óleo de peixe, é feito com óleo de cozinha. (Apesar de alguns serem de boas marcas e com selos de qualidade – acredite, isso acontece quando são adquiridos de sites de compras não oficiais.). Por isso, é importante observar quem os comercializa.

Outra questão é o caso de suplementos corretamente comercializados, mas que o próprio fabricante coloca substâncias nocivas ou medicamentos que podem mimetizar o resultado prometido, ocorrendo efeitos colaterais. Nesse último caso, temos o exemplo da melatonina, livremente vendida nos EUA. Em estudo recente, descobriu-se que uma quantidade enorme de marcas comercializadas era misturada com anti-histamínicos (que também dão sono, porém apresentam efeitos colaterais), e isso não estava descrito no rótulo. Logo, é preciso muito cuidado na hora de prescrever um medicamento ou um suplemento. Todos aqueles que praticam a arte da cura devem sempre se lembrar de Hipócrates (considerado o "pai da Medicina"), que dizia: "Aplicarei os regimes para o bem do doente segundo o meu poder e entendimento; nunca para causar dano ou mal a alguém". É esse o ponto central da Medicina e de profissões que praticam essa "arte".

Quanto aos suplementos, podem surgir algumas dúvidas, por exemplo:

- O que prescrever?
- Por quanto tempo?
- Quais são as interações medicamentosas?
- Quais medicamentos diminuem a absorção de vitaminas e minerais?

A *priori*, suplementos não devem ser dados indefinidamente; é preciso reavaliar o paciente após 2 a 6 meses e observar a necessidade de manter o suplemento em questão.

A gestação, por exemplo, é um momento da vida da mulher em que determinados suplementos são bem-vindos e bastante indicados, mas com cautela e precisão. (Detalhes desse tópico encontram-se no capítulo 18, sobre gestação.)

O uso da vitamina D se prova necessário em uma população com cada vez menos exposição ao Sol; contudo, nem sempre os pacientes têm esses níveis verificados em suas consultas de rotina. Já o ômega 3 tem se mostrado, em múltiplos estudos, um suplemento vantajoso para diferentes condições clínicas. Outros suplementos precisam ser vistos caso a caso.

Tenha cuidado para que seu paciente não tome a mesma substância em diferentes suplementos, procure os selos de qualidade, as farmácias de confiança e esteja atento ao prazo de validade do produto. Além disso, reavalie a necessidade e o impacto que sua prescrição causará na vida de seu paciente.

A seguir, são apresentados alguns dos suplementos comumente prescritos. A cada dia, surgem mais e mais suplementos; assim, muitas vezes é difícil acompanhar os estudos que validam sua utilização na prática clínica. Longe de querer apresentar uma lista completa, são apresentados a seguir suplementos relevantes, usualmente escolhidos no dia a dia por médicos integrativos.

ALA

O ácido alfa-lipoico (ALA), também conhecido como "ácido tióctico", é um composto natural sintetizado em pequenas quantidades por plantas e seres humanos. O ALA intravenoso e oral é aprovado para o tratamento da neuropatia diabética na Alemanha. Ele é um poderoso antioxidante, e essa característica se estende às suas formas oxidadas e reduzidas. Aparentemente, também é capaz de quelar certos metais, como cobre, manganês e zinco.

O ALA é capaz de regenerar uma série de outros antioxidantes, incluindo a vitamina C, a vitamina E, a glutationa e a coenzima Q10. Por diminuir o dano aos nervos e a dor associada à neuropatia periférica diabética, tem ação especial no controle das consequências do diabetes. Além de antioxidante, tem sido usado, ainda, para a melhora de quadros de declínio cognitivo.

Embora o tratamento da neuropatia diabética seja o uso mais comum de ALA, há alguns dados iniciais de que esse composto exerce efeito direto no controle da glicemia.

Recomenda-se que os pacientes tomem de 600 a 1.200 mg/dia de ALA.

O ácido alfa-lipoico R é a forma natural, enquanto o ácido alfa-lipoico S é a forma sintética. Pesquisas sugerem que o R-ALA pode ser mais biologicamente ativo, mas ambas as formas podem oferecer benefícios antioxidantes.Em doses mais altas de ALA oral, deve-se atentar para o aumento de náuseas, vômitos e vertigem. A maioria dos eventos adversos é observada em doses diárias acima de 1.200 mg. A segurança de seu uso durante a gravidez é desconhecida, e há casos relatados de alergia ao ALA.

Betaína

A betaína tem funções muito próximas às da colina, do ácido fólico, da vitamina B12 e da S-adenosilmetionina (SAMe) – todos esses componentes são conhecidos doadores de metil. A betaína, por exemplo, auxilia no bom funcionamento do fígado, na replicação celular e na desintoxicação. Ela tem sido apontada por seu importante papel na redução dos níveis de homocisteína no sangue – produto tóxico da degradação do metabolismo de aminoácidos – que se acredita ter ligação com a arteriosclerose e a osteoporose. Em geral, a suplementação é feita com 1.000 a 2.000 mg, 3 vezes ao dia. A betaína auxilia ainda em casos de diminuição do ácido clorídrico (hipocloridria) no estômago e melhora a digestão para esses pacientes.

Coenzima Q10

A coenzima Q10, também conhecida como "ubiquinona", é utilizada para transformar o alimento em adenosina trifosfato, ou seja, em ATP – moeda de energia para o funcionamento do nosso corpo. A coenzima Q10 é um potente antioxidante que protege o corpo contra radicais livres e ajuda a preservar a vitamina E. Parece auxiliar em quadros de infertilidade, principalmente masculina, na melhora da imunidade, na redução da pressão arterial, na diminuição da resistência à insulina, além de ajudar em quadros da síndrome dos ovários policísticos, entre outras doenças.

A suplementação diária com coenzima Q10 no adulto costuma ser por volta de 100 a 200 mg. Há relatos de pacientes com câncer que utilizaram doses muito maiores, mas é necessário discutir com o oncologista antes de fazer tal suplementação. A coenzima Q10 deve ser tomada nas refeições, para melhor absorção.

Pacientes em uso de estatinas para baixar o colesterol relatam que, ao fazer uso da coenzima Q10, obtiveram melhora dos efeitos colaterais de dor muscular em razão do uso das estatinas. Produtos mais biodisponíveis e de melhor absorção, como a CavaQ10® e o MaxSolve®, podem ser manipulados para se obter maior benefício com doses menores da coenzima Q10.

DHEA

O DHEA é um dos hormônios produzidos pelas glândulas adrenais. Depois de secretado, ele circula no sangue como DHEA sulfato ou DHEA-S – como é chamado –, e, a partir desse ponto, é convertido em outros hormônios. Os efeitos do DHEA são diferentes em homens e mulheres na pré e na pós-menopausa, e a sua suplementação resulta em um aumento dos níveis de testosterona e de androstenediona, que são hormônios esteroides. O DHEA modula a imunidade em mulheres na pós-menopausa.

O uso de DHEA tem sido pesquisado para o tratamento da depressão, da osteoporose, de distúrbios da menopausa, da síndrome da fadiga crônica e, com um pouco mais de evidência, no suporte ao tratamento do lúpus e da colite ulcerativa. Outra função do DHEA é melhorar a ovulação, sendo prescrito em tratamentos de fertilização assistida.

Não se deve prescrever DHEA antes de verificar seu nível no sangue, e, após a prescrição, não deixar de acompanhar os níveis dele.

As doses usuais variam entre 5 e 50 mg de DHEA, para mulheres, e entre 10 e 60 mg, para homens. Porém, há relatos de tratamento do lúpus eritematoso sistêmico em idosos utilizando-se de 100 a 200 mg/dia. No exterior, é comum encontrá-lo em farmácias, as quais vendem suplementos de 25 ou 50 mg, a serem ingeridos diariamente. Para aqueles pacientes que passam a fazer uso de DHEA, é necessário acompanhar os níveis das enzimas hepáticas, ficar atento a arritmias cardíacas e ao risco de câncer de próstata ou de mama. Lembrando que o DHEA é um hormônio. Não se sabe qual é o tempo seguro do seu uso. E deve-se ficar atento ao aumento de acne, pelos faciais e transpiração. Evidências científicas apontam o uso de DHEA vaginal para o tratamento da síndrome geniturinária da menopausa (SGM), mostrando efetividade no tratamento da dispareunia por atrofia da mucosa vagina. No Brasil, o DHEA é manipulado como prasterona.

Indol-3-carbinol

O indol-3-carbinol (I3C) é um fitoquímico composto de glicosinolato, que contém enxofre e é encontrado nos vegetais crucíferos, como couve, couve-flor e brócolis. O di-indolmetano (DIM) é um metabólito ativo do I3C, produzido por uma reação de catalisação. Tanto o I3C quanto o DIM promovem melhor metabolismo do estrógeno, aumentando os níveis de SHBG sem aumentar a densidade da mama ou os níveis circulantes de estradiol. Em animais de laboratório que receberam tal substância, houve redução significativa da frequência, do tamanho e do número de tumores expostos à carcinogênese.

Aparentemente, o I3C é mais protetor em relação ao câncer de mama e ao câncer do cérvice uterino, e há múltiplos mecanismos que podem explicar esse efeito, pois o I3C altera a atividade de muitos genes envolvidos no crescimento celular, na divisão celular, na apoptose e na invasão de células cancerígenas. Estimular o consumo de vegetais crucíferos levemente cozidos ou mesmo macerados é a forma mais segura e mais simples de obter o I3C e seus benefícios antioxidantes e protetores.

Os praticantes de Medicina Integrativa têm preconizado a suplementação diária de 200 a 400 mg de I3C ou de 100 a 200 mg de DIM para a prevenção do câncer de mama, principalmente.

Inositol

Amplamente encontrado na natureza, o inositol é um composto orgânico da família do açúcar. É necessário para a formação adequada das membranas celulares, para o funcionamento saudável de muitas funções metabólicas, além de ser importante para a transmissão nervosa e a modulação da resposta ao estresse.

Por meio da alimentação (p. ex., frutas, feijões, grãos e nozes), um indivíduo ingere, normalmente, 1 g/dia de inositol. Em auxílio ao tratamento do diabetes, da síndrome dos ovários policísticos, da depressão e de quadros de ansiedade, o inositol pode ser suplementado em doses maiores do que as fisiológicas. Pela não toxicidade e pelo gosto agradável, o seu uso é, muitas vezes, recomendado para crianças com quadros de ansiedade, podendo ser prescrito de 2 a 18 g/dia, normalmente em pó.

Em geral, o inositol é um suplemento benigno e bem tolerado, mas, em alguns pacientes, em dose maior, pode causar desconforto gastro-intestinal. Para a síndrome dos ovários policísticos, costuma-se prescrever 4 g de inositol na proporção de 40:1 de mioinositol e D-quiro-inositol, ou seja, 4 g de mioinositol para 100 mg de D-quiro-inositol.

Os inositóis são álcoois de açúcar encontrados no corpo humano, em várias formas estereoi-soméricas, com múltiplas funções celulares.

Observou-se que os inositóis melhoram a sensibilidade à insulina. O inositol, o mioinositol e o D-quiro-inositol podem reduzir a resistência à insulina e diminuir os níveis de andrógenos na síndrome dos ovários policísticos (SOP). O mioinositol mostrou efeitos mais específicos no ovário, modulando tanto o metabolismo da glicose quanto o sinalizador de hormônio folículo-estimulante (FSH).

Ele pode melhorar a regularidade menstrual ajudando a induzir a ovulação, aumentar o número de oócitos na fertilização *in vitro* e diminuir o risco de diabetes gestacional.

A dose típica de mioinositol estudada para pacientes com SOP é de 2 g, 2 vezes ao dia. Pode-se manipular o inositol na dosagem de 4 g de mioinositol e 100 g de D-quiro-inositol. O inositol geralmente é bem tolerado, sem causar efeitos adversos conhecidos.

L-carnitina

A L-carnitina é um aminoácido encontrado nos músculos e sintetizado no fígado e nos rins a partir de aminoácidos essenciais, como a lisina e a metionina. Diretamente relacionada às mito-côndrias e à produção de energia, a L-carnitina diminui o estresse oxidativo. Ela tem várias funcionalidades, mas a principal delas é a melhora da *performance* física devido ao seu alto potencial ergogênico, ou seja, sua capacidade de aumentar o desempenho. Está diretamente ligada ao processo de formação de energia (ATP). A L-carnitina provoca a oxidação de gordura durante o exercício e poupa o glicogênio muscular, além de atuar na atividade mitocondrial por meio da oxidação de ácidos graxos, gerando, assim, mais energia para o corpo.

A L-carnitina auxilia, ainda, no ganho de massa magra e na queima de gordura, protege os rins, tem efeito neuroprotetor, melhora o desempenho da atividade física e diminui a resistência à insulina. Pode ser encontrada nas carnes, nos peixes, no leite e em seus derivados. Pacientes veganos costumam necessitar de suplementação.

Na suplementação, o uso de 2 g/dia é seguro e parece suprir as necessidades diárias. A absorção da L-carnitina ocorre melhor pela alimentação do que pela suplementação. Em dietas e jejuns, como o jejum intermitente, a

L-carnitina pode auxiliar na queima de gordura. Auxilia também atletas que querem melhorar a sua *performance*.

L-teanina

L-teanina é um aminoácido naturalmente presente na planta *Camellia sinensis*, sobretudo no chá verde, que promove relaxamento e aumenta a concentração. Seu uso está crescendo nos EUA, no Canadá e na Europa. No Japão e em outros países asiáticos, ele é utilizado para tratar sintomas de ansiedade.

L-teanina vem sendo utilizado para aumentar a atividade alfa no cérebro – as ondas alfa estão associadas a um estado de relaxamento e alerta. Dada à sua natureza benigna e aos seus possíveis efeitos benéficos, L-teanina é uma recomendação razoável para pacientes com ansiedade leve a moderada.

Outro uso comum de L-teanina é para o tratamento da insônia. Normalmente, não prejudica a concentração, além disso não há relatos de pacientes que desenvolveram tolerância ou dependência dele com o seu uso.

As doses diárias demonstradas nos estudos variam de 100 a 600 mg, divididas e ingeridas 2 ou 3 vezes ao dia. Contudo, uma xícara de chá verde contém apenas 10 mg de L-teanina, fazendo-se necessária a sua suplementação para fins terapêuticos.

Suntheanine® é um produto patenteado nos EUA que contém 100% do isômero puro de L-teanina, e sua dose diária varia de 50 a 200 mg/dia, podendo, inclusive, ser ingerida no meio da noite, caso o paciente apresente sono interrompido ou quadros de insônia.

Linhaça

Usada há milênios, a linhaça é uma potente planta com claros benefícios à saúde. Há evidências de que ela pode reduzir o risco de doença coronariana, câncer, AVC e diabetes, além de ser comumente utilizada em auxílio a quadros de obstipação intestinal.

A linhaça, cultivada na Babilônia desde 3000 a.C., age como fitoestrógeno, antioxidante e contém ômega 3, fibras e lignanas. Há estudos que indicam que 2 colheres de sopa diárias de semente de linhaça ajudam a minimizar os sintomas da menopausa, contribuindo, assim, para a maior qualidade de vida de mulheres nessa fase da vida. Pode ainda melhorar o muco da ovulação e as chances de a mulher engravidar.

Um excelente modo de ajudar no funcionamento do intestino é deixar de 1 a 2 colheres de sopa de linhaça em água morna por 5 minutos (não mais que isso, para não virar papa), tomar o chá e comer a linhaça. Se for usar a farinha de linhaça, é recomendável moer a semente em um moedor caseiro.

Melatonina

No mundo inteiro, a melatonina é um dos suplementos mais prescritos para auxiliar no sono. Em geral, essa substância diminui em nosso organismo com o passar do tempo, sendo esta uma das possíveis causas da piora do sono na meia-idade. Produzida naturalmente pelo corpo no período noturno, no escuro, a melatonina regula o ciclo circadiano. Mas a exposição à luz de eletrônicos inibe sua secreção natural.

A melatonina não é uma substância indutora do sono, um medicamento que faz a pessoa dormir; é apenas um "sinalizador". Seu pico acontece entre meia-noite e 1 hora da manhã – e pela manhã, quando acordamos, seus níveis são os mais baixos possíveis. A exposição à luz solar faz cair os níveis de melatonina. Sendo assim, pessoas que apresentam muita sonolência pela manhã devem se expor ao Sol (para passar o sono decorrente da secreção da melatonina, que ocorreu no escuro). Curiosamente, ao mesmo tempo que a melatonina aumenta, a temperatura corporal cai. Assim, o início do sono é marcado pela queda da temperatura corporal e pelo aumento da melatonina.

A suplementação de melatonina é indicada para pacientes com atraso na fase inicial do sono, aqueles que têm dificuldade em começar a dormir, ou *jet lag*, e para pacientes com deficiência visual, transtorno do espectro autista com sono fragmentado, transtorno comportamental do sono REM (p. ex., na síndrome das pernas inquietas) e pacientes que percebam piora do sono com o avançar da idade.

Além de auxiliar no sono, utiliza-se a melatonina para ajudar no tratamento de enxaquecas. Vem também sendo investigado seu uso na área da reprodução assistida. Mulheres em uso de melatonina apresentam melhores resultados na captação de folículos ovulatórios.

A melatonina é um importante agente anti-inflamatório e facilita a atividade GABA. Além de auxiliar nas enxaquecas, pode ajudar a diminuir a dor em geral. A melatonina causa alguns efeitos colaterais, como sonolência no dia seguinte e excesso de sonhos, e está sendo investigada sua segurança no uso por longos períodos e em crianças. Gestantes e lactantes não devem fazer uso dessa substância.

As doses fisiológicas da melatonina são em torno de 0,2 mg, mas é comum observar prescrições que variam de 2 a 5 mg para o auxílio do sono. Melatonina de liberação controlada pode ajudar a manter o sono ao longo da noite. Para pacientes com enxaquecas, é indicado o uso de 3 a 5 mg. Não se deve ingerir a melatonina após às 23 horas, pois ela irá influenciar a curva natural do sono e causar maior sonolência pela manhã. Idealmente, deve-se ingerir a melatonina e apagar as luzes, para que o efeito dela seja plenamente atingido, uma vez que a exposição à luz inibe seu efeito.

NAC

A N-acetilcisteína (NAC) é um derivado da cisteína, um aminoácido que funciona como precursor do antioxidante glutationa. A N-acetilcisteína é, portanto, um potente antioxidante e pode ser útil na prevenção da superdosagem do paracetamol, no tratamento da hiper-homocisteinemia, na síndrome dos ovários policísticos, na endometriose, na fibrose cística, na doença pulmonar obstrutiva crônica (DPOC) e na melhora da memória em processos de declínio cognitivo. Estudos promissores mostram ação da NAC na prevenção do declínio cognitivo em pacientes em quimioterapia. As doses orais costumam ser dadas entre 600 e 1.200 mg/dia.

Ômega 3

O ômega 3 está associado à diminuição do colesterol, da pressão arterial, à prevenção da trombose e à melhora dos sintomas em doenças autoimunes, como a artrite reumatoide. Em crianças pequenas, a ingestão de ômega 3 está associada ao menor risco de infecções agudas do trato respiratório, e, em jovens e adultos, ainda favorece o tratamento da asma brônquica (ou bronquite asmática). É um dos suplementos mais utilizados na gestação, na lactação, na prevenção e no tratamento das doenças cardiovasculares e de inúmeras doenças inflamatórias (p. ex., a endometriose, a dismenorreia, a artrose e outras doenças reumatológicas). O ômega 3 também é benéfico no tratamento da osteoporose, além de ter efeito positivo no tratamento da depressão.

O óleo de peixe contém ácido docosahexaenoico (DHA) e ácido eicosapentaenoico (EPA) – ambos ácidos graxos da série ômega 3 – e tem sido utilizado para diminuir ou inibir a progressão da arteriosclerose, melhorando o risco cardíaco. Está presente principalmente nos peixes, mas também é encontrado na linhaça e em seu óleo, bem como em outras sementes. Também foi detectado em outras carnes, em menor quantidade.

Na gestação, a suplementação com ômega 3 já vem sendo prescrita rotineiramente, por seus benefícios terem sido já comprovados na proteção neurológica do feto.

Atualmente, devido à nossa dieta repleta de alimentos processados e industrializados, e ao nosso estilo de vida mais sedentário, a inflamação é tópico fundamental que predispõe a muitas doenças crônicas (p. ex., diabetes, doenças reumatológicas, cardiovasculares e até mesmo condições ligadas ao humor e à concentração). Melhorar esse quadro inflamatório com uma boa alimentação rica em peixes (ômega 3), frutas, verduras e legumes é um dos focos da Medicina Integrativa. Infelizmente, nossa alimentação costuma ter 20 vezes (ou mais) ômega 6 do que ômega 3, sendo o primeiro bastante inflamatório. Mas suplementar com o ômega 3 auxilia na diminuição do excesso de ômega 6 e de outros produtos inflamatórios associados.

Em adultos, a ingestão diária de ômega 3 pode variar de 1 a 4 g com, no mínimo, 700 mg de EPA e de DHA. O primeiro tem maior efeito anti-inflamatório; o segundo, efeito cardioprotetor. Os suplementos de ômega 3 precisam ser livres de metais pesados (p. ex., o mercúrio e o arsênio, encontrados em muitos peixes) e de corantes. As boas práticas de pesca que protegem as reservas naturais dos peixes e a purificação do ômega 3 são importantes pontos a serem verificados com os fabricantes. Há selos que atestam a qualidade, como MEG-3®, IFOS®, Reblas®, entre outros. Então, evite comprar suplementos em *sites* pouco confiáveis, pois há possibilidade de falsificação. Procure lojas, farmácias e *sites* de confiança que vendam produtos originais.

Pregnenolona

A pregnenolona é um pró-hormônio que serve como precursor para diferentes esteroides, incluindo cortisol, progesterona, desidroepiandrosterona (DHEA) e alopregnanolona. A pregnenolona é o principal esteroide sintetizado em seres humanos a partir do colesterol, podendo sua síntese ocorrer no cérebro, nas glândulas suprarrenais e nas gônadas. Sua produção é reduzida com a idade, o que leva a afetar a produção de outros hormônios em nosso organismo.

Além de precursora hormonal (chamada "mãe dos esteroides"), também auxilia na cognição, no humor e especialmente na memória. É utilizada para produzir hormônios esteroides que auxiliam nas atividades fisiológicas (como ingestão de alimentos, ciclo sono-vigília, reprodução) e, como já foi dito, na memória e na regulação do humor.

A dose diária de pregnenolona comumente prescrita é de 5 a 100 mg. São necessários, às vezes, de 2 a mais meses para se observar melhora da memória e da cognição.

O efeito colateral mais comum da pregnenolona é o excesso de oleosidade da pele, o que mostra conversão para hormônios masculinos e a necessidade de ajuste na dosagem. A diarreia ou a obstipação intestinal também pode ocorrer.

Probióticos

Probióticos são microrganismos que alteram a microbiota intestinal de forma favorável, inibindo o crescimento de bactérias nocivas à saúde e promovendo a boa digestão. Além disso, melhoram a função imunológica, como mostram alguns estudos. Um exemplo é o uso da *Bifidobacterium lactis*, que, em estudos duplo-cego randomizados, mostrou melhora da função imunológica de idosos. A ingestão

regular de probióticos pode ajudar a prevenir vaginites e vaginoses. Tanto a diarreia quanto a obstipação podem ser tratadas com o uso de probióticos, pois ajudam a restituir a regularidade do hábito intestinal.

Cepas como *L. reuteri*, *L. casei rhamnosus*, *Bifidobacterium breve*, *Bifidobacterium lactis*, *L. casei Shirota*, entre outras, têm sido utilizadas na prescrição de probióticos, pois atuam estimulando as evacuações, melhorando a consistência das fezes e reduzindo a dor abdominal, além de prevenir a ocorrência de diverticulite e hemorroidas.

Os probióticos podem ser encontrados tanto em alguns alimentos, como o iogurte, o *natto* ou o *kefir*, quanto em forma de suplementos. As pesquisas com microbiota e probióticos têm gerado muitas descobertas, mas ainda estamos longe de termos certezas a respeito do que é melhor para cada paciente. Considere que cada um tem uma ecologia própria e que nem tudo que é bom para um é bom para outro. A observação clínica e o bom senso devem prevalecer ao se prescrever probióticos.

Quercetina

A quercetina, encontrada em diversos vegetais e frutas, é um flavonoide com propriedades antioxidantes e anti-inflamatórias. Auxilia no combate a alergias alimentares e respiratórias e no controle do diabetes e da hipertensão, além de ser utilizada para melhorar a capacidade ocular em pacientes diabéticos e portadores de catarata. Tem ainda ação antitrombótica e vasodilatadora, e vem sendo usada na prevenção de doenças cardiovasculares e do acidente vascular cerebral (AVC). Encontrada em alimentos como cebola roxa, uva, brócolis, repolho, pimentão amarelo, alcaparras e na casca da maçã, é mais bem absorvida na presença da vitamina C e usualmente prescrita na dose de 400 mg, 2 vezes ao dia.

Resveratrol

O resveratrol, encontrado em algumas plantas e frutas (como o suco de uva natural, o vinho tinto, os mirtilos e o cacau), é um fitonutriente com ação antioxidante e anti-inflamatória. O resveratrol, com sua atividade antioxidante e protetora do organismo contra o estresse oxidativo, traz diversos benefícios para a saúde. Além de sua ação antioxidante, são reconhecidas também as ações anticancerígena, antiviral, protetora, anti-inflamatória, neuroprotetora, fitoestrogênica e antienvelhecimento. Ele protege o organismo contra doenças cardiovasculares, já que melhora o fluxo de sangue por relaxar os músculos dos vasos sanguíneos, e ajuda a reduzir a incidência de doenças neurodegenerativas e a combater inflamações no organismo.

A dose diária indicada de resveratrol varia entre 30 e 120 mg, não devendo exceder 5 g/dia. O resveratrol em excesso pode causar problemas gastrointestinais, como diarreias, náuseas ou vômitos. Os suplementos de resveratrol não devem ser usados por crianças, mulheres grávidas ou que estejam amamentando.

SAMe

O S-adenosil metionina, conhecido como "SAMe", é um agente biológico muito importante que participa em mais de 40 reações bioquímicas em nosso organismo. É sintetizado a partir da metionina e do ATP. Tem ação antioxidante nas estruturas do tecido conectivo e, aparentemente, melhora os níveis de dopamina, um importante neurotransmissor na regulação do humor. Além disso, tem efeito anti-inflamatório, alivia a dor e melhora a cicatrização dos tecidos e das articulações. Por essas qualidades, o SAMe é útil para pessoas que tenham artrose, fibromialgia e enxaquecas, pois reduz a dor.

Alguns estudos mostram que o SAMe pode melhorar a atividade do esperma em homens inférteis. E seu uso em pacientes com quadro depressivo é bastante eficaz. Contudo, é possível que suscite uma resposta de agitação e mania em pacientes bipolares; portanto, cautela é crucial nesses casos. A dose diária costuma ser de 800 a 1.600 mg. Pacientes em uso do SAMe devem utilizar concomitantemente as vitaminas B12 e B9, doses de cerca de 1 mg de cada uma.

Os efeitos colaterais incluem alterações gastrointestinais, insônia, cefaleia, agitação e irritabilidade. Não pode ser consumido por pacientes que façam uso de medicações inibidoras da monoamina oxidase (MAO) ou que fazem uso de antidepressivos ou de medicações para tratar Parkinson.

Bibliografia

Abbasi B, Kimiagar M, Sadeghniiat K, et al. The effect of magnesium supplementation on primary insomnia in elderly: a double-blind placebo-controlled clinical trial. J Res Med Sci. 2012;17(12):1161-1169.

Adams JB, Kirby JK, Sorensen JC, et al. Evidence based recommendations for an optimal prenatal supplement for women in the US: vitamins and related nutrients. Matern Health Neonatol Perinatol. 2022;8(1):4.

Bartkoski S, Day M. Alpha-lipoic acid for treatment of diabetic peripheral neuropathy. Am Fam Physician. 2016; 93(9):786.

Bath SC, Steer CD, Golding J, et al. Effect of inadequate iodine status in UK pregnant women on cognitive outcomes in their children: results from the Avon Longitudinal Study of Parents and Children (ALSPAC). Lancet. 2013;382(9889):331-337.

Becker DJ, Gordon RY, Halbert SC, et al. Red yeast rice for dyslipidemia in statin-intolerant patients: a randomized trial. Ann Intern Med. 2009;150(12):830-9, W147-149.

Carlomagno G, Unfer V. Inositol safety: clinical evidences. Eur Rev Med Pharmacol Sci. 2011;15(8):931-936.

Chang JPC, Su KP, Mondelli V, et al. Omega-3 polyunsaturated fatty acids in youths with attention deficit hyperactivity disorder: a systematic review and meta-analysis of clinical trials and biological studies. Neuropsychopharmacology. 2018;43(3):534-45.

Chavarro JE, Rich-Edwards JW, Rosner BA, et al. Use of multivitamins, intake of B vitamins, and risk of ovulatory infertility. Fertil Steril. 2008;89(3):668-676.

Chen O, Rogers GT, McKay DL, et al. The effect of multivitamin/multi-mineral supplementation on nutritional status in older adults receiving drug therapies: a double-blind, placebo-controlled trial. J Diet Suppl. 2022; 19(1):20-33.

Cohen PA, Maller G, DeSouza R, et al. Presence of banned drugs in dietary supplements following FDA recalls. JAMA. 2014;312(16):1691-1693.

Cohen PA. The FDA and adulterated supplements – dereliction of duty. JAMA Netw Open. 2018;1(6):e183329.

Fan L, Feng Y, Chen GC, et al. Effects of coenzyme Q10 supplementation on inflammatory markers: a systematic review and meta-analysis of randomized controlled trials. Pharmacol Res. 2017;119:128-136.

Galarraga B, Ho M, Youssef HM, et al. Cod liver oil (n-3 fatty acids) as an non-steroidal anti-inflammatory drug sparing agent in rheumatoid arthritis. Rheumatology (Oxford). 2008;47(5):665-669.

Gateva A, Unfer V, Kamenov Z. The use of inositol(s) isomers in the management of polycystic ovary syndrome: a comprehensive review. Gynecol Endocrinol. 2018l;34(7): 545-550.

Hidese S, Ogawa S, Ota M, et al. Effects of L-theanine administration on stress-related symptoms and cognitive functions in healthy adults: a randomized controlled trial. Nutrients. 2019;11(10):2362.

Hunter D, Foster M, McArthur JO, et al. Evaluation of the micronutrient composition of plant foods produced by organic and conventional agricultural methods. Crit Rev Food Sci Nutr. 2011;51(6):571-582.

Incze M. Vitamins and nutritional supplements: What do I need to know? JAMA Intern Med. 2019;179(3):460.

Ingrid Goh Y, Bollano E, Einarson TR, et al. Prenatal multivitamin supplementation and rates of congenital anomalies: a meta-analysis. J Obstet Gynaecol Can. 2006;28(8): 680-689.

Jenkins DJA, Spence JD, Giovannucci EL, et al. Supplemental vitamins and minerals for cardiovascular disease prevention and treatment: JACC Focus Seminar. J Am Coll Cardiol. 2021;77(4):423-436.

Koletzko B, Lien E, Agostoni C, et al. World Association of Perinatal Medicine Dietary Guidelines Working Group. The roles of long-chain polyunsaturated fatty acids in pregnancy, lactation and infancy: review of current knowledge and consensus recommendations. J Perinat Med. 2008;36(1):5-14.

Lehner A, Staub K, Aldakak L, et al. Impact of omega-3 fatty acid DHA and EPA supplementation in pregnant or breast-feeding women on cognitive performance of children: systematic review and meta-analysis. Nutr Rev. 2021;79(5):585-598.

Li N, Zhao G, Wu W, et al. The efficacy and safety of vitamin C for iron supplementation in adult patients with iron deficiency anemia: a randomized clinical trial. JAMA Netw Open. 2020;3(11):e2023644.

Liang Y, Zhao D, Ji Q, et al. Effects of coenzyme Q10 supplementation on glycemic control: A GRADE-assessed systematic review and dose-response meta-analysis of randomized controlled trials. EClinicalMedicine. 2022;52:101602.

Liao Y, Xie B, Zhang H, et al. Efficacy of omega-3 PUFAs in depression: a meta-analysis. Transl Psychiatry. 2019;9(1):190. Erratum in: Transl Psychiatry. 2021;11(1):465.

Liu X, Kezhen Lv. Cruciferous vegetables intake is inversely associated with risk of breast cancer: a meta-analysis. Breast. 2013;22(3):309-313.

Lyon MR, Kapoor MP, Juneja LR. The effects of L-theanine (Suntheanine®) on objective sleep quality in boys with attention deficit hyperactivity disorder (ADHD): a randomized, double-blind, placebo-controlled clinical trial. Altern Med Rev. 2011;16(4):348-354.

Mantle D, Heaton RA, Hargreaves IP. Coenzyme Q10 and immune function: an overview. Antioxidants (Basel). 2021;10(5):759.

Mastroiacovo P, Mazzone T, Addis A, et al. High vitamin A intake in early pregnancy and major malformations: a multicenter prospective controlled study. Teratology. 1999;59(1):7-11.

Middleton P, Gomersall JC, Gould JF, et al. Omega-3 fatty acid addition during pregnancy. Cochrane Database Syst Rev. 2018;11(11):CD003402.

Mijnhout GS, Kollen BJ, Alkhalaf A, et al. Alpha lipoic acid for symptomatic peripheral neuropathy in patients with diabetes: a meta-analysis of randomized controlled trials. Int J Endocrinol. 2012;2012:456279.

Mirzakhani H, Litonjua AA, McElrath TF, et al. Early pregnancy vitamin D status and risk of preeclampsia. J Clin Invest. 2016;126(12):4702-4715.

Monastra G, Unfer V, Harrath AH, Bizzarri M. Combining treatment with myo-inositol and D-chiro-inositol (40:1) is effective in restoring ovary function and metabolic balance in PCOS patients. Gynecol Endocrinol. 2017;33(1):1-9.

National Institutes of Health. Dietary Supplement Fact Sheets. [Internet]. [cited 2024 Jan 02]. Available from: https://ods.od.nih.gov/factsheets/list-all/https://www.dietaryguidelines.gov

National Institutes of Health. Dietary supplement fact sheets. [Internet]. [Cited 2024 Jan 02]. Available from: https://ods.od.nih.gov/factsheets/list-all/[ASA1] [HC2] [HC3]

Qato DM, Alexander GC, Conti RM, et al. Use of prescription and over-the-counter medications and dietary supplements among older adults in the United States. JAMA. 2008;300(24):2867-2878.

Rahman KW, Li Y, Wang Z, et al. Gene expression profiling revealed survivin as a target of 3,3'-diindolylmethane-induced cell growth inhibition and apoptosis in breast cancer cells. Cancer Res. 2006;66(9):4952-4960.

Rogers LK, Valentine CJ, Keim SA. DHA supplementation: current implications in pregnancy and childhood. Pharmacol Res. 2013;70(1):13-19.

Rumbold A, Middleton P, Crowther CA. Vitamin supplementation for preventing miscarriage. Cochrane Database Syst Rev. 2005;(2):CD004073.

Sadeghiyan GN, Abdollahi M, Najafi R, et al. Alpha-lipoic acid and coenzyme Q10 combination ameliorates experimental diabetic neuropathy by modulating oxidative stress and apoptosis. Life Sci. 2019;216:101-110.

Sándor PS, Di Clemente L, Coppola G, et al. Efficacy of coenzyme Q10 in migraine prophylaxis: a randomized controlled trial. Neurology. 2005;64(4):713-715.

Sharma A, Gerbarg P, Bottiglieri T, et al.; as Work Group of the American Psychiatric Association Council on Research. S-adenosylmethionine (SAMe) for neuropsychiatric disorders: a clinician-oriented review of research. J Clin Psychiatry. 2017;78(6):e656-e667.

Soeken KL, Lee WL, Bausell RB, et al. Safety and efficacy of S-adenosylmethionine (SAMe) for osteoarthritis. J Fam Pract. 2002;51(5):425-430.

Surén P, Roth C, Bresnahan M, et al. Association between maternal use of folic acid supplements and risk of autism spectrum disorders in children. JAMA. 2013;309(6):570-577.

Tan CSS, Lee SWH. Warfarin and food, herbal or dietary supplement interactions: a systematic review. Br J Clin Pharmacol. 2021;87(2):352-374.

Terry P, Wolk A, Persson I, et al. Brassica vegetables and breast cancer risk. JAMA. 2001;285(23):2975-2977.

Thomson CA, Chow HHS, Wertheim BC, et al. A randomized, placebo-controlled trial of diindolylmethane for breast cancer biomarker modulation in patients taking tamoxifen. Breast Cancer Res Treat. 2017;165(1):97-107.

Traina G. The neurobiology of acetyl-L-carnitine. Front Biosci (Landmark Ed). 2016;21(7):1314-1329.

Trebatická J, Hradečná Z, Surovcová A, et al. Omega-3 fatty-acids modulate symptoms of depressive disorder, serum levels of omega-3 fatty acids and omega-6/omega-3 ratio in children. A randomized, double-blind and controlled trial. Psychiatry Res. 2020;287:112911.

Visentin S, Malpeli A, Fasano V, et al. Docosahexaenoic acid in mature breast milk of low-income mothers. J Pediatr Gastroenterol Nutr. 2019;68(5):738-741.

Wang J, Gaman MA, Albadawi NI, et al. Does omega-3 fatty acid supplementation have favorable effects on the lipid profile in postmenopausal women? A systematic review and dose-response meta-analysis of randomized controlled trials. Clin Ther. 2023;45(1):e74-e87.

Yerushalmi R, Bargil S, Ber Y, et al. 3,3-Diindolylmethane (DIM): a nutritional intervention and its impact on breast density in healthy BRCA carriers. A prospective clinical trial. Carcinogenesis. 2020;41(10):1395-1401.

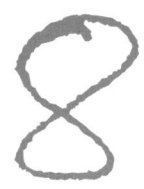

Síndrome Pré-Menstrual

A maioria das mulheres (70 a 90%) já teve ou irá ter desconforto físico ou psíquico no período pré-menstrual. Apesar de altamente prevalentes, esses sintomas só são considerados *síndrome* quando afetam a qualidade de vida. Ou seja, a magnitude dos sintomas é o que determina o diagnóstico de síndrome pré-menstrual. À medida que a menopausa se aproxima, as mulheres costumam relatar ainda mais sintomas ligados ao pré-menstrual, os quais chegam a causar impacto significativo em quase ⅓ das mulheres na perimenopausa.

A tensão pré-menstrual (TPM) é tão comum que chega a ser estranho transformá-la em uma doença; portanto, atenção aos critérios diagnósticos. Para que a TPM seja uma síndrome pré-menstrual que merece tratamento específico – ou um transtorno disfórico pré-menstrual, classificado e tratado como doença psiquiátrica –, é necessário entender sua intensidade, a regularidade e a frequência dos sintomas ligados ao ciclo menstrual.

Hoje, há inúmeros sintomas associados a essa síndrome, como insônia, vontade de comer doce ou sal, tristeza, angústia, raiva, desesperança, inchaço, dores nas mamas, cefaleia, cólicas, aumento do volume abdominal, obstipação, etc. São tantos os sintomas que até perdemos a conta.

Contudo, na literatura médica, só se falou de alterações pré-menstruais a partir de 1930. Deve-se lembrar de que, na época, eram homens, em sua maioria, que escreviam os livros e artigos médicos. Apenas em 1950 tais alterações foram descritas como uma síndrome. De certa forma, chamar esses sintomas de síndrome ou de transtorno disfórico (dependendo da gravidade) trouxe um grande conforto às mulheres que, mensalmente, sofriam com essas alterações de modo mais intenso e disruptivo e não tinham o reconhecimento do que estavam passando. Há muitos tratamentos disponíveis, e nada justifica deixar a mulher sofrendo mensalmente alegando que isso é normal.

A palavra "histeria", por exemplo, usada para descrever um tipo de neurose na qual os sintomas físicos são fruto de uma condição psicossomática, vem do grego *hysteros*, que quer dizer "útero". Já Hipócrates, considerado o "pai da Medicina", falava que o sangue do útero subia à cabeça das mulheres e esse fato as tornava suscetíveis a sintomas e alterações de humor e de comportamento na época perimenstrual. Essas descrições são, hoje, muitas vezes consideradas pejorativas; contudo, há de se reconhecer que a mulher tem uma natureza diferente da do homem, cíclica e mais sensível às suas mudanças hormonais.

A segunda fase do ciclo menstrual, da ovulação até a menstruação, é chamada **fase lútea**, pois, normalmente, o corpo lúteo é formado após a ovulação e irá reger a liberação da progesterona. É nessa fase que se dá o período pré-menstrual. Nessa segunda parte do ciclo, as mulheres, em geral, estão mais emotivas, mais sensíveis aos sentimentos, querem ficar mais quietas, conservar a energia, contemplar mais.

A seguir, são apresentadas as diversas teorias que falam da etiologia da síndrome pré-menstrual. Todavia, para além da progesterona, do estradiol, das endorfinas e de outras modulações hormonais existe uma profundidade que só pode ser abarcada se compreendermos psíquica, energética e simbolicamente essas mudanças que ocorrem na mulher.

Cerca de 6 a 10% das mulheres (mais de 200 milhões) têm síndrome pré-menstrual. Os sintomas, sejam físicos, psíquicos, ou ambos, precisam estar presentes na fase lútea e melhorar após a menstruação, e ainda serem fortes o suficiente a ponto de interferir no dia a dia da mulher (na escola, no trabalho, em seus relacionamentos etc.).

Os sintomas da síndrome pré-menstrual podem ser físicos, como:

- Cefaleia
- Retenção de fluidos
- Mastalgia
- Dores abdominais
- Cólicas menstruais.

Também podem ser psíquicos, como:

- Irritabilidade
- Ansiedade
- Humor depressivo.

Não há exames laboratoriais ou de imagem que confirmem tal diagnóstico. Um histórico e um exame físico bem-feitos são cruciais para o diagnóstico, incluindo natureza, tempo e gravidade dos sintomas. É possível aplicar, a cada mês, uma escala de desconforto, indicando 0 para nenhum desconforto e 10 para o máximo de desconforto, por pelo menos 2 a 3 meses consecutivos.

Na anamnese, é muito importante perguntar sobre hábitos de vida, como dieta, ingestão alcoólica e atividade física, além do nível de estresse e outros problemas de saúde.

Além da síndrome pré-menstrual, existe um transtorno psiquiátrico chamado "transtorno disfórico pré-menstrual" (TDPM), caracterizado por acessos de raiva, humor depressivo e ansiedade, que interferem nas atividades da mulher em casa, no trabalho e na escola. Se aplicarmos estritamente os critérios do Manual Diagnóstico e Estatístico de Transtornos Mentais (DSM-5), a incidência do TDPM é de cerca de 1 a 2% da população de mulheres.

O pensar simbólico

Na Medicina Tradicional Chinesa (MTC), há uma simbologia para esse período: a fase *Yang* do ciclo da roda do *Tai Chi* corresponde à Madeira/primavera e ao Fogo/verão, e a fase *Yin*

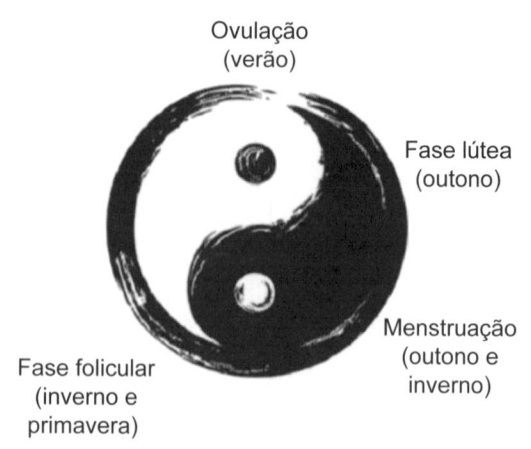

Figura 8.1 *Yin-Yang* no ciclo menstrual.

corresponde ao Metal/outono e à Água/inverno (Figura 8.1). No livro *Domínio do Yin. Da fertilidade à maternidade: a mulher e suas fases na Medicina Tradicional Chinesa*, faço uma analogia ao ciclo menstrual e às diferentes fases da roda do *Tai Chi*.

A fase folicular corresponde à saída do inverno (elemento Água) e à entrada da primavera (elemento Madeira). Já a ovulação, e possível fertilização, corresponde ao auge do verão (elemento Fogo). Segundo a mitologia grega, o momento em que Perséfone reencontra sua mãe e a natureza está em festa corresponde à fase *Yang* – luminosa, fase de expansão, de ir para o mundo, de juventude e produtividade.

Já a fase lútea corresponde ao outono (elemento Metal), que representa o recolhimento e o armazenamento da energia. A menstruação também está ligada ao outono e ao início do inverno (elemento água), quando há o máximo do recolhimento.

Durante o inverno, contudo, há a semente do novo, e a nova vida começa a se formar em seu interior. (O óvulo começa a se formar ainda no inverno, na visão da MTC.)

A fase lútea, quando há a manifestação dos sintomas da síndrome-pré-menstrual, corresponde ao momento *Yin* de recolhimento, à descida ao submundo e ao mundo do inconsciente. A mulher está mais sensível e precisa se resguardar, interiorizar-se; caso contrário, fica deprimida, irritada e tem sintomas físicos. Ao mesmo tempo, nessa fase reside a possibilidade de renovação, pois é aqui que o novo ciclo se inicia.

Essa mesma analogia dos ciclos vale para a menopausa, que é um convite para a entrada em uma fase mais *Yin* da vida da mulher, na qual ela não é mais menina, e sim rainha do seu próprio mundo interior. Existe uma passagem de menina/virgem à mãe, e de mãe à anciã. A anciã não é muito valorizada em nossa cultura do eternamente jovem, porém era reverenciada como modelo de figura sábia, uma mulher que amadureceu e viveu a sua vida.

As mulheres que ficam presas à sua fase *Yang*, expansiva e produtiva, também ficam mais presas a um mundo exteriorizado, sem a profundidade do mergulho interior. Os ciclos são a ordem natural do feminino. (Homens também passam por um ciclo, porém de forma menos evidente e constante do que as mulheres.)

Respeitar os ciclos significa respeitar a beleza da vida, da alternância do *Yin* e do *Yang*, da impermanência e do próprio movimento. Quem fica estagnado e identificado com um dos polos, adoece. Uma mulher não é para sempre jovem. Aquelas senhoras que tentam parecer meninas têm algo de triste e falso em sua imagem forçosamente congelada. A vida prossegue, e a semente do novo está no coração do velho.

A síndrome pré-menstrual é, por ser natural, extremamente prevalente, porém torna-se patológica, e até mesmo grave, como no caso do TDPM, quando não se respeita o movimento de parada, de descida ao mundo inferior, inconsciente e interior.

Essas questões são mais frequentes nos dias de hoje, pois as mulheres são constantemente estimuladas para fora, para o externo a si mesmas. Muitas se abandonam, conectadas a valores externos, perdendo as referências internas e sutis.

Mitologia

Na mitologia grega, quando Hades (o deus do Inferno) raptou Perséfone, filha de Ceres (a deusa do Cereal), e levou-a para o Inferno, Ceres entrou em depressão, e o mundo entrou em um longo e infrutífero inverno, uma vez que ela era quem permitia a fertilidade dos campos e da natureza. Ceres, fechada em sua tristeza materna, recusava-se a produzir o cereal (alimento).

Hades recebeu o pedido de libertar Perséfone, pois a humanidade estava morrendo de fome devido à longa depressão de Ceres.

Perséfone foi então autorizada a voltar para este mundo, o mundo da terra, e ficar com a sua mãe, mas não poderia ingerir nada do submundo. Contudo, a jovem Perséfone comeu algumas sementes de romã – símbolo da fertilidade – e acabou presa no Inferno.

Hades a tornou sua esposa e rainha do Inferno. Tiveram filhos, e ele permitiu que Perséfone visitasse sua mãe, Ceres, a cada ano, por 6 meses, a metade do ano.

Assim, os meses de primavera e verão são aqueles em que Perséfone se encontra com a mãe, e a natureza está exuberante; e os meses de outono e inverno são aqueles em que Perséfone volta ao Inferno, deixando Ceres recolhida em saudades e tristeza, o que consequentemente ocasiona a diminuição do alimento e o recolhimento.

Perséfone, antes uma menina ingênua, tornou-se mulher e rainha. Foi raptada, violada, sofreu, amadureceu, experimentou a fertilidade (simbolizada pela romã) e virou mãe. Seu caminho inclui, além de um ciclo de sombras (no Inferno) e outro de luz (na Terra), um ciclo de mulher e outro de filha.

Nesse mito, o Inferno representa uma descida ao inconsciente, ao mundo interior, ao mundo não visto e não perceptível.

Etiologia da síndrome pré-menstrual

Compreender as causas dessa síndrome auxilia no direcionamento do tratamento dela. Contudo, suas causas não são completamente claras, e há várias teorias que podem explicar essa desordem física e psíquica:

- Deficiência de serotonina: mulheres mais propensas à síndrome pré-menstrual e com sintomas mais graves têm, aparentemente, deficiência nos níveis de serotonina; por essa razão, podem responder ao uso de antidepressivos para o tratamento dos sintomas pré-menstruais
- Resposta exacerbada às flutuações hormonais: aparentemente, os níveis hormonais são os mesmos em mulheres que sofrem da síndrome e naquelas que não sofrem; contudo, as que sofrem parecem ter uma resposta mais intensa às flutuações hormonais
- Deficiências nutricionais de magnésio e cálcio

- Alteração no sistema GABA,[1] na liberação de endorfinas e hiperprolactinemia
- Traumas e abuso na infância
- Alteração no equilíbrio do sistema autonômico.

Do ponto de vista metabólico, a queda do estrógeno na fase lútea pode diminuir a serotonina, a dopamina e a melatonina. Já a queda de progesterona e seu metabólito primário, a alopregnanolona, pode levar a alterações dos receptores GABA A (aparentemente em razão da queda de alopregnanolona).

Os estudos não mostram diferença na quantidade hormonal entre mulheres que sofrem e mulheres que não sofrem de síndrome pré-menstrual, ou até mesmo da desordem disfórica pré-menstrual. Todavia, a queda do estradiol e da progesterona está associada a esses problemas. Por que será, afinal?

Sabemos que o estradiol, por meio da regulação da serotonina, auxilia na regulação do humor, do sono e de hábitos alimentares. Acredita-se, então, que, em mulheres que tenham maior sensibilidade à flutuação hormonal, à queda hormonal, isso irá modular a secreção de serotonina.

Aparentemente, foram observadas, nos últimos estudos, diferenças nas estruturas cerebrais (amigdala, córtex pré-frontal e volume da substância cinzenta) de mulheres que sofrem e daquelas que não sofrem de síndrome pré-menstrual.

Ademais, a fase lútea está ligada a maiores níveis de citocinas pró-inflamatórias, ao aumento da proteína C reativa e de mediadores como a interleucina 2 (IL-2), a interleucina 4 (IL-4) e o fator de necrose tumoral alfa (TNF-α).

---

[1] Ácido gama-aminobutírico (GABA) é um aminoácido que funciona como o principal neurotransmissor inibitório para o sistema nervoso central (SNC). Ele atua reduzindo a excitabilidade neuronal, inibindo a transmissão nervosa. Neurônios GABAérgicos estão localizados no hipocampo, tálamo, gânglios da base, hipotálamo e tronco cerebral. O equilíbrio entre a transmissão neuronal inibitória via GABA e a transmissão neuronal excitatória via glutamato é essencial para a estabilidade adequada da membrana celular e para a função neurológica. GABA reduz a capacidade de uma célula nervosa receber, criar ou enviar mensagens químicas para outras células nervosas. Muitas condições médicas estão associadas à alteração dos níveis de GABA.

Clínica

Entre os sintomas emocionais e cognitivos da síndrome pré-menstrual, notam-se: mudança de humor, irritabilidade, depressão, ansiedade, confusão ou pensamento não claro, labilidade emocional, facilidade em chorar, fadiga, insônia, mudança de libido, compulsão alimentar e aumento da necessidade de ingerir carboidratos.

Já os sintomas físicos são: acne, urticárias, distensão abdominal, cólica, cefaleia, dor e aumento das mamas, enxaqueca, edema (inchaço em mãos, pés e rosto), perda de equilíbrio e coordenação motora. Além disso, constata-se a piora de outras condições, como artrite, sinusite, epilepsia e asma.

Tratamento

Tratamento farmacológico

Em geral, quando tratamos uma mulher com síndrome pré-menstrual, a abordagem farmacológica, pela alopatia, costuma ser com base nos sintomas. Por exemplo, para o sono, são receitados benzodiazepínicos; para inchaço, diuréticos; e para dores, analgésicos. Não há uma abordagem única, mas há tentativas do uso de antidepressivos inibidores seletivos de recaptação de serotonina (ISRS) e de anticoncepcionais orais (ACO) para minimizar os sintomas como um todo.

As prescrições usuais para a síndrome pré-menstrual incluem:

- Uso de antidepressivos
- Uso de ACO (os dados são conflitantes)
- Uso de progesterona, na fase lútea
- Uso de anti-inflamatórios não hormonais para alívio de dores e cólicas menstruais.

Hábitos de vida

Você sabia que, quanto maior o índice de massa corpórea (IMC) de uma mulher, maiores as chances de ela ter síndrome pré-menstrual? As mulheres que se exercitam mais têm, por certo, uma diminuição dos sintomas físicos e psíquicos do pré-menstrual. A atividade física libera endorfinas e auxilia na regulação dos altos e baixos dessa fase do ciclo, melhorando o sono, a diurese, as dores e os sintomas psíquicos.

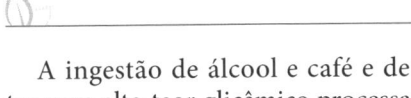

A ingestão de álcool e café e de alimentos com alto teor glicêmico processados e industrializados prejudica muito a síndrome pré-menstrual.

Com o passar dos anos e a aproximação da menopausa, os sintomas pré-menstruais podem piorar devido à maior queda e à labilidade dos hormônios.

Orientações gerais:

- Exercício físico regular: recomenda-se, no mínimo, 150 minutos de atividade física moderada por semana
- Redução do consumo de café e álcool
- Dieta rica em fibras e baixa em gorduras saturadas, gorduras *trans* e carboidratos simples
- Jejum noturno de 12 horas, principalmente na fase lútea.

Meditação

Estamos sempre muito conectados com os nossos afazeres, com o fazer e o realizar, mas, se prestarmos atenção, somos seres humanos, e aqui o aspecto SER não é o mesmo que o fazer. Nossa vida tem um significado com relação a "ser" que ultrapassa, em muito, o com o "fazer". Temos múltiplas dimensões, como seres complexos que somos.

Ao meditar, você se propõe a explorar e a experenciar alegrias, tristezas, prazeres e incômodos, por meio da observação e da presença de si mesmo. Quantas vezes você se dá conta, horas ou dias depois, de que algo a impactou profundamente? Uma experiência, uma conversa, uma sensação física, uma emoção… Imagine, agora, as vezes em que você nem se dá conta… e apenas reage – pois, de fato, reagimos mesmo sem nos darmos conta do que está acontecendo. E se você tivesse percebido? E se estivesse realmente presente em si? Como teria sido a sua resposta a tal situação? Será que teria respondido da mesma maneira ou, quem sabe, não teria sequer tido uma reação?

Meditar é se perceber, se relacionar consigo, com o outro e com o mundo. Facilita abrir possibilidades dentro de sua própria história e de seu próprio caminho… É iniciar um encontro criativo consigo mesmo.

Meditar é uma prática em si e não deve ser feita em busca de algum objetivo a não ser o da própria experiência. Quem medita procura estar atento ao aqui e ao agora, à respiração, ao momento em que se está vivendo.

Meditar significa estar presente. Ser capaz de viver o momento presente é essencial, pois o passado não existe mais, e o futuro é apenas uma ilusão. É preciso estar presente sem julgamento de valores, sem busca de resultados, sem uma finalidade específica, salvo a de ser e estar.

Meditação é um estado não mental e não cerebral de consciência humana, que proporciona harmonia com o ritmo de vida interior e harmonia com o ritmo de vida universal. A palavra "meditar" pode, muitas vezes, ser associada ao ato de meditar sobre algo, sobre um ponto predeterminado por algum tempo; a um esforço consciente para manter a atenção nesse ponto. Essa atividade mental é, na verdade, concentração, e não meditação. *Dhyana* (do sânscrito) é muito mais que concentração; é um estado do ser e de ser, e não uma atividade. O ser pode brotar e desabrochar nesse estado de ser, como diz Vimala Thakar, mestre espiritual e ativista social indiana.

Esse estado de ser, esse modo de viver em atenção plena, dinâmica e amorosa, não é um ato cerebral de atenção. O cérebro, por meio de padrões cerebrais cristalizados, é tão condicionado quanto todo o resto do corpo físico.

A meditação pode auxiliar nos quadros de síndrome pré-menstrual, abrindo um espaço de consciência e pausa. Em si, a meditação se torna curativa, reestabelece os ritmos, mas isso acontece como consequência da prática, e não como objetivo.

Terapias mente-corpo

As terapias mente-corpo incluem práticas como a ioga, o *Tai Chi Chuan*, o *Chi Kung*, entre outras. Técnicas modernas como, por exemplo, Feldenkrais, técnica de Alexander, Rolfing, osteopatia, trazem o mesmo olhar global, em que o corpo, inserido em um amplo espectro de consciência, é trabalhado para se atingir um estado de percepção mais profunda de si e do ambiente.

As terapias mente-corpo possibilitam a transformação de quadros como o da síndrome pré-menstrual, pois levam a um maior relaxamento e consciência da respiração, das tensões internas e dos ritmos que devem ser respeitados.

Suplementos

Alguns suplementos têm sido utilizados, com sucesso, para o tratamento da síndrome pré-menstrual. Vejamos a seguir.

Cálcio

Geralmente são recomendas doses de 500 a 1.200 mg/dia de cálcio, mas é fundamental calcular sua ingestão básica na dieta (p. ex., pacientes que comem queijo ou tomam leite podem precisar de muito menos cálcio do que a dose indicada acima). Essa quantidade de cálcio pode ser ingerida em duas doses, 2 ou 3 vezes ao longo do dia. Para aquelas que suplementam com o cálcio, é necessário certificar-se de que o magnésio e a vitamina D estejam também sendo suplementados, para que o cálcio se deposite nos ossos, e não nas artérias.

Magnésio

Fundamental para o tratamento da tensão pré-menstrual, o magnésio diminui a tensão, a cefaleia, a irritabilidade e a insônia. A dosagem recomendada de magnésio glicinato é de 300 a 700 mg/dia. O cloreto de magnésio também pode ser utilizado, mas, em algumas pacientes, pode causar diarreia. Em geral, ele é utilizado em mulheres com quadro de cólicas e aumento do volume abdominal associado ao ciclo menstrual. Se a mulher tiver enxaqueca pré-menstrual, o uso do magnésio (preferencialmente o magnésio treonato, que penetra melhor a barreira hematoencefálica), deve ser feito no período noturno, antes de ela dormir. Ao usar suplementos, atenção aos sintomas gastrointestinais, como diarreia, queimação e refluxo.

Vitamina D

Ela é fundamental na absorção do cálcio. A pacientes que apresentam níveis muito baixos de vitamina D no sangue, sugere-se suplementar, inicialmente, com cerca de 5.000 a 8.000 UI/dia, por 8 semanas, e depois manter a dose de 2.000 a 4.000 UI/dia (podendo chegar a até mais, se necessário). As doses de vitamina D devem ser adequadas a cada paciente, observando-se os níveis básicos dessa vitamina no organismo.

Vitamina B6

A vitamina B6, também chamada "piridoxina", é utilizada na dose de 50 a 100 mg/dia, para melhorar a dor e o inchaço nos seios e os sintomas de depressão. Atenção: doses excessivas podem causar toxicidade nos nervos, resultando em neuropatia ou ataxia. As vitaminas não devem ser utilizadas sem o conhecimento da dosagem e do potencial tóxico. Não ultrapasse 200 mg/dia.

Vitamina B1

A vitamina B1, também chamada "tiamina", é utilizada em quadros de fadiga, náuseas, vômitos, depressão, dismenorreia, além de reduzir em 35% os sintomas psíquicos do transtorno disfórico pré-menstrual (TDPM). A dose pode variar de 5 a 100 mg/dia.

Inositol

O inositol inicialmente foi classificado como uma vitamina do complexo B. No entanto, estudos posteriores revelaram que o corpo humano pode sintetizá-lo a partir da glicose, o que o diferencia das vitaminas tradicionais. Ele tem duas funções interessantes: melhorar a regularidade do ciclo menstrual e atuar como ansiolítico. A dose usual é de 2 a 4 g/dia do mio-inositol. Alguns trabalhos indicam o uso de 2 a 4 g/dia de mioinositol para 20 a 40 mg de D-quiro-inositol, respeitando a proporção de 10:1.

Ferro

Pacientes com anemia ou com níveis de ferritina abaixo de 50 ng/mℓ beneficiam-se do uso do ferro na forma de sulfato ferroso, ou em suplementos vitamínicos com ferro. Usualmente, no tratamento da anemia ferropriva, faz-se uso de 3 a 5 mg/kg/dia pelo tempo necessário até a normalização dos níveis de hemoglobina. (No caso da anemia e também da ferritina, tenha cuidado, pois a ferritina pode aumentar em situações de infecções e inflamações, não sendo, portanto, totalmente fidedigna como valor laboratorial.) Lembre-se apenas de que a ingestão de ferro, via oral, pode levar à obstipação e à dor de estômago. Assim, algumas mulheres necessitarão de ferro intravenoso para corrigir a anemia.

Vitamina E

Esta vitamina lipossolúvel é mais bem absorvida durante uma refeição que contenha gorduras. A dose recomendada é de 50 a 100 mg/dia, na forma de tocotrienos e tocoferóis. Há alguns estudos que apontam a dose de 1 a 2 g/dia, durante 6 meses.

Suplementos botânicos

Cimicífuga ou erva-de-são-cristóvão

Esta maravilhosa planta é utilizada para quadros de cólicas menstruais, tensão pré-menstrual e calores da menopausa. Como uma mulher linda por fora e segurando as pontas por dentro, essa planta, linda e delicada por fora, é excelente para tratar as menstruações dolorosas e tensões de forma geral. A raiz e o rizoma da erva-de-são-cristóvão ou cimicífuga (*Actaea racemosa*) têm propriedades anti-inflamatórias, antiespasmódicas, diuréticas e sedativas. Seus melhores resultados se dão no uso para cólicas menstruais.

É importante notar que a cimicífuga não é um fitoestrógeno; portanto, pacientes com câncer de mama também podem usá-la com segurança, segundo mostram os estudos clínicos publicados.

Na síndrome pré-menstrual, é indicada para diminuir a depressão, a tensão e a irritabilidade. Em geral, a cimicífuga é utilizada na dose de 40 a 80 mg, dividida em 2 vezes ao dia. O seu chá é utilizado antes e durante as menstruações.

Pacientes hepatopatas, ou que façam uso de medicações hepatotóxicas (p. ex., paracetamol), devem ter cuidado ao ingerir a cimicífuga, pois há relatos de aumento de enzimas hepáticas depois do uso prolongado da planta em altas doses.

Vitex

O *Vitex agnus castus*, ou apenas vitex, é uma planta utilizada nos mosteiros, desde a Idade Média, para diminuir o desejo sexual dos monges e auxiliar na manutenção do voto de castidade. Por isso, é também conhecida como "pimenta-de-monge". Contudo, suas principais funções são inibir o excesso de prolactina e melhorar a secreção de progesterona, regularizando os ciclos menstruais. Muito indicada para mulheres com síndrome dos ovários policísticos, para aquelas com menstruação irregular e com síndrome pré-menstrual.

Em geral, recomenda-se de 300 a 500 mg/dia, preferencialmente no período da manhã. Se for utilizar um extrato padronizado e concentrado com agnosídeos ou casticina, a dose é de 20 a 50 mg, divididas e ingeridas até 3 vezes ao dia, ou extrato seco padronizado 0,5%:150 mg, 1 ou 2 vezes ao dia. Como o vitex tem efeito inibitório na prolactina, deve ser evitado em mulheres que estão amamentando. Na gestação, no entanto, é aparentemente seguro, não há toxicidade descrita.

Outro cuidado é na indicação dela a pacientes que estão fazendo o uso de bromocriptina e metoclopramida devido à ação agonista da dopamina.

Erva-de-são-joão ou mentrasto

Esta planta tem folhas perfuradas (daí o seu nome em latim: *Hypericum perforatum L.*; *perforatum* significa "que deixa a luz passar"). Isso explica, em parte, suas aplicações, pois, do ponto de vista mental, possibilita ver a luz, quando não se sabe para onde ir. A erva-de-são-joão vem sendo utilizada na Psiquiatria para tratamento de depressão leve, e há estudos que mostram que ela melhora sintomas físicos e psíquicos da síndrome pré-menstrual.

Normalmente, sua dosagem é de 900 a 1.500 mg/dia, em forma de extrato, com 0,1 a 0,3 de hipericina, ou 3 a 5% de hiperforina, dividida em 2 ou 3 vezes. Deve-se ter cuidado especial com pacientes que fazem uso de outras medicações psicotrópicas, pois podem ocorrer interações medicamentosas. Essa erva ativa a enzima CYP3A4 e, provavelmente, por esta razão, pode ocorrer eventual diminuição da eficácia de outras medicações.

Óleo de prímula

O óleo de prímula é rico em ácido gamalinolênico (GLA), um tipo de ácido graxo essencial para a produção de prostaglandina E1. A prostaglandina E, quando baixa, pode aumentar a sensibilidade à prolactina, responsável pelo surgimento dos sintomas da TPM, como retenção de líquidos, sensibilidade nas mamas, irritabilidade, depressão, compulsão alimentar ou dor de cabeça.

Desse modo, o óleo de prímula ajuda a prevenir a sensibilidade à prolactina e a aliviar os sintomas da TPM. A dosagem de 1 a 3 g/dia tem sido há muito utilizada para amenizar a síndrome pré-menstrual, porém os estudos ainda não comprovam a sua eficácia.

Valeriana

Estudos mostram que a valeriana (*Valeriana officinalis*) atua melhorando os quadros de irritabilidade, insônia e outros desequilíbrios emocionais e comportamentais. Lembrando que a valeriana é uma erva de odor forte, e muitas pessoas não apreciam o seu chá por causa do odor, não do gosto. Portanto, a melhor forma de prescrevê-la é em tinturas ou extrato seco de 500 mg/dia no período noturno.

Há uma pequena porcentagem de pacientes (cerca de 5 a 10%) que irá apresentar o chamado "efeito paradoxal", no qual, em vez de relaxamento, passam a ter sono mais agitado e com mais sonhos. Esses pacientes devem descontinuar a valeriana.

Dong Quai

O Dong Quai (*Angelica sinensis*) e o Ginkgo biloba são ervas muitas vezes utilizadas para o tratamento da síndrome pré-menstrual, sem, no entanto, a comprovação de sua eficácia em estudos publicados. Porém, em fórmulas magistrais chinesas, o Dong Quai aparece, constantemente, como uma erva que auxilia nos quadros de cólicas e TPM. As doses de Ginkgo biloba variam de 120 a 250 mg/dia. No caso da *Angelica sinensis*, a dose recomendada é de 200 mg, ingeridas 2 vezes ao dia.

Óleo das sementes de borago

O borago (*Borago officinalis*) é rico em GLA, que facilita a formação de prostaglandinas e auxilia na inflamação e em sintomas da síndrome pré-menstrual. A dose recomendada é de 900 mg, 1 vez ao dia.

Sintomas pré-menstruais à luz da Medicina Tradicional Chinesa

Na MTC, os sintomas pré-menstruais, sejam eles mais ou menos intensos, estão associados a um quadro chamado "estase do *Qi* do fígado", tipicamente associado aos seguintes sintomas: irritabilidade ou tristeza, angústia, aumento da vontade de ingerir doces, dor e inchaço nas mamas e, no hipocôndrio, dificuldade de iniciar o sono, cólicas menstruais, enjoos ou problemas gastrointestinais que pioram antes da menstruação, além de sensação de aperto na garganta e no peito (com o alívio dos sintomas quando a paciente fala ou chora), cefaleia, pulso tenso ("em corda") e língua eventualmente com coloração mais arroxeada (quando o quadro é mais grave e evolui também para a estase de sangue do fígado).

O que leva a esse desequilíbrio é uma pré-disposição pessoal por emoções cronicamente reprimidas (como a raiva e a frustação), ingestão excessiva de alimentos gordurosos e de álcool e quadros de desgaste do *Yin* do fígado (que tem a ver com não descansar o suficiente, dormir tarde, não respeitar o ritmo natural do corpo).

Na introdução deste capítulo, foi citado o mito de Perséfone, que precisa descer ao Inferno e interiorizar-se para se resgatar como mulher. Na MTC, a entrada do outono, movimento do elemento Metal, é um convite ao recolhimento, à desaceleração e ao corte (Metal) do supérfluo, para que nós, mulheres, possamos nos renovar em um novo ciclo de vida (nova ovulação), cujas raízes se formam no inverno e eclodem na primavera. Mas quem se apega demais aos movimentos *Yang* (primavera e verão) dificilmente consegue entrar no outono de forma saudável.

Em primeiro lugar, a MTC convida a paciente a reconhecer essa resistência ao recolhimento, ao movimento introspectivo *Yin*, seja por demandas externas (p. ex., excesso de trabalho, estudos, compromissos no período noturno), seja por escolhas pessoais (p. ex., festas, excesso de compromissos, dificuldade de reconhecer seus limites etc.).

Reconhecido o que leva à desarmonia, propõe-se o uso das medidas explicadas a seguir.

Acupuntura

Como pontos que reestabelecem o fluxo natural do *Qi* do fígado e tonificam o *Yin* do fígado, temos como exemplos: F3, VB34, F8, VB20, IG4, CS6, B17, B18, F14, BP6, VC17, VB40, P7.

Alimentação

Na alimentação, recomenda-se:

- Evitar açúcares, alimentos frios ou de sabor muito ácido (se precisar usar açúcar, opte pelo mascavo, em pequena quantidade), pois têm propriedade adstringente e pioram a estagnação
- Consumir vegetais, legumes e frutas: alface, alho-poró, raiz de cebola verde, cabeça branca de cebola verde, bulbo de cebolinha verde, cebolinha, cenoura, cogumelo *shitake*, vagem, batata-doce, coco
- Consumir carnes e fontes de proteínas no caso de deficiência do *Yin*: carne bovina, mariscos, mexilhão, peixe-voador, *tofu*, frango
- Consumir algumas especiarias e temperos: açafrão, alho, anis-estrelado, cidra, cominho, semente de melão-cantalupo, semente de cardamomo, semente de erva-doce, endro, raiz de erva-doce, folha de figueira, hortelã, flor de jasmim, folha de laranjeira, folha de limão, broto de lótus, malte, menta, folha de mangueira, manjericão doce, semente de mostarda, orégano, folha de orquídea, rosa, semente de tangerina, rosmarinho, tomilho.

Fitoterapia

Fórmulas chinesas:

- *Chai Hu Shu Gan San*: pó de *Radix bupleuri*, para dispersar o *Qi* do fígado
- *Xiao Yao San*: pó que promove a circulação.

Caso entenda-se que, junto à estase do *Qi* do fígado, há uma deficiência do *Yin* do fígado, será necessário, além das medidas mencionadas, tonificar o *Yin* e, eventualmente, o *Xue*.

Fórmulas magistrais chinesas:

- *Jia Wei Xiao Yao San*: pó que promove a circulação, tonifica o *Yin* e circula o Qi
- *Dang Gui Bu Xue Tang*: decocção de *Angelica sinensis* para tonificar o sangue.

Uma boa combinação utilizada na síndrome pré-menstrual é o *Dang Gui Bu Xue Tang* (decocção de angélica para tonificar o sangue) com o *Xiao Yao San* (fórmula que circula).

Tratamento integrativo da síndrome pré-menstrual

O funcionamento do corpo e da psique da mulher não é muito facilmente enquadrado. Vimos anteriormente a visão holística da MTC no tratamento e na abordagem clínica da síndrome pré-menstrual, e as ervas e os suplementos que, isoladamente, contribuem para os sintomas pré-menstruais.

A clínica e o tratamento da síndrome pré-menstrual andam de mãos dadas. Quando pensamos em tratamento, devemos nos lembrar dos sintomas mais presentes na síndrome pré-menstrual, como ansiedade, aumento do apetite e do desejo por doces, depressão, inchaço e dor associados ao período pré-menstrual. Ao pensar nesses sintomas, podemos trabalhar com esses diferentes polos e diversas abordagens.

Controle da ansiedade

O tratamento integrativo consiste em incluir técnicas de relaxamento e meditação, atividade física regular (no mínimo 50 minutos, 3 vezes por semana, de atividade moderada), além da busca por alternativas como a acupuntura e o uso de plantas medicinais. Os suplementos incluem vitaminas do complexo B e o magnésio. As plantas medicinais utilizadas são: maracujá (*Passiflora incarnata*), melissa (*Melissa officinalis*), Huang Qin (*Scutellaria baicalensis*), kava (*Piper methysticum*), vitex (*Vitex agnus castus*), bacopa (*Bacopa monnieri*) e ashwagandha (*Whitania somnifera*), tulsi (*Holy basil*), jujuba chinesa (*Ziziphus jujuba* ou *Suan Zao Ren*) também são utilizadas.

Outras medidas incluem diminuir a ingestão de cafeína e álcool, realizar atividade física, procurar terapias mente-corpo, acupuntura e meditação.

Diminuição do consumo excessivo de carboidratos

O aumento da vontade de ingerir doces e outros sintomas, como cefaleia e palpitação, podem estar relacionados à maior sensibilidade à insulina.

Aparentemente, as mulheres ficam mais sensíveis à insulina na fase lútea – talvez seja um preparo natural do organismo para a eventualidade de a mulher engravidar, momento em que é necessário maior controle glicêmico para não acontecer o diabetes gestacional. Mas seja por qual razão for, muitas mulheres têm alterações ligadas à ingesta excessiva de carboidratos. Nesse caso, são feitas as seguintes sugestões:

- **Suplementação:** magnésio de 300 a 700 mg/dia; cromo picolinato de 600 a 1.000 mg/dia
- **Atividade física:** a atividade física auxilia o metabolismo e gera senso de bem-estar e autocuidado, levando muitas vezes a uma alimentação mais saudável
- **Alimentação:** aumento do consumo de proteína. Apesar do desejo de ingerir carboidratos, que só piora essa condição, orienta-se a ingestão de refeições com maior índice de proteína, o uso de óleos de boa qualidade, como, por exemplo, azeite e triglicerídeos de cadeia média (p. ex., os presentes no óleo de coco). O *psyllium* pode também auxiliar nesses casos
- **Acupuntura:** deve-se trabalhar pontos que tonifiquem o elemento Terra (ligado ao baço e ao pâncreas), como BP6, E36, VC12, BP21, E21, BP9, e diminuam a estagnação causada pela Madeira (ligada ao fígado), como F3 e VB13
- **Fitoterapia:** carqueja (*Baccharis trimera*), garcínia (*Garcinia cambogia*), chá verde (*Camellia sinensis*), hibisco (*Hibiscus sabdariffa*), gengibre, cimicífuga (*Actaea racemosa*), agripalma (*Leonurus cardiaca* ou *Yi Mu Cao*), dente-de-leão (*Taraxacum officinale*), genciana (*Gentiana lutea*), *Gymnema sylvestre* (para cortar o desejo de doces) e semente de chia. Se necessário, um adaptógeno: *Eleutherococvus* ou *Panax ginseng*, pois melhora a energia, e a garra-do-diabo (*Harpagophytum procumbens*), que tem ação antiglicêmica e melhora o foco e a atenção.

Tratamento da depressão

Humor depressivo, ou mesmo a piora de um quadro depressivo, no período pré-menstrual, é motivo de atenção, em razão do grande impacto na vida da paciente. Nesse caso, são feitas as seguintes sugestões:

- **Atividade física:** hoje, há fortíssimas evidências dos benefícios da atividade física na melhora da depressão. A recomendação é de, no mínimo, 50 minutos, 3 vezes por semana, ou 30 minutos, 5 vezes por semana, de atividade física moderada
- **Suplementos:** vitamina B6 (piridoxal 5 fosfato), na dose diária de 50 até no máximo 100 mg; triptofano, na dose de 500 a 1.500 mg; 5 HTP, na dose diária de 100 a 200 mg (até 300 mg para o sono). No caso do triptofano, há relatos, não frequentes, de síndrome miálgica eosinofílica. De qualquer modo, ao utilizar o triptofano, fique atento aos marcadores inflamatórios; se houver aumento, interrompa o uso. Ainda é possível prescrever magnésio e vitaminas do complexo B
- **Acupuntura:** atenção aos quadros de estase do *Qi* do fígado e deficiência de *Xue* (sangue) do fígado e coração. Pontos que circulam a energia e tonificam o coração: F3, C7, CS6, E40, IG4 e *Yintang*
- **Psicoterapia:** os problemas psicológicos são amplificados por essa condição. A psicoterapia proporciona a possibilidade de compreender e transcender questões de base que pioram os conteúdos emocionais
- **Abordagens de relaxamento e meditação:** não devem faltar, pois ensinam à paciente meios dos quais ela própria pode lançar mão para auxiliar nesses quadros
- **Fitoterápicos:** erva-de-são-joão (*Hypericum perforatum*), cimicífuga (*Actaea racemosa*), maracujá, tília e a associação de vitex (*Vitex agnus castus*) e erva-de-são-joão (só o vitex não é muito bom para o componente depressivo). A rodiola (*Rhodiola rosea*) é um excelente adaptógeno que melhora a energia e a depressão; e, finalmente, a bacopa (*Bacopa monnieri*). O uso de ervas amargas antes da refeição auxilia nesses quadros.

Combate a edema, retenção de líquidos: inchaço e mastalgia

- **Suplementos:** certamente o magnésio, na dose de 300 a 700 mg/dia, é muito indicado nesses casos. Os óleos de prímula e de borragem também são frequentemente recomendados

- **Fitoterapia:** o óleo das sementes de borragem (*Borago officinalis*), rico em GLA, é, em geral, indicado nesses casos. Algumas ervas têm ação diurética, como o dente-de-leão (*Taraxacum officinale*), a urtiga (*Urtica dioica*), o *Gingko biloba* (que também diminui a tensão nas mamas), a scutellaria ou *Huang Qi* (*Scutellaria baicalensis*) e kava (*Piper methysticum*)
- **Atividade física:** faz o sistema linfático trabalhar, gerando maior drenagem linfática, além de todos os benefícios já descritos.

Combate a dores

Cólicas, dores no corpo, dores de cabeça, cervicalgia; as dores costumam piorar no período pré-menstrual. Isso está muitas vezes correlacionado aos hormônios, como já explicado anteriormente. É comum haver pacientes que se queixam claramente da piora de sintomas dolorosos nessa época do mês. Nesse caso, são feitas as seguintes recomendações:

- **Alimentação:** dieta anti-inflamatória, baixo teor glicêmico
- **Suplementos:** ômega 3, cúrcuma, vitaminas do complexo B, coenzima Q10, Metil Sulfonil Metano (MSM), colágeno tipo 2, vitamina D. (O MSM é um suplemento alimentar desenvolvido com enxofre orgânico. Sua ação antioxidante e anti-inflamatória auxilia em dores e inchaços articulares e reduz dores de cabeça crônicas e enxaquecas.)
- **Acupuntura:** além de puntuar os pontos locais dolorosos, alguns pontos, como o VB34 e o F3, em conjunto com o IG4, são muito bons para diminuir a dor sistêmica e melhorar as condições gerais
- **Fitoterapia:** vitex (*Vitex agnus castus*) aumenta a endorfina; cimicífuga (*Actaea racemosa*) auxilia na inflamação, nas dores articulares e nas dores em peso; rodiola (*Rhodiola rosea*) é indicada para quadros de fibromialgia; e valeriana (*Valeriana officinalis*), para dores agudas. A *Boswellia serrata* e o *Harpagophytum procumbens* são específicos para o tratamento de dores

- **Atividade física:** combate diretamente as dores, liberando endorfinas, que são opiáceos endógenos, além de um importantíssimo componente do tratamento.

Transtorno disfórico pré-menstrual

Na presença de pacientes com síndrome pré-menstrual, é fundamental fazer o diagnóstico diferencial do TDPM, que é uma síndrome psiquiátrica grave e necessita de tratamento adequado.

Diagnóstico

Durante a fase lútea, há recorrência cíclica de sintomas de humor e comportamento em primeira instância, sendo os mais frequentes: depressão, ansiedade, labilidade afetiva, tensão, irritabilidade, ira, distúrbios do sono e do apetite, acompanhados ou não de sintomas físicos, como mastalgia, edema, dores e cefaleia. Além disso, os sintomas são graves o suficiente para o comprometimento do funcionamento social, ocupacional e escolar.

Sintomas relacionados diretamente às fases do ciclo menstrual podem durar, tipicamente, de 5 a 14 dias. Em geral, pioram com a aproximação da menstruação e cessam de forma imediata ou logo a seguir (1 a 2 dias), ao início do fluxo menstrual.

Os sintomas devem ocorrer durante a semana anterior à menstruação e cessar poucos dias após o início desta. Cinco dos seguintes sintomas devem estar presentes, e pelo menos um deles deve ser o de número 1, 2, 3 ou 4 (entre os sintomas abaixo, listados pela American Psychiatric Association, 1995):

1. Humor deprimido, sentimentos de falta de esperança ou sentimentos autodepreciativos
2. Ansiedade acentuada, tensão, sentimentos "à flor da pele"
3. Significativa instabilidade afetiva
4. Raiva ou irritabilidade persistentes e conflitos interpessoais aumentados
5. Interesse diminuído pelas atividades habituais
6. Sentimento subjetivo de dificuldade em se concentrar
7. Letargia, fadiga fácil ou acentuada falta de energia

8. Alteração acentuada do apetite, excessos alimentares ou avidez por determinados alimentos
9. Hipersonia ou insônia
10. Sentimentos subjetivos de descontrole emocional
11. Outros sintomas físicos, como sensibilidade ou inchaço das mamas, dor de cabeça, dor articular ou muscular, sensação de inchaço geral e ganho de peso

A. Os sintomas devem interferir ou trazer prejuízo no trabalho, na escola, nas atividades cotidianas ou nos relacionamentos
B. Os sintomas não devem ser apenas de exacerbação de outras doenças
C. Os critérios A, B e C devem ser confirmados por anotações prospectivas, em diário, durante pelo menos dois ciclos consecutivos.

A utilização dos critérios do DSM-V, em associação ao preenchimento de diários prospectivos, por pelo menos dois ciclos menstruais consecutivos, é, atualmente, reconhecida como o modo prático de confirmação diagnóstica (American Psychiatric Association, 1987; Freeman et al., 2003; Reid, 2000).

O diagnóstico diferencial do TDPM baseia-se na exclusão de doenças clínicas ou psiquiátricas com as quais possa ser confundido. O pilar dessa diferença é a presença de um período assintomático de duração relativa entre os dias 2 e 14 do ciclo menstrual. Na lista de outras desordens, os diagnósticos psiquiátricos são os mais comuns, em especial a depressão e a ansiedade. Três síndromes de causas pouco conhecidas têm sintomas similares, mas não restritos à fase lútea: edema cíclico, síndrome da fadiga crônica e fibromialgia.

▼

Resumo terapêutico

A síndrome pré-menstrual é extremamente prevalente e leva muitas mulheres a sofrerem mensalmente com sintomas físicos e psíquicos que refletem na qualidade de vida. As mulheres que apresentam a síndrome se beneficiam muito de uma abordagem integrativa. Entender o corpo e a mente como uma unidade, e tratá-los como tal, oferece a possibilidade muito maior de sucesso para o tratamento dessa e de outras patologias. Veja atitudes que podem ser tomadas:

- Exercício físico regular: recomenda-se, no mínimo, 150 minutos de atividade física moderada por semana
- Redução de café e álcool
- Dieta rica em fibras e baixa em gorduras saturadas, gorduras *trans* e carboidratos simples
- Jejum noturno de 12 horas, principalmente na fase lútea

Abaixo, os suplementos:

- **Cálcio:** geralmente de 500 a 1200 mg/dia, mas é fundamental calcular a ingestão básica na dieta
- **Magnésio:** na dose de 300 a 700 mg/dia
- **Vitamina D:** de acordo com a necessidade
- **Vitamina B6:** também chamada "piridoxina", é utilizada na dose de 50 a 100 mg/dia; não ultrapassar 200 mg/dia

- **Vitamina B1:** a dose pode variar de 5 a 100 mg/dia
- **Inositol:** a dose usual é de 2 a 4/dia do mio-inositol
- **Ferro:** pacientes com anemia ou com níveis de ferritina abaixo de 50 se beneficiam do uso do ferro na forma de sulfato ferroso ou em suplementos vitamínicos com ferro. A dosagem dependerá do nível da anemia
- **Vitamina E:** na dose de 50 a 100 mg/dia, dada na forma de tocotrienos e tocoferóis; há alguns estudos que apontam para a dose de 1 a 2 g por 6 meses.

Suplementos botânicos:

- **Cimicífuga ou erva-de-são-cristóvão** (*Actaea racemosa*): usualmente, utilizada na dose de 40 a 80 mg, dividida em 2 vezes ao dia. O seu chá é utilizado antes e durante as menstruações
- **Vitex** (*Vitex agnus castus*): recomenda-se de 300 a 500 mg/dia, preferencialmente no período da manhã
- **Erva-de-são-joão ou mentrasto** (*Hypericum perforatum L.*): normalmente, sua dosagem é de 900 a 1500 mg/dia do extrato, com 0,1 a 0,3 de hipericina, ou 3 a 5% de hiperforina, dividida em 2 ou 3 vezes ao dia
- **Óleo de prímula:** 1 a 3 g/dia
- **Valeriana** (*Valeriana officinalis*): tinturas ou extrato seco de 500 mg no período noturno

- **Dong Quai** (*Angelica sinensis*) 200 mg, 2 vezes ao dia e **Ginkgo biloba** de 120 a 250 mg/dia
- **Óleo das sementes de borago** (*Borago officinalis*): 900 mg, 1 vez ao dia.

Outras considerações:

- A acupuntura e a MTC oferecem uma visão muito característica da TPM, e o plano de tratamento costuma ser bastante eficaz para regularizar o que é chamado "quadro de estase de Xue", tanto para os sintomas físicos como psíquicos
- Técnicas de meditação, relaxamento, *mindfulness* e outras técnicas mente/corpo são indicadas
- O respeito ao tempo e aos ritmos biológicos é o ponto de partida da TPM, que é, antes de tudo, uma desregulação rítmica do organismo, ou uma resposta a essa desorganização.

Bibliografia

Abdollahifard S, Rahmanian KA, Moazamiyanfar R. The effects of vitamin B1 on ameliorating the premenstrual syndrome symptoms. Glob J Health Sci. 2014;6(6):144-153.

Armour M, Ee CC, Hao J, et al. Acupuncture and acupressure for premenstrual syndrome. Cochrane Database Syst Rev. 2018;8(8):CD005290.

Atmaca M, Kumru S, Tezcan E. Fluoxetine versus Vitex agnus castus extract in the treatment of premenstrual dysphoric disorder. Hum. Psychopharmacol. 2003;18(3):191-195.

Behboodi MZ, Rezaei E, Shirood Gholami R, et al. The effect of Valerian root extract on the severity of premenstrual syndrome symptoms. J Tradit Complement Med. 2016;6(3):309-315.

Berger D, Schaffner W, Schrader E, et al. Efficacy of Vitex agnus castus L. extract Ze 440 in patients with premenstrual syndrome (PMS). Arch Gynecol Obstet. 2000;264(3):150-153.

Bernardi M, Lazzeri L, Perelli F, et al. Dysmenorrhea and related disorders. F1000Res. 2017;6:1645.

Bertone-Johnson ER, Hankinson SE, Willett WC, et al. Adiposity and the development of premenstrual syndrome. J Womens Health (Larchmt). 2010;19(11):1955-1962.

Bertone-Johnson ER, Ronnenberg AG, Houghton SC, et al. Association of inflammation markers with menstrual symptom severity and premenstrual syndrome in young women. Hum Reprod. 2014;29(9):1987-1994.

Blommers J, de Lange-De Klerk ESM, Kuik DJ, et al. Evening primrose oil and fish oil for severe chronic mastalgia: a randomized, double-blind, controlled trial. Am J Obstet Gynecol. 2002;187(5):1389-1394.

Brown J, O'Brien PMS, Marjoribanks J, et al. Selective serotonin reuptake inhibitors for premenstrual syndrome. Cochrane Database Syst Rev. 2009;(2):CD001396.

Brush MG, Watson SJ, Horrobin DF, et al. Abnormal essential fatty acid levels in plasma of women with premenstrual syndrome. Am J Obstet Gynecol. 1984;150(4):363-366.

Budeiri D, Li Wan Po A, Dornan JC. Is evening primrose oil of value in the treatment of premenstrual syndrome? Control Clin Trials. 1996;17(1):60-68.

Canning S, Waterman M, Orsi N, et al. The efficacy of Hypericum perforatum (St John's wort) for the treatment of premenstrual syndrome: a randomized, double-blind, placebo-controlled trial. CNS Drugs. 2010;24(3):207-225.

Cerqueira RO, Frey BN, Leclerc E, et al. Vitex agnus castus for premenstrual syndrome and premenstrual dysphoric disorder: a systematic review. Arch Womens Ment Health. 2017;20(6):713-719.

Chocano-Bedoya PO, Manson JE, Hankinson SE, et al. Intake of selected minerals and risk of premenstrual syndrome. Am J Epidemiol. 2013;177(10):1118-1127.

Chocano-Bedoya PO, Manson JE, Hankinson SE, et al. Dietary B vitamin intake and incident premenstrual syndrome. Am J Clin Nutr. 2011;93(5):1080-1086.

Ciotta L, Pagano I, Stracquadanio M, et al. Psychic aspects of the premenstrual dysphoric disorders. New therapeutic strategies: our experience with Vitex agnus castus. Minerva Ginecol. 2011;63(3):237-245.

Collins A, Cerin A, Coleman G, et al. Essential fatty acids in the treatment of premenstrual syndrome. Obstet Gynecol. 1993;81(1):93-98.

Cross GB, Marley J, Miles H, et al. Changes in nutrient intake during the menstrual cycle of overweight women with premenstrual syndrome. Br J Nutr. 2001;85(4):475-482.

Csupor D, Lantos T, Hegyi P, et al. Vitex agnus-castus in premenstrual syndrome: a meta-analysis of double-blind randomised controlled trials. Complement Ther Med. 2019;47:102190.

Dante G, Facchinetti F. Herbal treatments for alleviating premenstrual symptoms: a systematic review. J Psychosis Obstet Gynaecol. 2011;32(1):42-51.

Dawood MY. Dysmenorrhea. Clin Obstet Gynecol. 1990;33(1):168-178.

De Souza MC, Walker AF, Robinson PA, et al. A synergistic effect of a daily supplement for 1 month of 200 mg magnesium plus 50 mg vitamin B6 for the relief of anxiety-related premenstrual symptoms: a randomized, double-blind, crossover study. J Womens Health Gend Based Med. 2000;9(2):131-139.

Dietz BM, Hajirahimkhan A, Dunlap TL, et al. Botanicals and Their Bioactive Phytochemicals for Women's Health. Pharmacol Rev. 2016;68(4):1026-1073.

Dilbaz B, Aksan A. Premenstrual syndrome, a common but underrated entity: review of the clinical literature. J Turk Ger Gynecol Assoc. 2021;22(2):139-148.

Direkvand-Moghadam A, Sayehmiri K, Delpisheh A, et al. Epidemiology of Premenstrual Syndrome (PMS)-A Systematic Review and Meta-Analysis Study. J Clin Diagn Res. 2014;8(2):106-109.

Dittmar FW, Bohnert KJ, Peeters M, et al. Premenstrual syndrome: treatment with a phytopharmaceutical. Therapiwoche Gynakol. 1992;5:60-68. *No pubmed citation 1992.*

European Medicines Agency (EMA); Committee on Herbal Medicinal Products (HMPC). EMA/HMPC/146220/2010

Assessment Report on Trigonella foenum-graecum L. Semen; EMA: Amsterdam, The Netherlands; HMPC: London, UK; 2010. Vol. 44, p. 1-42.

Fathizadeh N, Ebrahimi E, Valiani M, et al. Evaluating the effect of magnesium and magnesium plus vitamin B6 supplement on the severity of premenstrual syndrome. Iran J Nurs Midwifery Res. 2010;15(Suppl 1):401-405.

Fernández MDM, Saulyte J, Inskip HM, et al. Premenstrual syndrome and alcohol consumption: a systematic review and meta-analysis. BMJ Open. 2018;8(3):e019490.

Ford O, Lethaby A, Roberts H, et al. Progesterone for premenstrual syndrome. Cochrane Database Syst Rev. 2012;2012(3):CD003415.

Freeman EW. Premenstrual syndrome and premenstrual dysphoric disorder: definitions and diagnosis psychoneuroendocrinology. 2003; Suppl 3: 25-37. Avaiable from: https://pubmed.ncbi.nlm.nih.gov/12892988/

Gianfranco C, Vittorio U, Silvia B, et al. Myo-inositol in the treatment of premenstrual dysphoric disorder. Hum Psychopharmacol. 2011;26(7):526-530.

Girman A, Lee R, Kligler B. An integrative medicine approach to premenstrual syndrome. Am J Obstet Gynecol. 2003: 188(5 Suppl):S56-S65.

Goyal A, Mansel RE; Efamast Study Group. A randomized multicenter study of gamolenic acid (Efamast) with and without antioxidant vitamins and minerals in the management of mastalgia. Breast J. 2005;11(1):41-47.

Gudipally PR, Sharma GK. Premenstrual Syndrome. In: StatPearls [Internet]. Treasure Island (FL): StatPearls Publishing; 2023.

Halaska M, Beles P, Gorkow C, et al. Treatment of cyclical mastalgia with a solution containing a Vitex agnus castus extract: results of a placebo-controlled double-blind study. Breast. 1999;8(4):175-181.

He Z, Chen R, Zhou Y, et al. Treatment for premenstrual syndrome with Vitex agnus castus: a prospective, randomized, multicenter placebo controlled study in China. Maturitas. 2009;63(1):99-103.

Hu Y, Hou TT, Zhang QY, et al. Evaluation of the estrogenic activity of the constituents in the fruits of Vitex rotundifolia L. for the potential treatment of premenstrual syndrome. J Pharm Pharmacol. 2007;59(9): 1307-12.

Jaafarnejad F, Adibmoghaddam E, Emami SA, et al. Compare the effect of flaxseed, evening primrose oil and Vitamin E on duration of periodic breast pain. J Educ Health Promot. 2017;6:85.

Jehan S, Auguste E, Hussain M, et al. Sleep and Premenstrual Syndrome. J Sleep Med Disord. 2016;3(5):1061.

Kashanian M, Mazinani R, Jalalmanesh S, et al. Pyridoxine (vitamin B6) therapy for premenstrual syndrome. Int J Gynaecol Obstet. 2007;96(1):43-44.

Khayat S, Fanaei H, Kheirkhah M, et al. Curcumin attenuates severity of premenstrual syndrome symptoms: a randomized, double-blind, placebo-controlled trial. Complement Ther Med. 2015;23(3):318-324.

Khayat S, Kheirkhah M, Behboodi Moghadam Z, et al. Effect of treatment with ginger on the severity of premenstrual syndrome symptoms. ISRN Obstet Gynecol. 2014;2014:792708.

Kilicdag EB, Tarim E, Bagis T, et al. Fructus agni casti and bromocriptine for treatment of hyperprolactinemia and mastalgia. Int J Gynecol Obstet. 2004;85(3):292-293.

Lauritzen C, Reuter HD, Repges R, et al. Treatment of premenstrual tension syndrome with Vitex agnus castus controlled, double-blind study versus pyridoxine. Phytomedicine. 1997;4(3):183-189.

Lopez LM, Kaptein AA, Helmerhorst FM. Oral contraceptives containing drospirenone for premenstrual syndrome. Cochrane Database Syst Rev. 2012;(2):CD006586.

Ma L, Lin S, Chen R, et al. Treatment of moderate to severe premenstrual syndrome with Vitex agnus castus (BNO 1095) in Chinese women. Gynecol Endocrinol. 2010;26(8): 612-616.

Maged AM, Abbassy AH, Sakr HRS, et al. Effect of swimming exercise on premenstrual syndrome. Arch Gynecol Obstet. 2018;297(4):951-959.

Maharaj S, Trevino K. A Comprehensive Review of Treatment Options for Premenstrual Syndrome and Premenstrual Dysphoric Disorder. J Psychiatr Pract. 2015;21(5):334-350.

Mahboubi M. Evening Primrose (Oenothera biennis) Oil in Management of Female Ailments. J Menopausal Med. 2019;25(2):74-82.

Marjoribanks J, Brown J, O'Brien PMS, et al. Selective serotonin reuptake inhibitors for premenstrual syndrome. Cochrane Database Syst Rev. 2013;2013(6):CD001396.

Massil HY, O'Brien PM. Approach to the management of premenstrual syndrome. Clin Obstet Gynecol. 1987;30(2): 443-452.

Milewicz A, Gejdel E, Sworen H, et al. Vitex agnus castus extract in the treatment of luteal phase defects due to latent hyperprolactinemia. Results of a randomized placebo-controlled double-blind study. Arzneimittelforschung. 1993;43(7):752-756.

Mohebbi Dehnavi Z, Jafarnejad F, Sadeghi Goghary S. The effect of 8 weeks aerobic exercise on severity of physical symptoms of premenstrual syndrome: a clinical trial study. BMC Womens Health. 2018;18(1):80.

O'Brien S, Rapkin A, Dennerstein L, et al. Diagnosis and management of premenstrual disorders. BMJ. 2011;342:d2994.

Ozgoli G, Goli M, Moattar F. Comparison of effects of ginger, mefenamic acid, and ibuprofeno on pain in women with primary dysmenorrhea. J Altern Complement Med. 2009; 15(2):129-132.

Ozgoli G, Selselei EA, Mojab F, et al. A randomized, placebo-controlled trial of Ginkgo biloba L. in treatment of premenstrual syndrome. J Altern Complement Med. 2009; 15(8):845-851.

Pakgohar M, Moradi M, Jamshidi AH, et al. Assessment of Vitex agnus-castus L. extract effect on treatment of premenstrual syndrome. J Med Plants. 2009;8(32):98-107.

Pruthi S, Wahner-Roedler DL, Torkelson CJ, et al. Vitamin E and evening primrose oil for management of cyclical mastalgia: a randomized pilot study. Altern Med Rev. 2010;15(1):59-67.

Pye JK, Mansel RE, Hughes LE. Clinical experience of drug treatments for mastalgia. Lancet. 1985;2(8451):373-377.

Reid RL. Premenstrual dysphoric disorder (formerly premenstrual syndrome) [updated 2017 Jan 23]. In: Feingold KR, Anawalt B, Blackman MR, et al. (eds). Endotext [internet]. South Dartmouth (MA): MDText.com, Inc.; 2000. Table 1, Diagnostic Criteria for Premenstrual Dysphoric Disorder (PMDD) Available from: https://www.ncbi.nlm.nih.gov/books/NBK279045/table/premenstrual-syndrom.table1diag/

Rocha Filho EA, Lima JC, Pinho Neto JS, et al. Essential fatty acids for premenstrual syndrome and their effect on prolactin and total cholesterol levels: a randomized, double blind, placebo-controlled study. Reprod Health. 2011;8:2.

Schellenberg R. Treatment for the premenstrual syndrome with agnus castus fruit extract: prospective, randomised, placebo controlled study. BMJ. 2001;322(7279): 134-137.

Schellenberg R, Zimmermann C, Drewe J, et al. Dose-dependent efficacy of the Vitex agnus castus extract Ze 440 in patients suffering from premenstrual syndrome. Phytomedicine. 2012;19(14):1325-1331.

Shah NR, Jones JB, Aperi J, et al. Selective serotonin reuptake inhibitors for premenstrual syndrome and premenstrual dysphoric disorder: a meta-analysis. Obstet Gynecol. 2008;111(5):1175-1182.

Shobeiri F, Araste FE, Ebrahimi R, et al. Effect of calcium on premenstrual syndrome: a double-blind randomized clinical trial. Obstet Gynecol Sci. 2017;60(1):100-105.

Simsek Kucukkelepce D, Unver H, Nacar G, et al. The effects of acupressure and yoga for coping with premenstrual syndromes on premenstrual symptoms and quality of life. Complement Ther Clin Pract. 2021;42:101282.

Srivastava A, Mansel RE, Arvind N, et al. Evidence-based management of mastalgia: a meta-analysis of randomised trials. Breast. 2007;16(5):503-512.

Stevinson C, Ernst E. Complementary/alternative therapies for premenstrual syndrome: a systematic review of randomized controlled trials. Am J Obstet Gynecol. 2001;185(1): 227-235.

Tesch BJ. Herbs commonly used by women: an evidence-based review. Am J Obstet Gynecol. 2003;188(5 Suppl): S44-55.

Thys-Jacobs S, Starkey P, Bernstein D, et al. Calcium carbonate and the premenstrual syndrome: effects on premenstrual and menstrual symptoms. Premenstrual Syndrome Study Group. Am J Obstet Gynecol. 1998; 179(2):444-452.

Turner S, Mills S. A double-blind clinical trial on a herbal remedy for premenstrual syndrome: a case study. Complement Ther Med. 1993;1:73-77.

Verkaik S, Kamperman AM, van Westrhenen R, et al. The treatment of premenstrual syndrome with preparations of Vitex agnus castus: a systematic review and meta-analysis. Am J Obstet Gynecol. 2017;217(2):150-166.

Whelan AM, Jurgens TM, Naylor H. Herbs, vitamins and minerals in the treatment of premenstrual syndrome: a systematic review. Can J Clin Pharmacol. 2009; 16(3):e407-429.

Yonkers KA, Brown C, Pearlstein TB, et al. Efficacy of a new low-dose oral contraceptive with drospirenone in premenstrual dysphoric disorder. Obstet Gynecol. 2005;106(3):492-501.

Yonkers KA, O'Brien PMS, Eriksson E. Premenstrual syndrome. Lancet. 2008;371(9619):1200-1210.

Yonkers KA, Simoni MK. Premenstrual disorders. Am J Obstet Gynecol. 2018;218(1):68-74.

Zamani M, Neghab N, Torabian S. Therapeutic effect of Vitex agnus castus in patients with premenstrual syndrome. Acta Med Iran. 2012;50(2):101-106.

9

Cólicas

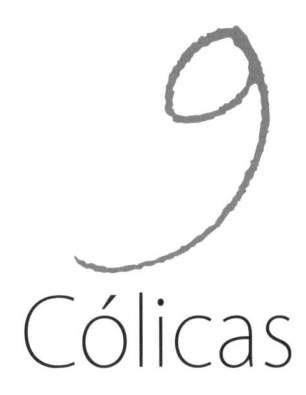

Mulheres que com frequência sofrem de dismenorreia têm maior índice de ansiedade e depressão associadas. Por esses dados, já se pode imaginar o quão perturbadora a cólica menstrual pode ser. Muitas mulheres sofreram por anos sem o devido cuidado ou tratamento adequado. Hoje, porém, há disponíveis os anti-inflamatórios não hormonais (AINHs) e outras várias formas de tratamento, como a acupuntura e a mudança de hábitos de vida. Ainda assim, muitas mulheres seguem com dores importantes e são literalmente ignoradas ao mencionarem, em consulta médica, que sofrem de cólicas menstruais. Algumas pessoas entendem que é natural às mulheres sofrerem mensalmente de cólicas, tensão pré-menstrual (TPM) e outras queixas que acompanham o ciclo menstrual e acabam minimizando o incômodo e o sofrimento que essas mulheres possam estar sentindo.

Cólica menstrual ou dismenorreia (que significa fluxo menstrual doloroso ou difícil) é uma dor do tipo cólica ou espasmódica, na parte inferior do abdome, que acontece antes ou depois do início do fluxo menstrual. Os profissionais de saúde que cuidam de mulheres durante a fase reprodutiva devem levar em conta que os ciclos menstruais são um sinal vital muito importante da saúde da mulher. A dismenorreia é um assunto comum e significativo que merece atenção.

Clínica

Toda paciente com dor precisa ser questionada a respeito do tipo de dor que sente. As perguntas mais relevantes nessa investigação são:

- Temporalidade: quando a dor aparece (que fase do ciclo, quantas vezes por mês, quantos meses por ano)
- Localização: abdome inferior, costas, irradiação para as pernas
- Impacto: não consegue trabalhar, estudar, realizar suas atividades diárias, evita ter relação sexual etc.
- Tratamentos: responde, ou não, ao uso de medicações, de quais faz uso e quantas vezes precisa tomá-las.

A dismenorreia é mais comum em pacientes jovens, naquelas cujo fluxo menstrual é intenso, em tabagistas, nas mulheres que nunca gestaram (nulíparas) e, mais frequentemente, naquelas com outras comorbidades, como depressão e isolamento social. É menos comum em pacientes que fazem uso de anticoncepcionais orais ou naquelas fisicamente ativas.

Há dois tipos de dismenorreia: a dismenorreia primária (sem causa orgânica associada) e a secundária (ligada a outras doenças que desencadeiam a dor).

Dismenorreia primária

A dismenorreia é chamada "primária" quando não há nenhuma anormalidade uterina ou outras causas ligadas a ela. A dismenorreia primária é muito frequente, podendo acometer, em algum momento da vida, em até 95% das mulheres.

Em geral, o início da dismenorreia primária ocorre de 6 meses a 3 anos após a primeira menstruação (menarca). Quando as dores começam 3 anos após a menarca, é necessário investigar outras causas da dor (p. ex., endometriose, cistos, miomas, infecções do trato ginecológico etc., mais comuns em pacientes com dismenorreia secundária).

A dismenorreia primária, além de ser mais comum em pacientes jovens, cuja primeira menstruação é bem recente, causa uma dor que, tipicamente, costuma durar de 48 a 72 horas, e que, em geral, começa algumas horas antes ou depois do fluxo menstrual descer. Dores sentidas muito antes do início da menstruação também merecem uma investigação mais apurada.

A dor se apresenta como cólica que afeta a pelve e a região inferior do abdome, podendo irradiar para as costas. Pode ser acompanhada de irritabilidade e fadiga. O exame pélvico ginecológico é normal (não realizado em meninas ou adolescentes, com quadro típico de dismenorreia primária, que não tenham vida sexual ativa).

Dismenorreia secundária

Costuma iniciar ao redor dos 20 ou 30 anos, com histórico de menstruações relativamente assintomáticas nos anos anteriores.

A dor de forte intensidade, comum após um ou dois ciclos, pode ter origem em obstrução congênita, hímen imperfurado.

Mulheres com suspeita de dismenorreia secundária, além do exame pélvico ginecológico, podem ter indicação de ultrassom pélvico e de outros exames (como a ressonância nuclear magnética pélvica) para investigação de miomas, endometriose, adenomiose e outras doenças locais. Eventualmente, dores na região pélvica podem estar associadas à síndrome do intestino irritável, à cistite intersticial, à hérnia de disco com irradiação pélvica e a outras patologias da coluna lombar, entre outros.

O tratamento desse tipo de dismenorreia será abordado nos capítulos referentes às patologias que podem levar a esse quadro.

Tratamento farmacológico

O tratamento farmacológico para dismenorreia primária inclui algumas das seguintes opções: uso de AINHs e anticoncepcionais orais como primeira linha de medicações convencionais. Outras possibilidades são os dispositivos intrauterinos (DIU) hormonais, o acetato de medroxiprogesterona de depósito (injeção anticoncepcional) e os agonistas do GnRH (danazol).

O tratamento convencional apresenta muitos efeitos colaterais a médio e a longo prazo. Os anticoncepcionais orais podem levar a problemas futuros na regulação hormonal, queda de libido, trombose, aumento de peso e retenção hídrica. Os anti-inflamatórios apresentam risco para os rins, irritação gástrica e até mesmo úlcera péptica.

Tratamentos integrativos

Suplementos

- Ômega 3: aumentar o consumo de peixe ou ingerir de 1 a 2 g/dia de DHA e EPA. A ingestão de linhaça, chia e sementes de cânhamo é indicada por serem ricas em ácido alfa-linolênico (ômega 3) e poderem ser ingeridas como fonte de ômega 3
- Tiamina (B1): 100 mg/dia
- Cobalamina (B12): 1.000 a 5.000 mcg/dia, de preferência como hidroxicobalamina ou metilcobalamina. Observação: as vitaminas B1 e B12, junto ao ômega 3, nas doses citadas anteriormente, são úteis quando utilizadas para o tratamento da dismenorreia, podendo-se, em 2 meses, se houver melhora, diminuir a dose
- Vitamina E: o uso da vitamina E 2 dias antes da menstruação, mantendo até o terceiro dia desta, na dose de 500 UI, 1 vez ao dia, ou 200 UI, 2 vezes ao dia, mostrou-se eficaz na redução das cólicas menstruais
- Magnésio: o uso diário de magnésio, na dose de 300 a 700 mg/dia, é positivo para a

dismenorreia por causa de seu efeito relaxante muscular, pela redução de prostaglandinas e pelo equilíbrio do cálcio intracelular. Fontes de magnésio incluem nozes, cereais integrais, peixes, folhas verdes, entre outras. Seu maior efeito colateral são as fezes amolecidas, o que, normalmente, regulariza com o uso do magnésio glicinato

- Zinco: 30 mg/dia
- Vitamina D: corrigir as deficiências e fazer uma dose de manutenção de 2.000 a 4.000 UI/dia. Ao fazer a suplementação com a vitamina D, deve-se cuidar dos níveis adequados de magnésio, zinco, ferro e vitamina K2
- Cálcio: a deficiência de cálcio também pode acarretar cólicas, contudo, devido ao risco da sua suplementação excessiva, deve-se orientar a ingestão de cálcio preferencialmente de fontes dietéticas, seguida de ingestão de magnésio.

Atividade física e terapias mente-corpo

Como já foi dito, mulheres mais ativas e praticantes de atividade física têm menos dor durante as menstruações. A atividade física pode incluir tanto algo clássico – por exemplo, exercícios aeróbicos (corrida, natação e ciclismo), dança, academia –, como abordagens mais holísticas – por exemplo, a ioga, o *Tai Chi Chuan* e as artes marciais. Terapias físicas, como calor local e técnicas de relaxamento, são também muito bem-vindas para o tratamento da dismenorreia.

Terapias mente-corpo compreendem uma extensa modalidade de terapias que visam ao relaxamento físico e mental – como o Biofeedback, o relaxamento progressivo muscular, o relaxamento autógeno de Schultz, a terapia de relaxamento com a imaginação guiada (em inglês, *guided imagery*), o método Feldenkrais, a hipnose clínica, a osteopatia, o Rolfing, entre outras. Essas terapias têm como intuito melhorar a percepção corporal e relaxar, por meio de um comando consciente, as tensões físicas e mentais. Em todos os quadros dolorosos (cólicas, dores de parto, dores musculoesqueléticas), essas modalidades terapêuticas têm ótima aplicabilidade e dão bons resultados.

Meditação

Mulheres que meditam ressignificam as dores e os incômodos que venham a sentir. A partir de uma perspectiva de menor identificação com aquilo que causa o mal-estar, a praticante de meditação é capaz não só de obter maior relaxamento mente-corpo, mas também de perceber-se além da dor. A própria respiração (e aí se incluem técnicas de respiração como os *Pranayamas*, entre outras, que são preparatórias para a meditação) é uma forma de estar presente em si mesmo, em um ritmo diferente do automático. A meditação relaxa, centra, acalma, amplia as percepções de si e do meio, e traz, como consequência, melhor relação mente-corpo.

Fitoterápicos

Viburno (*Viburnum opulus* e *Viburnum prunifolium*) ou "casca para a cólica". Estudos em animais confirmam que causa efeito antiespasmódico no útero. *Viburnum opulus:* em forma de tintura, dose de 5 a 10 mℓ (1:5), 3 vezes ao dia; em forma de infusão ou erva seca encapsulada, dose de 2 a 4 g, 3 vezes ao dia. *Viburnum prunifolium:* em forma de tintura, dose de 5 a 10 mℓ (1:5), 3 vezes ao dia; em forma de infusão ou erva seca encapsulada, dose de 2,5 a 5 g, 3 vezes ao dia. É interessante prescrever doses menores, como 1 g ou 2 mℓ da tintura (1:5), e administrar a cada 3 horas, no dia da cólica, por até 3 dias consecutivos.

Casca de salgueiro (*Salix alba*). Planta que contém salicilina e é considerada, por muitos, um antecedente do ácido acetilsalicílico. Ela pode impedir a ciclo-oxigenase 2, mas não altera a função plaquetária. Deve ser utilizada um pouco antes do início da menstruação (tal como os AINHs). A dose diária é de 240 mg, dividida de 2 a 4 partes. Essa planta era utilizada desde a Grécia Antiga, quando as pessoas a mascavam para auxiliar em casos de febre e dores. Pacientes com alergia ao ácido acetilsalicílico e com problemas de pedras nos rins devem evitar essa planta.

Picnogenol ou casca do pinheiro-marítimo francês (*Pinus pinaster*). Essa planta é utilizada para uma série de condições inflamatórias, incluindo a dismenorreia, pois tem potentes polifenóis que diminuem a dor espasmódica. Mesmo após o uso descontinuado, o seu efeito pode permanecer. Efeitos colaterais descritos incluem irritação gastrointestinal e cefaleia esporádica. A dose preconizada é de 30 mg/dia, durante 2 meses.

Angélica (*Angelica sinensis*). É uma erva muito efetiva para cólicas menstruais, contudo pode causar o aumento do fluxo uterino; por essa razão, é prescrita preferencialmente para mulheres que têm pouco sangramento menstrual. Além disso, é contraindicada para mulheres que estejam fazendo uso de varfarina. Essa planta inibe as prostaglandinas. Sua dose é de 3 a 4 g/dia, dividida de 2 a 4 vezes ao dia (p. ex., 1 g até 4 vezes ao dia). Pode ser utilizada em forma de chás ou extratos.

Cimicífuga (*Actaea racemosa*). Indicada para síndrome pré-menstrual, cólicas e dores reumáticas; ademais, a cimicífuga tem, segundo a Comissão E Alemã do Instituto Federal Alemão para Medicações, efeito comprovado para a dismenorreia. Existe relato de hepatotoxicidade em pacientes com doença hepática prévia. A dose é de 40 a 80 mg, 2 vezes ao dia.

Valeriana (*Valeriana officinalis*). 255 mg, divididos em 3 doses diárias, é uma dose eficaz para cólicas e TPM.

Gengibre (*Zingiber officinale*). Além de seguro, é eficaz para dores e inflamações. Estudos com gengibre para tratar dismenorreia ainda são pequenos e inexpressivos, necessitando de melhor metodologia. As doses usuais são de 1 a 1,5 g/dia. Outra forma de se utilizar o gengibre é ferver, por 10 minutos, 1 colher de chá de gengibre em pó ou ¼ de xícara de gengibre ralado em 1 ℓ de água.

Funcho (*Foeniculum vulgare*). Pode-se utilizar 30 mg do extrato seco, 3 a 4 vezes ao dia, ou tinturas de 1:5 de 2 a 3 mℓ, 3 vezes ao dia. Deve-se iniciar 2 dias antes da menstruação. Pacientes epilépticas e aquelas em uso de cumarínicos não devem utilizar o funcho.

Tomilho (*Thymus vulgaris*). Cápsulas de 200 mg, 4 vezes ao dia, durante 2 dias, mostraram resultados semelhantes ao uso de AINHs.

Cúrcuma (*Curcuma longa L.*). Excelente anti-inflamatório e analgésico natural, pode ser utilizada na dose de 500 mg, 2 a 3 vezes ao dia. Para maior eficácia, acrescentar 5 mg de piperina a cada dose ou manipular em forma biodisponível.

Nas primeiras 48 horas do início do sangramento menstrual ocorrem contrações intensas dos músculos do útero. As prostaglandinas são liberadas em grande quantidade, e surge uma inflamação local. Os fitoterápicos auxiliam tanto na contração quanto no relaxamento da musculatura local. O movimento auxilia a menstruação.

As ervas utilizadas em geral são:

- Tônicos do útero
- Antiespasmódicos
- Anti-inflamatórios.

Tônicos do útero

Para pacientes com pouco sangramento menstrual, são indicadas ervas chamadas "tônicas uterinas", como, por exemplo, a angélica (*Angelica sinensis*). Já para aquelas com sangramento excessivo (menorragia, metrorragia), deve-se prescrever ervas adstringentes, como o milefólio (*Achillea millefolium*) e a folha da framboesa (*Rubus idaeus*).

Antiespasmódicos

- Camomila (*Matricaria chamomilla*)
- Cimicífuga (*Actaea racemosa*)
- Viburno (*Viburnum prunifolium*)
- Milefólio (*Achillea millefolium*)
- Pulsatilla seca (*Pulsatilla vulgaris*)
- Peônia (*Paeonia*)
- Jamaican Dogwood (*Pisidia erythrina*)
- A associação de peônia e alcaçuz (*Glycyrrhiza glabra*) leva a um grande sinergismo, que tem efeito tanto anti-inflamatório quanto antiespasmódico.

Anti-inflamatórios

- Camomila (*Matricaria chamomilla*)
- Milefólio (*Achillea millefolium*)
- Angélica (*Angelica sinensis*)
- Agripalma (*Leonurus cardiaca*)
- Viburno (*Viburnum prunifolium*)
- Gengibre (*Zingiber officinale*)
- Peônia (*Paeonia*)
- Cimicífuga (*Actaea racemosa*).

As ervas a seguir, além de atuarem na cólica menstrual, têm ação anti-hemorrágica ou adstringente:

- Milefólio (*Achillea millefolium*)
- Gerânio (*Pelargonium hortorum*)
- Alquemila (*Alchemilla vulgaris*)
- Folha de framboesa (*Rubus idaeus*)
- Bolsa-de-pastor (*Capsella bursa-pastoris*).

Aplicação clínica das ervas:

- Peônia (*Paeonia*): endometriose, síndrome dos ovários policísticos (SOP), acne, menstruações escassas
- Cimicífuga (*Actaea racemosa*): melancolia, TPM, dor nas costas, dores em geral
- Angélica (*Angelica sinensis*): tônica uterina, menstruações escassas
- Jamaican Dogwood (*Pisidia erythrina*): dor intensa
- Folha de framboesa (*Rubus idaeus*): previne hemorragia, regula os ciclos, ótima para jovens e ainda segura na gestação; uso a longo prazo
- Blue Cohosh (*Caulophyllum thalictroides*): não é indicada para mulheres grávidas Emenagogo: estimula a menstruação; é indicada para dor uterina com sensação de plenitude e endometriose. Por ser muito potente, não se utiliza mais que 10 a 20% dessa planta em uma fórmula
- Camomila (*Matricaria chamomilla*): boa para mãe e bebê no pós-parto, diminui as cólicas e tranquiliza
- Milefólio (*Achillea millefolium*): tônico e adstringente
- Agripalma (*Leonurus cardiaca*): ótima no pós-parto e no climatério, galactagoga, analgésica, diminui ansiedade e taquicardia.

Dor aguda

A paciente com cólica intensa não quer esperar muito para resolver os seus sintomas. Pode-se, por exemplo, fazer uma tintura, como as apresentadas no Quadro 9.1.

Acupuntura

Sabidamente, a acupuntura é utilizada para o tratamento de dores devido à sua capacidade de liberar betaendorfinas, opiáceos produzidos

Quadro 9.1 Tinturas para aliviar a cólica intensa.

- Gengibre: 10 ml
- Cimicífuga: 30 ml
- Viburno: 60 ml.

Dessa tintura de 100 ml, pode-se dar 2 ml a cada 20 ou 40 minutos, 3 vezes ao dia; depois, passar a intervalos de 4 horas.

Iniciar 2 dias antes da menstruação para diminuir a incidência de cólicas.

- Viburno: 60 ml
- Camomila: 30 ml
- Gengibre: 10 ml.

Dessa tintura de 100 ml, pode-se dar 2 ml a cada 20 ou 40 minutos, 3 vezes ao dia; depois, passar a intervalos de 4 horas.

Iniciar 2 dias antes da menstruação, para diminuir a incidência de cólicas.

Fórmula preferencial para mulheres que apresentam alterações no intestino e irritabilidade associada, pois a camomila auxilia nesses quadros.

pelo organismo (endógenos), e o ACTH, um precursor anti-inflamatório natural em nosso organismo, além de promover o relaxamento muscular pela própria liberação de pontos-gatilho (*trigger points*) no local da inserção da agulha.

A acupuntura pode ser feita preventivamente em pontos específicos, como o BP6, BP4, IG4, F3 e o ponto auricular do útero, pois o relaxam e melhoram a dor. As sessões são semanais, por 2 a 3 meses, e observa-se se há boa resposta mantida para os ciclos menstruais após a interrupção do tratamento. Pode-se também fazer a acupuntura nos dias em que a paciente apresenta a cólica menstrual, ou 1 a 2 dias antes da descida da menstruação. Eventualmente, será necessário manter as sessões de acupuntura 1 a 2 vezes por mês, por mais 6 meses.

Classicamente, em parte da Medicina Tradicional Chinesa (MTC) ou de outras tradições, como a Medicina Clássica Japonesa e a Medicina Coreana, a acupuntura é um tratamento efetivo e pode ser bem indicado para o tratamento de dores e cólicas.

Ao descrever, a seguir, os tratamentos propostos na MTC, indicamos os principais pontos de acupuntura utilizados no tratamento das cólicas, de acordo com o diagnóstico na MTC.

Dor à luz da Medicina Tradicional Chinesa

Dor, na MTC, é sinal de estase, ou seja, da má circulação do *Qi* (energia) e do *Xue* (sangue). Quando há interrupção do fluxo, a dor ocorre.

As principais causas de estase são apresentadas a seguir.

Frio externo impedindo a circulação nos meridianos

Quem nunca ouviu falar do uso da bolsa de água quente para melhorar as cólicas menstruais, da recomendação de não andar descalço ou de deixar os cabelos molhados na época da menstruação? Essas são causas de estagnação de frio, levando a quadros de dor aguda ou crônica. Logicamente que, em países nos quais há maior exposição ao frio ou à neve, essas recomendações são ainda mais importantes. Contudo, nós, que vivemos em um país tropical, temos tendência a usar menos roupas e a ficar mais expostos às mudanças súbitas de temperatura.

Mulheres que usam saias e *shorts* curtos, não gostam de meias e ficam descalças estão mais expostas à penetração do frio pelos meridianos do pé e da perna e, portanto, estão mais propensas a ter cólicas por estase de frio. A recomendação básica é evitar o frio nos pés e nas pernas, fazer escalda-pés e procurar não deixar partes do corpo molhadas e úmidas, sobretudo na época da menstruação. As bolsas de ervas ou de água quente ajudam muito.

Orientações gerais:

- Evitar o frio, principalmente nos pés e nas pernas
- Usar bolsa de água quente durante a menstruação
- Evitar relações sexuais na época da menstruação
- Alimentos sugeridos: damascos; lichia; mostarda, repolho, salsinha, alho-poró, repolho-crespo, abóbora, cebolinha, nabo; grãos de forma geral (p. ex., lentilha, arroz integral, quinoa), carnes vermelhas e frutos do mar; e temperos que esquentam, como o gengibre, a canela, o cravo, a semente de erva-doce e a canela

- Acupuntura: moxa ou agulhamento em BP6, R3, R7, F3, VC4, VG4 e E29
- Fórmulas magistrais chinesas:
  - *Gui Zhi Fu Ling Wan* (pílula de canela e poria)
  - *Wen Jing Tang* (decocção para esquentar o útero)
  - *Dang Gui Shao Yao San* (fórmula de peônia e *Dang Gui*)
  - *Shao Fu Ju Yi Tang* (combinação de *Tang-Kuei* e *Typhae*).

Os quadros de umidade e frio podem levar à estagnação de energia nos meridianos que irrigam a pelve, gerando um bloqueio do *Chong Mai* e do *Dai Mai*, e, portanto, serão tratados, também, como estagnação de *Qi*.

Deficiência de Yang levando à estase

Nesse quadro, a má circulação acontece por falta de energia *Yang*, que deve ser tonificada para auxiliar o fluxo de energia e de sangue, e, dessa forma, diminuir a dor. Por se tratar de uma deficiência energética, as dores desse tipo de quadro são menos intensas que as do quadro anterior. O princípio do aquecimento é o mesmo sugerido no Quadro 9.1, mas com ênfase ainda maior, pois a paciente tem uma deficiência global do *Yang*.

Orientações gerais:

- Manter-se aquecido, principalmente nos pés e no abdome, durante a menstruação e a ovulação
- Fazer exercícios físicos que favoreçam a respiração, como o *Qi Kun* e a ioga
- Recomendam-se os alimentos nutritivos, cozidos ou assados e de natureza morna ou quente, como a bardana, castanhas, carnes e temperos, como gengibre, manjericão, canela, cravo, rosmarinho, cominho, anis, alho, anis-estrelado, casca de canela, semente de cebola verde, semente de cebolinha, cravo-da-índia e outros já citados no quadro anterior
- Acupuntura: VG4 (moxa), B23 (moxa), VC4, VC5, VC6, E36, BP6, R7, R12, E29 e VC2
- Fórmulas magistrais chinesas:
  - *Tu Si Zi Wan* (pílula de semente de cuscuta)
  - *Zan Yu Dan* (pílula especial para auxiliar a fertilidade)
  - *Gui Lu Er Xian Jiao* (fórmula que tonifica o *Yang*).

Deficiência de sangue levando à estase do fígado

Nos quadros de deficiência de sangue levando à estase do *Qi*, a imagem é a de um leito do rio que secou, e quando seca não pode circular. Aqui, o foco será tanto na nutrição do *Yin* e do sangue quanto na circulação.

Orientações gerais:

- Fazer exercícios moderados que não causem suor excessivo, pois suar diminui o *Yin*
- Evitar sauna ou Sol muito quente, que promove o suor excessivo
- Recomendam-se os fitoestrógenos, como a soja, uma vez que são considerados de natureza *Yin*
- Evitar alimentos de natureza quente, de sabor picante ou amargo (p. ex., valeriana, alho, canela, ruibarbo, pele de tangerina)
- Acupuntura: B17, B20, BP10, E36, F8, BP6 e C7
- Fórmulas magistrais chinesas:
  ◦ *Dang Gui Bu Xue Tang* (decocção de *Angelica sinensis* para tonificar o sangue)
  ◦ *Si Wu Tang* (decocção de quatro substâncias)
  ◦ *Ba Zhen Yi Mu Wan* (pílula dos oito tesouros com *Herba leonuri*).

Lembre-se de que, como o quadro é de deficiência e estase, deve-se tonificar e mover ao mesmo tempo. Escolha uma das fórmulas anteriores para a tonificação e acrescente:

  ◦ *Xiao Yao Wan* ou *Chai Hu Shu Gan San*, que movem a estase.

Estase do Qi do fígado

A estase do *Qi* é o quadro básico de todo e qualquer quadro doloroso. Ela pode vir, como vimos, da deficiência do sangue, do *Yang*, da penetração do frio ou dela mesma, como desequilíbrio do elemento Madeira, em que o fígado não é capaz de regular o fluxo suave do *Qi* – uma de suas funções.

Orientações gerais:

- Fazer exercícios físicos regularmente
- Respeitar os horários e o ritmo de seu corpo
- Dançar e escutar música

- Colocar os sentimentos para fora, psicoterapia; procurar não guardar mágoa e rancor
- Evitar o uso de pílulas anticoncepcionais e excesso de hormônios
- Não consumir álcool
- Procurar, o máximo possível, consumir alimentos sem agrotóxicos ou hormônios de crescimento; não comer demais
- Dormir cedo e evitar estímulos visuais intensos no período da noite (p. ex., leitura ou assistir a filmes após às 23 horas, horário predominante do funcionamento do fígado)
- Evitar ingestão de açúcares, alimentos frios ou de sabor muito ácido (se precisar usar açúcar, use o mascavo em pequena quantidade), pois os doces, os açúcares, os extremamente azedos e frios têm propriedade adstringente e estagnante
- Alimentos sugeridos: coco, cogumelo *shitake*, vagem, batata-doce; *tofu*, frango; açafrão, alcaravia (*Kümmel*), alho, anis-estrelado, cidra, semente de melão-cantalupo, semente de cardamomo, semente de erva-doce, endro, raiz de erva-doce, folha de figueira, hortelã, flor de jasmim, folha de laranjeira, folha de limão, broto de lótus, malte, menta, folha de mangueira, manjericão doce, semente de mostarda, orégano, folha de orquídea, rosa, semente de tangerina, rosmarinho, tomilho
- Acupuntura: B17, B18, F3, F14, VB34, PC6, BP6, VC17, VB40 e P7
- Fórmulas magistrais chinesas:
  ◦ *Chai Hu Shu Gan San* (pó de *Radix bupleuri* para dispersar o *Qi* do fígado)
  ◦ *Jia Wei Xiao Yao San* (pó que promove a circulação).

Estase de Xue (sangue)

A estase de *Xue* ou sangue é, muitas vezes, uma evolução do quadro anterior ou o resultado de um trauma local, levando à formação de hematomas e interrupções locais do *Xue*.

Orientações gerais:

- O quadro de estase de sangue deve seguir os princípios básicos da estase de *Qi* do fígado, pois muitas vezes é uma evolução deste
- Evitar emoções muito intensas
- Fazer exercícios regulares e vigorosos
- Evitar ter relações sexuais na época menstrual

- Não usar tampões vaginais, pois é importante que o fluxo menstrual não fique retido dentro do corpo
- Alimentos sugeridos: os mesmos do quadro de estase de *Qi* e, ainda, papaia, pêssego, melão-cantalupo e suas sementes feijão-de-soja amarelo, feijão-preto, arroz glutinoso; açafrão, açúcar mascavo, aipo, raiz de aipo, semente de ameixa, folha de berinjela, folha de beter-raba, camélia, cânhamo, mostarda-branca ou amarela, semente de pêssego, pimenta-branca, pimenta-malagueta, rabanete, rosa, vinagre, menta, ruibarbo, verbena
- Acupuntura: E29, BP10, F8, F3, VC4, VC6, B23, B32, E36 e CS6; ponto extra: *Zigong*
- Fórmulas magistrais chinesas:
  - *Xue Fu Zhu Yu Tang* (decocção para expulsar a estase do sangue)
  - *Guo Qi Yin* (decocção para menstruação atrasada)
  - *Fu Fang Yi Mu Cao Jiaonang* (fórmula que beneficia a mãe com *Herba leonuri*).

Resumo terapêutico

As cólicas menstruais são muito frequentes, principalmente na jovem que acaba de entrar em seus ciclos menstruais. A dismenorreia secundária (cólicas ligadas a outras doenças) deve ser excluída por meio de averiguação de histórico, exame físico e exames complementares. Contudo, as cólicas, tanto primárias quanto secundárias às causas como endometriose, miomas e outras, podem ter uma abordagem muito parecida na Medicina Integrativa e na fitoterapia. Assim, em todos os próximos capítulos, quando se fala em dor ligada ao ciclo menstrual, as abordagens serão as mesmas.

O tratamento das cólicas visa à obtenção de um cenário menos inflamatório e o relaxamento local e global. Para diminuir e administrar a inflamação, a dieta mediterrânea anti-inflamatória, a prática de atividade física e a regularidade em horários e rotina de sono são fundamentais. No quesito suplementação, recomenda-se:

- Ômega 3: de 1 a 2 g/dia
- Tiamina (B1): 100 mg/dia
- Cobalamina (B12): de 1000 a 5000 mcg/dia, de preferência uma fórmula como hidroxicobalamina ou metilcobalamina
- Zinco: 30 mg/dia
- Cálcio na dieta
- Vitamina D: corrigir as deficiências e fazer uma dose de manutenção de 2000 IU a 4000 IU/dia
- Vitamina E: 500 UI, 1 vez ao dia, ou 200 UI, 2 vezes ao dia. Ingerir essa(s) dose(s) 2 dias antes de menstruar, mantendo a ingestão até o terceiro dia da menstruação
- Magnésio: de 300 a 700 mg/dia é uma dose positiva para tratar a dismenorreia.

Recomenda-se o uso de fitoterápicos (na forma de chás, tinturas ou mesmo extratos secos para dor aguda ou crônica):

- Antiespasmódicos: camomila (*Matricaria chamomilla*), Cimicífuga (*Actaea racemosa*), viburno (*Viburnum prunifolium*), milefólio (*Achillea millefolium*), pulsatilla seca (*Pulsatilla vulgaris*), peônia (*Paeonia*), Jamaican Gogwood (*Pisidia erythrina*)
- Anti-inflamatórios: camomila (*Matricaria chamomilla*), milefólio (*Achillea millefolium*), angélica (*Angelica sinnensis*), agripalma (*Leonurus cardiaca*), viburno (*Viburnum prunifolium*), gengibre (*Zingiber officinale*), peônia (*Paeonia*).

Recomenda-se também:

- A acupuntura, sempre muito indicada no tratamento de dores; excelente alternativa para pacientes que sofrem de cólicas
- O uso das fórmulas magistrais chinesas, respeitando o princípio de tratamento dos padrões de desarmonia
- Técnicas de relaxamento e terapias mente-corpo
- Meditação.

Bibliografia

ACOG Committee Opinion No. 760: Dysmenorrhea and Endometriosis in the Adolescent. Obstet Gynecol. 2018;132(6):e249-e258.

Armour M, Ee CC, Naidoo D, et al. Exercise for dysmenorrhoea. Cochrane Database Syst Rev. 2019;9(9):CD004142.

Bajalan Z, Moafi F, MoradiBaglooei M, et al. Mental health and primary dysmenorrhea: a systematic review. J Psychosom Obstet Gynaecol. 2019;40(3):185-194.

Chinese Medicine in American. [internet] Available from: https://www.americandragon.com

Dawood MY. Dysmenorrhea. J Reprod Med. 1985;30(3): 154-167.

Dawood MY. Primary dysmenorrhea: advances in pathogenesis and management. Obstet Gynecol. 2006;108(2): 428-441.

Guimarães I, Póvoa AM. Primary Dysmenorrhea: Assessment and Treatment. Rev Bras Ginecol Obstet. 2020;42(8): 501-507.

Ju H, Jones M, Mishra G. The prevalence and risk factors of dysmenorrhea. Epidemiol Rev. 2014;36: 104-113.

Marjoribanks J, Ayeleke RO, Farquhar C, et al. Nonsteroidal anti-inflammatory drugs for dysmenorrhoea. Cochrane Database Syst Rev. 2015;2015(7):CD001751.

Matsushita S, Wong B, Kanumalla R, et al. Osteopathic Manipulative Treatment and Psychosocial Management of Dysmenorrhea. J Am Osteopath Assoc. 2020;120(7): 479-482.

Pattanittum P, Kunyanone N, Brown J, et al. Dietary supplements for dysmenorrhoea. Cochrane Database Syst Rev. 2016;3(3):CD002124.

Rao A, Steels E, Beccaria G, et al. Influence of a Specialized Trigonella foenum-graecum Seed Extract (Libifem), on Testosterone, Estradiol and Sexual Function in Healthy Menstruating Women, a Randomised Placebo Controlled Study. Phytother Res. 2015;29(8):1123-1130.

Smith CA, Armour M, Zhu X, et al. Acupuncture for dysmenorrhoea. Cochrane Database Syst Rev. 2016;4(4):CD007854.

Viburnum opulus. [internet] Available from: https://www. sciencedirect. com/topics/medicine-and-dentistry/ viburnum-opulus

Younesy S, Amiraliakbari S, Esmaeili S, et al. Effects of fenugreek seed on the severity and systemic symptoms of dysmenorrhea. J Reprod Infertil. 2014;15(1):41-48.

10

Sangramento Uterino Anormal

O sangramento uterino anormal (SUA) agudo ou crônico é definido como sangramento proveniente do corpo uterino, com anormalidade na regularidade, no volume, na frequência ou na duração, em mulheres que não estão grávidas. SUA é o sangramento menstrual que vem em grande quantidade ou por muitos dias, levando a uma perda maior do que 80 mℓ de sangue, ou aquele em que ocorre o aumento da frequência de ciclos menstruais, cujo intervalo entre eles é menor (polimenorreia). Deve-se primeiro eliminar, por meio de investigação (clínica, laboratorial ou de imagem), causas para o sangramento, como câncer, traumas genitais, coagulopatias, hipotireoidismo, miomas, adenomiose etc. Quando houver uma possível causa orgânica, estas deverão ser devidamente tratadas. O grande desafio é chegar ao diagnóstico correto.

Na investigação, divide-se o SUA em causas estruturais e não estruturais. As causas estruturais são pólipos (P), adenomiose (A), leiomiomas (L) malignidade (M) e hiperplasia (H). Já entre as causas não estruturais encontram-se as coagulopatias (C), a disfunção ovulatória (O), a disfunção endometrial (E), as causas iatrogênicas (I) e outras causas não anteriormente classificadas (N) (Palm-Coein).

A investigação pode ser feita por meio do histórico, do exame físico geral e ginecológico e de exames complementares. Destes, os que podem ajudar no diagnóstico são: o ultrassom; a ressonância nuclear magnética; exames de sangue para avaliar a anemia, a função da glândula da tireoide, os distúrbios da coagulação; entre outros. O exame complementar que fornece mais dados para a condução dos casos é a ultrassonografia da região pélvica, com ótima sensibilidade (96%), porém baixa especificidade (13,8%) para lesões endometriais em geral. Nas lesões intracavitárias sem conclusão diagnóstica, indica-se histero sonografia ou histeroscopia, ambas com sensibilidade semelhante. Esta última, porém, permite a realização de biópsia guiada da lesão.

A identificação das lesões benignas do endométrio melhora a precisão na indicação terapêutica, enquanto o diagnóstico diferencial das neoplasias endometriais, feito logo após a instalação do quadro clínico, interfere diretamente no prognóstico.

Tratamento farmacológico

Seguem algumas alternativas para o tratamento do SUA de causa não estrutural, lembrando que é obrigatório fazer o diagnóstico diferencial da causa desse sangramento.

- Progesterona micronizada oral ou vaginal, na dose de 100 a 200 mg/dia, por 2 semanas (à noite) a partir do meio do ciclo, ou a didrogesterona oral, na dose de 20 mg/dia, pode ser indicada em um esquema cíclico. Outra possibilidade é o uso contínuo da progesterona oral micronizada, na dose de 200 a 400 mg/dia (à noite). A progesterona natural micronizada não apresenta, segundo a literatura médica, risco para a mama

- Antifibrinolíticos: medicações que atuam reduzindo a fibrinólise podem reduzir o sangramento. O ácido tranexâmico, por exemplo, é um antifibrinolítico com meia-vida curta, devendo ser usado de 3 a 4 vezes ao dia. A dose recomendada é variável (geralmente 1 g, 3 a 4 vezes ao dia; dose máxima 3 g/dia), de acordo com diferentes fontes de informação
- Dispositivo intrauterino contendo progesterona: as marcas comerciais do DIU Mirena® e Kyleena® são bastante eficazes em reduzir o fluxo menstrual e, às vezes, até estancá-lo por completo. São frequentemente utilizados por mulheres com adenomiose, endometriose e SUA
- Anticoncepcional oral: na forma de uso diário ou a cada 3 meses. Atenção ao risco aumentado de câncer de mama, coagulopatias e outros efeitos colaterais atribuídos aos anticoncepcionais orais
- Anti-inflamatórios não hormonais: o ibuprofeno, o naproxeno ou outros anti-inflamatórios podem reduzir o sangramento em 20 a 50%. Atenção ao sistema digestório, já que os anti-inflamatórios causam, muitas vezes, gastrite e até mesmo sangramento gástrico.

É importante investigar as pacientes com hipotireoidismo, pois elas têm maiores chances de ter sangramento uterino disfuncional – quase 23% das pacientes hipotireóideas, sem tratamento, têm menorragia. Verifique o TSH de suas pacientes que sangram.

Mulheres com maior exposição a poluentes como o bisfenol A, contido no plástico e nas latas, os ftalatos, o teflon e alguns pesticidas têm maiores chances de sangrar mais. Esses poluentes são chamados "disruptores endócrinos", pois imitam a ação dos hormônios, como o estradiol. Eliminar latas, panelas de teflon e recipientes de plástico, além de dar preferência a alimentos orgânicos, pode ajudar muito a prevenir esses casos.

A obesidade é outro fator predisponente ao sangramento. No tecido adiposo existe maior formação de estrógeno, e isso pode levar a maior sangramento. Além da obesidade ser uma doença inflamatória, está associada a maiores chances de miomas e endometriose. Para pacientes com histórico de sangramento excessivo, vale a pena perder peso e aderir a uma dieta anti-inflamatória.

Tratamentos integrativos

Independentemente da causa, se o sangramento é de causa estrutural ou não estrutural, como no caso de miomas e pólipos, é possível, por meio da fitoterapia, da suplementação e do estilo de vida, oferecer algum tipo de conforto ou solução para esta situação.

Suplementos

Ferro

Logicamente, quem sangra muito tem risco de desenvolver anemia por deficiência de ferro. Portanto, a suplementação com o ferro, em anemias ferroprivas, é necessária.

Um dado interessante, mas não tão óbvio e direto: a própria suplementação do ferro diminui o excesso de sangramento. Quase 90% das pacientes com menorragia, que receberam 300 mg de sulfato ferroso sendo 60 mg de ferro elementar, com 200 mg de vitamina C, por 2 a 3 meses, obtiveram melhora importante quanto ao sangramento. O curioso disso é que, na Medicina Tradicional Chinesa (MTC), se diz que a deficiência do sangue leva a mais sangramento. O interessante é que essa afirmação tem mais de 3 mil anos e é fruto de observação clínica dos antigos chineses, e não de exames laboratoriais.

Vitamina C

O uso da vitamina C melhora a resposta dos vasos (aumenta os desmossomos que auxiliam na junção celular do epitélio vascular) e pode diminuir os quadros de hemorragia. Bioflavanoides cítricos, como a rutina e a hesperidina, também aumentam esse efeito da vitamina C nos vasos.

Doses de 1 a 2 g/dia de vitamina C, de preferência divididas em doses menores e ingeridas ao longo do dia (p. ex., doses de 200 a 500 mg a cada vez), são utilizadas com cuidado e atenção à intolerância intestinal, gástrica e renal.

Vitamina A

Níveis baixos de vitamina A podem levar a maior sangramento. A reposição dessa vitamina ocorre naturalmente por meio da ingestão de alimentos como fígado, cenoura, manga, espinafre, batata-doce, leite e derivados. As doses necessárias variam, em adultos, de 700 a 900 mcg/dia.

Há estudos que mostram que a administração de altas doses de vitamina A, como 25.000 UI, 2 vezes ao dia, ajudou a normalizar, em 3 meses, o ciclo de mulheres com SUA. Contudo, altas doses não podem ser administradas na gestação. Para aquelas que respondem bem ao tratamento com altas doses de vitamina A, pode-se, após 3 meses, deixar a dose de 10.000 UI/dia.

Vitamina D

Doses de 2.000 a 4.000 UI/dia, ou mais, se houver necessidade de corrigir níveis de insuficiência muito importantes. A suplementação da vitamina D aparentemente está mais ligada à melhora da dismenorreia que ao efeito direto no SUA.

Vitamina K1

Mesmo em pacientes que não apresentam distúrbios da coagulação, há evidências de que a suplementação da vitamina K1 na dose de 1 a 10 mg/dia, intramuscular ou intravenoso, pode interromper sangramentos excessivos.

Vitaminas do complexo B

As vitaminas do complexo B parecem ter um efeito positivo em regular, por meio do mecanismo hepático, o excesso de estrógeno. Porém, há apenas um estudo do uso da tiamina na dose de 100 mg/dia, para auxiliar mulheres que tiveram muito sangramento após a inserção do DIU de cobre. Lembrando que as vitaminas B12 e B9 estão diretamente ligadas à formação do sangue, portanto a sua suplementação auxilia em casos de anemia.

Fitoterapia

As mulheres que apresentam sangramento excessivo podem tratar esses quadros utilizando fitoterápicos hemostáticos ou adstringentes.

Sangramento agudo

Em casos de sangramento agudo, são indicadas plantas adstringentes:

- Mil-folhas ou milefólio (*Achillea millefolium*)
- Bolsa-de-pastor (*Capsella bursa-pastoris*): fresca, nos primeiros 6 meses após a coleta

- Canela (*Cinnamomum verum*)
- Alquemila (*Alchemilla mollis*)
- Barbatimão (*Stryphnodendron adstringens*): seu próprio nome em latim já mostra sua ação adstringente, seja na aplicação local, seja no uso de seu chá
- Michela (*Mitchella repens*; Partridge Berry)
- Bayberry Bark (*Myrica cerifera).*

A seguir, algumas composições:

- Um excelente chá é o de mil-folhas com canela, deixado em infusão por 10 minutos e ingerido durante 2 horas, cerca de 1 xícara a cada 30 minutos
- Beterraba e *Mitchella repens* (Partridge Berry), ou simplesmente Michela (também chamado "fruto da perdiz" ou "amora de veado"), são possibilidades mais suaves para tentar estancar o sangramento
- É possível fazer uma tintura de mil-folhas, alquemila e bolsa-de-pastor, prescrevendo 2 mℓ da tintura a cada 30 minutos, 4 a 6 vezes ao dia. Caso o sangramento pare, manter 4 vezes ao dia. O chá de mil-folhas é muito amargo, ajuda a estancar o sangramento e diminui a cólica. Bastante utilizado em mioma com sangramento excessivo
- Tintura de canela também pode ser utilizada, na dose de 0,5 mℓ a cada 30 minutos, no máximo por 2 horas; depois manter 4 vezes ao dia, por cerca de 3 a 5 dias
- A planta norte-americana Bayberry pode ser utilizada na forma de 1 mℓ de sua tintura, por 2 horas, a cada 30 minutos, e, depois, 3 a 4 vezes ao dia.

Sangramento crônico

- O vitex (*Vitex agnus castus*) tem efeito regulador hormonal, pois diminui a prolactina, exerce efeito sobre a dopamina, além de aumentar os opioides endógenos. Vitex faz o corpo lúteo continuar a produzir a progesterona. Na dosagem de 350 mg/dia, produz um efeito parecido com o da progesterona e melhora a fase lútea. Muitas das formulações comerciais vêm com cerca de 400 mg e podem ser ingeridas no período da manhã. É muito interessante associar o vitex ao suco de beterraba ou de folha de framboesa

- A cimicífuga (*Actaea racemosa*), em geral utilizada em quadros de cólicas menstruais, também auxilia na diminuição do sangramento crônico
- Tônicos: a folha da framboesa, a beterraba, a mitchella (Partridge Berry) e a angélica (*Angelica sinensis*) auxiliam nesse tipo de sangramento, porém é possível que o uso da angélica, em alguns casos, piore o quadro, aumentando o sangramento em mulheres que têm esse problema há muito tempo. A folha de framboesa, em forma de suco ou chá, é muito utilizada por mulheres jovens que sangram demais em seus primeiros anos de menstruação. A mitchella é indicada para combater dor, sangramento excessivo, miomas e abdome distendido. Já a folha da framboesa, em forma de suco ou chá, é interessante para mulheres jovens
- Também podem ser utilizados adaptógenos, como a *Schisandra chinensis* (Wu Wei Zi).

Medicina Tradicional Chinesa

O excesso de sangramento, segundo a visão da MTC, tem duas origens principais:

- Quadro de excesso ou plenitude: calor que expulsa o sangue dos vasos
- Quadro de deficiência ou vazio: deficiência do *Qi* do baço, que não consegue manter o sangue nos vasos.

Excesso de Yang *ou calor que leva ao sangramento*

Pode apresentar um ou mais dos seguintes sintomas: boca e garganta secas; acaloramento; sangramentos (gengival, nasal, hemorroidal); prurido e irritação da pele; acne que piora no período pré-menstrual; sudorese intensa; sede, principalmente de líquidos gelados; agitação; insônia; ciclo menstrual curto; sangramento menstrual vermelho vivo e abundante; gráfico de temperatura basal: fase folicular curta e com altas temperaturas; língua vermelha, revestimento amarelado; pulso rápido; face vermelha.

Tratamento

- Acupuntura: F2, F3, TA3, TA5, PC6, B18, VG20, VB44, BP10

- Fórmulas magistrais chinesas:
  - *Long Dan Xie Gan Tang*: decocção de *Radix gentianae* para limpar o fogo do fígado
  - *Zhi Bai Di Huang Wan* (pílula de 8 ingredientes com Rehmannia)
  - *Qing Jing San*: pó que clareia a menstruação
  - *Qing Re Zhi Beng Tang*: decocção que clareia o calor e para o sangramento uterino.

Orientações gerais

- Evitar o álcool
- Não ingerir alimentos picantes e condimentados
- Aquietar-se e evitar compromissos sociais muito agitados
- Evitar alimentos que tonificam o *Yang* e aqueles que produzem calor, como o alho, o gengibre e as pimentas
- Alimentos sugeridos: carambola, uva, figo, ameixa, pera, romã; abóbora, aipo, alcaçuz, alface, babosa (*Aloe vera*), batata, batata-doce, berinjela, broto de bambu, raiz de bambu, bardana, folha de beterraba, cevada, endiva, tomate, espinafre, pepino, cogumelo preto (*Funghi porcini*); pasta de feijão de soja, trigo; caranguejo, crisântemo, camélia, flor-de-lis (lírio), menta, caule de lótus, raiz de lótus, raiz de malva, manjericão doce, mel, sal, folhas de orquídea, rosa, cabelo de milho, semente de girassol, gergelim.

Deficiência do elemento Terra (baço)

Pode apresentar alguns dos sintomas que se seguem: cansaço; falta de força nos membros; falta de apetite ou apetite irregular; desejo de comer doces; varizes; preocupação excessiva; pés gelados; suor abundante; fezes amolecidas ou diarreia; indigestão ou empachamento; edemas; fadiga ou mal-estar após as refeições; dor em peso; hematomas aparecem com facilidade; hemorroidas; resfriados de repetição; alergias; prolapso de útero; menstruação fina, clara, mas em grande quantidade; escape menstrual; fadiga próximo à ovulação e à menstruação; sensação de peso no abdome durante a menstruação; língua edemaciada, levemente pálida e revestimento branco, marcas de dentes nas laterais; pulso vazio, fino e lento; face sem brilho e amarelada.

Tratamento

- Acupuntura BP6 (moxar), B20 (moxar), VC6, VC12, E36, E29, E30, VC6, IG4, VC17
- Fórmulas magistrais chinesas:
  ◦ *Gui Pi Tang*: decocção para tonificar o baço e o coração
  ◦ *Ba Zhen Tang*: decocção dos oito tesouros
  ◦ *Si Jun Zi Tang*: decocção dos quatro cavalheiros ou da postura correta.

Orientações gerais

- Não fazer exercícios físicos extenuantes
- Ocupar a mente de modo criativo e mediar para evitar o excesso de pensamentos obsessivos que atrapalham ainda mais o funcionamento do baço
- Comer em horários regulares, sem pular refeições e sem diminuir ou aumentar exageradamente a quantidade de alimentos
- Comer lenta e calmamente (para que a energia dos alimentos possa ser absorvida de modo correto
- Comer mais pela manhã, moderadamente no almoço e pouco no jantar, pois os órgãos responsáveis pela digestão e pela assimilação da energia dos alimentos funcionam no período da manhã
- Preferir o açúcar das frutas, pois tonifica o baço-pâncreas. O açúcar da cana e dos doces prejudicam esse órgão e atrapalham o seu funcionamento
- Evitar a ingestão excessiva de leite e derivados, pois, na MTC, estagnam a energia (obstrução do fluxo de *Qi*) e pioram a função do estômago e do baço-pâncreas. O leite materno é um ótimo alimento para o lactente, entretanto o leite de vaca é pesado para o adulto e deve ser consumido com muito cuidado e moderação
- Evitar farinhas e cereais refinados, preferir os integrais
- Ingerir, com moderação, frutas, vegetais e legumes crus, e de preferência ao fim da refeição. A refeição pode ser iniciada com alimentos neutros ou mornos, como sopas, carnes, cereais, pois esquentam o estômago e facilitam a digestão. Alimentos crus são preferencialmente ingeridos no verão. Podem ser consumidos no meio e no fim das refeições (quando o estômago já está quente). Não é recomendado fazer regimes à base de saladas e frutas cruas, pois isso atrapalha ainda mais a função do baço e dificulta, até certo ponto, o emagrecimento
- Evitar bebidas geladas. Os líquidos (incluindo a água) precisam ser ingeridos em abundância, mas em temperatura ambiente, mornos ou quentes
- Evitar comer alimentos gelados, como sorvete, gelo ou alimentos tirados diretamente da geladeira (deixe-os ficar em temperatura ambiente)
- Alimentos sugeridos: cereja, tâmara, uva, coco, jaca, figo, castanha, jujuba, lichia, maçã, uva, papaia; cogumelo *shitake*, abóbora, mandioca, batata, cevada, aveia, arroz glutinoso; espinafre e folhas escuras, carnes vermelhas ou de caça; *ginseng*, raiz de lótus, alcaçuz, nozes, *tofu*; espirulina.

Resumo terapêutico

Os sangramentos uterinos devem ser investigados na sua origem, pois, muitas vezes, estão ligados a doenças do aparelho reprodutivo ou até mesmo a distúrbios da coagulação. O excesso de estrógeno pode levar a uma piora desses quadros e, hoje em dia, com a exposição aos inúmeros disruptores endócrinos ambientais, esse quadro está mais prevalente. O uso da progesterona pode ser indicado eventualmente, como já foi discutido.

Para auxiliar nesses quadros de sangramentos uterinos, recomenda-se:

- Uma boa dieta, rica em alimentos que contenham ferro, ácido fólico, vitaminas do complexo B e vitamina K

- O uso de suplementos como:
  ◦ **Ferro:** a suplementação do ferro em anemias ferroprivas é necessária e diminui o excesso de sangramento. Quase 90% das pacientes com menorragia que receberam 300 mg de sulfato ferroso com 200 mg de vitamina C, por 2 ou 3 meses, tiveram melhora importante no sangramento
  ◦ **Vitamina C:** doses de 1 a 2 g/dia de Vitamina C são utilizadas com o cuidado e atenção à intolerância intestinal, gástrica e renal
  ◦ **Vitamina A:** altas doses de vitamina A (p. ex., 25.000 UI, 2 vezes ao dia) ajudou a normalizar, em 3 meses, o ciclo de mulheres com

menorragia. Para as que respondem bem ao tratamento com altas doses de vitamina A, pode-se, após 3 meses, prescrever 10.000 UI/dia. Contudo, altas doses não podem ser administradas durante a gravidez

- ○ **Vitaminas do complexo B:** elas parecem ter um efeito positivo no sentido de regular o excesso de estrógeno, especialmente a tiamina. As vitaminas B12 e B9 estão diretamente ligadas à formação do sangue
- ○ **Vitamina D:** a dose diária recomendada é de 2000 a 4000 UI (podendo ser maior, caso haja necessidade de corrigir níveis de insuficiência muito importantes)
- ○ **Vitamina E:** a dose recomendada é de 100 UI/dia.
- • O uso de plantas adstringentes como:
  - ○ Mil-folhas ou milefólio (*Alchillea millefolium*)
  - ○ Bolsa-de-pastor (*Capsella Bursa-pastoris*) fresca, nos primeiros 6 meses após a coleta
  - ○ Canela (*Cinnamomum verum*)
  - ○ Alquemila (*Alchemilla mollis*)
  - ○ Barbatimão (*Stryphnodendron adstringens*)
  - ○ Michela (*Mitchella repens*) ou Partridge Berry
  - ○ Bayberry Bark (*Myrica cerifera*).

O uso de fórmulas magistrais reguladoras do sangue e a própria acupuntura também podem auxiliar nesses quadros de sangramento.

Além disso, evite o contato com os disruptores endócrinos e de outras substâncias poluentes que podem levar a uma quantidade maior de sangramento.

Uma dieta rica em alimentos anti-inflamatórios, livre de pesticidas e outras substâncias nocivas à saúde é de fundamental importância; deve ser um ponto de partida para reequilibrar o delicado e intricado equilíbrio hormonal.

Bibliografia

ACOG committee opinion n. 557: Management of acute abnormal uterine bleeding in nonpregnant reproductive-aged women. Obstet Gynecol. 2013; 121(4): 891-896.

Bongers MY, Mol BWJ, Brölmann HAM. Current treatment of dysfunctional uterine bleeding. Maturitas. 2004;47(3):159-174.

Bourdrez P, Bongers MY, Mol BWJ. Treatment of dysfunctional uterine bleeding: patient preferences for endometrial ablation, a levonorgestrel-releasing intrauterine device, or hysterectomy. Fertil Steril. 2004;82(1):160-166, quiz 265.

Federação Brasileira das Associações de Ginecologia e Obstetrícia (FEBRASGO). Sangramento uterino anormal. São Paulo: FEBRASGO. Série Orientações e Recomendações, n. 7; 2017.

Goldstein SR, Lumsden MA. Abnormal uterine bleeding in perimenopause. Climacteric. 2017;20(5):414-420.

Jaripur M, Ghasemi-Tehrani H, Askari G, et al. The effects of magnesium supplementation on abnormal uterine bleeding, alopecia, quality of life, and acne in women with polycystic ovary syndrome: a randomized clinical trial. Reprod Biol Endocrinol. 2022;20(1):110.

Marnach ML, Laughlin-Tommaso SK. Evaluation and Management of Abnormal Uterine Bleeding. Mayo Clin Proc. 2019;94(2):326-335.

Mobli M, Qaraaty M, Amin G, et al. Scientific evaluation of medicinal plants used for the treatment of abnormal uterine bleeding by Avicenna. Arch Gynecol Obstet. 2015; 292(1):21-35.

Wouk N, Helton M. Abnormal Uterine bleeding in premenopausal women. Am Fam Physician. 2019; 1;99(7):435-443.

11

Síndrome dos Ovários Policísticos

Nos dias de hoje, quando uma paciente tem dificuldade para engravidar, o caminho mais frequente é passar por uma série de exames e, conforme o diagnóstico, ser orientada a acompanhar sua ovulação por meio de exames laboratoriais, ultrassom ou *kits* de ovulação para o coito programado (namoro em casa). Este é o primeiro passo para o tratamento médico convencional da infertilidade. Algumas dessas mulheres poderão receber um estímulo hormonal com, por exemplo, o citrato de clomifeno ou, ainda, no consultório de seu ginecologista, outra medicação indutora da ovulação. Caso tudo isso não funcione, ela será encaminhada para uma clínica de fertilização assistida.

Muitas mulheres se ressentem com esse processo, pois sentem-se consumidas pela sequência de diagnósticos, tratamentos e gastos financeiros, sem ao menos ter tempo de entender seus sentimentos e desejos. E, uma vez que tenham recebido o diagnóstico de infertilidade, iniciam uma peregrinação dolorosa e ininterrupta.

Desde tempos remotos, a fertilidade está ligada à abundância. Inúmeras deusas mitológicas são retratadas como boas mães, como é o caso de Reia, que salva seus filhos de Cronos (que os devorava vivos), ou de Hera, deusa da mitologia grega protetora das mulheres grávidas e das famílias. Na mitologia egípcia, Ísis era cultuada como a deusa da fertilidade. Em todas as religiões e culturas, mulheres participam de cultos e rezas para pedir a dádiva de procriar e gerar filhos saudáveis.

O tema *fertilidade*, portanto, não é algo moderno ligado ao conceito médico das clínicas de reprodução assistida. Hoje em dia, os procedimentos ligados à fertilidade são muito estéreis; apenas nomes de vários hormônios, medicações, exames e procedimentos que fazem com que a mulher que busca engravidar se desencontre de seu corpo e de seu espírito, em vez de reconectar-se a eles.

As mulheres perderam a capacidade de observar os seus próprios ciclos, desligaram-se do seu corpo; muitas nem ovulam e nem sabem disso. Outras têm uma noção prática de *quando* e *como* terão seus filhos, sem a menor conexão com seus ciclos, com suas reais possibilidades, com sua idade, com o milagre da vida e da renovação.

Quando a fertilidade natural não vem, começam um longo percurso em direção aos tratamentos que poderão, ocasionalmente, resultar em gravidez. A Medicina Integrativa oferece a possibilidade de um caminho de maior conexão consigo mesma, seja esse caminho associado à Medicina convencional ou não.

Este capítulo discorrerá sobre a síndrome dos ovários policísticos (SOP), uma das maiores causas de infertilidade feminina e de irregularidade menstrual. A SOP responde muito bem aos tratamentos integrativos.

Infertilidade

A infertilidade é uma questão muito séria, e uma de suas mais frequentes origens está ligada à SOP. Distúrbios ovulatórios representam aproximadamente 25% dos diagnósticos de infertilidade; 70% das mulheres com anovulação têm SOP. A SOP envolve múltiplos sistemas e tem uma etiologia desconhecida, que coloca as mulheres em risco para uma série de outros problemas de saúde, como a obesidade e o câncer do endométrio. A SOP é uma desordem que requer, ao longo da vida de toda mulher, uma abordagem verdadeiramente integrada. Em mulheres mais novas, pode apresentar alteração na menstruação; naquelas em idade reprodutiva, infertilidade; e nas mais velhas, aumento de risco de câncer endometrial.

Quando descrita pela primeira vez, a SOP foi compreendida como um distúrbio "ginecológico". Observavam-se mulheres que tinham múltiplos cistos nos ovários, alterações menstruais e dificuldade de engravidar, e entendia-se que essa condição era ligada aos ovários e à dificuldade de engravidar. A SOP é muito mais que um distúrbio apenas ginecológico, pois apresenta consequências em vários aspectos da saúde. A SOP é considerada, portanto, uma patologia endocrinológica ou sistêmica que coloca as mulheres em risco para outros problemas de saúde. Mulheres com SOP têm maior risco de desenvolver problemas de saúde como infertilidade, síndrome metabólica, apneia do sono, diabetes *mellitus*, câncer do endométrio, aumento da prevalência de depressão e ansiedade.

A síndrome metabólica é 2,5 vezes mais frequente em mulheres com SOP. Essa síndrome pode cursar com hipercolesterolemia, hipertensão, obesidade e aumento de triglicerídeos, constituindo, assim, um alto risco para doenças cardiovasculares. Em mulheres com SOP, o risco de infarto agudo do miocárdio é de 4 a 7 vezes maior que na população geral.

Características da SOP

A SOP, como o próprio nome já diz, é uma síndrome, não uma doença. Nenhuma mulher terá exatamente os mesmos sintomas e, portanto, o tratamento será diferente para cada uma delas. A apresentação clínica pode variar, dependendo da etnia e da genética da paciente. Seus sintomas mais comuns são anovulação, infertilidade, amenorreia ou alterações menstruais, hirsutismo, acne, calvície de padrão masculino, obesidade e apneia do sono. Há maior tendência à trombose.

Laboratorialmente, encontram-se:

- Intolerância à glicose, hiperinsulinemia
- Aumento dos androgênios masculinos (desidroepiandrosterona testosterona, androstenediona)
- Hiperlipidemia.

O fato de ter ou não múltiplos cistos nos ovários não significa que a paciente tenha SOP. Para se chegar a esse diagnóstico, utilizam-se os critérios de Rotterdam (2004), nos quais pelo menos duas das características a seguir precisam estar presentes:

- Oligomenorreia ou amenorreia
- Hiperandrogenismo clínico (hirsutismo, acne) ou laboratorial (aumento da testosterona)
- Múltiplos cistos ovarianos no ultrassom.

Epidemiologia e clínica

A síndrome é reconhecida como o transtorno endócrino mais comum entre mulheres em idade reprodutiva, com prevalência de 6 a 12% na população feminina. Talvez essa porcentagem ainda seja baixa, em face do estilo de vida atual (p. ex., dieta, sedentarismo, aumento de peso) que tem piorado cada vez mais a saúde da população. As manifestações clínicas mais comuns da SOP são anormalidades menstruais, como oligomenorreia ou amenorreia, hirsutismo e infertilidade. Das mulheres que sofrem de SOP, 50 a 60% estão acima do peso ou são obesas, e 50 a 70% apresentarão resistência à insulina. Mulheres com SOP, tanto as obesas quanto as magras, podem ser resistentes à insulina. O aumento da produção de androgênio, associado à síndrome, também contribui para a resistência à insulina.

A falta da progesterona, devido ao bloqueio do eixo hormonal na SOP, pode levar ao aumento do endométrio, causando sangramentos abundantes e fora de hora.

O aumento da gordura abdominal é um fator muito importante para quantificar a evolução dessa síndrome: quanto maior a gordura abdominal, menor a fertilidade. Mulheres obesas têm 3 vezes mais chance de serem inférteis. Cerca de 60% das mulheres com a síndrome têm sobrepeso ou obesidade, e muitas das que têm SOP são insulinorresistentes.

O importante é entender que, hoje, a SOP está sendo vista mais como um distúrbio complexo metabólico e endócrino do que como uma doença ginecológica. A boa notícia é que, para reverter essa síndrome, há muito o que fazer em termos de ajustes de estilo de vida, alimentação, perda de peso e atividade física.

Etiologia

As causas da SOP permanecem incertas. É provável que uma série de fatores contribua para o desenvolvimento da SOP, incluindo genética, programação fetal, causas endócrinas, estilo de vida e meio ambiente.

Muitas vezes, o sobrepeso e a obesidade estão presentes nessas pacientes. Sabe-se que, ao emagrecer, muitas delas voltam a ovular e têm melhora do quadro clínico. Afinal, o que vem antes: a obesidade ou a SOP? Parece que uma leva à outra.

Uma série de variantes genéticas foi identificada. A genética, por exemplo, pode responder por até 70% dos casos. Aproximadamente 50% das irmãs de mulheres afetadas pela SOP têm ovários policísticos, hiperandrogenismo, resistência à insulina e aumento dos níveis de colesterol LDL. Até os irmãos de mulheres afetadas têm evidências de resistência à insulina e aumento dos níveis de DHEA-S. Uma revisão relatou agrupamento de síndrome metabólica, hipertensão e dislipidemia na mãe, no pai, nas irmãs e nos irmãos de mulheres com SOP.

Do ponto de vista fisiopatológico, costuma-se encontrar, nessas pacientes, maior quantidade de androgênios, testosterona, aumento do 17-beta-estradiol e diminuição do SHBG. A insulina fica também mais alta e serve como disparadora, dando início a essa desarmonia hormonal. Como resposta do hiperandrogenismo, o FSH cai, o LH sobe (o LH costuma estar três vezes mais alto que o FSH) e a ovulação não ocorre, resultando na baixa de progesterona. O estrógeno, por sua vez, sobe, o útero vai aumentando, e há sangramentos mais intensos e fora de ritmo.

Diagnóstico

A SOP é um diagnóstico de exclusão e continua sendo um tema de muita discussão. Vários grupos propuseram critérios diagnósticos. Os critérios mais utilizados são os do consenso de Rotterdam (2003). Além da imagem de ovários policísticos, sinais de hiperandrogenismo (clínico ou laboratorial) e oligomenorreia com oligo-ovulação, alguns outros fatores, como os níveis de estradiol, progesterona, DHEA-S e do antimülleriano, estão sendo utilizados para compor o diagnóstico.

Tratamento

Não há "cura" atual para a SOP. O tratamento é adaptado para os sintomas clínicos e metas da paciente, ou seja, fertilidade, regulação menstrual, tratamento do excesso de cabelo/pele oleosa (hirsutismo), perda de peso etc.

A longo prazo, a nutrição e a prevenção de riscos à saúde são componentes essenciais no manejo da SOP.

Tratamento convencional

Anticoncepcionais orais

Para aquelas mulheres que não estão tentando engravidar, os anticoncepcionais regularizam o ciclo e diminuem a carga androgênica (de hormônios masculinos), melhorando o quadro de acne e hirsutismo.

Progesterona e progestinas

Essas medicações têm efeitos similares aos da progesterona. A progesterona natural é diferente das progestinas sintéticas. Os progestógenos sintéticos tentam mimetizar o efeito da progesterona e são chamados "progestinas". Contudo, por serem essencialmente diferentes em sua estrutura molecular, não podem ser igualadas ao hormônio natural, e algumas de suas ações serão realmente diversas.

A falta da progesterona causada pelo bloqueio do eixo hormonal na SOP pode levar ao aumento do endométrio, causando sangramentos abundantes e fora de hora. A progesterona diminui a hiperplasia do endométrio e induz mulheres com ciclos anovulatórios a menstruar, podendo ser dada de forma cíclica, a cada 2 a 3 meses.

Metformina

Em adultos, essa medicação é comumente utilizada no tratamento do diabetes e na melhora da sensibilidade à insulina, e é prescrita na dose de 500 mg, 2 vezes ao dia, ou 850 mg no fim do dia, em dose única. É possível chegar a doses de até 2.000 mg/dia. Esse medicamento é eficaz no tratamento da síndrome metabólica e da intolerância à glicose, melhora o peso e parece ajudar na SOP.

Estatinas

A atorvastatina é eficaz na redução do colesterol e mostrou-se mais efetiva que outras estatinas na redução dos níveis totais de testosterona. As estatinas não devem ser utilizadas durante a gravidez, pois têm potenciais efeitos teratogênicos. Muita atenção com as estatinas que, ao diminuir o colesterol, afetam toda a formação dos hormônios esteroides, dos hormônios sexuais e mesmo da vitamina D, pois o colesterol é a base na composição estrutural dessas substâncias.

Citrato de clomifeno

Utilizado para a indução da ovulação em mulheres com SOP, essa medicação inibe os receptores de estrógeno no hipotálamo, restaurando, assim, o ciclo ovulatório. Cerca de 80% das mulheres irão ovular com o clomifeno, e a maioria irá engravidar. Normalmente, são necessários três a quatro ciclos para que a mulher consiga engravidar. Na indução de ovulação com citrato de clomifeno, considere usar N-acetilcisteína, em conjunto, para melhorar a ovulação e a espessura endometrial.

Inibidores de aromatase (p. ex., letrozol)

Utilizados no tratamento convencional de primeira linha para a SOP, essas medicações impedem a conversão da androstenediona em estrona e testosterona, que serão, por sua vez, convertidos em estradiol. Desse modo, os níveis de estrógeno ficam mais baixos, e o eixo hipotálamo-hipofisário volta a funcionar, podendo, assim, voltar a ocorrer a ovulação. Mulheres que utilizam o letrozol têm maiores taxas de gestação e de crianças nascidas vivas do que aquelas que utilizam clomifeno.

Espironolactona

Esse diurético auxilia no tratamento do hirsutismo. Em geral, é prescrito na dose de 100 a 200 mg/dia, com melhor efeito após 6 meses de tratamento. O uso da espironolactona inibe a síntese de andrógenos nos ovários e a atividade da 5-alfa-aromatase.

Outros medicamentos para hirsutismo e alopecia

Outras medicações para o tratamento do hirsutismo e da alopecia, causados por excesso de hormônios masculinos, são: flutamida, finasterida e minoxidil.

Tratamento integrativo

Nutrição

A perda de apenas 7% do peso total da paciente já pode ser o bastante para que os ciclos menstruais se tornem regulares, e a mulher volte a ovular.

O controle e o tratamento da SOP dependem de um processo que dura a vida toda. Cada paciente deve ser individualmente avaliada e tratada com base em sua apresentação clínica, estado de saúde e desejo de engravidar. Mudanças no estilo de vida precisam incluir o peso corporal, a melhora da sensibilidade à insulina, a normalização de lipídios e a diminuição da pressão arterial.

Dieta

As dietas DASH (do inglês, *Dietary Approach to Stop Hypertension*) e a dieta do Mediterrâneo são as mais indicadas para mulheres com SOP. Baixa carga glicêmica acentuada, grãos integrais e aumento da fibra com gordura saturada reduzida são medidas que permitirão perda de peso, redução de gordura visceral e redução dos níveis de insulina. Evitar açúcares e carboidratos refinados, dividir a ingestão alimentar em refeições pequenas e frequentes, consumir peixes (4 vezes/semana) ou tomar um suplemento ômega 3 pode ajudar na perda de peso, melhorando a sensibilidade à insulina e a regularidade menstrual.

Em mulheres com SOP, uma dieta de 8 semanas com baixo índice glicêmico foi suficiente para causar perda significativa de peso, melhorar a sensibilidade à insulina e reduzir a testosterona.

A dieta de baixo índice glicêmico deve ser associada à dieta mediterrânea ou anti-inflamatória, pois, como já foi dito, evitar açúcares refinados e carboidratos pode ajudar na perda de peso, na melhora da sensibilidade à insulina e na regulação menstrual. Além disso, em mulheres obesas, pode reduzir o risco de doenças cardíacas e melhorar a ovulação. A ênfase alimentar é em peixes, aves e proteínas adequadas. Deve-se eliminar refrigerantes, doces e bebidas com cafeína.

A mulher que é capaz de perder 10% do seu peso corporal em 4 a 8 meses terá um enorme impacto em sua saúde.

Perda de peso e exercício

A perda de peso pode ajudar a normalizar a ovulação e melhorar a sensibilidade à insulina. Mesmo uma perda de peso de 5 a 7% pode ser benéfica. Perder peso é um assunto "pesado", ou seja, difícil. Quantas pacientes tentam e falham? Quantas dietas você e eu já ouvimos falar, já viraram moda e saíram de moda? Se perder peso é, para a maioria das mulheres que tem SOP, um fator decisivo no tratamento, devemos agir com tudo aquilo que possa ajudar a atingir esse objetivo.

A atividade física moderada (150 minutos de atividade física, com aumento da frequência cardíaca a ponto de a pessoa ficar levemente ofegante), em diferentes dias da semana é comumente indicada por causa de seus benefícios em relação à saúde, inclusive no caso da SOP.

Exemplos de atividade física moderada são: pedalar, caminhar rapidamente, fazer hidroginástica, dedicar-se à jardinagem etc. A atividade física moderada, em si, não é a melhor intervenção para perder peso, pois seriam necessárias 1,5 horas de atividade física por dia para atingir um gasto calórico que auxilie na perda de peso. Na prática, são poucas as pacientes que conseguem perder peso somente com 150 minutos de atividade física moderada por semana. É necessário unir a dieta à atividade física para se obter um bom resultado em perda de peso. Contudo, mesmo que não haja perda efetiva de peso, a atividade física ajudará em outros aspectos da saúde da paciente com SOP. Exercícios regulares e controle de peso reduzem a morbidade cardiovascular e a mortalidade.

Toxinas ambientais

O papel das toxinas ambientais no desenvolvimento da SOP ainda não está completamente claro. Os disruptores endócrinos são substâncias não naturais, ou mistura de substâncias químicas, que interferem nos hormônios do corpo. Exemplos dessas substâncias são os pesticidas, o chumbo, recipientes de alimentos que contenham bisfenol A e ftalatos, materiais de construção com substâncias como os retardadores de chama, alguns agentes bacterianos encontrados em sabonetes (p. ex., triclosana), cremes que contenham parabenos, entre outros.

O consumo de água e de alimentos contaminados, assim como inúmeros produtos químicos presentes no nosso dia a dia, é uma triste realidade cada vez mais frequente no mundo de hoje. Tais substâncias interferem e interrompem as vias endócrinas normais e podem ser gatilhos para o desenvolvimento da SOP.

Enquanto as evidências são apenas indiretas, podemos seguir orientando nossas pacientes a evitar essas substâncias sempre que possível, dando preferência a alimentos orgânicos e água com uma boa filtragem, além de:

- Usar, sempre que possível, alimentos orgânicos frescos, no lugar dos processados
- Reduzir o uso de alimentos e bebidas em latas e/ou recipientes plásticos, incluindo os de uso para armazenamento de alimentos. Se você deve armazenar sua comida, busque utilizar recipientes de vidro
- Usar, se possível, um filtro de água com filtro de carbono (ou carvão ativado), para reduzir os níveis de contaminantes comuns, como subprodutos de chumbo e restos de detergentes, água sanitária e outros produtos de desinfecção. Se você tiver acesso, pode beber água mineral de uma fonte confiável, esta também é uma boa opção (às vezes mais cara); mas cuidado com as garrafas plásticas, pois liberam nanopartículas de plástico na água, o que também faz mal à saúde
- Minimizar o uso de produtos de cuidados pessoais, como hidratantes, cosméticos, sabonetes líquidos que não sejam os naturais, e evitar as fragrâncias
- Ficar atenta à compra de móveis domésticos recém-produzidos, tecidos, frigideiras antiaderentes e carros, especialmente se estiver grávida ou amamentando

- Evitar o uso de *sprays* de jardim, pesticidas ou fungicidas, inseticidas, coleiras e pós antipulgas em animais de estimação
- Evitar vapores de tinta
- Tomar analgésicos ou anti-inflamatórios apenas quando necessário
- Não confiar na segurança de produtos que não contenham, em seu rótulo, a informação de que seus componentes químicos são "nocivos" à saúde, ou que indiquem que eles sejas naturais". Hoje em dia, muitos produtos, por conter uma substância natural, são comercializados como se fossem naturais, embora outras substâncias neles sejam claramente nocivas à saúde.

Acupuntura

A acupuntura tem se mostrado extremamente positiva no tratamento da SOP. Pacientes que fazem tratamento com acupuntura costumam regularizar seus ciclos e voltam a menstruar após 10 a 15 sessões semanais. O tratamento depende do acupunturista. Este deve ser bem treinado para localizar e puntuar corretamente os pontos indicados a cada paciente.

Como escolher quais pontos de acupuntura utilizar? A acupuntura faz parte de um pensamento holístico, em que o diagnóstico é feito de acordo com padrões de desarmonia, levando em consideração não só a queixa principal, como também todos os desequilíbrios de origem psíquica ou física que o paciente venha a apresentar.

Os padrões mais frequentes em SOP estão correlacionados com a retenção de umidade e mucosidade e com a alteração do funcionamento do baço-pâncreas (elemento Terra), também implicado em padrões da síndrome metabólica e da obesidade.

Pontos comumente utilizados são o E29, E30, E36, *Zigong*, BP6, BP9, VC3, VC12, IG4 e F3, que circulam e melhoram a condição do elemento Terra. Logicamente, deve-se fazer uma avaliação minuciosa, pois cada paciente receberá pontos diferentes de acordo com o seu padrão de desarmonia.

Medicina Tradicional Chinesa

A acupuntura faz parte da Medicina Tradicional Chinesa (MTC), um conjunto de medicinas praticadas na China há mais de 5 mil anos. Na MTC, não só a acupuntura é utilizada no tratamento do distúrbio a ser corrigido, mas também chás, fórmulas fitoterápicas, massagens, orientação alimentar e exercícios físicos.

As orientações alimentares da MTC, para a SOP, seguem uma linha parecida com o discutido na dieta mediterrânea e de baixo teor glicêmico:

- Evitar excesso de carboidratos. Se for consumir, preferir arroz, macarrão, pão e farinhas integrais, pois demoram mais tempo para serem metabolizados e, assim, não aumentam drasticamente os níveis de açúcar no sangue
- Evitar bolos, doces, açúcar, farinha branca, arroz refinado e macarrão branco
- Aumentar o consumo diário de fibras e proteínas
- Evitar leite e derivados, pois aumentam a umidade gerada pelo baço-pâncreas
- Evitar álcool, refrigerantes e sucos adoçados.

Segundo a visão da MTC, há:

- Alteração do elemento Terra, produção de umidade
- Presença de calor formando a mucosidade
- Estagnação do *Qi*.

As pacientes apresentam aumento de peso, cansaço (que piora após as refeições), corpo pesado, fezes pastosas com muco, acne cística ou pustular, dores articulares em peso e dificuldade em iniciar um movimento, candidíase de repetição, cistos nas mamas. Língua edemaciada com revestimento úmido e pegajoso. Pulso cheio e escorregadio. Mesmo sem a presença clara desses sintomas, a formação de múltiplos cistos já corresponde à presença de mucosidade e deve ser tratada como tal.

Acupuntura: BP6, BP9, VC3, E29, E40, VC12, VB34, F3, VC9.

As fórmulas magistrais chinesas para o tratamento são:

- *Wu Ling San*: fórmula de cinco ervas e poria
- *Dang Gui Shao Yao San*: fórmula de peônia e *Dang Gui*
- *Shao Fu Ju Yu Tang*: decocção para eliminar a estase do abdome inferior.

Também há fórmulas fitoterápicas que atuam especificamente:

- *Gui Pi Wan*: utilizada em quadros de deficiência de baço e pâncreas
- *Gui Zhi Fu Ling Wan*: fórmula escolhida para quadros de estase em aquecedor inferior.

Na MTC, jamais será receitada uma fórmula para uma doença. Existe, por detrás, o paciente e seu desequilíbrio, seu pulso, sua língua, suas queixas, que serão diferentes dos de outro paciente.

Medicina Ayurvédica

Por meio de tratamentos complexos alimentares, massagens, meditação e exercícios físicos, a Ayurveda visa reequilibrar os pacientes em seus *doshas* (padrões de energia ao longo do organismo). Os tratamentos da Ayurveda promovem o bem-estar e, muitas vezes, indiretamente, favorecem o emagrecimento por meio de uma alimentação que corta o açúcar refinado e outros produtos industrializados, além de promover uma limpeza geral no organismo. Como sabemos, a SOP responde muito bem à perda de peso, e a Ayurveda pode auxiliar, e muito, por meio da alimentação e da limpeza do organismo.

Suplementos
Coenzima Q10

A coenzima Q10 ou ubiquinona é naturalmente produzida no nosso organismo e pode ser ingerida em alguns alimentos (p. ex., nozes, legumes e folhas verdes, carnes brancas e vermelhas). É uma coenzima que auxilia na produção de energia (ATP) nas células. Além de ter propriedades antioxidantes, essa substância tem sido utilizada para a melhora da *performance* de exercícios físicos e para a saúde cardiovascular. Na fertilidade, é usada para melhorar a qualidade de óvulos e espermatozoides. Com o aumento da idade, as mitocôndrias, dentro do oócito, parecem produzir menos energia. Isso pode levar a mudanças na maturação dos óvulos, no crescimento do embrião e em sua implantação. A coenzima Q10 parece melhorar a qualidade dos óvulos e diminuir as aneuploidias fetais.

Para pacientes com SOP que necessitam induzir a ovulação e fazem uso do citrato de clomifeno, a coenzima Q10 auxilia, resultando em maiores taxas de gestação.

Os efeitos colaterais possíveis são náuseas, desconforto abdominal, irritabilidade e aumento de sensibilidade à luz, mas o risco desses efeitos é baixo, sendo a coenzima Q10 considerada bem tolerada e segura. Doses de 100 a 300 mg podem ser indicadas para o uso diário. Formas mais biodisponíveis, como a CAVQ-10® ou o MaxSolve®, permitem doses menores com maior eficiência (30 a 50 mg).

Inositol

O inositol, o mioinositol e o D-quiro-inositol podem reduzir a resistência à insulina e controlar os níveis de andrógenos na SOP. O D-quiro-inositol contribui na mediação da atividade da insulina, principalmente em tecidos não ovarianos, e diminui os androgênios. O mioinositol tem mostrado efeitos mais específicos no ovário, modulando tanto o metabolismo da glicose quanto a sinalização de FSH. Do ponto de vista reprodutivo, em casos de tratamentos de reprodução assistida, o inositol tem sido utilizado para melhorar a qualidade do oócito, quando do tratamento da SOP. O inositol também é indicado como agente de prevenção para defeitos de tubo neural resistentes ao folato, reduzindo o risco de diabetes gestacional.

Vários estudos clínicos adicionais demonstraram que o mioinositol pode melhorar a regularidade menstrual (80 a 85%) e a função ovulatória (60 a 70%) em mulheres com SOP. O mioinositol pode ajudar a induzir a ovulação em mulheres com SOP, melhorando a sensibilidade à insulina.

A combinação de mioinositol e D-quiro-inositol, na quantidade de 40:1, pode ser a melhor forma de suplementação para melhora dos aspectos metabólicos, hormonais e reprodutivos da SOP.

São indicados 2 g de mioinositol com 50 mg de D-quiro-inositol em sachês, 1 a 2 vezes ao dia. A suplementação com mioinositol tem sido usada para melhorar a qualidade do oócito e do embrião em mulheres, com ou sem SOP, submetidas à indução de ovulação para FIV. Além disso, foi utilizado para aumentar o número de oócitos de boa qualidade em mulheres com histórico de má resposta à estimulação da FIV.

Ômega 3

O ômega vem sendo utilizado na Cardiologia para o auxílio do tratamento da dislipidemia e a diminuição do risco cardiovascular. Mulheres com SOP correm maior risco de ter dislipidemia, problemas cardiovasculares e obesidade. A suplementação com ômega 3 tem sido avaliada em diversos estudos para o tratamento da SOP, e observa-se, como resultados, menor nível de testosterona, melhora da regularidade menstrual e diminuição da gordura abdominal (diminuição de medidas de circunferência). Comumente, são utilizadas doses de 1 a 2 g/dia de DHA+EPA.

Vitamina D

A deficiência e a insuficiência de vitamina D são comuns. Estima-se que pelo menos 30% da população, ou mais, pode ter baixa vitamina D (insuficiente ou deficiente). Baixos níveis de vitamina D de 25-OH têm sido associados à redução da fertilidade e ao aumento de complicações obstétricas, incluindo trabalho de parto prematuro, distúrbios hipertensivos induzidos pela gravidez e restrição ao crescimento fetal.

Sua suplementação, até atingir níveis ótimos (30 a 80 ng/dℓ), é sugerida por melhorar a resistência à insulina e a ovulação em pacientes com SOP.

Os níveis ideais de 25-OH de vitamina D na SOP permanecem incertos. Nesse momento, níveis de vitamina D de 25-OH em níveis de 30 a 60 ng/mℓ ou de 40 a 80 ng/mℓ, dependendo do que orienta a fonte bibliográfica, parecem ser mais benéficos, especialmente para a fertilidade e mulheres submetidas à FIV. Suplementar a vitamina D, antes da gravidez, reduz complicações materno-fetais e melhora as futuras condições de saúde da criança.

N-acetilcisteína

Pacientes em uso de citrato de clomifeno têm melhores respostas quando associado à N-acetilcisteína (NAC) na dose diária de 1,8 a 3 g, dividida em 3 doses. A NAC é classicamente utilizada como mucolítico e para complicações metabólicas da obesidade.

Cromo

O cromo é um mineral essencial que pode melhorar a ação da insulina e reduzir os níveis de glicose. Em pacientes com diabetes, o valor da suplementação de cromo permanece inconclusivo. Atualmente, não há um RDA para cromo, e a ingestão adequada sugerida para mulheres adultas é de 25 a 30 mcg/dia. Contudo, os estudos que mostram benefício com o uso do picolinato de cromo utilizaram doses de 1.000 mcg/dia (1 mg/dia – aparentemente, uma dose menor não resulta no efeito desejado).

Em mulheres com SOP, o picolinato de cromo tem potencial para ser um sensibilizador de insulina. O cromo é geralmente considerado seguro, e nenhum limite superior tolerável de ingestão foi estabelecido. A segurança na utilização de cromo durante a gravidez, além da ingestão diária adequada, é atualmente desconhecida. Ou seja, após engravidar a mulher não deve continuar com altas doses.

Magnésio

Sua suplementação costuma ser feita com doses de 350 a 700 mg. Na dose de 600 mg, melhora a resistência à insulina. O magnésio auxilia ainda em quadros de tensão pré-menstrual (TPM), irritabilidade, aumento da pressão arterial, cefaleia e dores musculares.

Ácido alfa-lipoico (ALA)

Esse composto, naturalmente encontrado no nosso organismo e em uma série de alimentos, auxilia na produção de energia na mitocôndria. Tem propriedades antioxidantes e ajuda no metabolismo da glicose, diminuindo a resistência à insulina em pacientes com SOP e naquelas que já apresentam diabetes. Pode auxiliar na perda de peso. Em geral, a dose é de 300 a 600 mg, 2 vezes ao dia. Atenção aos efeitos gastrointestinais. Cápsulas gastrointestinais podem auxiliar nisso.

L-carnitina

A carnitina tem sido utilizada como auxílio para a perda de peso. Observou-se, com seu uso, melhora da circunferência abdominal, do índice de massa corpórea (IMC), da glicemia de jejum, da insulina e da DHEA-S em pacientes com SOP. Sua dose é de 250 mg/dia. Pacientes com SOP, resistentes ao uso de citrato de clomifeno, tiveram melhor resposta quando associado à carnitina.

Selênio

Em geral, o selênio na dose de 400 mcg/dia tem sido prescrito para auxiliar em quadros de hipotireoidismo. Em alguns estudos, o selênio, na dose de 200 mcg/dia, influenciou positivamente as taxas de gestação.

Outras suplementações possíveis

- Zinco (em geral mais baixo em pacientes portadoras de SOP)
- Cossuplementação com magnésio-zinco-cálcio-vitamina D: melhora fatores de risco cardíaco e sensibilidade à insulina
- Melatonina: melhora a ovulação
- Óleo de prímula noturno: melhora marcadores inflamatórios e triglicerídeos
- Níveis mais baixos de B12 estão associados à SOP, mas a suplementação não trouxe melhora de marcadores da doença ou sintomas dela.

Suplementos botânicos

Vitex

O *Vitex agnus castus* tem sido usado por sua capacidade de reduzir os níveis de prolactina, melhorar a regularidade dos ciclos menstruais e tratar a infertilidade. Recomenda-se seu uso em irregularidade menstrual, dismenorreia, síndrome pré-menstrual e mastalgia. O efeito do vitex é dependente de dose. Em doses mais baixas, causa um ligeiro aumento na liberação de prolactina. Em doses mais altas, o efeito é invertido, pois há ligação competitiva suficiente aos receptores de dopamina 2 para diminuir os níveis de prolactina.

O vitex pode servir como opção para pacientes com SOP que apresentam níveis levemente elevados de prolactina e não toleram a terapia agonista de dopamina. Sua dose é, em geral, de 400 mg pela manhã.

Isoflavonas de soja

O uso de isoflavonas de soja é promissor no tratamento de mulheres com SOP. Um número limitado de estudos está disponível neste momento. Pacientes que receberam 50 mg/dia de isoflavonas de soja (37,5 mg de genisteína, 10 mg de daidzeína e 2,5 mg de glicerina) demonstraram uma redução estatisticamente significativa no IMC, na glicemia de jejum, na insulina, na testosterona total e nos triglicerídeos.

Peônia branca e alcaçuz

Existe uma fórmula KAMPO da Medicina Japonesa natural chamada *Shakuyaku-kanzo-to* que utiliza partes iguais de peônia branca e de alcaçuz para diminuir os androgênios masculinos. Normalmente, é administrada na dose de 6 g/dia. Uma fórmula equivalente da MTC é *Shao Yao Gan Cao Tang*. Uma observação é que a peônia branca, diferentemente da vermelha, é aquela que tem a casca da raiz retirada.

Triphala

Utilizado na Medicina Ayurvédica, o *triphala* é uma mistura de três frutas nativas da Índia: *Phyllanthus emblica*, *Terminalia chebula* e *Terminalia belerica*. O *triphala* melhora a sensibilidade à insulina, diminui a circunferência abdominal, auxilia em quadros de obstipação, além de ser bom para o sistema cardiovascular. Em geral, a dose recomendada é de ½ a 1 colher de chá 2, vezes ao dia.

Saw palmetto (Serenoa repens)

Tem efeito antiandrogênico e inibitório em 5-alfa-redutase, bloqueando, assim, a conversão de testosterona em di-hidrotestosterona. Em mulheres com SOP, isso irá atuar diminuindo o hirsutismo e a calvície. Por seu efeito antiandrogênico, também é utilizada em homens com questões ligadas à próstata, pois diminui a presença dos hormônios masculinos. Os estudos, no entanto, não são conclusivos nesse aspecto. Sua dose diária costuma ser de 160 mg, 2 vezes ao dia.

Chá verde (Camellia sinensis)

Acredita-se que o chá verde previna doenças cardiovasculares por meio da queda do LDL e do aumento do HDL, além da redução da insulina e da testosterona livre. Para essas pacientes, são indicadas de 2 a 3 xícaras de chá verde orgânico pela manhã. Atenção aos efeitos da cafeína contidos nesse chá! Pacientes sensíveis devem evitar seu uso em grandes quantidades.

Canela

A canela tem sido usada para a redução de glicose no pré-diabetes e no diabetes tipo 2. Os polifenóis da canela foram recentemente descritos como sensibilizadores de insulina. Deve ser ingerida, ao longo do dia, cerca de 3 a 4 g de canela em pó (1 colher de chá). Ela pode ser manipulada em cápsulas, para quem não gosta do seu sabor, ou acrescentada em frutas como a maçã e a banana.

Se a canela pode, ou não, reduzir o açúcar no sangue, isso ainda é um tema em debate. Ensaios clínicos em seres humanos com diabetes tipo 2, ou síndrome metabólica, relataram resultados mistos.

Hortelã

Classicamente, no Oriente e no Oriente Médio, mulheres com hirsutismo são encorajadas a beber chá de hortelã para diminuir o excesso de pelos. A dose, para um efeito notado, é de 2 xícaras da infusão de suas folhas (cerca de 4 ou 5 folhas, por xícara, em infusão 10 a 15 minutos). O uso da hortelã causa diminuição na testosterona total e livre, além de aumentar o SHBG.

Resumo terapêutico

A SOP é uma síndrome metabólica associada a quadros de anovulação, infertilidade, amenorreia ou alterações menstruais, hirsutismo, acne, calvície de padrão masculino, obesidade, apneia do sono, maior tendência à trombose, intolerância à glicose, hiperinsulinemia, aumento dos androgênios masculinos (Desidroepiandrosterona [DHEA], testosterona, androstenediona) e hiperlipidemia.

Seu diagnóstico é clínico, mas, muitas vezes, múltiplos cistos ovarianos são detectados no ultrassom.

O tratamento convencional se utiliza de anticoncepcionais orais, progestógenos, metformina, estatinas, citrato de clomifeno, inibidores de aromatase e espironolactona. A acupuntura, a MTC e a Medicina Ayurvédica têm-se mostrado eficazes para auxiliar as pacientes na restituição de seus ciclos, na melhora do metabolismo e da fertilidade.

No tratamento da SOP, recomenda-se o uso de suplementos como:

- **Coenzima Q10**: de 100 a 200 mg/dia
- **Inositol**: 2 g de mioinositol, com 50 mg de D-quiro-inositol, em sachês, 1 a 2 vezes ao dia
- **Ômega 3**: em geral são utilizadas 2 g/dia de DHA+EPA
- **Vitamina D**: suplementar de acordo com a necessidade da paciente com o intuito de atingir, no mínimo, doses de 30 a 40 ng/mℓ
- **N-acetilcisteína (NAC)**: 1,8 a 3 g/dia, divididos em 3 doses (em pacientes que fazem uso de citrato de clomifeno)

- **Cromo**: 1 g/dia
- **Magnésio**: 600 mg/dia melhora a resistência à insulina
- **Ácido alfa-lipoico (ALA)**: de 300 a 600 mg, 2 vezes ao dia
- **L-Carnitina**: 2 a 6 g/dia
- **Selênio**: 400 mcg/dia
- **Zinco**: usualmente mais baixo em pacientes portadoras de SOP. A suplementação conjunta de magnésio, zinco, cálcio e vitamina D melhora fatores de risco cardíaco e de sensibilidade à insulina
- **Melatonina**: melhora a ovulação
- **Óleo de prímula noturno**: melhora marcadores inflamatórios e triglicérides.

Suplementos botânicos:

- **Vitex** (*Vitex agnus castus*): 400 mg pela manhã
- **Isoflavonas de soja**: 50 mg/dia (37,5 mg de genisteína, 10 mg de daidzeína e 2,5 mg de glicerina)
- **Fórmula Kampo** da Medicina japonesa natural, chamada *Shakuyaku-kanzo-to*, ou a fórmula equivalente da MTC, *Shao Yao Gan Cao Tang*, na dose de 6 g/dia
- **Triphala**: de ½ a 1 colher de chá, 2 vezes ao dia
- **Saw Palmetto** (*Serenoa repens*): 160 mg, 2 vezes ao dia
- **Chá verde** (*Camellia sinensis*): 2 a 3 xícaras pela manhã
- **Canela**: de 3 a 4 g/dia
- **Hortelã**: de 2 a 3 xícaras de chá por dia, com cerca de 5 folhas por xícara.

Bibliografia

Aghajafari F, Nagulesapillai T, Ronksley PE, et al. Association between maternal serum 25-hydroxyvitamin D level and pregnancy and neonatal outcomes: systematic review and meta-analysis of observational studies. BMJ. 2013; 346:f1169.

Almalki HH, Alshibani TM, Alhifany AA, et al. Comparative efficacy of statins, metformin, spironolactone and combined oral contraceptives in reducing testosterone levels in women with polycystic ovary syndrome: a network meta-analysis of randomized clinical trials. BMC Womens Health. 2020;20(1):68.

American College of Obstetricians and Gynecologists' Committee on Practice Bulletins–Gynecology. ACOG Practice Bulletin No. 194: Polycystic Ovary Syndrome. Obstet Gynecol. 2018;131(6):e157-e171.

Andrisse S, Garcia-Reyes Y, Pyle L, et al. Racial and Ethnic Differences in Metabolic Disease in Adolescents With Obesity and Polycystic Ovary Syndrome. J Endocr Soc. 2021;5(4):bvab008.

Arentz S, Abbott JA, Smith CA, et al. Herbal medicine for the management of polycystic ovary syndrome (PCOS) and associated oligo/amenorrhoea and hyperandrogenism; a review of the laboratory evidence for effects with corroborative clinical findings. BMC Complement Altern Med. 2014;14:511.

Ashoush S, Abou-Gamrah A, Bayoumy H, et al. Chromium picolinate reduces insulin resistance in polycystic ovary syndrome: randomized controlled trial. J Obstet Gynaecol Res. 2016;42(3):279-285.

Behboudi-Gandevani S, Amiri M, Bidhendi Yarandi R, et al. The risk of metabolic syndrome in polycystic ovary syndrome: a systematic review and meta-analysis. Clin Endocrinol (Oxf). 2018;88(2):169-184.

Brenjian S, Moini A, Yamini N, et al. Resveratrol treatment in patients with polycystic ovary syndrome decreased pro-inflammatory and endoplasmic reticulum stress markers. Am J Reprod Immunol. 2020;83(1):e13186.

Caprio F, D'Eufemia MD, Trotta C, et al. Myo-inositol therapy for poor-responders during IVF: a prospective controlled observational trial. J Ovarian Res. 2015;8:37.

Carson SA, Kallen AN. Diagnosis and management of infertility: a review. JAMA. 2021; 326(1):65-76.

Chu J, Gallos I, Tobias A, et al. Vitamin D and assisted reproductive treatment outcome: a systematic review and meta-analysis. Hum Reprod. 2018;33(1):65-80.

Cooney LG, Lee I, Sammel MD, et al. High prevalence of moderate and severe depressive and anxiety symptoms in polycystic ovary syndrome: a systematic review and meta-analysis. Hum Reprod. 2017;32(5):1075-91.

Costello MF, Misso ML, Balen A, et al.; International PCOS Network. Evidence summaries and recommendations from the international evidence-based guideline for the assessment and management of polycystic ovary syndrome: assessment and treatment of infertility. Hum Reprod Open. 2019;2019(1):hoy021.

Crespo RP, Bachega TASS, Mendonça BB, et al. An update of genetic basis of PCOS pathogenesis. Arch Endocrinol Metab. 2018;62(3):352-361.

Diamanti-Kandarakis E, Dunaif A. Insulin resistance and the polycystic ovary syndrome revisited: an update on mechanisms and implications. Endocr Rev. 2012;33(6):981-1030.

Dokras A. Noncontraceptive use of oral combined hormonal contraceptives in polycystic ovary syndrome-risks versus benefits. Fertil Steril. 2016;106(7):1572-1579.

Domecq JP, Prutsky G, Mullan RJ, et al. Lifestyle modification programs in polycystic ovary syndrome: systematic review and meta-analysis. J Clin Endocrinol Metab. 2013;98(12):4655-4663.

Ebrahimi FA, Samimi M, Foroozanfard F, et al. The Effects of Omega-3 Fatty Acids and Vitamin E Co-Supplementation on Indices of Insulina Resistance and Hormonal Parameters in Patients with Polycystic Ovary Syndrome: A Randomized, Double-Blind, Placebo-Controlled Trial. Exp Clin Endocrinol Diabetes. 2017;125(6):353-359.

El Refaeey A, Selem A, Badawy A. Combined coenzyme Q10 and clomiphene citrate for ovulation induction in clomiphene-citrate-resistant polycystic ovary syndrome. Reprod Biomed Online. 2014;29(1):119-24.

Faghfoori Z, Fazelian S, Shadnoush M, et al. Nutritional management in women with polycystic ovary syndrome: a review study. Diabetes Metab Syndr. 2017;(11 Suppl 1): S429-S432.

Fauser BCJM, Tarlatzis BC, Rebar RW, et al. Consensus on women's health aspects of polycystic ovary syndrome (PCOS): the Amsterdam ESHRE/ASRM-Sponsored 3rd PCOS Consensus Workshop Group. Fertil Steril. 2012; 97(1):28-38.e25.

Garg D, Tal R. Inositol Treatment and ART Outcomes in Women with PCOS. Int J Endocrinol. 2016;2016: 1979654.

Gateva A, Unfer V, Kamenov Z. The use of inositol(s) isomers in the management of polycystic ovary syndrome: a comprehensive review. Gynecol Endocrinol. 2018;34(7):545-550.

Goodman NF, Cobin RH, Futterweit W, et al.; American Association of Clinical Endocrinologists (AACE); American College of Endocrinology (ACE); Androgen Excess and PCOS Society (AES). American Association of Clinical Endocrinologists, American College of Endocrinology, and Androgen Excess and PCOS Society Disease State Clinical Review: Guide to the best practices in the evaluation and treatment of polycystic ovary syndrome – Part 1, 2. Endocr Pract. 2015;21(12):1291-1300, 1415-1426.

Grant P. Spearmint herbal tea has significant anti-androgen effects in polycystic ovarian syndrome. A randomized controlled trial. Phytother Res. 2010;24(2): 186-188.

Grant P, Ramasamy S. An update on plant derived anti-androgens. Int J Endocrinol Metab. 2012;10(2):497-502.

Haines ST, Park SK. Vitamin D supplementation: what's known, what to do, and what's needed. Pharmacotherapy. 2012; 32(4):354-382.

Hajimonfarednejad M, Nimrouzi M, Heydari M, et al. Insulin resistance improvement by cinnamon powder in polycystic ovary syndrome: a randomized double-blind placebo controlled clinical trial. Phytother Res. 2018;32(2):276-283.

He C, Lin Z, Robb SW, et al. Serum Vitamin D Levels and Polycystic Ovary syndrome: a Systematic Review and Meta-Analysis. Nutrients. 2015;7(6):4555-4577.

Hu KL, Ye X, Wang S, et al. Melatonin application in assisted reproductive technology: a systematic review and meta-analysis of randomized trials. Front Endocrinol (Lausanne). 2020;11:160.

Hullender Rubin LE, Opsahl MS, Wiemer K, et al. Impact of whole systems Traditional Chinese Medicine on in-vitro fertilization outcomes. Reprod Biomed Online. 2015; 30(6):602-612.

Jamilian M, Asemi Z. Chromium supplementation and the effects on metabolic status in women with polycystic ovary syndrome: a randomized, double-blind, placebo-controlled trial. Ann Nutr Metab. 2015;67(1):42-48.

Jia XZ, Wang YM, Zhang N, et al. Effect of vitamin D on clinical and biochemical parameters in polycystic ovary syndrome women: a meta-analysis. J Obstet Gynaecol Res. 2015;41(11):1791-802.

Joham AE, Ranasinha S, Zoungas S, et al. Gestational diabetes and type 2 diabetes in reproductive-aged women with polycystic ovary syndrome. J Clin Endocrinol Metab. 2014;99(3):E447-452.

Kort DH, Lobo RA. Preliminary evidence that cinnamon improves menstrual cyclicity in women with polycystic ovary syndrome: a randomized controlled trial. Am J Obstet Gynecol. 2014;211(5):487.e1-6.

Krul-Poel YHM, Snackey C, Louwers Y, et al. The role of vitamin D in metabolic disturbances in polycystic ovary syndrome: a systematic review. Eur J Endocrinol. 2013; 169(6):853-865.

Lim SS, Hutchison SK, Van Ryswyk E, et al. Lifestyle changes in women with polycystic ovary syndrome. Cochrane Database Syst Rev. 2019;3(3):CD007506.

Maged AM, Elsawah H, Abdelhafez A, et al. The adjuvant effect of metformin and N-acetylcysteine to clomiphene citrate in induction of ovulation in patients with Polycystic Ovary Syndrome. Gynecol Endocrinol. 2015;31(8): 635-638.

Mansur JL, Oliveri B, Giacoia E, et al. Vitamin D: before, during and after pregnancy: effect on Neonates and Children. Nutrients. 2022; 14(9):1900.

Mejia-Montilla J, Reyna-Villasmil E, Domínguez-Brito L, et al. Supplementation with omega-3 fatty acids and plasma adiponectin in women with polycystic ovary syndrome. Endocrinol Diabetes Nutr (Engl Ed). 2018;65(4): 192-199.

Menichini D, Facchinetti F. Effects of vitamin D supplementation in women with polycystic ovary syndrome: a review. Gynecol Endocrinol. 2020; 36(1):1-5.

Merkin SS, Phy JL, Sites CK, et al. Environmental determinants of polycystic ovary syndrome. Fertil Steril. 2016;106(1):16-24.

Mojaverrostami S, Asghari N, Khamisabadi M, et al. The role of melatonin in polycystic ovary syndrome: a review. Int J Reprod Biomed. 2019;17(12):865-882.

Monastra G, Unfer V, Harrath AH, et al. Combining treatment with myo-inositol and D-chiro-inositol (40:1) is effective in restoring ovary function and metabolic balance in PCOS patients. Gynecol Endocrinol. 2017; 33(1):1-9.

Moran LJ, Hutchison SK, Norman RJ, et al. Lifestyle changes in women with polycystic ovary syndrome. Cochrane Database Syst Rev. 2011;(2):CD007506.

Naderpoor N, Shorakae S, de Courten B, et al. Metformin and lifestyle modification in polycystic ovary syndrome: systematic review and meta-analysis. Hum Reprod Update. 2015;21(5):560-574.

Nasiadek M, Stragierowicz J, Klimczak M, et al. The role of zinc in selected female reproductive system disorders. Nutrients. 2020;12(8):2464.

Nasri K, Akrami S, Rahimi M, et al. The effects of vitamin D and evening primrose oil cossupplementation on lipid profiles and biomarkers of oxidative stress in vitamin D-deficient women with polycystic ovary syndrome: a randomized, double-blind, placebo-controlled trial. Endocr Res. 2018;43(1):1-10.

Pal L, Berry A, Coraluzzi L, et al. Therapeutic implications of vitamin D and calcium in overweight women with polycystic ovary syndrome. Gynecol Endocrinol. 2012;28(12):965-968.

Pal L, Zhang H, Williams J, et al. Reproductive medicine network. Vitamin D status relates to reproductive outcome in women with polycystic ovary syndrome: secondary analysis of a multicenter randomized controlled trial. J Clin Endocrinol Metab. 2016;101(8):3027-3035.

Practice Committee of the American Society for Reproductive Medicine. Electronic address: ASRM@asrm.org; Practice Committee of the American Society for Reproductive Medicine. Role of metformin for ovulation induction in infertile patients with polycystic ovary syndrome (PCOS): a guideline. Fertil Steril. 2017;108(3):426-441.

Qian Y, Xia XR, Ochin H, et al. Therapeutic effect of acupuncture on the outcomes of in vitro fertilization: a systematic review and meta-analysis. Arch Gynecol Obstet. 2017; 295(3):543-558.

Rahmani E, Jamilian M, Samimi M, et al. The effects of coenzyme Q10 supplementation on gene expression related to insulin, lipid and inflammation in patients with polycystic ovary syndrome. Gynecol Endocrinol. 2018;34(3): 217-222.

Razavi M, Jamilian M, Kashan ZF, et al. Selenium Supplementation and the Effects on Reproductive Outcomes, Biomarkers of Inflammation, and Oxidative Stress in Women with Polycystic Ovary Syndrome. Horm Metab Res. 2016;48(3):185-190.

Rizk MG, Thackray VG. Intersection of Polycystic Ovary Syndrome and the Gut Microbiome. J Endocr Soc. 2020;5(2):bvaa177.

Rondanelli M, Perna S, Faliva M, et al. Focus on metabolic and nutritional correlates of polycystic ovary syndrome and update on nutritional management of these critical phenomena. Arch Gynecol Obstet. 2014;290(6): 1079-1092.

Roseff S, Montenegro M. Inositol Treatment for PCOS Should Be Science-Based and Not Arbitrary. Int J Endocrinol. 2020;2020:6461254.

Rotterdam ESHRE/ASRM-Sponsored PCOS consensus workshop group. Revised 2003 consensus on diagnostic criteria and long-term health risks related to polycystic ovary syndrome (PCOS). Hum Reprod. 2004; 19(1): 41-47.

Rutkowska AZ, Diamanti-Kandarakis E. Polycystic ovary syndrome and environmental toxins. Fertil Steril. 2016;106(4):948-958.

Samimi M, Jamilian M, Ebrahimi FA, et al. Oral carnitine supplementation reduces body weight and insulin resistance in women with polycystic ovary syndrome: a randomized, double-blind, placebo-controlled trial. Clin Endocrinol (Oxf). 2016;84(6):851-857.

Scott D, Harrison CL, Hutchison S, et al. Exploring factors related to changes in body composition, insulin sensitivity and aerobic capacity in response to a 12-week exercise intervention in overweight and obese women with and without polycystic ovary syndrome. PLoS One. 2017; 12(8):e0182412.

Screening and Management of the Hyperandrogenic Adolescent: ACOG Committee Opinion, Number 789. Obstet Gynecol. 2019;134(4):e106-e114.

Sharpe A, Morley LC, Tang T, et al. Metformin for ovulation induction (excluding gonadotrophins) in women with polycystic ovary syndrome. Cochrane Database Syst Rev. 2019;12(12):CD013505.

Takahashi K, Kitao M. Effect of TJ-68 (shakuyaku-kanzo-to) on polycystic ovarian disease. Int J Fertil Menopausal Stud. 1994;39(2):69-76.

Takahashi K, Yoshino K, Shirai T, et al. Effect of a traditional herbal medicine (shakuyaku-kanzo-to) on testosterone secretion in patients with polycystic ovary syndrome detected by ultrasound. Nihon Sanka Fujinka Gakkai Zasshi. 1988;40(6):789-792.

Teede HJ, Misso ML, Costello MF, et al.; International PCOS Network. Recommendations from the international evidence-based guideline for the assessment and management of polycystic ovary syndrome. Fertil Steril. 2018; 110(3):364-379.

Torres PJ, Ho BS, Arroyo P, et al. Exposure to a Healthy Gut Microbiome Protects Against Reproductive and Metabolic Dysregulation in a PCOS Mouse Model. Endocrinology. 2019;160(5):1193-1204.

Wang L, Wen X, Lv S, et al. Effects of vitamin D supplementation on metabolic parameters of women with polycystic ovary syndrome: a meta-analysis of randomized controlled trials. Gynecol Endocrinol. 2021;37(5): 446-455.

Xu R, Yang K, Li S, et al. Effect of green tea consumption on blood lipids: a systematic review and meta-analysis of randomized controlled trials. Nutr J. 2020;19(1): 48.

Yilmaz B, Vellanki P, Ata B, Yildiz BO. Metabolic syndrome, hypertension, and hyperlipidemia in mothers, fathers, sisters, and brothers of women with polycystic ovary syndrome: a systematic review and meta-analysis. Fertil Steril. 2018;109(2):356-364.e32.

Yurtdaş G, Akdevelioğlu Y. A New Approach to Polycystic Ovary Syndrome: The Gut Microbiota. J Am Coll Nutr. 2020;39(4):371-382.

12

Endometriose

Endometriose é a presença de tecido uterino endometrial fora da região esperada. É uma das principais causas de dismenorreia secundária, ou seja, dor associada ao fluxo menstrual com causa orgânica, chegando a afetar de 10 a 15% de todas as mulheres, dentre as quais algumas não terão sintomas. Isso significa que uma em cada seis mulheres têm endometriose, o que é muito frequente.

A endometriose pode causar um impacto muito sério e significativo na vida da paciente, pois, além da dor pélvica ligada à menstruação, pode ocorrer dor no ato sexual e dificuldade para engravidar (em cerca de 30 a 50% das mulheres com endometriose). Todas essas questões afetam a capacidade de a mulher lidar com o estresse, prejudicam sua autoimagem, geram sensação de menos-valia e podem levar a um quadro de ansiedade e depressão. Portanto, o tratamento da endometriose visa não só reduzir os sintomas, mas também minimizar a extensão da doença.

Etiopatogenia

A endometriose é caraterizada pela presença de implantes do tecido endometrial (glândulas e estroma) fora da camada interna do útero – ou seja, o endométrio aparece em regiões em que não deveria estar. Em geral, a endometriose ocorre na região pélvica, nos ovários e nas trompas; a doença, contudo, pode chegar aos intestinos, à bexiga, ao apêndice e até mesmo aos pulmões.

Uma das teorias mais aceitas é a do refluxo menstrual: parte do sangue menstrual, que deveria cair no útero e ser eliminado, cai dentro da cavidade abdominal e pélvica. Depois, esses focos são implantados em diferentes lugares, como os ovários, as trompas, os intestinos, o fundo de saco, os ligamentos ou mesmo a camada muscular do útero, causando a adenomiose.

Há outras possíveis causas para a endometriose, visto que fetos de meninas que nunca menstruaram, às vezes, apresentam focos da doença, provavelmente de origem embrionária.

É possível ainda que a endometriose ocorra por um deslocamento do tecido endometrial através do sistema hematológico ou linfático, ou diretamente no ato cirúrgico.

Os fatores de risco da doença são:

- Nuliparidade
- Gestações tardias
- Histórico familiar e fatores genéticos
- Baixo IMC e maior altura
- Raça caucasiana
- Obstruções para a saída do fluxo menstrual, como agenesia cervical, septo vaginal transverso etc.

Prevalência e quadro clínico

A prevalência da endometriose parece estar em torno de 3 a 10% de todas as mulheres e em 25 a 35% das inférteis.

Seu quadro clínico costuma cursar com:

- Dor ligada ao fluxo menstrual que tende a piorar com o passar dos anos (se não houver intervenção terapêutica). A dor costuma ser de forte intensidade, chegando, muitas vezes, a 7 ou mais na escala visual analógica (EVA, em inglês VAS, de *Visual Analogue Scale*) de 0 a 10. Na EVA, o número 10 corresponde à pior dor possível
- Dor no ato sexual (dispareunia), que piora dependendo da posição durante a relação sexual
- Dor lombar baixa na menstruação
- Dor para evacuar (disquezia), principalmente no período menstrual
- Distensão abdominal, mais importante na época menstrual
- Infertilidade.

Diagnóstico

Como se acredita que cólicas menstruais são normais e, em geral, não se cogita que haja algo errado com as pacientes, infelizmente o diagnóstico de endometriose pode demorar até 10 anos (ou mais). Para fazê-lo, é necessário, portanto, lembrar-se da possibilidade da doença quando houver relatos de sintomas assim, visto que a endometriose não é tão evidente, podendo ser assintomática e confundida com dismenorreia primária. O diagnóstico depende da hipótese diagnóstica, ou seja, é necessário suspeitar para investigar corretamente. Cerca de 85 a 90% das mulheres terão os sintomas clínicos característicos.

Na investigação diagnóstica, o exame de sangue com a dosagem do marcador tumoral CA-125 pode apresentar níveis elevados, mas não necessariamente. Deve-se dosar no período menstrual, quando os níveis estão mais elevados. Um resultado normal não significa ausência de endometriose.

Entre os exames de imagem para diagnóstico, estão a ultrassonografia e a ressonância nuclear magnética pélvica, ambas com preparo intestinal.

A laparoscopia, por sua vez, é um procedimento cirúrgico que diagnostica a presença do endométrio em lugares não habituais (ou seja, fora do interior do útero), e pode servir também como método de tratamento da endometriose.

Tratamento

Tratamentos convencionais

Cirurgia

Trata-se da remoção cirúrgica dos focos de endometriose, em geral, por laparoscopia.

A cirurgia aumenta as chances de a mulher engravidar naturalmente. Porém, deve-se ter cuidado com a retirada de endometriomas (cistos de endometriose do ovário), pois podem diminuir a reserva ovariana. A cirurgia adequada é muito benéfica, até mesmo para restaurar a ovulação, mas não se deve retirar tecido ovariano saudável. A endometriose profunda, mesmo quando não localizada nos órgãos reprodutivos, e sim no intestino, por exemplo, gera inflamação e aderências locais. Após sua realização, essas cirurgias podem elevar em até 50% as taxas de gravidez.

Recidiva

É provável que a cirurgia definitiva, com a remoção total dos focos de endometriose, seja o único tratamento efetivo para a doença. No entanto, nem mesmo ela é capaz de retirar todos os focos de modo satisfatório, visto que, em muitos casos, a endometriose acomete os ovários, e a cirurgia de remoção dos ovários não deve ser feita nas mulheres em idade fértil. A taxa de recidiva é de 20% em 1 ano e de 40% cumulativa em 5 anos para a doença mínima, podendo chegar a 74% de recidiva em doença avançada. Em 7 anos, a recidiva é de 56% para todos os casos.

Tratamento clínico

O tratamento clínico é feito com agonistas do GnRH, danazol, acetato de medroxiprogesterona. A suspensão da menstruação ocorre com o uso de anticoncepcional oral, gravidez, implantação de DIU hormonal. O tratamento hormonal cessa as menstruações e baixa os níveis de estradiol, o responsável pela proliferação da endometriose.

Normalmente, as medicações via oral não são indicadas para tratar a endometriose e, depois, a paciente tentar engravidar. Nesses casos, a mulher acaba perdendo um tempo precioso e sem garantias de que, 1 ano após a suspensão da menstruação, os focos de endometriose terão regredido.

Medicamentos

O tratamento da endometriose por meio de medicamentos consiste em diminuir a ação do estrogênio sobre o endométrio. O uso da progesterona oral micronizada é uma das formas preferidas por profissionais que desejam evitar os efeitos negativos de medicações como os anticoncepcionais orais ou análogos do GnRH. A escolha do melhor caminho dependerá da resposta individual de cada paciente.

- Pílulas combinadas de progestógenos, ou outros anticoncepcionais orais de uso contínuo
- Análogos do GnRH: padrão-ouro de tratamento medicamentoso da endometriose. Induzem a paciente à menopausa passageira ao reduzirem drasticamente o estrógeno. O maior problema é a osteoporose. Portanto, o uso de análogos do GnRH é limitado a 6 meses
- DIU de levonorgestrel: libera uma pequena quantidade de progesterona, levando à atrofia do endométrio e melhora do quadro de endometriose
- Gestrinona: derivado androgênico que normalmente não é o tratamento de escolha, sendo deixado apenas como opção quando a resposta a outros tratamentos não é positiva. Efeitos colaterais como acne, hirsutismo e diminuição da mama podem ocorrer.

Deve-se lembrar que as medicações não eliminam os focos de endometriose; apenas diminuem sua atividade, bem como a inflamação. O tecido endometrial implantado fora do útero lá permanece, a menos que se faça a cirurgia. Desse modo, a medicação serve para controle dos sintomas, com inativação, e não eliminação, dos focos.

Tratamentos integrativos

Para tratar a endometriose pela Medicina Integrativa, é necessário ter em mente que se trata de uma doença que cursa com inflamação e dor. Sendo assim, os esforços serão no sentido de diminuir a inflamação, melhorar o quadro doloroso e auxiliar na fertilidade. Os focos de endometriose já existentes dificilmente desaparecem por completo sem o tratamento cirúrgico, e, mesmo com ele, a endometriose, muitas vezes, pode voltar.

A endometriose à luz da Medicina Tradicional Chinesa

A Medicina Tradicional Chinesa (MTC) é um sistema médico holístico que – por meio de sua percepção única da fisiologia humana, no nível energético – vê o corpo humano integrado à psique. Esse nível energético é regido pelo sopro vital chamado *Qi (Chi)* e circula nos meridianos que são os caminhos do *Qi*.

No tratamento da endometriose, a MTC pode ser utilizada, antes das terapias convencionais, para redução do estresse e da ansiedade e para oferecer apoio às funções físicas e mentais durante as terapias convencionais. Além disso, atua na redução de efeitos adversos das terapias convencionais, na manutenção da saúde, na redução do processo inflamatório e na prevenção de outras doenças e da recidiva, após os tratamentos propostos. A acupuntura é uma das ferramentas terapêuticas da MTC e a mais utilizado no Ocidente.

Acupuntura

Conhecida por sua capacidade analgésica e por diminuir a dor ligada aos focos de endometriose e a inflamação local, a acupuntura atua por meio das beta-endorfinas, gerando um efeito analgésico, e do ACTH e do cortisol, melhorando a inflamação local. Além disso, a acupuntura auxilia no eixo hormonal e regulariza os ciclos menstruais. Por isso, muitas mulheres procuram a acupuntura para aumentar suas chances de engravidar.

No caso da endometriose, não é diferente, pois a acupuntura ajuda a induzir a ovulação e melhorar a qualidade do endométrio para implantação do embrião.

Pontos na região pélvica auxiliam a circulação local do *Qi* e do *Xue* (energia e sangue) e podem ser utilizados no intuito de diminuir a inflamação, a dor e a circulação (p. ex., E29, E30, R12, R13, *Zigong*). Além de pontos que fazem a circulação sistêmica (F3, IG4, VB34) e pontos para a estase de *Xue* (F8, B10).

Atividade física

Mulheres que praticam atividade física regularmente alcançam melhor resultado no tratamento das cólicas e na melhora da inflamação sistêmica. Como o grau e a gravidade da endometriose são muito variáveis de paciente para paciente, algumas sentirão incômodo e não conseguirão fazer atividade física de maior intensidade. Assim, a modulação do tipo de atividade física varia em cada caso. Sabe-se que o exercício físico libera endorfinas e auxilia não só na dor, como também no bem-estar geral da paciente. Recomenda-se um mínimo de 150 minutos semanais de atividade física moderada, para se obter benefícios em termos de saúde.

Técnicas mente-corpo

Uma vez que a endometriose esteja associada com cólica menstrual e dor no ato sexual (dispareunia), infertilidade, entre outros problemas, o estresse psicológico e emocional das pacientes precisa ser tratado com prioridade. Logo, é fundamental que a mulher consiga relaxar e não ser tomada pela dor, o que pode ser feito pela modulação da resposta pessoal perante os sintomas.

Sabe-se que a hipnose vem sendo utilizada, há anos e com bastante sucesso, para o tratamento da dor crônica.

A fisioterapia pélvica promove o relaxamento dos músculos do assoalho pélvico, auxiliando muito em casos de dor e dispareunia. Outras técnicas de fisioterapia para tratar a dor também podem ser utilizadas para esse fim. Inibição de pontos-gatilho, terapia neural, massagem, Rolfing, quiropraxia e osteopatia podem auxiliar nesses quadros.

Dor gera dor. A dor pélvica crônica determina muitas vezes um enrijecimento de toda a musculatura não só da área, como também de outras partes do corpo, o que pode desencadear lombalgia, dores nas pernas, dor abdominal e outros sintomas.

Poluentes ambientais

Muitos produtos químicos, como pesticidas, plásticos e latas, contêm bisfenóis e ftalatos, substâncias que desestruturam o sistema endócrino. Isso ocorre porque esses disruptores endócrinos imitam o estrógeno e se ligam a receptores hormonais, causando mudanças no delicado equilíbrio hormonal.

Nos últimos 5 anos, houve evidências científicas de que diferentes produtos químicos estão ligados a mais de 17 condições médicas, incluindo obesidade, endometriose, síndrome dos ovários policísticos (SOP), entre outras. É por isso que reduzir a exposição a disruptores endócrinos (que simulam a ação do estradiol no corpo) auxilia a diminuir a evolução da endometriose. Então, cuidado deve ser tomado com relação a pesticidas, ftalatos e bisfenóis!

Por ser uma doença inflamatória, a endometriose pode piorar também com a constante intoxicação por metais pesados e poluentes.

Alimentação

Como mencionado repetidas vezes neste livro, a dieta anti-inflamatória é indicada para doenças em que o componente inflamatório é muito importante. Para aderir a ela, é indicado priorizar estes alimentos comuns:

- Verduras escuras e frondosas, como espinafre ou couve
- Vegetais crucíferos, como repolho e brócolis
- Frutas, incluindo mirtilos, framboesas e morangos
- Feijão-preto, lentilhas e grãos integrais, por exemplo arroz integral e quinoa (deixe os grãos, como feijão, lentilha e grão-de-bico, de molho por 2 a 3 dias, antes de cozinhar)
- Salmão (se possível selvagem)
- Cogumelos asiáticos e selvagens
- Chá, incluindo chá verde (orgânico)
- Cúrcuma e gengibre, que têm propriedades anti-inflamatórias e devem ser incluídas na dieta sempre que possível.

Recomenda-se evitar dietas ricas em gorduras *trans*, alimentos processados, fritos e tipo *fast-food*, excesso de carne vermelha, glúten, alimentos ricos em FODMAP, álcool e cafeína.

Entre os alimentos que podem ser benéficos para evitar a endometriose, destacam-se, principalmente, vegetais, frutas e legumes ricos em fibras, ferro, ácidos graxos essenciais e antioxidantes:

- Alimentos ricos em fibras, como frutas, legumes, leguminosas e grãos integrais
- Alimentos ricos em ferro, como folhas escuras, brócolis, feijão, grãos, nozes e sementes
- Alimentos ricos em ácidos graxos essenciais, como salmão, sardinha, arenque, truta, nozes, chia e sementes de linho

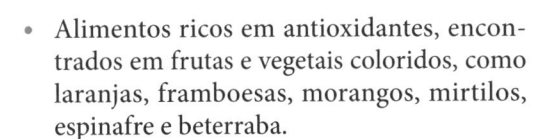

- Alimentos ricos em antioxidantes, encontrados em frutas e vegetais coloridos, como laranjas, framboesas, morangos, mirtilos, espinafre e beterraba.

Incentivar a paciente a manter um diário ajuda a descobrir que alimentos pioram ou melhoram as cólicas, o inchaço abdominal e até mesmo o estado geral.

Suplementos

Vitamina E

A vitamina E se refere a um grupo de oito compostos naturais com atividade antioxidante: alfatocoferol, betatocoferol, gamatocoferol, deltatocoferol, alfatocotrienol, betatocotrienol, gamatocotrienol e deltatocotrienol.

Pouco depois de sua descoberta, em 1922, a vitamina E ficou conhecida como a "vitamina da fertilidade". Foi nomeada *tocoferol*, de *tocos* (parto) e *pherol* (prover), com base na capacidade do alfatocoferol de restaurar a fertilidade de animais alimentados com uma dieta deficiente em vitamina E. O alfatocoferol tem a maior atividade biológica dos tocoferóis, e é a única forma de vitamina E oficialmente reconhecida como capaz de atender aos requisitos humanos. Além disso, praticamente todas as pesquisas clínicas sobre vitamina E têm usado alfatocoferol. Por essas razões, ele é, muitas vezes, considerado sinônimo de vitamina E.

As fontes alimentares de vitamina E incluem nozes e sementes, óleos vegetais não processados, grãos integrais, gemas de ovo e vegetais verde-escuros. Os óleos de germe de trigo, de amêndoa e de girassol contêm, principalmente, alfatocoferol, enquanto os óleos de milho, de soja e de linhaça contêm principalmente gamatocoferol, também encontrado em grande quantidade em nozes.

As doses mais utilizadas de vitamina E, em ensaios clínicos, foram de 100 a 800 UI/dia. São recomendados produtos que contenham de 50 a 100 mg de gamatocoferol por 400 UI (268 mg) de D-alfatocoferol. Para endometriose, a dose diária de 400 a 1.200 UI pode ser ingerida em conjunto com a vitamina C, para auxiliar em quadros de cólicas e dores ligadas aos focos da endometriose.

Vitaminas do complexo B

Como a deficiência de vitaminas do complexo B, sobretudo a tiamina, a niacina, o folato e a piridoxina, está particularmente ligada à endometriose, sugere-se que sua suplementação possa auxiliar as portadoras dessa doença. Em especial a piridoxina (B6) auxilia na transformação do estradiol em formas menos ativas, algo desejável para pacientes com endometriose.

Vitamina A

A vitamina A (ou retinol) desempenha um papel relevante na manutenção de tecidos epiteliais que revestem várias superfícies e estruturas do corpo humano, como pele, conjuntiva, nariz, sistemas gastrointestinal, respiratório e geniturinário. Além disso, a vitamina A também é importante para a espermatogênese, a função visual, e a imunológica, além de ter ação antioxidante.

Óleos de fígado de peixe são as fontes alimentares mais potentes de vitamina A, mas ela pode ser encontrada também em laticínios, ovos e alimentos fortificados com vitamina A.

As fontes alimentares de betacaroteno incluem cenoura, espinafre, couve, melão-cantalupo, além de outras frutas e legumes, destacando-se os vegetais verdes e as frutas e legumes amarelo-alaranjados.

É indicada a ingestão de cerca de 5.000 a 10.000 UI/dia para melhorar a inflamação e os sintomas da endometriose. Doses acima de 10.000 UI/dia podem apresentar risco de malformação fetal, por isso devem ser evitadas durante a gravidez.

A suplementação de vitamina A em forma de betacaroteno não é indicada para fumantes devido ao risco aumentado de câncer de pulmão, e sua suplementação não deve ser feita em pacientes com alta ingesta de álcool.

Os suplementos de vitamina A são mais bem absorvidos se ingeridos com alimentos gordurosos, tais como laticínios, óleos, manteiga, ovos, nozes e sementes. A suplementação oral de vitamina A pode ser feita com doses de 1.000 até 5.000 UI/dia. Em alguns casos, é possível suplementar de 5.000 a 10.000 UI/dia, porém é preciso ter atenção durante a gravidez.

Magnésio

O solo brasileiro, por não ser de origem vulcânica, apresenta baixa quantidade de magnésio, o que causa baixa concentração desse mineral nos alimentos e na água. Além disso, nos últimos 50 anos, as novas práticas de agricultura afetaram profundamente a quantidade de magnésio na alimentação. O consumo de refrigerantes, açúcar e álcool ajudam a expelir ainda mais o magnésio pela urina, e o estresse (excesso de cortisol) também nos faz eliminá-lo de modo excessivo.

Muitas vezes, os níveis de magnésio no sangue são normais, porém isso não significa que o mineral esteja suficiente, pois ele é armazenado no osso e mantido normal em níveis sanguíneos.

Os possíveis sintomas ligados à deficiência de magnésio incluem tensão pré-menstrual (TPM), insônia, ansiedade, enxaqueca, depressão, fadiga, irritabilidade, dificuldade de concentração e memória, cãibras, arritmias cardíacas, parestesias, tremores, espasmo hepatobiliar e até mesmo dificuldade respiratória.

Boas fontes alimentares de magnésio incluem nozes, castanhas, peixes, chocolate amargo e grãos integrais. Mais de 80% do magnésio é perdido no processo de refinamento do arroz integral para o branco e da farinha integral para a branca, e cerca de 60% dele é perdido quando os vegetais são cozidos. Medicações como os antiácidos, diuréticos e alguns anti-hipertensivos inibem a absorção de magnésio, e dietas ricas em cálcio atrapalham-na.

A suplementação oral pode ser feita com doses de cerca de 350 a 700 mg/dia de magnésio elementar. Ela é usada para tratamento de enxaquecas (diminui as crises em frequência e duração); prevenção de pedras no rim (em 6 anos, pode diminuir em até 90% a incidência de cálculos renais); prevenção da osteoporose; proteção cardiovascular; e auxílio na diminuição de broncoespasmo em pacientes com asma.

Na dose de 600 mg, melhora a resistência à insulina. O magnésio auxilia ainda em quadros de TPM, irritabilidade, aumento da pressão arterial sistêmica, cefaleia e dores musculares.

Vitamina C

A vitamina C (ou ácido ascórbico) funciona como antioxidante e desempenha um papel vital na função imunológica, com efeitos antivirais e antibacterianos *in vitro*. Ela é essencial para a síntese de colágeno (um dos principais componentes do tecido conjuntivo) e de carnitina. Além disso, a vitamina C atua nas reações do catabolismo do colesterol e da desintoxicação de produtos químicos xenobióticos, além de estar envolvida no metabolismo dos neurotransmissores.

Boas fontes alimentares de vitamina C incluem frutas cítricas, melão-cantalupo, brócolis, couve-de-bruxelas, couve-flor e batatas. Porém, o cozimento de alimentos em altas temperaturas e/ou seu aquecimento prolongado (como manter uma refeição quente a 75°C por 4 horas) causam perda de quantidades substanciais de vitamina C.

Estudos mostram que uma dose diária de 1.000 mg de vitamina C é benéfica a pacientes com endometriose, por diminuir as cólicas e a dispareunia.

Vitamina D

A vitamina D é solúvel em gordura (lipossolúvel) e funciona como um pró-hormônio (precursor hormonal). A vitamina D3 (também conhecida como "colecalciferol") está presente naturalmente em peixes e, em pequenas quantidades, em alguns outros alimentos (p. ex., queijo, gema de ovo e fígado de carne bovina), além de ser sintetizada na pele a partir do 7-desidrocolesterol após exposição à luz solar ou a outras fontes de luz ultravioleta.

Ao longo da maior parte da história humana, a vitamina D foi obtida quase exclusivamente a partir da biossíntese cutânea, uma vez que dietas típicas continham pouca ou nenhuma vitamina D e que pessoas expostas a quantidades adequadas de luz solar, em geral, não requerem uma fonte dietética dessa vitamina. Por essas razões, tem sido debatido se a vitamina D deve ser ou não classificada como um nutriente. No entanto, não há dúvida de que ela é um nutriente essencial quando a exposição à luz solar é insuficiente.

A deficiência e insuficiência de vitamina D são comuns. Estima-se que pelo menos 30%, ou mais, da população mundial pode ter vitamina D baixa (insuficiente ou deficiente). Baixos níveis de D 25-hidroxi têm sido associados à redução da fertilidade e ao aumento de complicações obstétricas, incluindo trabalho de parto prematuro, distúrbios hipertensivos induzidos pela gravidez e restrição ao crescimento fetal.

Atualmente, manter níveis ótimos (de 30 a 80 ng/dℓ) de D 25-hidroxi parece ser benéfico sobretudo para a fertilidade e para mulheres submetidas à FIV. Suplementar com a vitamina D antes da gravidez (se necessário) permitirá níveis ótimos da substância durante a gestação.

N-acetilcisteína

A N-acetilcisteína (NAC) é uma forma de suplemento de cisteína, um aminoácido produzido no organismo. Consumir cisteína e NAC adequadamente é importante por uma variedade de razões de saúde, incluindo a reposição do antioxidante mais poderoso do corpo humano: a glutationa. Esses aminoácidos também ajudam na fertilidade e na saúde cerebral e no tratamento de doenças respiratórias crônicas. A NAC tem propriedades anti-inflamatórias, e tem sido utilizada para tratar infertilidade masculina e feminina e para auxiliar as funções hepáticas de limpeza do fígado.

Em animais de laboratório, o uso da NAC se mostrou eficaz na redução de endometriomas. Ingeri-la na dose diária de 1,8 a 3 g, divididos em 3 doses ao longo do dia, auxilia na redução de endometriomas.

Ácido alfa-lipoico

O ácido alfa-lipoico (ALA) é um poderoso antioxidante, inclusive em suas formas oxidadas e reduzidas. Também é capaz, aparentemente, de quelar certos metais como cobre, manganês e zinco.

A dose sugerida de ALA varia de 600 a 1.200 mg/dia dividida em duas, tomadas longe das refeições. Deve-se atentar para um aumento de náuseas, vômitos e vertigem no caso de doses mais altas de ALA oral. A maioria dos eventos adversos é observada em doses de 1.200 mg/dia ou superiores. A segurança na gravidez é desconhecida, e há casos relatados de alergia ao ALA.

Melatonina

A melatonina é um hormônio produzido no cérebro pela glândula pineal. Em virtude de ser o principal responsável por regular o ritmo circadiano do corpo e gerenciar o ciclo natural de sono, é usada, com frequência, para auxiliar no quadro de distúrbios do sono. Além de atuar no ciclo sono-vigília, a melatonina está envolvida no gerenciamento da função imunológica, no controle da pressão arterial e dos níveis de cortisol. Também atua como antioxidante. Algumas pesquisas mostram que ela pode afetar positivamente diferentes condições de saúde.

A melatonina tem efeito analgésico, antioxidante e anti-inflamatório. Em um estudo que utilizou 10 mg/dia de melatonina, houve melhora dos sintomas associados à endometriose, como cólica, dispareunia e dor ao evacuar. Doses fisiológicas estão entre 0,2 e 0,5 mg/dia, e doses altas, como as acima de 10 mg/dia, estão sendo utilizadas para tratamento e prevenção do câncer. Na clínica, orienta-se o uso de 1 a 3 mg/dia de melatonina de liberação prolongada para auxiliar os quadros de insônia e regulação hormonal.

Resveratrol

O resveratrol é um fitonutriente polifenólico natural sintetizado por plantas devido à radiação ultravioleta e à ação fúngica. Encontrado em uvas vermelhas, mirtilos, amoras, framboesa, nozes e no vinho, essa substância tem diversas ações benéficas, atuando como anti-inflamatório, antioxidante, protetor cardiovascular e antineoplásico. A dose de 30 mg até 1 g/dia de resveratrol pode ser prescrita em casos de endometriose e em outros quadros inflamatórios. Em geral, as doses são em torno de 40 mg/dia. Como o trans-resveratrol é mais biodisponível, pode ser preferido ao se fazer suplementação.

Quercetina

A quercetina é um flavonoide com propriedades antioxidantes e anti-inflamatórias, encontrada em diversos vegetais e frutas. Devido ao seu efeito anti-inflamatório, pode ser prescrita para pacientes com endometriose. É mais bem absorvida na presença da vitamina C, e, em geral, é prescrita na dose de 400 mg, 2 vezes ao dia.

Suplementos botânicos

Assim como foi apresentado no referente às cólicas, podem ser utilizados:

- Antiespasmódicos: camomila (*Matricaria chamomilla*), cimicífuga (*Actaea racemosa*), viburno (*Viburnum prunifolium*), milefólio (*Achillea millefolium*), pulsatilla seca (*Pulsatilla vulgaris*), peônia (*Paeonia*), Jamaican Dogwood (*Pisidia erythrina*)

- Anti-inflamatórios: camomila (*Matricaria chamomilla*), milefólio (*Achillea millefolium*), angélica (*Angelica sinensis*), agripalma (*Leonurus cardiaca*), viburno (*Viburnum prunifolium*), gengibre (*Zingiber officinale*), peônia (*Paeonia*).

Os antiespasmódicos e anti-inflamatórios podem ser utilizados em forma de chás, tinturas ou mesmo extratos secos, para tratar dor aguda ou crônica.

Os suplementos botânicos mais utilizados são apresentados a seguir.

Gengibre

O gengibre (*Zingiber officinale*), tão conhecido e utilizado na MTC e na Medicina Ayurvédica, é um rizoma que tem a propriedade de esquentar o organismo, ativar a circulação e a digestão. Ingerir uma xícara quente de chá de gengibre faz o corpo imediatamente se aquecer, por isso o gengibre muitas vezes é indicado para resfriados. Além disso, é anti-inflamatório e digestório, podendo auxiliar em quadros de digestão lenta, enjoos e vômitos. Na dose de 1 a 2 g/dia, ajuda a conter a inflamação subjacente à endometriose.

Cúrcuma ou açafrão-da-terra

A maravilhosa cúrcuma (*Zedoaria curcuma*) ou o açafrão-da-terra (*Curcuma longa*) vêm da mesma família do gengibre. Largamente utilizada na culinária indiana, a cúrcuma ganhou popularidade mundial nos últimos anos por seus efeitos anti-inflamatórios, mas é usada há mais de 5 mil anos.

Tradicionalmente, a cúrcuma é usada para problemas digestórios, dismenorreia e, de modo tópico, para tratar dores articulares e dores em geral.

A maior parte dos estudos sobre a cúrcuma se concentra na curcumina, um de seus componentes mais ativos. É a curcumina que confere o amarelo brilhante, por seus agentes polifenólicos pigmentados. Para saber qual extrato de cúrcuma comprar, busque saber qual a porcentagem de curcuminoides – quanto mais alto (próximo de 90%), melhor. Seu principal efeito é inibir a ação do NF-κB, que é a base celular da inflamação e da proliferação celular.

A cúrcuma, além de seu conhecido efeito anti-inflamatório, é antioxidante e tem demonstrado efeito potencial antineoplásico (antitumoral). Ela pode, ainda, diminuir o colesterol e auxiliar na esteatose hepática, além de exercer demonstrada ação antimicrobiana contra diversas bactérias, fungos e alguns vírus. A cúrcuma diminui a resistência à insulina e a glicemia de jejum, auxiliando, portanto, na síndrome metabólica.

A dose indicada varia de 300 mg a 3 g/dia. Sua ingestão diária leva a uma leve diminuição da inflamação sistêmica. No entanto, a cúrcuma não é facilmente absorvida, por isso sua raiz deve ser ingerida em refeições que contenham algum tipo de gordura. Em forma de pó, ela deve ser ingerida com uma colher de azeite, óleo de coco ou manteiga *ghee*. Ao manipulá-la, você pode prescrever a cúrcuma com a piperina (extrato da pimenta-preta), que melhora sua absorção intestinal. No entanto, há no mercado formas de cúrcuma mais biodisponíveis e com melhor absorção.

A cúrcuma pode ser utilizada de várias formas: (1) em pó, 3 g misturados com água; (2) em extrato líquido, cerca de 5 a 15 mℓ/dia, divididos em 4 a 5 doses; ou (3) em extratos padronizados, em cápsulas de 500 mg de cúrcuma com curcuminoides, de preferência acima de 90%, associados à piperina (5 mg), para aumentar a sua absorção.

Uxi amarelo

O uxi amarelo (*Endopleura uchi*) é uma planta medicinal conhecida popularmente como axuá, pururu, uxi, uxi-liso ou uxipucú, muito utilizada como suplemento alimentar ou para o tratamento de inflamações do útero, da bexiga e artrite. Originária da Amazônia brasileira, essa planta apresenta efeito anti-inflamatório, antioxidante, diurético e estimulante imunológico, que pode auxiliar no tratamento de miomas e endometriose. A parte da planta utilizada costuma ser a casca, na forma de lascas.

Acredita-se que seus principais benefícios sejam provenientes da bergenina, seu princípio ativo.

Para fazer o chá, basta colocar 1 ℓ de água fervente sobre 10 g de casca de uxi amarelo, por cerca de 3 minutos. Após deixar repousando por 10 minutos, coar e beber pelo menos 3 xícaras por dia. O chá preparado dura cerca de 1 dia, devendo ser acondicionado em recipiente escuro (p. ex., uma térmica). Em cápsulas, são indicadas doses de 500 mg/dia, divididas em 2 vezes. Os tratamentos fitoterápicos são realizados, no mínimo, por 1 a 2 meses. E depois é necessária a reavaliação.

É muito comum associar o consumo de chá de uxi amarelo com o chá de unha-de-gato, ingeridos em horários diferentes ao longo do dia, com o objetivo de potencializar as propriedades imunoestimulantes e anti-inflamatórias de ambas as plantas medicinais.

Unha-de-gato

A unha-de-gato (*Uncaria tomentosa*) é uma trepadeira lenhosa, cujas partes utilizadas são a casca interna e as raízes. É uma planta anti-inflamatória, com propriedades diuréticas, antioxidantes, imunoestimulantes e depuradoras, podendo ser utilizada para auxiliar no tratamento de infecções, inflamações e melhorar a atividade do sistema imunológico.

Para fazer o chá, são necessários 20 g de cascas e raízes de unha-de-gato para 1 ℓ de água. Deve-se ferver os ingredientes por 15 minutos, desligar o fogo e deixar o chá repousando por 10 minutos em um recipiente tampado, para, em seguida, coar e tomar. Em cápsulas, são indicadas doses de 500 mg a 2 g/dia, divididas em 2 vezes.

Quando consumida em excesso, a unha-de-gato pode ter efeitos colaterais como diarreia, náuseas, dor de estômago, diminuição dos níveis de progesterona e estrogênio, diminuição da frequência cardíaca, neuropatia e, em casos mais raros, intoxicação no fígado e insuficiência renal aguda. A unha-de-gato não deve ser usada com remédios como varfarina, ácido acetilsalicílico ou heparina, pois pode aumentar o risco de sangramento.

Agripalma

Yi Mu Cao, usada pela MTC, significa "a erva que beneficia a mãe", pois auxilia, de muitas formas, no tratamento de distúrbios femininos.

Conta a lenda chinesa que o filho mais velho conseguiu coletar agripalma para ajudar sua mãe que tinha muitas cólicas e estava acamada no seu pós-parto. Ele viria a se tornar o famoso *Bian Que*, um dos primeiros médicos da MTC.

A agripalma (*Herba cardiaca*) auxilia na recuperação do pós-parto, regulariza a menstruação, e ainda beneficia o coração, tratando a taquicardia, regularizando a pressão e diminuindo a ansiedade. A dose indicada é de 600 mg, 2 vezes ao dia, ou na forma de chá, feito com 5 g da erva em 1 ℓ de água.

Viburno

O nome do viburno (*Viburnum opulus* e *Viburnum prunifolium*) em inglês, Cramp Bark, significa "casca para a cólica", e os estudos em animais confirmaram que há efeito antiespasmódico no útero. A dose de viburno (*Viburnum opulus* e *Viburnum prunifolium*) em humanos é calculada na quantidade de 1.000 mg da raiz seca ou da casca ingerida a cada 3 ou 4 horas, conforme a necessidade. Sua infusão é feita com 2 colheres de chá, em 1 xícara de água fervente. Podem ser ingeridas cerca de 4 a 5 xícaras ao longo do dia.

Casca de salgueiro

O salgueiro (*Salix alba*) contém salicilina e é considerado por muitos um antecedente do ácido acetilsalicílico. Ela pode impedir a ciclo-oxigenase 2, mas não altera a função plaquetária. Deve ser consumida um pouco antes do início da menstruação, assim como se faz com os anti-inflamatórios não hormonais. A dose diária é de 240 mg, dividida em 2 a 4 partes.

Essa planta é utilizada desde a Grécia Antiga, quando as pessoas mascavam a casca do salgueiro para auxiliar em febres e dores. Pacientes com alergia ao ácido acetilsalicílico e com problemas de pedras nos rins devem evitá-la.

Picnogenol ou casca do pinheiro-marítimo francês

O picnogenol, extraído da casca do pinheiro-marítimo francês (*Pinus pinaster*), é utilizado em uma série de condições inflamatórias, incluindo a dismenorreia, pois possui potentes polifenóis que diminuem a dor espasmódica.

Mesmo após o uso descontinuado, o seu efeito pode permanecer. Efeitos colaterais descritos incluem irritação gastrointestinal e cefaleia esporádica. A dose preconizada desse extrato é de 30 mg/dia, por 2 meses.

Cimicífuga

É indicada para síndrome pré-menstrual, cólicas e dores reumáticas. Segundo as autoridades alemãs de saúde, a cimicífuga (*Actea racemosa*) também tem uso comprovado para tratar a dismenorreia. Existem relatos de hepatotoxicidade em pacientes com doença hepática prévia. A dose é de 40 a 80 mg, 2 vezes ao dia.

Angélica

Dong Quai, ou raiz de angélica (*Angelica sinensis*), tem sido empregada na MTC há pelo menos 20 séculos. A *Angelica sinensis* é popularmente conhecida como o *"ginseng* feminino", pois tonifica o sangue, algo muito importante para a saúde completa da mulher.

Essa erva amarga é conhecida por regular a menstruação, diminuir as cólicas e agir como tônico no pós-parto. É muito efetiva para cólicas menstruais, contudo pode aumentar o fluxo uterino e, por essa razão, é preferencialmente prescrita para mulheres com pouco sangramento menstrual. Outra contraindicação da angélica é para mulheres que estejam fazendo uso de varfarina, pois inibe as prostaglandinas.

A dose indicada é de 3 a 4 g/dia, dividida em 2 a 4 vezes. Pode ser utilizada em forma de chás ou extratos. Em geral, é encontrada em diversas fórmulas magistrais, podendo ainda ser utilizada sozinha, em forma de extratos secos (400 mg) ou tinturas.

Vitex

O vitex (*Vitex agnus castus*) tem sido usado para tratamento da infertilidade, para reduzir os níveis de prolactina e para melhorar a regularidade dos ciclos menstruais. Recomenda-se seu uso em irregularidade menstrual, dismenorreia, síndrome pré-menstrual e mastalgia.

O efeito do vitex depende da quantidade. Em doses mais baixas, causa um ligeiro aumento na liberação de prolactina; em doses mais altas, o efeito é invertido, pois há ligação competitiva suficiente aos receptores de dopamina 2 para diminuir os níveis de prolactina.

O vitex pode ser uma opção para pacientes com SOP cujos níveis levemente elevados de prolactina não tolerem a terapia agonista de dopamina. Em geral, a dose indicada é de 400 mg pela manhã.

Algodoeiro

O algodoeiro (*Gossypium herbaceum L.*) classicamente utilizado durante a amamentação também é útil para diminuir hemorragias, além de poder ser utilizado em quadros de endometriose. Na forma de tinturas, serão 20 gotas diluídas em água, 3 vezes ao dia, ou até 2 g, ingeridas 3 vezes ao longo do dia. É contraindicado à gestação, pois pode diminuir a fertilidade, principalmente em homens.

Endometriose à luz da Medicina Tradicional Chinesa

Na MTC, a endometriose é sempre vista como um quadro de estagnação. A estagnação energética está diretamente ligada aos focos de tecido endometrial fora do útero que costumam ser de origem de estase de *Qi* e sangue ou mucosidade.

Umidade e calor

Os sintomas da endometriose (causados pela umidade e calor) são: dor em baixo-ventre agravada pelo calor, menstruações abundantes, inapetência, indigestão, constipação intestinal, sede, face avermelhada, inquietude, irritabilidade, disúria, leucorreia e cólica. Outros sintomas possíveis são: nódulos nas mamas, acne cística, fezes com muco e cheiro intenso, menstruação com muco ou resto de tecido pegajoso, candidíase de repetição, sobrepeso ou obesidade e dores articulares. A língua fica edemaciada e úmida; o pulso; deslizante e cheio, rápido; e a face, amarelada.

Tratamento

Na presença de umidade, há sempre envolvimento do elemento Terra; logo, é crucial manter bons hábitos alimentares, como:

- Comer em horários regulares, sem pular refeições e sem diminuir ou aumentar exageradamente a quantidade de alimentos

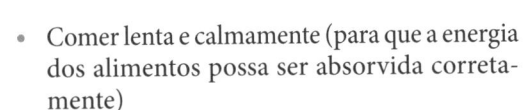

- Comer lenta e calmamente (para que a energia dos alimentos possa ser absorvida corretamente)
- Comer mais pela manhã, moderadamente no almoço e pouco no jantar, pois os órgãos responsáveis pela digestão e pela assimilação da energia dos alimentos funcionam melhor no período da manhã
- Evitar doces, açúcar, leite e seus derivados, carboidratos simples, bem como tudo aquilo que é frito ou gorduroso; evitar álcool
- Evitar a ingestão excessiva de leite e derivados, pois estagnam a energia (obstrução do fluxo de *Qi*) e pioram a função do estômago e do baço/pâncreas na MTC. O leite materno é um ótimo alimento para o lactente; o leite de vaca, entretanto, é pesado para adultos e deve ser consumido com muito cuidado e moderação
- Evitar alimentos processados, conservados, congelados ou químicos, incluindo corantes e adoçantes
- Consumir com moderação, e de preferência ao fim da refeição, frutas, vegetais e legumes crus. A refeição pode ser iniciada com alimentos neutros ou mornos, como sopas, carnes, cereais, pois esquentam o estômago e facilitam a digestão. Alimentos crus devem ser ingeridos, preferencialmente, no verão. Podem ser consumidos no meio ou no fim das refeições (quando o estômago já está quente). Não são recomendados regimes à base de saladas e frutas cruas, pois atrapalham ainda mais a função do baço e, até certo ponto, dificultam o emagrecimento
- Evitar bebidas geladas. Os líquidos (incluindo a água) precisam ser ingeridos em abundância, mas em temperatura ambiente, mornos ou quentes
- Evitar comer alimentos gelados, como sorvete, gelo ou alimentos tirados diretamente da geladeira (deixe-os ficar em temperatura ambiente)
- Ocupar a mente de modo criativo e fazer meditação para evitar o excesso de pensamentos obsessivos, pois estes atrapalham ainda mais o funcionamento da Terra.

Os alimentos indicados para tratar a endometriose são: melão e melancia (por sua capacidade diurética), carambola, uva, figo, morango, ameixa, pera; alfafa, repolho, pepino, abóbora, aipo, alcaçuz, alface, babosa (*Aloe vera*), batata, berinjela, broto de bambu, raiz de bambu, bardana, folha de beterraba, endívia, tomate, salsa, aipo; arroz; semente de lótus, crisântemo, flor-de-lis (lírio-roxo), menta, caule de lótus, raiz de lótus, raiz de malva, manjericão doce, rosa, cabelo de milho, semente de girassol.

Acupuntura

Pontos usualmente indicados para esse tipo de desarmonia (umidade-calor) que pode levar a quadros de endometriose: F2, F3, IG4, BP6, BP9, VC3, E29, VB26.

Fórmulas magistrais chinesas

- *Long Dan Xie Gan Tang* (decocção de *Radix gentianae* para limpar o fogo do fígado). Associado ao *Gui Pi Tang*
- *Gui Zhi Fu Ling Wan* (pó de *Radix bupleuri* para dispersar o *Qi* do fígado).

Estase de Qi e sangue

Os sintomas desse quadro são dor em baixo-ventre agravada pela pressão, cólicas intensas, menstruação com coágulos e sangue escuro, empachamento abdominal, enjoos, náuseas, flatulência, tez escura, cansaço, intolerância ao frio. O pulso é lento, profundo e em corda; a língua é violácea, com pontos arroxeados. Outros sinais e sintomas possíveis são: doenças hematológicas que predispõem à formação de coágulos, varizes, telangiectasias; sinais e sintomas de TPM; depressão e angústia. Além disso, há alívio dos sintomas quando fala ou chora, irritabilidade durante a ovulação e no período pré-menstrual; sensação de nó na garganta e opressão no peito; comportamento agressivo; dor gástrica em forma de queimação; dificuldade em iniciar o sono; dor nas mamas e dor na ovulação; hemangiomas; hemorroidas; menstruação com coágulos.

Tratamento

O quadro de estase de sangue deve seguir os princípios básicos da estase de *Qi* do fígado, pois muitas vezes é uma evolução deste. Esses princípios compreendem:

- Evitar emoções muito intensas
- Fazer exercícios regulares e vigorosos
- Evitar ter relações sexuais na época menstrual

- Não usar tampões vaginais: é importante que o fluxo menstrual não fique retido dentro do corpo.

Os alimentos indicados são: pêssego, melão-cantalupo e suas sementes, berinjela, peixe, polvo, pata de caranguejo, caranguejo, *tofu*, feijão de soja amarelo, feijão-preto, arroz glutinoso, açafrão, açúcar mascavo, aipo, raiz de aipo, semente de ameixa, folha de berinjela, folha de beterraba, camélia, cânhamo, castanha, raiz de cebola verde, folha de gengibre, raiz de *kiwi*, raiz de limoeiro, caule, raiz e flores de lótus, raiz de mamona, manjericão doce, raiz de milho, mostarda-branca ou amarela, semente de pêssego, pimenta-branca, pimenta-malagueta, rabanete, rosa, vinagre.

Acupuntura

Para os quadros de estase de sangue, assim classificados na MTC, que levam à endometriose, sugerem-se pontos de acupuntura como: F3, VB34, BP10, VC3, E29, *Yintan*, CS6, BP6, CS6, BP10, F8, B17, B23, B32, E36, CS6, ponto extra *Zigong*.

Fórmulas magistrais chinesas

- *Gui Zhi Fu Ling Wan* (pílula de canela e poria)
- *Xue Fu Zhu Yu Tang* (decocção para expulsar a estase do sangue)
- *Fu Fang Yi Mu Cao Jiao Nang* (cápsula para remover a estase do sangue).

▼

Resumo terapêutico

- A endometriose é uma doença em que há proliferação do tecido endometrial em locais diversos, como os ovários, os ligamentos, os intestinos, entre outros, levando à infertilidade, à dor e a sintomas associados a esse tecido que responde aos hormônios
- O tratamento convencional medicamentoso é efetivo apenas para conter a evolução da doença e diminuir a sintomatologia, porém não faz os focos de endometriose regredirem. Já o tratamento cirúrgico visa à remoção dos focos sem remover tecido saudável, preservando, o máximo possível, a fertilidade
- A acupuntura é excelente como método analgésico e pode ser associada a tratamentos da MTC, como uso de ervas, fórmulas magistrais e mudanças do estilo de vida, para diminuir a inflamação provocada pela doença e restaurar fluxos mais fisiológicos
- Em casos de endometriose, a atividade física é absolutamente indiscutível para melhor prognóstico da doença e saúde global
- A alimentação, com enfoque em uma dieta anti-inflamatória, pode auxiliar nas cólicas e até mesmo na fertilidade de pacientes com endometriose
- Outra recomendação é evitar agentes que possam ter ação estrogênica como os disruptores endócrinos
- Recomenda-se, ainda, o uso de suplementos botânicos como:
  - Gengibre (*Zingiber officinale*): doses de 1 a 2 g/dia são indicadas para conter a inflamação subjacente à endometriose

  - Cúrcuma (*Zedoaria curcuma*): são recomendadas doses de 300 mg a 3 g/dia
  - Uxi amarelo (*Endopleura uchi*): para fazer o chá, adicione 10 g de casca de uxi amarelo em 1 ℓ de água fervente e deixe em repouso por 3 minutos. Em cápsulas, são indicadas doses de 500 mg/dia, divididas em 2 vezes
  - Unha-de-gato (*Uncaria tomentosa*): para fazer o chá, adicione 20 g de cascas e de raízes de unha-de-gato em 1 ℓ de água. Em cápsulas, as doses recomendadas são de 500 mg a 2 g/dia
  - Agripalma, *Herba Leonuri* ou *Yi mu cao*: a dose indicada é de 600 mg, 2 vezes ao dia; no caso do chá, 5 g da erva, em 1 ℓ de água
  - Viburno (*Viburnum opulus e Viburnum prunifolium*) ou "casca para cólica": a dose é calculada na proporção de 1.000 mg da raiz seca ou da casca, ingeridos a cada 3 ou 4 horas, conforme necessidade
  - Casca de salgueiro (*Salix alba*): a dose recomendada é de 240 mg/dia, divididos em 2 a 4 partes
  - Picnogenol ou casca do pinheiro-marítimo francês (*Pinus pinaster*): a dose preconizada é de 30 mg/dia, por 2 meses
  - Cimicífuga (*Actaea racemosa*): a dose recomendada é de 40 a 80 mg, 2 vezes ao dia
  - Angélica (*Angelica sinensis*) ou *Dong Quai*: é utilizada sozinha, em extratos secos (400 mg/dia) ou em tinturas
  - Algodoeiro (*Gossypium herbaceum L.*): em caso de tinturas, são recomendadas 20 gotas diluídas em água, 3 vezes ao dia. A dose indicada é de até 2 g, 3 vezes ao dia

- Vitex (*Vitex agnus castus*): a dose recomendada é de 400 mg pela manhã.

- Outros suplementos recomendados:
  - **Ômega 3**: comumente são utilizadas doses de 2 g/dia de DHA+EPA
  - **Vitamina D**: suplementar de acordo com a necessidade da paciente para atingir, no mínimo, doses de 30 a 40 ng/mℓ/dia
  - **N-acetilcis teína (NAC)**: na dose de 1,8 a 3 g/dia, dividida em 3 vezes ao dia, auxilia em endometriomas
  - **Magnésio**: na dose de 300 a 600 mg/dia, auxilia no ciclo menstrual
  - **Ácido alfa-lipóico (ALA)**: a dose recomendada é de 300 a 600 mg, 2 vezes ao dia

  - **Vitamina A**: a suplementação oral da vitamina A pode ser feita em doses de 1.000 até 5.000 UI/dia
  - **Vitamina E**: recomendam-se doses de 50 a 100 mg/dia de gama-tocoferol, por 268 mg de D-alfa-tocoferol
  - **Vitamina C**: na dose de 1.000 mg/dia, é benéfica para diminuir as cólicas e dispareunia em pacientes com endometriose
  - **Vitaminas do complexo B**: suplementar de acordo com a necessidade. Pacientes veganas ou que sofreram cirurgia bariátrica necessitam de suplementação maior
  - **Melatonina**: atua como antioxidante. São recomendadas doses de 1 a 3 mg/dia.

Bibliografia

Anastasi E, Scaramuzzino S, Viscardi MF, et al. Efficacy of N-acetylcysteine on endometriosis-related pain, size reduction of ovarian endometriomas, and fertility outcomes. Int J Environ Res Public Health. 2023;20(6):4686.

Arablou T, Kolahdouz-Mohammadi R. Curcumin and endometriosis: review on potential roles and molecular mechanisms. Biomed Pharmacother. 2018;97:91-97.

Bahat YP, Ayhan I, Özdemir UE, et al. Dietary supplements for treatment of endometriosis: a review. Acta Biomed. 2022; 93(1):e2022159.

Bina F, Soleymani S, Toliat T, et al. Plant-derived medicines for treatment of endometriosis: a comprehensive review of molecular mechanisms. Pharmacol Res. 2019;139:76-90.

Chapron C, Marcellin L, Borghese B, et al. Rethinking mechanisms, diagnosis and management of endometriosis. Nat Rev Endocrinol. 2019;15(11):666-682.

Crosignani P, Olive D, Bergqvist A, et al. Advances in the management of endometriosis: an update for clinicians. Hum Reprod Update. 2006;12(2):179-189.

Czyzyk A, Podfigurna A, Szeliga A, et al. Update on endometriosis pathogenesis. Minerva Ginecol. 2017;69(5): 447-461.

Dull AM, Moga MA, Dimienescu OG, et al. Therapeutic approaches of resveratrol on endometriosis via anti-inflammatory and anti-angiogenic pathways. Molecules. 2019;24(4):667.

Fadin M, Nicoletti MC, Pellizzato M, et al. Effectiveness of the integration of quercetin, turmeric, and N-acetylcysteine in reducing inflammation and pain associated with endometriosis. In-vitro and in-vivo studies. Minerva Ginecol. 2020;72(5):285-291.

Filho JMM, Neto JN, Gomes LMRS, et al. Zingiber officinale roscoe (Ginger) as a complementary option for clinical treatment of endometriosis: an experimental study in rats. J Med Food. 2021;24(4):342-347.

Fu J, Song H, Zhou M, et al. Progesterone receptor modulators for endometriosis. Cochrane Database Syst Rev. 2017;7(7):CD009881.

Hartmann G, McEwen B. 'The potential of herbal medicine' in the management of endometriosis. J Aust Tradition-Med Soc. 2018;24(3):146-154.

Kamal DAM, Salamt N, Yusuf ANM, et al. Potential health benefits of curcumin on female reproductive disorders: a review. Nutrients. 2021;13(9):3126.

Kodaman PH. Current strategies for endometriosis management. Obstet Gynecol Clin North Am. 2015;42(1):87-101.

Kappou D, Matalliotakis M, Matalliotakis I. Medical treatments for endometriosis. Minerva Ginecol. 2010;62(5):415-432.

Li Y, Hung SW, Zhang R, et al. Melatonin in endometriosis: mechanistic understanding and clinical insight. Nutrients. 2022;14(19):4087.

Mendes da Silva D, Gross LA, Neto EPG, et al. The use of resveratrol as an adjuvant treatment of pain in endometriosis: a randomized clinical trial. J Endocr Soc. 2017;1(4):359-369.

Meresman GF, Götte M, Laschke MW. Plants as source of new therapies for endometriosis: a review of preclinical and clinical studies. Hum Reprod Update. 2021;27(2):367-392.

Nogueira Neto J, Coelho TM, Aguiar GC, et al. Experimental endometriosis reduction in rats treated with Uncaria tomentosa (cat's claw) extract. Eur J Obstet Gynecol Reprod Biol. 2011;154(2):205-208.

Oliveira CR, Polonini H, Marcucci MC, et al. MiodesinTM positively modulates the immune response in endometrial and vaginal cells. Molecules. 2022;27(3):782.

Pattanittum P, Kunyanone N, Brown J, et al. Dietary supplements for dysmenorrhoea. Cochrane Database Syst Rev. 2016;3(3):CD002124.

Peiris AN, Chaljub E, Medlock D. Endometriosis. JAMA. 2018;320(24):2608.

Tassinari V, Smeriglio A, Stillittano V, et al. Endometriosis treatment: role of natural polyphenols as anti-inflammatory agents. Nutrients. 2023;15(13):2967.

Taylor HS, Kotlyar AM, Flores VA. Endometriosis is a chronic systemic disease: clinical challenges and novel innovations. Lancet. 2021;397(10276):839-852.

Valente, LMM. Unha-de-gato [*Uncaria tomentosa* (Willd.) DC. e *Uncaria guianensis* (Aubl.) Gmel.]: um panorama sobre seus aspectos mais relevantes. Revista Fitos [*S. l.*]. 2006;2(1):48-58.

Vercellini P. Introduction: management of endometriosis: moving toward a problem-oriented and patient-centered approach. Fertil Steril. 2015;104(4):761-763.

Zondervan KT, Becker CM, Missmer SA. Endometriosis. N Engl J Med. 2020;382(13):1244-1256.

13

Miomas

O mioma uterino é um tipo de tumor benigno,[1] muito comum, que se desenvolve no útero de mulheres em idade fértil, principalmente entre os 30 e os 45 anos. Às vezes, esses tumores se tornam bastante grandes, causam sangramento e fortes dores abdominais. Em outros casos, eles não causam nenhum sinal ou sintoma. O aparecimento do mioma uterino não tem regras. Pode se apresentar nas mais variadas áreas do útero e ter diferentes dimensões. Sua causa é desconhecida.

Os miomas também são conhecidos pelas seguintes designações: leiomiomas, miomas uterinos e fibromas. Cerca de 80% das mulheres até os 50 anos têm miomas, mas há a possibilidade de esse número ser ainda maior, chegando a atingir quase 90% delas. No entanto, a maioria das portadoras não tem sintoma algum, podendo nunca saber que os tem.

Etiologia

Não se sabe exatamente a causa dos miomas, mas não lhes é atribuída uma causa única. Em tese, trata-se de um tumor hormônio-dependente, cuja incidência diminui depois da menopausa. Não é só o estrógeno que funciona como fator de crescimento e desenvolvimento de miomas; a progesterona também exerce um papel no crescimento deles. Na gestação, quando ocorre maior produção hormonal de estrógeno e progesterona, os miomas tendem a crescer.

Fatores como a vascularização da área do útero onde se desenvolve o mioma, mutações genéticas locais e fatores de crescimento também pesam na formação desses tumores. É preciso considerar o histórico familiar no aparecimento dos miomas, sobretudo para aqueles que surgem antes dos 30 anos. Mulheres obesas têm mais miomas (provavelmente, pela ação do estrógeno circulante, mais alto nesses casos). Além disso, a incidência de miomas uterinos é comprovadamente mais alta em mulheres negras, não só em quantidade como também em volume. Portanto, não existe uma causa única para a existência dos miomas, mas há inúmeras teorias para explicá-las que continuam sendo estudadas.

Epidemiologia

Se considerarmos mulheres sintomáticas e assintomáticas, o número de portadoras de miomas atinge a casa dos 80%.

Existem também publicações relacionadas aos estudos epidemiológicos que mostram a presença de mioma uterino, sem a menor sintomatologia, em pacientes submetidas a ultrassonografia pélvica por motivos rotineiros.[2]

---

[1] Sarcoma: menos de 1% dos tumores uterinos são sarcomas – tumores malignos de rápida evolução. O diagnóstico precoce é fundamental para o rápido tratamento por meio da cirurgia. As características clínicas são semelhantes às do mioma.

[2] Entre esses estudos, Baird DD, Dunson DB, Hill MC, et al. High cumulative incidence of uterine leiomyoma in black and white women: ultrasound evidence. Am J Obstet Gynecol. 2003;188(1):100-107.

Diariamente, em função da presença de mioma uterino, apesar de seu caráter benigno, muitas intervenções cirúrgicas desnecessárias vêm sendo realizadas no mundo todo.

Tipos

O tipo de mioma que uma mulher desenvolve depende de sua localização em relação ao útero. Eles podem ser classificados em:

Intramurais. São o tipo mais comum. Aparecem dentro da parede muscular do útero. Como podem crescer e esticar o útero, são capazes de causar mais dores abdominais, cólicas e dor durante a relação sexual

Subserosos. Formam-se na parte externa do útero, chamada "serosa". Eles podem crescer o suficiente e fazer o útero parecer maior de um lado. Ao crescer, empurram os órgãos localizados ao redor, causando aumento da vontade de urinar, diarreia ou contispação intestinal

Pediculados. Ficam pendurados para fora do útero e podem desenvolver uma haste, uma base fina e estreita que suporta o tumor

Submucosos. Ficam alojados na cavidade endometrial e não são tão comuns quanto os outros. Podem causar mais sangramento e dificuldade para engravidar

Em parturição. Situam-se no canal cervical

Intraligamentares. Crescem no espaço entre as tubas uterinas, o ligamento ovariano e o corpo uterino.

Quadro clínico

A maioria dos miomas é assintomática. No entanto, na fase reprodutiva, quando a mulher menstrua e deseja ter filhos, a sintomatologia se torna mais presente.

Em geral, os sintomas variam de acordo com a localização do mioma no útero. Os mais prevalentes são aumento do fluxo menstrual, dor pélvica, infertilidade e aumento do volume abdominal. Quando os miomas estão em contato com órgãos extragenitais, como bexiga ou reto, os sintomas podem ser confundidos com os de infecção urinária ou alterações intestinais.

Também podem causar dificuldade de engravidar e até abortos espontâneos. Mulheres afrodescendentes, nulíparas (que nunca tiveram filhos) e que sofrem de obesidade têm maior probabilidade de desenvolver a doença.

Independentemente da região em que aparecem, os miomas podem causar sintomas gerais como:

- Aumento do fluxo sanguíneo e da duração do período menstrual
- Sangramento fora do período menstrual
- Dor abdominal e cólicas na região do útero
- Dor lombar
- Sensação de pressão na barriga
- Aumento da vontade de urinar ou incontinência urinária
- Contispação intestinal
- Dor durante a relação sexual
- Aumento do volume abdominal
- Dificuldade para engravidar.

No caso de gestantes, os sintomas são os mesmos, porém podem se tornar mais intensos, sendo importante ficar em repouso para não colocar em risco a saúde do bebê.

Diagnóstico e prognóstico

Em geral, o diagnóstico de miomas é feito com auxílio de exame pélvico clínico, ultrassonografia transvaginal e outros testes de imagem. Histeroscopia, histerossalpingografia ou ressonância nuclear magnética também podem trazer o diagnóstico, ainda que não sejam solicitados de modo rotineiro para essa finalidade. Hemograma e ferritina são ainda indicados para pacientes com sangramento abundante, com o propósito de avaliar se há anemia.

O prognóstico dependerá do tamanho e da localização dos miomas. Se forem pequenos ou assintomáticos, podem não demandar tratamento. Se a mulher estiver grávida, ou quiser engravidar e tiver miomas, o monitoramento deve ser feito com muita atenção. Na maioria dos casos, os miomas não causam problemas durante a gravidez nem são impeditivos quando se deseja engravidar; contudo, dependendo da localização e do tamanho, pode-se indicar, para antes da gestação, tratamento clínico ou cirúrgico.

Tratamento

Tratamentos convencionais

O sangramento genital e a anemia provocados pelo mioma são fatores a serem considerados na indicação do tratamento. Técnicas terapêuticas modernas, quando indicadas corretamente, podem colaborar no tratamento.

O tratamento pode ser feito pela administração de medicamentos para controlar os sintomas ou, ainda, por tratamento cirúrgico para retirada somente do mioma (miomectomia). Em casos extremos, pode ser indicada a retirada do útero (histerectomia). Ambos os procedimentos podem ser feitos por videolaparoscopia, cirurgia robótica ou cirurgia convencional.

É fundamental ressaltar que a escolha do tratamento depende de múltiplos fatores, como a intensidade dos sintomas, os resultados dos exames, a idade da paciente e seu desejo de engravidar. Em outras palavras, o tratamento dos miomas uterinos deve ser individualizado de acordo com as particularidades de cada caso.

Tratamento farmacológico

Os sintomas do mioma uterino, assim como o sangramento e a dor pélvica, podem ser tratados com diversos medicamentos: anti-inflamatórios não hormonais, antifibrinolíticos, anticoncepcionais hormonais combinados e progestógenos.

Os análogos do GnRH têm ação hipotalâmica. Esse grupo de medicamentos leva a paciente a um quadro de menopausa química temporária, o que favorece a diminuição do volume do conjunto útero e miomas. Contudo, essas medicações não devem ser usadas por muito tempo, pois levam a uma agressão à massa óssea – devido à ausência dos hormônios ovarianos – e a inúmeros sintomas associados à menopausa. Por outro lado, suspender a medicação implica a volta do crescimento dos tumores de maneira violenta após 4 meses. Dessa maneira, tal conduta nunca é utilizada de forma isolada, mas como preparação para posterior cirurgia. Quanto à anemia, a ausência da menstruação também ajuda a tratá-la.

O tratamento medicamentoso dos miomas dificilmente é definitivo. Muitas vezes é utilizado para auxiliar na diminuição do sangramento, seguindo para uma indicação cirúrgica com menos morbidade, principalmente quando se deseja conservar o útero.

Os principais tratamentos farmacológicos são:

- Uso da progesterona oral micronizada pode auxiliar a reduzir o crescimento dos miomas, sendo esta a forma mais natural e com menos efeitos colaterais
- Acetato de noretisterona (progestina ou composto sintético da progesterona): na dose de 10 a 15 mg/dia, é uma medicação hormonal normalmente utilizada em casos de miomas, contudo apresenta risco elevado para câncer de mama
- Dispositivo intrauterino contendo progesterona: o DIU Mirena® e o DIU Kyleena® são marcas comerciais bastante efetivas em reduzir o fluxo menstrual e, às vezes, até pará-lo por completo. Com frequência, são utilizados em mulheres com adenomiose, endometriose e sangramento uterino disfuncional
- Anticoncepcional oral: tanto de uso diário como trimestral; apesar de ser um tratamento comum, aumenta as chances de tromboembolismo e de câncer de mama
- Anti-inflamatórios não hormonais: ibuprofeno, naproxeno ou outros anti-inflamatórios podem reduzir o sangramento em 20 a 50%. É preciso, entretanto, ter atenção ao aparelho gastrointestinal, visto que, muitas vezes, os anti-inflamatórios causam gastrite e até mesmo sangramento gástrico.

Cirurgia e procedimentos minimamente invasivos

A cirurgia, conhecida por miomectomia, pode ser realizada para remover miomas múltiplos ou muito grandes. A miomectomia abdominal é feita por uma grande incisão no abdome para acessar o útero e remover os miomas, mas também pode ser realizada por laparoscopia. No entanto, os miomas podem voltar a crescer após a cirurgia. Se a condição piorar ou nenhum outro tratamento for bem-sucedido, pode-se realizar a histerectomia (remoção do útero). Porém, esse procedimento obviamente impede gestações futuras.

Procedimentos não invasivos ou minimamente invasivos

Um procedimento cirúrgico não invasivo é o de ablação por radiofrequência via laparoscópica. Outro deles é a embolização da artéria uterina – modalidade de tratamento em que o médico, por meio de uma punção na região da virilha, interrompe a circulação dos miomas com objetivo de diminuir os nódulos e o volume do útero, o que resulta em melhora significativa dos sintomas da doença.

Tratamentos integrativos

Atividade física

Mulheres mais ativas, que praticam atividade física, têm menos dor durante as menstruações. A atividade física pode ser desde algo clássico, como exercícios aeróbicos (corrida, natação e ciclismo), dança, musculação, como também abordagens mais holísticas, como ioga, *Tai Chi Chuan* e artes marciais. Propõe-se, ao longo da semana, um mínimo de 150 minutos de atividade física moderada, para que o impacto sobre a saúde seja positivo.

Alimentação

Mulheres obesas têm maior incidência e crescimento de miomas, já que no tecido adiposo existe mais formação de estrógeno, o que pode aumentar o sangramento. Para pacientes com histórico de sangramento excessivo, vale a pena perder peso e aderir a uma dieta anti-inflamatória.

O álcool é um fator que pode aumentar a incidência de miomas, por isso deve ser consumido com moderação. Pacientes com miomas precisam de uma dieta equilibrada com efeito anti-inflamatório, baixo índice glicêmico e baixa acidez. Assim, alimentos que causam inflamação sistêmica e acidificam o organismo, como laticínios, carnes (principalmente as conservadas, caldos e outros produtos de carne industrializados), alimentos processados, industrializados, doces e açúcar, devem ser evitados.

Além disso, alimentos que contêm hormônios e pesticidas podem aumentar a exposição aos estrógenos, piorando a exposição hormonal. O glúten geneticamente modificado pode estimular a produção de estrógeno e inibir a expressão do citocromo P450, afetando o metabolismo e piorando a inflamação. Açúcar e alimentos com alto teor glicêmico, como os carboidratos simples, aumentam não só o peso como também a resistência à insulina. Convém evitar também alimentos que contenham corantes e conservantes.

Por outro lado, alimentos ricos em flavonoides, como chá verde e peixes de águas frias, podem ser benéficos. A dieta mediterrânea é uma boa opção alimentar. Nozes, castanhas e sementes, sobretudo linhaça, sementes de abóbora, de girassol, têm alto grau de ômega 3 com propriedades anti-inflamatórias. Ervilhas, feijão *azuki*, lentilhas, brócolis e vegetais crucíferos melhoram o metabolismo do estrógeno. Peixes contêm ômega 3 e apresentam poder anti-inflamatório, mas deve-se ficar atento àquelas espécies com excesso de metais pesados (como o atum), os quais devem ser evitados.

Ação de agentes poluentes e disruptores endócrinos

Os miomas são responsivos especialmente ao estímulo hormonal, por isso pioram mediante a exposição a agentes poluentes e disruptores endócrinos.

Mulheres com maior exposição a poluentes, como o bisfenol A (contido no plástico e nas latas), os ftalatos, o teflon e alguns pesticidas, têm maior probabilidade de sangrar mais. Esses poluentes são chamados "disruptores endócrinos", pois, como o estradiol, imitam a ação dos hormônios.

Os disruptores endócrinos estão muito presentes no nosso dia a dia e, assim como os metais pesados, exercem influência em todo o ciclo feminino e na fertilidade masculina e feminina. Dessa maneira, eliminar latas, panelas de teflon e recipientes de plástico, além de dar preferência a alimentos orgânicos, pode ajudar muito a conter o crescimento dos miomas e seus sintomas associados.

Suplementos
Vitamina A

Níveis baixos de vitamina A podem levar a maior sangramento. A reposição da vitamina A ocorre de maneira natural, pela ingestão de alimentos como fígado, cenoura, manga, espinafre, batata-doce, leite e derivados. As doses necessárias para adultos variam de 700 a 900 mcg/dia. Há estudos que mostram que a administração de altas doses de vitamina A, como 25.000 UI, 2 vezes ao dia, ajudou a normalizar, em 3 meses, o ciclo de mulheres com menorragia. Aquelas que respondem bem ao tratamento com altas doses de vitamina A podem, após 3 meses, continuar repondo 10.000 UI/dia. Contudo, altas doses não podem ser administradas durante a gestação.

Ferro e vitaminas do complexo B

Ferro, vitamina B9 e vitamina B12 auxiliam a restituir o sangue (na síntese da hemoglobina e maturação das hemácias) e, assim, diminuir a anemia.

O complexo de vitaminas B pode ter ação anti-inflamatória. A vitamina B3 (niacinamida) é um potente agente anti-inflamatório. A vitamina B6 (em geral na dose de 50 mg/dia) auxilia em quadros de excesso de estradiol, porém não se deve passar de 200 mg/dia, pois pode induzir à neuropatia. A tiamina (B1) está presente em alimentos como arroz integral, farinhas integrais, carne de porco, e na dose de 100 mg/dia auxilia a diminuir cólicas menstruais. Cobalamina (B12), 1.000 a 5.000 mcg/dia, auxilia em quadros inflamatórios e de anemia. Vitaminas B1 e B12, quando utilizadas em conjunto com o ômega 3, nas doses citadas, são úteis para o tratamento da dismenorreia. Se houver melhora, pode-se diminuir a dose após 2 meses.

Ômega 3

O ômega 3 recebe esse sufixo por ser formado por três ácidos graxos: eicosapentaenoico (EPA), docosaexaenoico (DHA) e alfa-linolênico (ALA). O ômega 3 é um excelente anti-inflamatório. Indica-se o aumento do consumo de peixes ou a ingestão de 1 a 2 g/dia. A ingestão de linhaça, chia, sementes de cânhamo, ricas em ômega 3, auxilia na diminuição do quadro inflamatório.

Vitamina C

O uso da vitamina C melhora a resposta dos vasos (aumenta os desmossomos que auxiliam na junção celular do epitélio vascular) e pode diminuir os quadros de hemorragia. Bioflavonoides cítricos, como a rutina e a resperidina, também aumentam esse efeito da vitamina C nos vasos. Doses de 1 a 2 g/dia são utilizadas, mas cuidado e atenção à intolerância intestinal, gástrica e renal.

Vitamina E

O uso da vitamina E, 2 dias antes de a mulher menstruar, mantido até o terceiro dia da menstruação, na dose de 500 UI, 1 vez ao dia, ou de 200 UI, 2 vezes ao dia, mostrou-se eficaz para a redução das cólicas menstruais.

Magnésio

Por seu efeito no relaxamento muscular, na redução de prostaglandinas e no equilíbrio do cálcio intracelular, o uso de magnésio, na dose de 300 a 600 mg/dia, é positivo para a dismenorreia. Fontes de magnésio incluem nozes, cereais integrais, peixes, folhas verdes, entre outros.

Como o solo brasileiro é pobre nesse mineral, recomenda-se a sua suplementação. O maior efeito colateral são fezes amolecidas, o que normalmente é regularizado com o uso do magnésio glicinato ou dimalato.

Zinco

O zinco é deficiente em cerca de 50 a 75% da população e auxilia como catalisador de mais de 500 reações do nosso organismo. Estudos em animais demonstram que a suplementação com zinco diminui o tamanho e o crescimento dos miomas. Não há certeza de que o mesmo ocorra em humanos, mas sugere-se manter níveis adequados de zinco no organismo (Sahin, et al.; 2009). Para suplementação, a dose é de 15 a 30 mg/dia. Deve-se tomar cuidado com o cobre, que costuma baixar com a suplementação de zinco (por isso, o uso de 3 mg/dia de cobre é recomendado).

Vitamina D

A dose de tratamento e a posterior manutenção variam de paciente para paciente, sendo recomendadas de 2.000 até 10.000 UI/dia, dependendo de cada caso. Para que a vitamina D auxilie nos quadros de mioma, é preciso ter níveis adequados de magnésio, zinco, ferro e vitamina K2.

É importante corrigir as deficiências e tentar chegar a níveis adequados no sangue, acima de 30 ou mesmo 50 ng/mℓ.

Cálcio

A deficiência de cálcio também pode acarretar cólicas. Contudo, devido ao risco de suplementação excessiva, deve-se orientar sua inclusão na dieta, seguida de boa ingestão de magnésio. O uso de cálcio D-glucarato, na dose de 500 mg, 2 vezes ao dia, reduz a recirculação hepática dos estrogênios e pode favorecer a redução dos miomas.

Fitoterapia

Chá verde

O chá verde (*Camellia sinensis*) contém EGCG (epigalocatequina galato), um bioflavanoide capaz de diminuir a inflamação e remover toxinas do corpo e, por consequência, ajudar a reduzir o tamanho e o número de miomas. Acredita-se que esse composto polifenólico e várias catequinas relacionadas sejam responsáveis pelos benefícios associados ao consumo de tal chá. Os potenciais benefícios para a saúde atribuídos ao chá verde e ao EGCG incluem efeitos antioxidantes, melhora da saúde cardiovascular, aumento da perda de peso, proteção da pele dos danos causados pela radiação ionizante, entre outros.

Sugere-se de 2 a 3 xícaras por dia de chá verde orgânico (pois os pesticidas são frequentes na cultura do chá), sempre pela manhã, pois esses agentes podem causar insônia devido à presença da cafeína. Pode-se ainda, em vez do chá, prescrever seu composto EGCG (muitas vezes livre da cafeína) na dose de 50 a 500 mg, 2 vezes ao dia, com 60% de polifenóis.

Uxi amarelo

O uxi amarelo (*Endopleura uchi*) é originada da Amazônia brasileira e apresenta, entre suas propriedades, efeito anti-inflamatório, antioxidante, diurético e estimulante imunológico, por isso pode auxiliar no tratamento de miomas e endometriose. Acredita-se que seus principais benefícios sejam provenientes da bergenina, seu princípio ativo.

Sua parte utilizada costuma ser a casca na forma de lascas. Para fazer o chá, deve-se deixar 10 g de casca do uxi amarelo em infusão em 1 ℓ de água fervente por cerca de 3 a 5 minutos e, depois, amornar. Em cápsulas, são indicadas doses de 500 mg/dia, divididas em 2 vezes.

É muito comum associar o consumo de chá de uxi amarelo ao chá de unha-de-gato, ingeridos em horários diferentes ao longo do dia, com o objetivo de potencializar as propriedades imunoestimulantes e anti-inflamatórias de ambas as plantas medicinais.

Unha-de-gato

A unha-de-gato (*Uncaria tomentosa*) é uma trepadeira lenhosa, e a parte utilizada é a casca interna e suas raízes. É considerada uma planta anti-inflamatória, além de possuir propriedades diuréticas, antioxidantes, anti-inflamatórias, imunoestimulantes e depuradoras. Pode ser utilizada, também, para auxiliar no tratamento de infecções, inflamações e melhora da atividade do sistema imune.

Para fazer o chá de unha-de-gato, são necessários 20 g de cascas e raízes de unha-de-gato para 1 ℓ de água. Em seguida, devem-se ferver os ingredientes por 15 minutos, retirar o chá do fogo e deixar repousar, por 10 minutos, em um recipiente tampado, depois coar e tomar. Em cápsulas, são indicadas doses de 500 mg, até 2 g/dia, divididas em 2 vezes.

Quando consumida em excesso, pode causar efeitos colaterais como diarreia, náuseas, dor de estômago, diminuição dos níveis de progesterona e estrogênio, diminuição da frequência cardíaca, neuropatia e, em casos mais raros, intoxicação no fígado e insuficiência renal aguda. Não deve ser usada com remédios como varfarina, ácido acetilsalicílico ou heparina, pois pode aumentar o risco de sangramento.

Indol-3-carbinol (I3C)

Derivado de vegetais crucíferos, como couve-flor, couve-de-bruxelas, brócolis ou repolho, esse composto, que diminui a ação estrogênica, pode ser utilizado para doenças nas quais o excesso de estrógeno é deletério, como no caso dos miomas.

Em cápsulas, a dose sugerida é de 200 a 400 mg/dia. Não se costumam observar efeitos colaterais. Um pé de couve, por exemplo, contém 1.200 mg de I3C.

Viburno

Estudos em animais confirmaram que o viburno (*Viburnum opulus* e *Viburnum prunifolium*), conhecido como "casca para a cólica" (em inglês, Cramp Bark), tem efeito antiespasmódico no útero. A dose em humanos é calculada na quantidade de 1.000 mg da raiz seca ou da casca dessa planta, ingerida a cada 3 ou 4 horas, conforme a necessidade.

Picnogenol ou casca do pinheiro-marítimo francês

O picnogenol ou casca do pinheiro-marítimo francês (*Pinus pinaster*) é utilizado para uma série de condições inflamatórias, incluindo a dismenorreia, pois possui potentes polifenóis que diminuem a dor espasmódica. Mesmo após o uso descontinuado, seu efeito pode permanecer. Efeitos colaterais descritos incluem irritação gastrointestinal e cefaleia esporádica. A dose preconizada é de 30 mg/dia, durante 2 meses.

Silimarina ou cardo-mariano

O cardo-mariano (*Cardus mariano*) – ou o seu principal composto, a silimarina – é conhecido por sua propriedade desintoxicante do fígado, em pacientes com lesão hepática causada pelo uso de medicações hepatotóxicas ou pelo excesso, no ambiente, do uso de produtos tóxicos como pesticidas ou disruptores endócrinos. A dose recomendada é de 280 a 420 mg de cardo-mariano com 70 a 80% de silimarina padronizada. Começar o tratamento com a silimarina ajuda a limpar o organismo para depois seguir com outras abordagens.

Angélica

A angélica (*Angelica sinensis*) é uma erva muito efetiva para cólicas menstruais, mas que deve ser preferencialmente prescrita para mulheres com pouco sangramento menstrual, pelo fato de poder causar o aumento do fluxo uterino. A angélica, por seu efeito anticoagulante, é contraindicada para mulheres que estejam fazendo uso de varfarina, pois inibe as prostaglandinas. A dose indicada é de 3 a 4 g/dia, dividida em 2 até 4 vezes. Pode ser utilizada em forma de chás ou extratos.

Gengibre

Além de seguro, o gengibre (*Zingiber officinale*) é efetivo para dores e inflamações. Porém, ainda são poucos os estudos com gengibre para tratamento da dismenorreia, necessitando de uma melhor metodologia. As doses usuais são de 1 a 1,5 g/dia. Outras formas de utilizá-lo é ferver 1 colher de chá de gengibre em pó ou ¼ de xícara de gengibre ralado em 1 ℓ de água por 10 minutos.

Funcho

Pode-se utilizar o funcho (*Foeniculum vulgare*) em forma de extrato seco, 30 mg, 3 a 4 vezes ao dia; 25 gotas do extrato líquido, ou tinturas de 1:5 de 2 a 3 mℓ, 3 vezes ao dia. Deve-se iniciar 2 dias antes de menstruar. Pacientes epilépticas e aquelas em uso de cumarínicos não devem utilizar o funcho.

Tomilho

O tomilho (*Thymus vulgaris*) em cápsulas de 200 mg, 4 vezes ao dia, por 2 dias, mostrou resultados semelhantes aos do uso de anti-inflamatórios não hormonais.

Cimicífuga

Indicada para síndrome pré-menstrual, cólicas e dores reumáticas, a cimicífuga (*Actaea racemosa*) também tem uso comprovado para a dismenorreia, segundo as autoridades alemãs de Saúde. Existe relato de hepatotoxicidade em pacientes com doença hepática prévia, portanto monitorar as enzimas hepáticas a cada 6 meses é indicado. A dose recomendada é de 40 a 80 mg, 2 vezes ao dia.

Cúrcuma

Tradicionalmente, a cúrcuma (*Curcuma longa*) é usada para tratar problemas digestórios, dismenorreia e dores articulares e dores em geral. A maior parte dos estudos sobre a cúrcuma se concentra na curcumina, um de seus componentes mais ativos. Ao prescrever um extrato de cúrcuma, busque saber qual a porcentagem de curcuminoides – quanto mais alto (próximo de 90%), melhor.

A dose indicada varia de 300 mg a 3 g/dia. Ingerir cúrcuma todos os dias, como parte da dieta alimentar, pode diminuir levemente a inflamação sistêmica. A cúrcuma não é facilmente absorvida, por isso sua raiz deve ser ingerida em refeições que contenham algum tipo de gordura. Já o seu pó deve ser tomado com uma colher de azeite ou óleo de coco. Quando manipulada, pode-se indicar a cúrcuma com a piperina (extrato da pimenta-preta), para melhora da absorção intestinal. Seu principal efeito é inibir a ação do NF-κB – base celular da inflamação e da proliferação celular.

A cúrcuma, além do seu conhecido efeito anti-inflamatório, é antioxidante e tem demonstrado efeito potencial antineoplásico (antitumoral). Ela pode, ainda, diminuir o colesterol e auxiliar na esteatose hepática, além de ter comprovada ação antimicrobiana contra diversas bactérias, fungos e alguns vírus. A cúrcuma diminui a resistência à insulina e a glicemia de jejum, auxiliando, portanto, na síndrome metabólica. A dose indicada pode variar de 300 mg a 3 g/dia. Em geral, utiliza-se de 1 a 2 g/dia.

Fitoterapia para tratar sangramento

Mulheres que apresentam sangramento excessivo podem tratar esses quadros utilizando-se de fitoterápicos hemostáticos ou fitoterápicos adstringentes para estancar ou diminuir o sangramento.

São adstringentes: mil-folhas ou milefólio (*Achillea millefolium*), bolsa-de-pastor (fresca, nos primeiros 6 meses após a coleta), canela, *Alchemilla mollis* ou alquemila (Lady's Mantle), Bayberry Bark (*Myrica cerifera*).

Nas primeiras 48 horas do início do sangramento menstrual, há contração intensa dos músculos do útero. As prostaglandinas são liberadas em grande quantidade, e ocorre uma inflamação local. Os fitoterápicos auxiliam tanto na contração quanto no relaxamento da musculatura local. Esse movimento ritmado auxilia a saída do sangue menstrual.

No caso de sangramento agudo, é possível fazer uma tintura de mil-folhas, alquemila e bolsa-de-pastor e ingerir 2 mℓ da tintura a cada 30 minutos, 4 ou 6 vezes, para diminuir o fluxo. Caso o sangramento pare, manter a ingestão 4 vezes ao dia. O chá de mil-folhas é bastante amargo e, além de diminuir a cólica, ajuda a estancar o sangramento. É bastante utilizado para mioma com sangramento excessivo.

A tintura da canela também pode ser utilizada na dose de 0,5 mℓ.

Acupuntura

Utiliza-se acupuntura no tratamento de sangramento e de dores, como já vimos nos capítulos que tratam de sangramento uterino e cólicas.

A acupuntura pode ser feita preventivamente em pontos específicos como o BP6, BP4, IG4, F3 e ponto auricular do útero, pois relaxam o útero e melhoram a dor. As sessões são semanais, por 2 a 3 meses, e observa-se se há boa resposta com relação aos ciclos menstruais após a interrupção do tratamento. Pode-se também fazer a acupuntura nos dias em que a paciente apresenta cólica menstrual, ou 1 a 2 dias antes da descida da menstruação. Eventualmente, será necessário manter as sessões de acupuntura, 1 a 2 vezes por mês, por mais 6 meses.

Em caso de sangramento, é importante tonificar o sangue por meio de pontos como o BP10, BP6, B11, F8.

Para o tratamento dos miomas propriamente ditos, apresentarei, a seguir, a visão da Medicina Tradicional Chinesa (MTC) sobre esse assunto. A acupuntura e a MTC, em conjunto, podem controlar o crescimento dos miomas e até mesmo diminuir o tamanho deles e, muitas vezes, eliminar sintomas associados.

Miomas à luz da Medicina Tradicional Chinesa

Segundo a MTC, os miomas são provenientes do acúmulo umidade e frio ou da estagnação do *Qi* e do *Xue*. A estase pode vir de uma deficiência prévia, principalmente de *Xue* (sangue), como o leito de um rio que seca e leva a uma parada em seu fluxo.

A umidade e o frio podem levar à estagnação de energia nos meridianos que irrigam a pelve, gerando um bloqueio do *Chong Mai* e do *Dai Mai*; assim, serão tratados também como estagnação de *Qi*.

Deficiência de sangue levando à estase do fígado

Nos quadros de deficiência de sangue que levam à estase do *Qi*, a analogia, conforme descrito, é a de um leito de rio que secou e, por isso, não pode circular. Aqui, o foco será tanto na nutrição do *Yin* e do sangue quanto na circulação.

Quadro clínico

Pode apresentar alguns desses sintomas: cansaço; falta de força nos membros; falta de apetite ou apetite irregular; desejo de comer doces; varizes; preocupação excessiva; pés gelados; suor abundante; fezes amolecidas ou diarreia; indigestão ou empachamento; edemas; fadiga ou mal-estar após as refeições; dor em forma de peso; hematomas aparecem com facilidade; hemorroidas; resfriados de repetição; alergias; prolapso uterino; menstruação fina, clara, mas em grande quantidade; escape menstrual; fadiga próximo à ovulação e à menstruação; sensação de peso no abdome durante a menstruação. A língua é edemaciada, levemente pálida e com revestimento branco, marcas de dentes nas laterais. O pulso é vazio, fino e lento. A face, sem brilho e amarelada.

Orientações gerais

- Fazer exercícios moderados que não causem suor excessivo – suar diminui o *Yin*
- Evitar sauna e sol muito quente, pois causa suor excessivo
- Evitar os alimentos de natureza quente, sabor picante ou amargo (valeriana, alho, canela, ruibarbo, pele de tangerina etc.), ou temperos secos e picantes, como *curry*, pimentas e raiz-forte
- Dar preferência aos seguintes alimentos: maçã, figo, banana, abacaxi, manga, limão, lichia, uva, morangos, melão, melancia, carambola, romã, semente de damasco doce, tâmara, tangerina, figo, aspargo, abóbora amarga, berinjela, tomate, vagem, inhame, cogumelos brancos, ervilha, ervilha-torta, feijão *azuki*, feijão-preto, feijão, arroz, arroz selvagem, salsa, cevada, trigo, gérmen de trigo, carnes como pato, coração de galinha, ostras, moluscos, mexilhão, carne de porco, caranguejo, mel, geleia real e cana-de-açúcar, gelatina, gergelim preto, abalone
- Acupuntura: B17, B20, BP10, E36, F8, BP6, C7
- Fórmulas magistrais chinesas:
  - *Dang Gui Bu Xue Tang* (decocção de *Angelica sinensis* para tonificar o sangue)
  - *Si Wu Tang* (decocção de quatro substâncias)
  - *Ba Zhen Yi Mu Wan* (fórmula de oito tesouros e Yi Mu Cao)

Lembre-se que, como o quadro é de deficiência e estase, é preciso tonificar e mover ao mesmo tempo. Escolha uma das fórmulas indicadas para a tonificação e acrescente *Xiao Yao Wan* ou *Chai Hu Shu Gan San*, que movem a estase.

Estase de Xue *(sangue)*

Quadro clínico

Dor no baixo-ventre agravada pela pressão, cólicas intensas, menstruação com coágulos e sangue escuro, empachamento abdominal, enjoos, náuseas, flatulência, tez escura, cansaço, intolerância ao frio. O pulso é lento, profundo e em corda; a língua é violácea, com pontos arroxeados. Outros sinais e sintomas possíveis: doenças hematológicas que predispõem à formação de coágulos, varizes, telangiectasias, sinais e sintomas de TPM, depressão e angústia. Alívio dos sintomas quando fala ou chora; irritabilidade durante a ovulação e no período pré-menstrual. Sensação de nó na garganta, opressão no peito, comportamento agressivo, dor gástrica, dor em queimação, dificuldade em iniciar o sono, dor nas mamas, hemangiomas, hemorroidas, dor na ovulação; menstruação com coágulos.

A estase de *Xue* ou sangue é muitas vezes uma evolução do quadro de estase do *Qi*, ou resultado de um traumatismo local que levou à formação de hematomas e interrupções locais do *Xue*.

O quadro de estase de sangue deve seguir os princípios básicos da estase de *Qi* do fígado, pois, muitas vezes, é uma evolução deste.

Orientações gerais

- Evitar emoções muito intensas
- Fazer exercícios regulares e vigorosos
- Evitar ter relações sexuais na época menstrual
- Não usar tampões vaginais, pois é importante que o fluxo menstrual não fique retido dentro do corpo
- Alimentos indicados: papaia, pêssego, melão-cantalupo; alho-poró, berinjela, peixe, polvo, pata de caranguejo, caranguejo, *tofu*, esturjão, feijão de soja amarelo, feijão-preto, arroz glutinoso, açafrão, açúcar mascavo,

aipo, mostarda-branca ou amarela, semente de pêssego, rabanete, vinagre, menta, ruibarbo, verbena

- Acupuntura: E29, BP10, F8, F3, VC4, VC6, B23, B32, E36, CS6, ponto extra *Zigong*.
- Fórmulas magistrais chinesas:
  ○ *Xue Fu Zhu Yu Tang* (decocção para expulsar a estase do sangue)
  ○ *Gui Zhi Fu Ling Wan* (pílula de canela e poria)
  ○ *Fu Fang Yi Mu Cao Jiaonang* (cápsula para mover estase com *Herba leonuri*).

Umidade e mucosidade

Quadro clínico

Nódulos nas mamas, acne cística, dor de cabeça em peso, catarro, sinusite, rinite, fezes com muco e cheiro intenso, menstruação com muco ou resto de tecido pegajoso, candidíase de repetição, sobrepeso ou obesidade, dores articulares.

A língua é edemaciada, úmida; o pulso é deslizante e cheio; a face é amarelada.

Orientações gerais

- Evitar a ingestão de doces, açúcar, leite e seus derivados, carboidratos simples, bem como tudo aquilo que é frito ou gorduroso
- Não consumir álcool
- Alimentos indicados: melão e melancia (por sua capacidade diurética), pera, tâmara, carambola, cereja, alfafa, repolho, pepino, broto de bambu, aipo, salsinha, arroz, feijão *azuki*, feijão *mung*, cevada, carpa; alga marinha, semente de lótus, pimenta-preta e branca, semente de mostarda, alga, gengibre fresco
- Acupuntura: BP9, E30, VC9, P9, TA9, E40
- Fórmulas magistrais chinesas:
  ○ *Wu Ling San* (fórmula de cinco ervas e poria)
  ○ *Gui Zhi Fu Ling Wan* (pílula de canela e poria).

▼

Resumo terapêutico

- Os miomas são tumores benignos extremamente prevalentes, chegando a atingir 90% da população feminina
- O tratamento convencional medicamentoso é efetivo apenas para conter a evolução da doença e diminuir a sintomatologia. Assim, o uso de anticoncepcionais, anti-inflamatórios e outras medicações ajudam a conter os sintomas, mas também apresentam efeitos colaterais
- O tratamento cirúrgico visa à remoção dos miomas, ou mesmo à histerectomia, e pode ser indicado em casos de sangramentos muito excessivos, dismenorreia significativa ou efeito de massa pressionando outros órgãos pélvicos
- A acupuntura é excelente como método analgésico e pode ser associada a outros tratamentos da MTC, como uso de ervas, fórmulas magistrais e mudanças do estilo de vida, para diminuir a inflamação provocada pela doença e restaurar fluxos mais fisiológicos
- Atividade física é importante na manutenção da saúde e pode auxiliar em quadros inflamatórios
- Agentes que possam ter ação estrogênica, como os disruptores endócrinos, devem ser evitados, assim como contato com metais pesados e outros poluentes

- Recomenda-se uma boa alimentação, dando preferência a alimentos orgânicos, com enfoque em uma dieta anti-inflamatória
- Suplementos botânicos recomendados:
  ○ **Silimarina (*Cardus mariano*)**: a dose recomendada é de 280 a 420 mg/dia de cardomariano com 70 a 80% de silimarina padronizada
  ○ **Indol-3-Carbinol ou I3C**: ingerir crucíferas ou usar de 200 a 400 mg/dia de I3C, em cápsulas
  ○ **Funcho (*Foeniculum vulgare*)**: pode-se utilizar 30 mg do extrato seco, 3 a 4 vezes ao dia, ou 25 gotas do extrato líquido com 2% de fennelina, ou ainda tinturas de 1:5, de 2 a 3 mℓ, 3 vezes ao dia
  ○ **Gengibre (*Zingiber officinale*)**: a dose de 1 a 2 g/dia é indicada para conter a inflamação
  ○ **Cúrcuma (*Zedoaria curcuma*)**: a dose varia de 300 mg a 3 g/dia
  ○ **Uxi amarelo (*Endopleura uchi*)**: para fazer o chá, bastam 10 g de casca de uxi amarelo em 1 ℓ de água fervente. Em cápsulas, são indicadas doses de 500 mg/dia, divididas em 2 vezes
  ○ **Unha-de-gato (*Uncaria tomentosa*)**: para fazer o chá, utilize 20 g de cascas e raízes de unha-de-gato em 1 ℓ de água. Em cápsulas, as doses são de 500 mg a 2 g/dia

- Agripalma (*Herba leonuri*) ou *Yi Mu Cao*: a dose indicada é de 600 mg, 2 vezes ao dia, ou o uso do chá com 5 g da erva, em 1 ℓ de água
- Tomilho (*Thymus vulgaris*): cápsulas de 200 mg, 4 vezes ao dia
- Viburno (*Viburnum opulus e Viburnum prunifolium*) ou "casca para a cólica": a dose diária é calculada na quantidade de 1.000 mg da raiz seca ou da casca, ingeridos a cada 3 ou 4 horas, conforme a necessidade
- Casca de salgueiro (*Salix alba*): a dose é de 240 mg/dia, divididos em 2 a 4 partes
- Picnogenol ou casca do pinheiro-marítimo francês (*Pinus pinaster*): a dose preconizada é de 30 mg/dia, por 2 meses
- Cimicífuga (*Actaea racemosa*): a dose recomendada é de 40 a 80 mg, 2 vezes ao dia
- Angélica (*Angelica sinensis*) ou *Dong Quai*: utilizada sozinha, em extratos secos (400 mg/dia) ou tinturas
- Algodoeiro (*Gossypium herbaceum L.*): no caso de tinturas, 20 gotas serão diluídas em água e ingeridas 3 vezes ao dia, ou até 2 g, 3 vezes ao longo do dia
- Vitex (*Vitex agnus castus*): 400 mg, ingeridos pela manhã
- Chá verde (*Camellia sinensis*): são recomendadas 2 a 3 xícaras de chá verde orgânico, ou o seu composto EGCG, com 60% de polifenóis, na dose de 50 mg a 500 mg, 2 vezes ao dia

- Outros suplementos recomendados:
  - Ácido alfa-lipóico (ALA): a dose indicada é de 300 a 600 mg, 2 vezes ao dia
  - Cálcio: é indicado um aporte de 1.000 a 1.200 mg/dia, ingerido preferencialmente com a alimentação
  - Ferro: é indicado para repor deficiências no caso de anemias
  - Magnésio: cerca de 300 a 600 mg/dia auxiliam na regularização do ciclo menstrual
  - Ômega-3: comumente, são utilizados 2 g/dia de DHA+EPA
  - Vitamina A: a suplementação oral de vitamina A pode ser feita com doses de 1.000 a 5.000 UI/dia; na fase de sangramento agudo, indicam-se 25.000 UI. Proibida na gestação
  - Vitamina C: a dose recomendada é de 1.000 mg/dia
  - Vitamina D: suplementar de acordo com a necessidade da paciente para atingir, no mínimo, doses diárias de 30 a 40 ng/mℓ
  - Vitaminas do complexo B: suplementar de acordo com a necessidade; pacientes veganas ou pacientes que sofreram cirurgia bariátrica necessitam de uma suplementação mais expressiva
  - Vitamina E: recomendam-se de 50 a 100 mg/dia de gama-tocoferol por 268 mg/dia (400 UI) de D-alfa-tocoferol
  - Zinco: são indicados 30 mg/dia.

Bibliografia

Afrin S, AlAshqar A, El Sabeh M, et al. Diet and nutrition in gynecological disorders: a focus on clinical studies. Nutrients. 2021;13(6):1747.

Baird DD, Dunson DB, Hill MC, Cousins D, Schectman JM. High cumulative incidence of uterine leiomyoma in black and white women: ultrasound evidence. Am J Obstet Gynecol. 2003;188(1):100-107.

Buttram VC Jr, Reiter RC. Uterine leiomyomata: etiology, symptomatology, and management. Fertil Steril. 1981;36(4):433-445.

Chiaffarino F, Parazzini F, La Vecchia C, et al. Diet and uterine myomas. Obstet Gynecol. 1999;94(3):395-398.

De la Cruz MS, Buchanan EM. Uterine fibroids: diagnosis and treatment. Am Fam Physician. 2017;95(2):100-107.

Donnez J, Dolmans MM. Uterine fibroid management: from the present to the future. Hum Reprod Update. 2016;22(6):665-686.

Kamal DAM, Salamt N, Yusuf ANM, et al. Potential health benefits of curcumin on female reproductive disorders: a review. Nutrients. 2021;13(9):3126.

Liu JP, Yang H, Xia Y, Cardini F. Herbal preparations for uterine fibroids. Cochrane Database Syst Rev. 2013:(4):CD005292.

Malik M, Mendoza M, Payson M, et al. Curcumin, a nutritional supplement with antineoplastic activity, enhances leiomyoma cell apoptosis and decreases fibronectin expression. Fertil Steril. 2009;91(5 Suppl):2177-2184.

Management of symptomatic uterine leiomyomas: ACOG Practice Bulletin, Number 228. Obstet Gynecol. 2021;137(6):e100-e115.

Parker WH. Etiology, symptomatology, and diagnosis of uterine myomas. Fertil Steril. 2007;87(4):725-736.

Sahin N, Tuzcu M, Ozercan I, et al. Zinc picolinate in the prevention of leiomyoma in Japanese quail. J Med Food. 2009;12(6):1368-1374.

Tinelli A, Vinciguerra M, Malvasi A, et al. Uterine fibroids and diet. Int J Environ Res Public Health. 2021;18(3):1066.

Vergara D, Catherino WH, Trojano G, Tinelli A. Vitamin D: mechanism of action and biological effects in uterine fibroids. Nutrients. 2021;13(2):597.

Yang Q, Ciebiera M, Bariani MV, et al. Comprehensive review of uterine fibroids: developmental origin, pathogenesis, and treatment. Endocr Rev. 2022;43(4):678-719.

14

Ecologia Vaginal

A vagina é uma região do corpo da mulher que responde aos ciclos hormonais (seu epitélio se modifica com a presença do estrógeno) e é uma porta de entrada para infecções. Também é o canal do parto para a saída do bebê e exerce importante papel na vida sexual feminina. Portanto, merece atenção, pois quando há problemas ligados à vagina, estes têm forte reflexo na vida da mulher. A expressão "ecologia vaginal" reflete o estado de saúde dessa região.

Os lactobacilos (que fazem parte da flora vaginal normal) ocupam espaço, impedindo que outros microrganismos se liguem à parede vaginal, e mantêm o pH da vagina entre 3,8 e 4,2. Esse ambiente ácido impede a entrada de outros patógenos que causam infecções. Além disso, a flora vaginal saudável secreta peróxido de hidrogênio, impedindo o crescimento de bactérias anaeróbicas nessa região.

As vaginites são muito frequentes. Elas respondem por mais de 10 milhões de consultas anuais nos EUA, um número muito expressivo, sobretudo quando consideramos que parte das mulheres com vaginite não procura os médicos. Cerca de 50% das mulheres que procuram o serviço médico são atendidas por generalistas, e não por ginecologistas, e recebem um diagnóstico incorreto. Os ginecologistas, além de conhecerem melhor o aspecto das diferentes vaginites, conseguem realizar exames para confirmar a etiologia da infecção.

A infecção vaginal mais frequente é a vaginose bacteriana (cerca de 20 a 50% dos casos), seguida da candidíase ou vulvovaginite (cerca de 17 a 40%) e, por último, da tricomoníase, uma infecção sexualmente transmissível (IST) (cerca de 4 a 35% dos casos).

É muito comum que a mulher tente tratamentos alternativos, como duchas vaginais, uso de probióticos e mudanças alimentares. Vale lembrar, no entanto, que no período pré-menstrual o corrimento muda de aspecto e a vagina fica mais seca em algumas mulheres, por isso muitas acabam se tratando sem necessidade, simplesmente por não conhecerem o que é normal ou não para elas. Infecções vaginais de repetição geram impacto psicológico e social, uma vez que interferem na atividade sexual, geram coceira, desconforto e odor vaginal desagradável, fazendo com que a mulher se sinta inibida e envergonhada. Algumas acreditam que haja relação entre vaginites e infidelidade, câncer e algum comportamento sexual cometido no passado. As vaginites também podem levar a comportamentos de excesso de zelo com a higiene pessoal e até mesmo à baixa autoestima.

Vulvovaginites e candidíase

Cerca de 75% das mulheres terão candidíase em algum momento da vida, e, dentre essas, 40 a 50% passarão por recorrência. São fatores de risco dessas infecções o uso de espermicida, anticoncepcionais orais, antibióticos, corticoides sistêmicos, rinite alérgica, sexo oral (receptivo) – e talvez haja, inclusive, uma base genética que contribua para com a recorrência.

As vulvovaginites costumam ser causadas pela *Candida albicans* e cursam com coceira vaginal, corrimento branco (semelhante ao queijo *cottage*), vulvite, fissuras, vermelhidão. O pH vaginal é normal e costuma estar abaixo de 4,5. Pode ocorrer sensação de queimação vaginal em 10% dos casos.

Tratamento convencional

Muitas vezes, as mulheres se automedicam com cremes antifúngicos após buscar aconselhamento em farmácias ou com amigas. Contudo, essa prática só é aconselhável quando a mulher já teve infeção por cândida e tem recorrência de sintomas. Caso contrário, há o risco de se automedicar para a infecção errada, visto que boa parte das infecções vaginais ocorre por bactérias (vaginoses) e tricomonas, e devem ser tratadas de acordo.

Os antimicóticos, como a nistatina, devem ser aplicados via vaginal ou via oral.

Os cremes vaginais, com 7 dias de tratamento, são eficazes em 80 a 90% dos casos. Na gestação, o uso de antifúngicos deve ser feito por via vaginal. Pacientes diabéticas precisarão tratar pelo dobro do tempo; por 14 dias, e não apenas 7.

Quando houver recorrência dos quadros de candidíase, sugere-se, por 1 semana, o uso concomitante de nistatina oral e a continuação do tratamento com a nistatina oral, por até 6 meses, de acordo com a necessidade da paciente. A dose oral típica é de 150 mg de fluconazol no primeiro, quarto e sétimo dias, e, na manutenção, 1 vez por semana, por 6 meses.

Apesar de a candidíase não ser considerada uma IST, na ocorrência de muitos episódios sugere-se tratar o parceiro sintomático. É importante reforçar que os cremes vaginais antifúngicos podem enfraquecer o preservativo e o diafragma, levando ao risco de perfuração e de perda de eficácia como método de barreira na relação sexual.

Vaginoses bacterianas

As vaginoses, ainda mais comuns que as candidíases, são causadas por bactérias anaeróbicas que se multiplicam na vagina, no lugar dos lactobacilos que normalmente deveriam estar lá. Os lactobacilos são responsáveis por formar uma espécie de biofilme que protege a entrada e a multiplicação de bactérias nocivas na vagina. Quando a flora normal vaginal fica comprometida, as bactérias anaeróbicas se multiplicam, causando as vaginoses. Nas gestantes, isso pode levar ao parto prematuro.

O quadro clínico apresenta corrimento acinzentado com forte odor, de peixe, e pH vaginal maior ou igual a 4,7.

São fatores de risco a existência de múltiplos parceiros sexuais (tanto do sexo feminino quanto do masculino), novo parceiro sexual, uso excessivo da ducha vaginal, falta do uso de preservativos na relação sexual e baixa concentração de lactobacilos na vagina.

A vaginose bacterina tem taxas de 30% de recorrência em até 3 meses após o tratamento, e de 80% em até 9 meses (ou seja, uma recorrência muito alta). Para seu manejo, recomenda-se manter o tratamento por um período prolongado ou mudar de antibiótico, se necessário, no tratamento convencional.

Tratamento convencional

O tratamento convencional das vaginoses bacterianas é feito com:

- Metronidazol 500 mg, 2 vezes ao dia, por 7 dias, via oral; ou 250 mg, 3 vezes ao dia, por 7 dias
- Clindamicina 300 mg, 2 vezes ao dia, via oral, por 7 dias
- Metronidazol gel 0,75%, via vaginal 5 g, 1 vez ao dia, por 5 dias
- Clindamicina creme 2%, via vaginal 5 g, 1 vez ao dia, por 7 dias.

Para casos de recorrência:

- Tratamento a longo prazo: fazer uso vaginal de metronidazol (750 mg), 2 vezes por semana, por 3 meses
- Combinação de metronidazol oral com clindamicina vaginal ou probiótico vaginal (terapias de combinação de diferentes fármacos não dão resultados muito bons).

O tratamento com antibióticos, a longo prazo, pode levar a quadros de vulvovaginites por cândida.

Síndrome geniturinária da menopausa

Na menopausa, seja ela natural ou provocada por medicações, podem ocorrer ressecamento e atrofia vaginal. O aspecto da vagina é pálido, sem rugosidades, associado à atrofia da mucosa, e isso pode ocorrer em 50 a 60% das mulheres.

Com o ressecamento e a atrofia vaginal, as mulheres passam a ter dor na relação sexual e irritação local, com prejuízo da flora bacteriana normal. Isso muitas vezes acarreta infecções urinárias e vaginais de repetição, predispondo a entrada de patógenos e sua proliferação.

Tratamento convencional hormonal

No caso de vaginites atróficas por baixa do estrógeno – seja pela menopausa, seja por tratamento com medicações que provocam a diminuição dos níveis hormonais, como os inibidores de aromatase –, recomenda-se o uso de estrogênio via vaginal.

A terapia de reposição hormonal é uma alternativa para o tratamento das vaginites atróficas e da síndrome geniturinária em mulheres menopausadas que não tenham contraindicações para o uso de hormônios. O uso de estradiol oral ou transdérmico será discutido no Capítulo 20, *Menopausa*.

O uso de estrógeno local na forma de óvulos vaginais ou cremes é bastante seguro e influencia praticamente apenas a região urogenital, sem absorção sistêmica. Essas medicações tópicas melhoram a sensação de queimação genital, dor na relação sexual e a incidência e recorrência de infecções urinárias. Os estrógenos de uso local são: (1) estriol creme vaginal 1 mg/g de gel, (2) promestrieno 0,01 g em cápsulas ou creme vaginal e (3) estradiol hemi-hidratado 10 mcg por comprimido vaginal. Nas 2 primeiras semanas de tratamento, deve-se utilizá-lo diariamente; depois, o tratamento é indicado para de 2 a 3 vezes na semana.

Tratamento integrativo

Pode-se fazer uso dos seguintes auxiliares no tratamento, para lubrificar e restaurar a flora local:

- Lubrificantes à base de silicone ou água e com pH próximo ao da vagina
- Óleo de cânhamo, de semente de damasco fresco e de calêndula
- Supositórios de lactobacilos (*Lactobacillus crispatus*, *Lactobacillus rhamnosus*, *Lactobacillus casei* e *Lactobacillus acidophilus*)

- Supositórios de vitamina E
- Creme vaginal natural, a ser aplicado na vagina de 1 a 2 vezes ao dia, composto de:
  - Vitamina E: 0,5%
  - Óleo de calêndula: 2%
  - D-pantenol: 4%
  - *Aloe vera*: 200:1 0,1%
  - Creme lubrificante vaginal q.s.p.: 50 g.

Tricomoníase

Essa infecção vaginal é causada pelo protozoário *Trichomonas vaginalis*. Os sintomas aparecem próximo à menstruação (em geral, durante a menstruação ou logo depois dela): corrimento amarelado ou amarelo-esverdeado, acompanhado de odor forte e desagradável, coceira, irritação vulvar, dor, dor na relação sexual e até mesmo dificuldade para urinar. Algumas mulheres podem demorar meses para manifestar os sintomas. No exame ginecológico, o cérvice uterino apresenta aspecto avermelhado como um morango.

Além do exame ginecológico, pode-se coletar cultura e PCR da secreção vaginal.

A tricomoníase é uma IST e deve ser abordada pelo tratamento medicamentoso convencional, feito com antibióticos para a paciente e seu parceiro (ou parceira). Deve-se fazer abstinência sexual durante o tratamento.

Além disso, deve-se considerar a imunidade da paciente. O uso de 0,3 mg de estriol vaginal e supositórios vaginais de lactobacilos acidófilos pode auxiliar na diminuição da secura local e na melhora da imunidade para evitar infecções futuras. Para a prevenção, deve-se utilizar preservativos nas relações sexuais.

Tratamentos não medicamentosos e integrativos para melhorar a ecologia vaginal

Mesmo que as infecções vaginais ocorram em uma área isolada, pensemos no organismo como um todo. Para mulheres com infecções de repetição, é preciso optar por dieta com baixo teor glicêmico, considerar todo o sistema imunológico e pensar em melhorar a saúde global com fitoterápicos adaptógenos.

Fatores alimentares

Açúcares

É notável e comum observar que o consumo de açúcar refinado desencadeia infecções como a candidíase. O açúcar pode vir da sacarose, o açúcar simples. No entanto, quando há ingestão de mais de 250 mℓ/dia de leite, o açúcar da lactose também aumenta muito as infecções vaginais de repetição. Cerca de 90% das mulheres com vaginite que deixaram de consumir altas quantidades de açúcares e lactose ficaram livres de vulvovaginites por cerca de 1 ano. O excesso de consumo de açúcares também afeta a imunidade geral e pode piorar o quadro de outras infecções vaginais. Inclusive, algumas mulheres se beneficiam de dietas com baixo índice glicêmico (baixo consumo de carboidratos), tanto para a ecologia vaginal quanto para sua saúde global.

Alergias específicas

Muitas pacientes com alergias alimentares específicas (ao glúten, à lactose, determinados corantes, etc.) se beneficiam, de modo global e sistêmico, ao eliminar o alimento que causa a alergia. Isso se reflete também nas infecções vaginais de repetição.

Além dessas alergias descritas, alergias a inalantes, pólen, fungos alimentares e outros produtos químicos podem causar não só a vaginite como coceira e dor vaginal.

Tratamento local botânico e probiótico

Supositórios ou óvulos vaginais

Em fórmulas manipuladas em farmácia, pode-se misturar, em um óvulo vaginal, óleos essenciais e lactobacilos, como na seguinte prescrição:

- Óleo de oliva ozonizado: 5%
- Óleo de coco: 5%
- *L. helveticus*: 1 bilhão UFC
- *L. crispatus*: 1 bilhão UFC
- *L. gasseri*: 1 bilhão UFC
- *L. acidophilus* 1 bilhão UFC
- *L. rhamnosus*: 1 bilhão UFC
- *S. boulardii*: 250 mg UFC
- Óleo essencial de melaleuca: 2%
- Óleo vegetal de calêndula: 3%
- Base óvulo q.s.p.: 5 g.

Aplicar, por 15 dias, 1 óvulo vaginal à noite, antes de se deitar. Se necessário, repetir 5 dias antes da menstruação.

Uma receita de supositório vaginal facilmente preparada ou manipulada é composta de base e óleos essenciais:

- Primeiro, devem-se derreter os seguintes ingredientes em fogo baixo até liquefação:
  - ½ copo de manteiga de cacau
  - ¼ de copo de óleo de coco
- Em seguida, deve-se adicionar 28 g (cerca de 2 colheres de sopa) do líquido oleoso para 30 gotas, ou 170 g (cerca de 11 colheres de sopa) para 180 gotas de um ou dois dos seguintes óleos essenciais: melaleuca, NEEM, lavanda, gerânio, tomilho, botão de cravo. Nessa proporção, consegue-se obter 5% de óleo essencial, quantidade aceitável para aplicação local, afinal óleos essenciais jamais devem ser aplicados puros na região vaginal, pois a mucosa é sensível, pode ficar irritada e piorar a condição local.

Banhos de assento

Podem ser feitos com chá de alcaçuz, chá de camomila, calêndula, hamamélis, chá verde, com uma colher de chá de bicarbonato de sódio. Deve-se fazer o chá e deixar as ervas em infusão (com uma ou duas das ervas mencionadas). Após amornar, colocar em uma bacia de água e acrescentar o bicarbonato. A mulher deve permanecer sentada por cerca de 10 a 15 minutos com a mistura (em temperatura ambiente) em contato com a vagina. Outra possibilidade interessante é o chá de orégano, cujas propriedades são antifúngicas.

Ácido bórico

Cápsulas de gelatina com 600 mg de ácido bórico devem ser inseridas diariamente, por 2 semanas dentro da vagina. Após esse período, para evitar recorrência, pode-se manter uma dose, 2 vezes por semana. Esse simples tratamento é bastante eficaz, capaz de curar entre 40 e 100% dos casos (enquanto os antifúngicos atingem de 50 a 100% de cura).

Não há diferença nas taxas de recorrência das duas terapias (antifúngicos *versus* ácido bórico), sendo esta variável em até 46% das mulheres tratadas.

A principal indicação do uso do ácido bórico é para o tratamento da infecção por *Candida albicans* ou *C. glabrata*. Porém, o ácido bórico, além de diminuir a infecção por fungos, diminui, também, as bactérias e pode ser utilizado no tratamento das vaginoses bacterianas. Em menos de 10% dos casos haverá um pouco de sensação de queimação e irritação local. O ácido bórico não deve ser utilizado durante a gravidez.

Fitoterapia

Óleo de orégano

Manipulado em cápsulas gastrorresistentes, o óleo de orégano (*Origanum vulgare L.*) tem ação fungicida importante. Cepas de fungos resistentes ao orégano são raras, pois sua ação é capaz de atingir formas mutantes de leveduras resultantes do uso repetitivo e prolongado de antibióticos ou antifúngicos. A concentração de 5.8 a 46 µg/mℓ, com 70 a 90% de carvacrol e timol, é utilizada para o tratamento, 2 a 4 vezes ao dia, por 3 meses. Por exemplo, cápsulas com 0,2 mℓ (ou até 50 mg) do óleo podem ser dadas 1 a 3 vezes ao dia. Seu uso pode ser oral, em cápsulas gastrorresistentes, ou vaginal.

Óleo de coco extravirgem

O óleo de coco extravirgem (*Cocos nucifera L.*), com acidez inferior a meio por cento), é composto principalmente de ácido láurico de cadeia média, que terá no corpo humano ação antibacteriana, antifúngica, antiviral e antiprotozoária. Ao ser ingerido via oral, diminui a inflamação e melhora a função intestinal. O uso vaginal pode ser tanto com o óleo aplicado (com aplicador vaginal), como em cápsulas vaginais. Uma maneira comum é usar o óleo de coco como óleo carreador de outro óleos, como o óleo essencial de melaleuca ou de orégano, que são prescritos em pequena quantidade.

Ácido caprílico

É um ácido graxo natural encontrado em diversos alimentos, como o óleo de coco e o leite materno. Também conhecido como "ácido octanóico", ele faz parte da família dos ácidos graxos de cadeia média (AGCM) e é formado por 8 carbonos (C8). Classicamente utilizado para combater acne e dermatite seborreica, também é um hidratante natural. Pode ser aplicado diretamente na vagina. Pode ainda ser ingerido, via oral, na alimentação ou em forma de suplementos de 400 a 500 mg /dia de ácido caprílico (na forma de caprilato de magnésio).

Pau d'arco ou casca de ipê

O ipê (*Tabebuia impetiginosa*) é uma árvore muito comum no Brasil. Sua casca é conhecida como "pau d'arco", e seu uso na fitoterapia ocorre como estimulante do sistema imunológico, anti-inflamatório, antimicrobiano e cicatrizante, podendo também ser utilizado em vaginites. Seu chá pode ser feito com 1 colher de sopa da erva, em 500 mℓ de água fervente. Deixe a erva ferver por 5 minutos e em infusão por 10 minutos. São indicadas 1 a 2 xícaras por dia. Cápsulas com 500 mg podem ser ingeridas, via oral, 1 vez ao dia.

Melaleuca

O óleo de melaleuca é um óleo essencial volátil, extraído das folhas da *Melaleuca alternifolia*, uma árvore australiana conhecida como "árvore de chá" (*tea tree*), que cresce sobretudo em áreas de pântanos, perto de rios. Composto de uma mistura de mais de 40 componentes orgânicos, esse óleo tem grande importância medicinal devido à sua comprovada ação bactericida e antifúngica contra vários patógenos humanos. O uso tópico (via vaginal) do óleo essencial deve ser feito conjuntamente com óleo carreador, como o óleo de coco. Utilizam-se 5 gotas do óleo de melaleuca para 1 colher de sopa do óleo carreador.

Outros fitoterápicos

Entre outros fitoterápicos que auxiliam a modular a imunidade e são interessantes para esse uso, podemos citar a equinácea (*Echinacea purpurea*), a unha-de-gato (*Uncaria tomentosa*), o gengibre (*Zingiber officinale*), o alecrim (*Salvia rosmarinus*) e o manjericão (*Ocimum basilicum L.*). Eles podem ser utilizados na forma de infusão ou suplementação oral, em cápsulas.

Suplementos nutricionais orais

Probióticos

Sabe-se que a flora bacteriana normal é formada por lactobacilos e outras bactérias probióticas e que as vaginites ocorrem quando há um desequilíbrio entre a flora normal e o fungo ou a bactéria causadora da infecção vaginal. A flora benéfica vaginal normal costuma produzir peróxido de hidrogênio e outros compostos que inibem o crescimento da cândida e de bactérias causadoras de vaginoses. Portanto, o uso de probióticos é benéfico para a prevenção e o tratamento das infecções vaginais.

Alguns probióticos são administrados por via oral e outros por via vaginal. As cepas utilizadas dos probióticos costumam ser diferentes daquelas para o tratamento de problemas gastrointestinais, afinal a flora probiótica é diferente em cada parte do corpo. Uma das maneiras de se tratar com probiótico é fazendo uso do iogurte, seja por via oral (para aqueles que não tem restrição ao leite), seja por via vaginal.

Duas cepas são particularmente boas na prevenção de infecções geniturinárias em mulheres:

- *Lactobacillus rhamnosus GR1*
- *Lactobacillus reuteri RC14.*

Outras cepas que também são benéficas para esse fim são: *Streptococcus thermophilus, L. brevis, L. plantarum, L. rhamnosus* BMX 54, *L. bulgaricus,* lactobacilos acidófilos, *L. casei, L. reuteri* RC 14, *L. crispatus* (principalmente para infecções do trato urinário).

Vitamina C

A aplicação vaginal de vitamina C em comprimidos de 250 mg, 1 vez ao dia (na hora de se deitar), tem sido estudada para o tratamento e prevenção de vaginose bacteriana. Um provável mecanismo de ação da vitamina C se dá por meio da acidificação do pH vaginal. Uma vez que as vaginoses bacterianas costumam ocorrer em pH mais elevado, o uso da vitamina C deve ser prescrito a partir do sexto dia após a menstruação, por 6 meses consecutivos.

Vitamina E

Relatos clínicos (mas não de estudos) mostram benefício do uso da vitamina E, ingerida via oral, na dose diária de 100 a 500 UI, ou aplicada na vagina, diluída em um supositório com veículo oleoso, como o óleo de coco.

Zinco

Considerando-se que o zinco exerce uma função positiva na melhora imunológica, supõe-se que sua suplementação possa ser benéfica em infecções vaginais de repetição. Há relatos de casos de melhora em pacientes isolados, mas nenhum estudo mais sistemático foi conduzido nesse sentido.

O uso de 30 mg de picolinato de zinco ou citrato de zinco é uma opção. Deve-se apenas ter cuidado para que haja suplementação conjunta com o cobre, na dose de 1 mg até 4 mg/dia, para prevenir a deficiência de cobre causada pela suplementação de zinco.

Infecção por herpes-vírus simples 1 ou simples 2

Normalmente, a infecção pelo herpes-vírus simples 2 (HSV-2) é vaginal, mas pode ocorrer, também, contaminação vaginal pelo herpes-vírus simples 1 (HSV-1) após sexo oral. Estima-se que 25% da população tenha HSV-2 e 75%, HSV-1.

Tratamento

O tratamento com fitoterapia foca a contenção do desencadeamento das crises, não a eliminação do vírus.

Plantas de uso sistêmico

- Antiviral: erva-de-são-joão (*Hypericum perforatum*), sálvia (*Salvia officinalis*), ruibarbo (*Rheum rhabarbarum*)
- Analgésico: *Coridalis* ou *Yanghuosuo* (*Rhizoma corydalis*), Jamaican Dogwood (*Piscidia piscipula*), California Poppy (*Eschscholzia californica*), Kava (*Piper methysticum*)
- Adaptógeno: o *Reishi* (*Ganoderma lucidum*) diminui a duração da crise devido à sua ação antiviral, assim como o *ginseng* branco (*Eleutherococcus senticosus*) e o *ginseng* coreano ou vermelho (*Panax ginseng*).

Plantas de uso tópico

- Cicatrizantes: babosa (*Aloe vera*), calêndula (*Calendula officinalis*), confrei (*Symphytum officinale*). Este último é muito eficaz, mas bastante forte, podendo causar alergia, por isso deve ser usado externamente, apenas por 3 dias
- Adstringentes: hamamélis (*Hamamelis virginiana*), agrimônia (*Agrimonia eupatoria*), chá verde (*Camellia sinensis*) aumentam a cicatrização
- Antivirais: alcaçuz (*Glycyrrhiza glabra*), melissa (*Melissa officinalis*), erva-de-são-joão (*Hypericum perforatum*) podem ser utilizados como tintura, diluída em água, para banho de assento 3 vezes ao dia, ou aplicada diretamente no local
- Analgésicos: sálvia (*Salvia officinalis*), ruibarbo (*Rheum rhabarbarum*).

Inicie o tratamento com uma tintura de melissa, alcaçuz, erva-de-são-joão, aplicada no local 3 vezes ao dia, alternando-a com *Aloe vera*. Tintura de erva-de-são-joão aplicada internamente reduz a recorrência das crises.

Arginina e L-lisina

Os estudos são variados e mostram maior ou menor grau de diminuição de recorrência e de dor. As doses variam entre 1.000 e 1.500 mg/dia.

Vaginites à luz da Medicina Tradicional Chinesa

Para a Medicina Tradicional Chinesa (MTC), a principal causa de vaginites é a presença de umidade e umidade/calor no chamado "aquecedor inferior", que corresponde à região dos órgãos pélvicos. A umidade é gerada, entre outras causas, pela alimentação irregular, que piora as condições do elemento Terra. O baço (órgão principal do elemento Terra) passa a gerar umidade, a qual pode se expressar na forma de corrimento. O calor está presente na presença de patógenos (como bactérias) que infectam a região ou se proliferam. O curioso é que, muito antes de se entender a correlação entre alimentação, flora microbiana e vaginites, a MTC já propunha que pacientes com quadro

de umidade não consumissem doces e carboidratos em excesso.

O tratamento da umidade e umidade/calor em região vaginal, ou seja, no "aquecedor inferior", pode ser feito via acupuntura, fitoterapia e alimentação.

Umidade

A presença de umidade pode gerar os seguintes sintomas: nódulos nas mamas, acne, dor de cabeça em peso, catarro, sinusite, rinite, fezes com muco e cheiro intenso, menstruação com muco ou resto de tecido pegajoso, candidíase de repetição, sobrepeso ou obesidade, dores articulares, língua edemaciada, úmida, pulso deslizante e cheio, face amarelada.

Umidade/calor

A presença de umidade/calor pode incluir os seguintes sintomas: sudorese intensa e com odor forte, acne cística, dor de cabeça em peso, catarro, sinusite, rinite, fezes com muco e cheiro intenso, menstruação com muco ou resto de tecido pegajoso, vaginoses e infecções ginecológicas, infecção urinária, sobrepeso ou obesidade, dores articulares com sinais inflamatórios, língua úmida e amarelada, pulso deslizante, rápido e cheio, face amarelada.

Tratamento

- Acupuntura; BP9, VC9, TA9, BP6, B20, VC3, VC12, E36, E29, E30, VC6, IG4, VC17. Na presença de umidade/calor (corrimento amarelado), utilizar F3, F2, TA5, ID3
- Fórmulas magistrais chinesas:
  - *Wan Dai Tang* (fórmula de *Atractylodis* e *Schizonepetae*)
  - *Bei Xie Fen Qing Yin* (fórmula de Tokoro)
  - *Wu Ling San* (fórmula de Gardenia e Hoelen)
  - Na presença de umidade/calor: *Long Dan Xie Gan Tang* (decocção de *Radix gentianae* para limpar o fogo do fígado)
- Alimentação: para tonificar o baço, responsável pela formação da umidade no organismo, a alimentação é crucial, pois este é um órgão ligado ao elemento Terra que regula toda a parte digestória. Deve-se, portanto:

- Comer em horários regulares, sem pular refeições e sem diminuir ou aumentar exageradamente a quantidade de alimentos
- Comer lenta e calmamente (para que a energia dos alimentos possa ser absorvida corretamente)
- Comer mais pela manhã, moderadamente no almoço e pouco no jantar, pois os órgãos responsáveis pela digestão e assimilação da energia dos alimentos funcionam no período da manhã
- Optar pelo açúcar das frutas, pois tonifica o baço/pâncreas; o açúcar refinado da cana-de-açúcar e os doces lesionam esse órgão e atrapalham seu funcionamento
- Evitar a ingestão excessiva de leite e derivados, pois estagnam a energia (obstrução do fluxo de Qi) e pioram a função do estômago e do baço/pâncreas na MTC. O leite materno é um ótimo alimento para o lactente, mas o leite de vaca é pesado para o adulto e deve ser consumido com muito cuidado e moderação
- Evitar farinhas e cereais refinados, dando preferência aos integrais
- Ingerir, com moderação e de preferência ao fim da refeição, frutas, vegetais e legumes crus. A refeição pode ser iniciada com alimentos neutros ou mornos, como sopas, carnes, cereais, pois esquentam o estômago e facilitam a digestão. Alimentos crus são preferencialmente ingeridos no verão e podem ser consumidos no meio e no fim das refeições (quando o estômago já está quente). Não se recomenda fazer regimes à base de saladas e frutas cruas, porque atrapalha ainda mais a função do baço e dificulta, até certo ponto, o emagrecimento
- Evitar álcool
- Evitar bebidas geladas. Os líquidos (incluindo a água) precisam ser ingeridos em abundância, mas em temperatura ambiente, mornos ou quentes
- Evitar comer alimentos gelados, como sorvete, gelo ou alimentos tirados diretamente da geladeira (eles devem estar em temperatura ambiente)
- Alimentos sugeridos: cereja, tâmara, uva, coco, jaca, figos, castanha, jujuba, lichias, maçã, uvas, papaia, cogumelos *shitake*, abóbora, mandioca, batata, cevada, aveia, arroz glutinoso, espinafre e folhas escuras, carnes vermelhas, frango, polvo, *ginseng*, raiz de lótus, alcaçuz, nozes, *tofu*, espirulina.

▼ Resumo terapêutico

- As vaginites e vaginoses são infecções comuns e recorrentes que atrapalham muito o bem-estar da mulher
- O tratamento convencional nem sempre é eficaz e, muitas vezes, resulta em reinfecções
- A busca pela correção de fatores alimentares é fundamental para a proliferação de uma flora ginecológica saudável, porque uma alimentação rica em açúcares leva a um desequilíbrio da flora e à proliferação de microrganismos nocivos
- A síndrome geniturinária da menopausa merece atenção e manejo especial por meio da manutenção de uma flora saudável e de uma hidratação local
- O uso de diversos fitoterápicos (ou mesmo o uso sistêmico deles) foi citado de acordo com o quadro a ser tratado
- O ácido bórico, em cápsulas de gelatina com 600 mg/dia, auxilia nas vaginites e vaginoses
- Os probióticos como os *L. rhamnosus GR1* e *L. reuteri RC14*, entre outros, podem ser utilizados via oral ou vaginal
- A vitamina C, com colocação vaginal, em cápsulas de 250 mg, 1 vez ao dia, é recomendada para o tratamento e a prevenção de vaginose bacteriana
- A vitamina E auxilia na hidratação vaginal e pode ser utilizada oralmente
- O zinco, na dose de 30 mg/dia (associado ao cobre, se dado por mais de 1 mês), melhora a imunidade e diminui o tempo de infecção
- Na fitoterapia da MTC, o uso de fórmulas conhecidas por tirar a umidade e calor, como *Wan Dai Tang*, podem ser benéficas
- Fitoterápicos, como erva-de-são-joão (*Hypericum perforatum*), sálvia (*Salvia officinalis*) e ruibarbo (*Rheum rhabarbarum*), podem agir como antimicrobianos e antivirais. Já corydalis

(*Rhizoma corydalis*) ou *Yanghuosuo*, Jamaican Dogwood (*Piscidia piscipula*), California Poppy (*Eschscholzia californica*) e kava (*Piper methysticum*) auxiliam na dor e no incômodo vaginal
- Algumas plantas são de uso tópico: babosa (*Aloe vera*), calêndula (*Calendula officinalis*), confrei (*Symphytum officinale*), hamamelis (*Hamamelis virginiana*), agrimônia (*Agrimonia eupatoria*), chá verde (*Camellia sinensis*)

- A L-lisina e a arginina, na dose de 1.000 a 1.500 mg/dia, auxiliam na diminuição de recorrência de quadros de herpes
- O uso de duchas e sabonetes íntimos deve ser evitado
- A utilização de roupas íntimas de algodão auxilia localmente
- Precaução com as ISTs e hidratação correta da vagina durante a relação sexual ajudam na prevenção de vaginites e vaginoses.

Bibliografia

Amaya-Guio J, Viveros-Carreño DA, Sierra-Barrios EM, et al. Antibiotic treatment for the sexual partners of women with bacterial vaginosis. Cochrane Database Syst Rev. 2016;10(10):CD011701.

Armstrong E, Hemmerling A, Miller S, et al. Metronidazol treatment rapidly reduces genital inflammation through effects on bacterial vaginosis-associated bacteria rather than lactobacilli. J Clin Invest. 2022;132(6):e152930.

Armstrong E, Hemmerling A, Miller S, et al. Sustained effect of LACTIN-V (Lactobacillus crispatus CTV-05) on genital immunology following standard bacterial vaginosis treatment: results from a randomised, placebo-controlled trial. Lancet Microbe. 2022;3(6):e435-e442.

Bachmann GA, Nevadunsky NS. Diagnosis and treatment of atrophic vaginitis. Am Fam Physician. 2000;61(10):3090-3096.

Beauman JG. Genital herpes: a review. Am Fam Physician. 2005;72(8):1527-1534.

Bornstein J, Zarfati D. A universal combination treatment for vaginitis. Gynecol Obstet Invest. 2008;65(3):195-200.

Cavera VL, Volski A, Chikindas ML. The natural antimicrobial subtilosin a synergizes with lauramide arginine ethyl ester (LAE), ε-poly-L-lysine (polylysine), clindamycin phosphate and metronidazol, against the vaginal pathogen Gardnerella vaginalis. Probiotics Antimicrob Proteins. 2015;7(2):164-171.

Centers for Disease Control and Prevention (CDC). Sexually Transmitted Infections Treatment Guidelines – 2021. Recommendations now available. Disponível em: www.cdc.gov/std/treatment-guidelines.

Cohen CR, Wierzbicki MR, French AL, et al. Randomized trial of Lactin-V to prevent recurrence of bacterial vaginosis. N Engl J Med. 2020;382(20):1906-1915.

Davar R, Nokhostin F, Eftekhar M, et al. Comparing the recurrence of vulvovaginal candidiasis in patients undergoing prophylactic treatment with probiotic and placebo during the 6 months. Probiotics Antimicrob Proteins. 2016;8(3):130-133.

Dunlop AL, Jordan SL, Ferranti EP, et al. Total and free 25-hydroxy-vitamin D and bacterial vaginosis in pregnant African American women. Infect Dis Obstet Gynecol. 2019;2019:9426795.

Faught BM, Reyes S. Characterization and treatment of recurrent bacterial vaginosis. J Womens Health (Larchmt). 2019;28(9):1218-1226.

Gliniewicz K, Schneider GM, Ridenhour BJ, et al. Comparison of the vaginal microbiomes of premenopausal and postmenopausal women. Front Microbiol. 2019;10:193.

Gonçalves B, Ferreira C, Alves CT, et al. Vulvovaginal candidiasis: epidemiology, microbiology and risk factors. Crit Rev Microbiol. 2016;42(6):905-927.

Hovi T, Hirvimies A, Stenvik M, et al. Topical treatment of recurrent mucocutaneous herpes with ascorbic acid-containing solution. Antiviral Res. 1995;27(3):263-270.

Huang H, Song L, Zhao W. Effects of probiotics for the treatment of bacterial vaginosis in adult women: a meta-analysis of randomized clinical trials. Arch Gynecol Obstet. 2014;289(6):1225-1234.

Kauffman CA, Andes DR, Clancy CJ, et al. Clinical practice guideline for the management of candidiasis: 2016 update by the Infectious Diseases Society of America. Clin Infect Dis. 2016;62(4):e1-50.

Kaufman RH, Adam E, Mirkovic RR, et al. Treatment of genital herpes simplex virus infection with photodynamic inactivation. Am J Obstet Gynecol. 1978;132(8):861-869.

Kissinger P. Epidemiology and treatment of trichomoniasis. Curr Infect Dis Rep. 2015;17(6):484.

Kovachev SM, Vatcheva-Dobrevska RS. Local probiotic therapy for vaginal Candida albicans infections. Probiotics Antimicrob Proteins. 2015;7(1):38-44.

Marnach ML, Wygant JN, Casey PM. Evaluation and management of vaginitis. Mayo Clin Proc. 2022;97(2):347-358.

Mendling W, Holzgreve W. Astodrimer sodium and bacterial vaginosis: a mini review. Arch Gynecol Obstet. 2022;306(1):101-108.

Sobel JD, Brooker D, Stein GE, et al. Single oral dose fluconazole compared with conventional clotrimazol topical therapy of Candida vaginitis. Fluconazole Vaginitis Study Group. Am J Obstet Gynecol. 1995;172(4 Pt 1):1263-1268.

Stojanović N, Plećaš D, Plešinac S. Normal vaginal flora, disorders and application of probiotics in pregnancy. Arch Gynecol Obstet. 2012;286(2):325-332.

Tan H, Fu Y, Yang C, Ma J. Effects of metronidazole combined probiotics over metronidazole alone for the treatment of bacterial vaginosis: a meta-analysis of randomized clinical trials. Arch Gynecol Obstet. 2017;295(6):1331-1339.

The NAMS 2020 GSM Position Statement Editorial Panel. The 2020 genitourinary syndrome of menopause position statement of The North American Menopause Society. Menopause. 2020;27(9):976-992.

Stemmer SM, Mordechai E, Adelson ME, et al. Trichomonas vaginalis is most frequently detected in women at the age of peri-/premenopause: an unusual pattern for a sexually transmitted pathogen. Am J Obstet Gynecol. 2018; 218:328.e1-328.e13.

Van Schalkwyk J, Yudin MH. Infectious disease committee. Vulvovaginitis: screening for and management of trichomoniasis, vulvovaginal candidiasis, and bacterial vaginosis. J Obstet Gynaecol Can. 2015;37(3):266-274.

Whitley RJ, Hook EW 3rd. Shedding patterns of genital herpes simplex virus infections. JAMA. 2022;328(17):1710-1711.

Xie HY, Feng D, Wei DM, et al. Probiotics for vulvovaginal candidiasis in non-pregnant women. Cochrane Database Syst Rev. 2017;11(11):CD010496.

Ya W, Reifer C, Miller LE. Efficacy of vaginal probiotic capsules for recurrent bacterial vaginosis: a double-blind, randomized, placebo-controlled study. Am J Obstet Gynecol. 2010;203(2):120.e1-6.

Zeron Mullins M, Trouton KM. BASIC study: is intravaginal boric acid non-inferior to metronidazol in symptomatic bacterial vaginosis? Study protocol for a randomized controlled trial. Trials. 2015;16:315.

15

Infertilidade

A infertilidade é um assunto de grande impacto, chegando a afetar cerca de 10% dos casais. Para inúmeras pessoas, a possibilidade de dar continuidade à vida, passar adiante uma herança genética, energética e de valores é a razão primordial de sua própria existência. Então, para muitos casais não poder conceber é devastador, um verdadeiro obstáculo à realização dos planos e objetivos de vida. Por isso, várias pacientes "movem céus e terra" para poder realizar o que para elas é um sonho, mas para outras é algo fácil e banal.

Cerca de 90% dos casais irão engravidar em 1 ano de tentativas naturais. Em geral, a infertilidade de um casal é avaliada após 1 ano de tentativas de engravidar sem sucesso (lembrando que, desses casais que não engravidam no primeiro ano, cerca de 50% engravidarão no segundo ano de tentativa). Porém, mulheres acima de 35 anos, com 6 meses de tentativas naturais de engravidar, mas sem sucesso, não devem deixar de fazer uma investigação das causas, pois a fertilidade começa a decair a partir desse período. Mulheres acima dos 40 anos devem começar a investigar imediatamente, pela urgência de aproveitar os óvulos presentes, sem deixar passar despercebida alguma outra causa que atrapalhe a gestação.

Em 1960, surgiram os anticoncepcionais orais, o que permitiu que milhares de mulheres pudessem ter a liberdade de escolher quando e com quem teriam seus filhos. Então, a idade média de dar à luz o primeiro filho saltou de 21 para 26 anos. Uma década depois, a partir dos anos 1970, desenvolveram-se técnicas de fertilização *in vitro* que permitiram a muitas mulheres inférteis ter seus bebês por meio de fertilização assistida. No entanto, nada disso mudou o fato de ainda haver altas taxas de infertilidade mundo afora, seja porque os casais esperaram demais, avançando perigosamente em idade e confiando demais na ciência, seja porque nosso estilo de vida está longe de ser o mais saudável das últimas décadas.

Alguns fatores de risco, ligados ao estilo de vida, podem piorar a fertilidade:

- Obesidade (IMC > 35): aumenta em duas vezes a dificuldade de engravidar
- Baixo peso (IMC < 19): aumenta em quatro vezes a dificuldade de engravidar
- Tabagismo: aumenta o risco relativo de infertilidade em 60%
- Consumo excessivo de álcool (> 2 drinques por dia): aumenta o risco relativo de infertilidade em 60%
- Consumo excessivo de cafeína (> 250 mg/dia): diminui a fecundação em 45%
- Uso de drogas ilícitas: aumenta a infertilidade em 70%
- Ingestão de toxinas e solventes: aumenta o risco relativo de infertilidade em 40%.

Estilo de vida tem tudo a ver com fertilidade. Por esta razão, o olhar da Medicina Integrativa é central para a prevenção e o tratamento da infertilidade, bem como para o auxílio de gestações e bebês mais saudáveis.

Causas da infertilidade masculina

Ainda que este livro seja sobre a saúde da mulher, quando o assunto é fertilidade, o foco é o casal. Embora o ônus da infertilidade recaia quase todo sobre a mulher, muitas vezes a origem é masculina e pode ser facilmente verificada. A etiologia da infertilidade é de 40% de fatores masculinos e femininos combinados.

Considerando quão fácil e barato é fazer um simples espermograma, comparado a toda a gama de exames laboratoriais e de imagem a que uma mulher terá que se submeter, alguns pontos sobre a infertilidade masculina valem a nossa atenção. Cerca de 26 a 30% dos casos de infertilidade do casal são de origem masculina, e cerca de 40% dos casos de infertilidade global são uma combinação de fatores masculinos e femininos.

As principais causas de infertilidade masculina ligadas a doenças são: diabetes melito, varicocele, fibrose cística, traumatismos, infecções, quimioterapia e radioterapia. Do ponto de vista de hábitos e ambiente, temos: tabagismo, uso de maconha, alcoolismo, suplementação com testosterona e outros hormônios esteroides anabolizantes, exposição a campos eletromagnéticos, chumbo e pesticidas.

Como já foi dito, o espermograma é um exame simples que avalia a quantidade, a morfologia, o movimento e a vitalidade dos espermatozoides. Quando houver dúvida em relação ao resultado, deve-se realizar um novo exame, uma vez que há variações de laboratório para laboratório.

Causas da infertilidade feminina

A causa mais comum da infertilidade feminina é a idade. Mesmo que a Medicina moderna passe a mensagem de que, com o avanço da ciência, pode-se conter o tempo, ainda assim seguimos com muitas mulheres inférteis por terem esperado tempo demais. A segunda causa mais comum é a chamada "infertilidade ovulatória", causada pela síndrome dos ovários policísticos, disfunções da fase lútea, problemas do hipotálamo e por estresse. Verificadas tais causas, investigam-se questões ligadas à obstrução das trompas, à endometriose, a anomalias do útero, a consequências de quimioterapia, à radioterapia, a infecções e a traumatismo.

Inicialmente, mulheres com o desejo de engravidar precisam passar por uma consulta clínica com o ginecologista para que sejam investigados o ciclo menstrual, o número de abortamentos e partos e as características dos partos, o histórico de doenças prévias e atuais, os antecedentes familiares, o uso de medicações, a exposição a toxinas e a vacinação. Os exames físicos e ginecológicos são realizados nessa primeira consulta.

Entre as causas da infertilidade feminina, temos:

- Disfunção ovariana: 21 a 25% dos casos
- Fatores tubários: 14 a 20% dos casos
- Fatores cervicais, peritoneais e uterinos: 10 a 13% dos casos
- Fatores inexplicados: 25 a 28% dos casos.

A chamada "disfunção ovariana" pode ser dividida em:

- Falência do eixo hipotálamo-hipofisário: frequentemente, atinge mulheres com amenorreia, com FSH baixo ou normal. Muitas dessas pacientes têm baixo peso
- Falência do eixo hipotálamo-hipofisário-ovariano: incluem a síndrome dos ovários policísticos e a hiperprolactinemia. Muitas vezes, essa disfunção vem acompanhada de obesidade
- Falência ovariana: é indicada inicialmente por altos níveis de estradiol, seguidos de altos níveis de FSH e, posteriormente, a menopausa.

Ou seja, a primeira causa que leva mulheres a terem problemas para engravidar está ligada ao chamado "fator ovariano", seja por idade avançada, seja pela síndrome dos ovários policísticos.

Quando a causa da infertilidade não está clara, a investigação pode ser realizada por meio de outros exames, como, por exemplo, medição dos hormônios ao longo do ciclo, pesquisa de tireoide, exames genéticos de cariótipo, ultrassonografia ginecológica transvaginal, histerossalpingografia (para avaliar a permeabilidade das trompas), ultrassonografia pélvica (com preparo intestinal para melhor visualização), ressonância magnética da pelve, histeroscopia, com ou sem biopsia de endométrio, e laparoscopia exploratória.

Fatores que aumentam as chances de engravidar

Relação sexual frequente

O casal tem maiores chances de gestação quando tem relações sexuais a cada 1 ou 2 dias na época da ovulação e até 6 dias após a ovulação (na chamada "janela de fertilidade"). O esperma ejaculado chega às trompas minutos depois da ejaculação, a despeito da posição do casal no momento da relação ou de descanso após o coito.

Surpreendentemente, longos períodos de abstinência sexual podem piorar a qualidade do esperma. Para um casal que quer engravidar, é indicado ter relações sexuais cerca de 3 vezes por semana, na época do período fértil. Ter relações sexuais a cada 1 ou 2 dias, ao longo de todo ciclo, também pode auxiliar casais que desejam engravidar.

Outro dado interessante: alguns lubrificantes comerciais, ou mesmo a saliva e óleos utilizados para a lubrificação vaginal, podem diminuir as chances de o espermatozoide se mover e sobreviver até o óvulo.

Relação sexual na fase ovulatória

A mulher costuma estar fértil cerca de 1 a 2 dias antes da ovulação (lembrando que a ovulação pode variar de mulher para mulher e de ciclo para ciclo). De maneira geral, a mulher deve ovular no 14º dia do seu ciclo, quando este é de 28 dias. Porém, em casos de ciclos mais curtos ou longos, percebe-se a ovulação 14 dias anteriores à data da próxima menstruação. Os melhores dias para engravidar vão do 11º ao 21º dia do ciclo.

Mulheres que utilizam de testes de ovulação para monitorar os seus ciclos irão acompanhar o pico de LH, que acontece 2 dias antes da ovulação propriamente dita. Observar a mudança do muco cervical (muco em clara de ovo) e do aumento da temperatura basal é outra forma de detectar a ovulação.

Investigação diagnóstica

A prática da investigação diagnóstica começa pelo histórico médico geral, pela história reprodutiva, pelos antecedentes pessoais e familiares, seguidos de avaliação da ovulação, análise do sêmen (para se ter certeza de que não há causas masculinas envolvidas) e de investigação de permeabilidade das trompas (histerossalpingografia). Os exames laboratoriais devem incluir pesquisa de anemia, coagulopatias, alterações da tireoide, doenças autoimunes, entre outras. Exames mais complexos envolvem a ultrassonografia pélvica transvaginal (se possível com preparo intestinal), investigação genética, testes hormonais, ressonância nuclear magnética, histeroscopia e laparoscopia.

Tratamento

Uma vez estabelecido o diagnóstico de infertilidade e, na medida do possível, esclarecida sua causa, seguem-se alguns passos da Medicina Integrativa, partindo-se das condutas menos intervencionistas para as mais.

Deve-se focar as mudanças de estilo de vida (parar de fumar, diminuir a ingestão de álcool, controlar o peso etc.). Como auxílio para o casal, pode-se aconselhar, quando assim indicado, a acupuntura e o uso de fitoterápicos.

O ginecologista costuma orientar suas pacientes sobre o controle do ciclo menstrual e a observação de sintomas ligados ao início da gestação. Conjuntamente, propõe a correção de distúrbios clínicos que possam afetar o eixo endocrinológico, como o aumento da prolactina e alterações do hormônio da tireoide. Além disso, podem ser indicadas cirurgias de endometriose, remoção de aderências pélvicas, retirada de miomas, correção de obstrução tubária e correção de septo uterino. Eventualmente, as pacientes poderão ser encaminhadas para clínicas de reprodução assistida, que costumam ter protocolos de atendimento que vão desde o acompanhamento da ovulação, o coito programado, a inseminação, a fertilização *in vitro* e até mesmo a ovodoação ou o uso de útero de substituição (barriga solidária).

As preferências individuais, crenças religiosas, éticas e o tempo e intervalo entre cada tratamento devem ser decididos com cada casal, deixando sempre claras as implicações de tais decisões. Por exemplo: se uma paciente de 40 anos decide que ainda não está pronta para fazer uma fertilização *in vitro*, mas apresenta problemas nas trompas e já vem tentando engravidar há cerca de 2 anos, suas escolhas serão respeitadas, mas deve-se deixar claro que certamente ela terá como fatores de infertilidade não só o problema tubário, mas também o avanço da idade.

Para além das clínicas de fertilização assistida, estão discussões profundamente necessárias, como a adoção, ou mesmo a escolha de não prosseguir com tratamentos invasivos, optando-se até por uma vida sem filhos. A Medicina Integrativa deve cuidar de todos esses aspectos, pois a saúde física e psíquica da paciente é fundamental para que se obtenha um resultado positivo ou negativo em relação à gestação.

A espiritualidade é muitas vezes tema das conversas quando se fala da continuidade da vida, de propósito e de caminho. Muitas tradições religiosas contam com cânticos e rezas para trazer a fertilidade, bem como com rituais para a época da menstruação. A fertilidade é vista como uma bênção e é altamente encorajada do ponto de vista religioso. Entretanto, algumas religiões proíbem técnicas de fertilização *in vitro* e ovodoação, e inúmeros conflitos éticos não resolvidos são trazidos à tona quando se fala do descarte do embrião não utilizado. Ele já seria considerado uma forma de vida?

Muitas vezes, surgem aí mais conflitos, sobretudo quando um parceiro é mais religioso do que o outro. Contudo, a espiritualidade de cada paciente está acima desses dogmas e proibições e deve ser reencontrada nesse difícil momento; afinal, como se conectar a algo maior, quando o principal desejo da vida de uma mulher está sendo negado pelo universo, por Deus?

Infelizmente, quando a mulher (e o casal) não consegue conceber, pode ocorrer uma crise de fé. Ela costuma se perguntar: "Por que isso aconteceu comigo?", "o que estou fazendo de errado?", "se fiz tudo certo, por que não engravido?". Essas questões, independente da fé, são completamente legítimas e provocam sofrimento e mergulho na nossa fugaz e frágil condição humana. *Uma escuta verdadeira, compassiva, interessada e atenta é o que fará diferença nesses casos. Algumas mulheres tirarão desse apoio terapêutico a força para lutar mais em busca de seus objetivos; outras poderão fazer as pazes com a dor e o luto por não conseguirem conceber.*

Outras, ainda, perceberão que falta ainda muito para apaziguar os sentimentos profundos que residem em seu coração.

Medidas gerais

Todas as pacientes que buscam engravidar precisam cuidar de seus hábitos de vida, rotinas, horário de comer e dormir, qualidade da alimentação, momentos de descanso e relaxamento, atividade física e assim por diante. Fertilidade é sinônimo de vida, e vida só acontece em solo fértil. Uma mulher cansada, estressada, sem limites ou horários, que perdeu a perspectiva do viver e passou a só realizar tarefas e trabalhar incessantemente, terá, como consequência, um empobrecimento de seu solo fértil.

> ### ❝ Relato da autora
>
> Durante meus anos de estudo de Medicina, tive um maravilhoso preceptor em um dos estágios mais difíceis da residência de Clínica Médica – a Cardiologia. Essa especialidade exigia horas ininterruptas de trabalho, pacientes graves e, ao mesmo tempo, com grande potencial de melhora que dependiam muito de decisões precisas e corretas por parte de seus médicos.
>
> Havia um clima de constante estudo e estresse. Passávamos dias dando plantão sem nenhuma pausa. O preceptor trouxe, no meio desse ambiente insalubre (um paradoxo do hospital, que visa promover saúde), o maestro de uma orquestra para conversar com os residentes. Esse maestro nos contou que, se seus músicos não tivessem *hobbies* e outras atividades além da música, não tocariam bem, mesmo treinando por mais de 8 horas por dia. A música refletia o equilíbrio interno e o estado de espírito desses profissionais. Ele, como maestro, exigia que os músicos não se dedicassem exclusivamente à música, mas que buscassem outras fontes de inspiração e beleza na vida.
>
> Se isso vale para médicos e quaisquer outros profissionais dos quais se exige muito, por que não para pacientes que desejam engravidar e encontram dificuldades?
>
> Eis aqui, então, um paradoxo: a mulher que quer engravidar deve cuidar da sua saúde e do seu estilo de vida, mas *jamais* exagerar nesse sentido.

Cada vez mais, surgem pacientes que já passaram por nutricionistas, educadores físicos, médicos de diferentes especialidades e vêm em consulta trazendo listas de remédios, suplementos, exercícios, rotinas definidas de A a Z. Sempre digo que não é uma "gincana da saúde" que devemos propor para as nossas pacientes, pois isso dificulta o relaxamento exigido para que a vida floresça. Cuidar da saúde é muito importante, mas deve ser uma prática incorporada pouco a pouco, até que vire o normal na vida da paciente, sem necessidade de sobrecarregá-la com um peso ou um esforço excessivo. Essas pacientes "tentantes" chegam estressadas por se esforçarem a ser "boas alunas" e tirar uma boa nota no final, ou seja, terem um bom óvulo que resulte em gestação. Mas a vida é mais que imperfeita, e não temos garantia de resultados perfeitos.

Alimentação

A alimentação é a base da saúde. Mulheres que querem engravidar e encontram dificuldades devem saber que comer bem irá refletir numa melhor resposta ovariana, a cada ciclo, com chances cada vez maiores de gestação. Se você não sabe qual orientação alimentar indicar à sua paciente, saiba que a *dieta mediterrânea* melhora as chances de sucesso.

Para pacientes com intolerâncias ou alergias alimentares, é imprescindível eliminar o alimento que faz mal à saúde. Por exemplo, pacientes celíacas têm menos chance de engravidar, a menos que retirem o glúten de sua dieta. Entretanto, há aquelas que ainda não foram diagnosticadas como tal, e uma investigação nessa área pode ajudá-las a alcançar ótimos resultados. Na dúvida, a dieta de eliminação (retirar um a um os alimentos que podem ser fonte de intolerância alimentar e, depois, reintroduzi-los até se ter clareza sobre o que de fato faz mal) é uma alternativa a ser considerada.

De qualquer forma, a preferência por alimentos frescos, não processados, quimicamente não modificados ou industrializados é fundamental. Os alimentos devem ser cozidos ou preparados no mesmo dia, buscando-se a abundância de verduras, legumes e frutas, proteínas de fonte vegetal, nozes e castanhas. O leite integral, segundo estudos, é melhor que o desnatado para aquelas que não têm intolerância à lactose.

De acordo com a Medicina Tradicional Chinesa (MTC) e a Ayurvédica, devem-se evitar alimentos muito crus ou gelados e dar preferência a raízes, brotos, nozes, cereais integrais, legumes e ainda especiarias que auxiliem na digestão como o gengibre, o cardamomo, a cúrcuma. Os alimentos recém-colhidos, ou frescos, são os que têm mais vitalidade do ponto de vista energético (mais *Jing*, segundo a MTC) e costumam ser preferidos àqueles que já estão mais envelhecidos ou foram congelados, por exemplo.

Atividade física

Já se sabe o quanto a atividade física é fundamental para a manutenção da saúde. A obesidade, por exemplo, é comprovadamente um fator associado à infertilidade, e a atividade física pode auxiliar a combater o sobrepeso e a obesidade. Por certo, ela beneficia pacientes com endometriose, pois auxilia na diminuição da inflamação sistêmica e local causada pelos focos da doença.

Porém, atenção: quem se exercita demais pode ter também problemas para engravidar. Mulheres atletas ou de baixo peso têm maiores chances de entrar em amenorreia e pararem de produzir folículos. Nesses casos, o excesso é tão ruim quanto a falta.

Acupuntura

O uso da acupuntura como método auxiliar para tratamento da infertilidade tem sido, no meio médico, motivo de estudo há mais de 30 anos. Em 2002, foi publicado um famoso estudo de Paulus et al. mostrando um aumento de cerca de 15% nas taxas de sucesso em pacientes inférteis que se submeteram ao tratamento pela acupuntura. Esse estudo ficou muito conhecido no meio médico e entre acupunturistas que, atualmente, costumam se referir ao "protocolo de Paulus" como uma forma específica para tratar pacientes em tratamentos de FIV com acupuntura. Infelizmente, os resultados exatos desse estudo não puderam ser confirmados em pesquisas posteriores realizadas, inclusive, pelo próprio Paulus. O que se acredita é que a acupuntura pode trazer resultados muito variados, dependendo da técnica de inserção de agulhas utilizada.

Outra questão é que a comparação dos grupos placebo *versus* acupuntura é difícil se não houver a inserção de agulhas também no grupo placebo (chamada *Sham* ou "acupuntura em pontos falsos"). A questão é que a acupuntura *Sham* também exerce algum efeito terapêutico, e o acupunturista não pode ser "cegado" (ou seja, não saber o que está fazendo). Pela dificuldade de padronização de resultados, os estudos em acupuntura não têm o mesmo rigor científico.

O chamado "protocolo de Paulus" utilizou uma sequência de pontos antes e depois da transferência. Os pontos foram inseridos de 10 a 20 mm até atingir o *DeQi* (sensação de formigamento ou leve choque/dor). O tratamento, 25 minutos antes da transferência dos embriões, foi feito (por cerca de 25 minutos) com os seguintes pontos: CS6 (*Neiguan*), BP8 (*Diji*), F3 (*Taichong*), VG20 (*Baihui*) e E29 (*Guilai*). Após a transferência: E36 (*Zusanli*), BP6 (*Sanyinjiao*), BP10 (*Xuehai*) e IG4 (*Hegu*). Além desses pontos descritos, pequenas agulhas de 0,2 × 13 mm foram inseridas nos pontos auriculares *Shenmen* (ponto 55), *Zhigong* (ponto 58), *Neifenmi* (ponto 22), *Naodian* (ponto 34).

Recentemente, os estudos mostraram que a acupuntura por si só não é tão eficaz em aumentar a fertilidade quando comparada ao uso da MTC em sua totalidade (que inclui também alimentação, fitoterapia e hábitos de vida).

A infertilidade à luz da Medicina Tradicional Chinesa

Na MTC, há várias formas de compreender a infertilidade. Os capítulos correspondentes à síndrome dos ovários policísticos, endometriose, miomas trazem vasta informação de como abordar e auxiliar pacientes, com esses diagnósticos, que desejam engravidar.

A MTC engloba não só a acupuntura, mas também uma série de tratamentos baseados na alimentação, na fitoterapia, em exercícios físicos, meditação, hábitos de vida e massagens terapêuticas.

Cada paciente terá seu próprio diagnóstico e tratamento de acordo com o seu padrão de desequilíbrio energético. Para realizar tal diagnóstico,

é necessário o conhecimento da MTC, que leva anos para ser adquirido.[1] Contudo, na seção sobre fitoterapia e alimentação retomo alguns desses princípios.

Mulheres que apresentam falência ovariana precoce necessitam de um olhar especial no sentido de tonificar a essência dos rins, responsável pela produção dos óvulos. A tonificação também pode ser positiva para mulheres e homens, cuja qualidade dos embriões não seja satisfatória.

A MTC indica:

- Na acupuntura, deve-se tonificar o elemento Água, representado pelos rins e pela bexiga, por meio de pontos como: R3, R7, VC4, VG4, B23, R12, *Zigong*
- Na alimentação, buscar alimentos que concentram a energia essencial (*Jing*), como raízes, brotos, sementes, nozes, ovos e ovas, e eliminar tudo aquilo que sobrecarregue o organismo, como alimentos gordurosos, processados, álcool, açúcar
- Nos hábitos de vida, buscar seguir os ritmos do dia e das estações, ir dormir, no máximo, às 22 horas e 30 minutos, alimentar-se em horários regulares e permanecer próximo à natureza
- Na fitoterapia utilizar:
  - Para aumentar o *Yin*: *Radix rehmanniae* (Sheng Di), *Radix rehmmaniae preparata* (Shu Di), *Fructus corni* (San Zhu Yu), *Fructus lycii chinensis* (Gou Qi Zi), *Radix paeoniae alba* (BaiShao)
  - *Radix polygoni multiflori* (He Shou Wu), *Carapax trionycis* (Bie Jia), *Flos buddlejae officinalis* (Mi Meng Hua), *Radix scrophulariae ningpoensis* (Xuan Shen), *Semen sesami indici* (Hei Zhi Ma)
  - Para acalmar o *Yang*: *Fructus gardeniae jasminoides* (Zhi Zi), *Radix gentianae scabra* (Long Dan Cao), *Spica prunellae* (Xia Ku Cao), *Rhizoma coptidis* (Huang Lian),

---

[1] Foge do escopo deste livro apresentar toda a gama de tratamentos e a profunda visão da MTC sobre o assunto da infertilidade. Para isso, sugiro a leitura do meu livro *Domínio do Yin: da fertilidade à maternidade; a mulher e suas fases na Medicina Tradicional Chinesa*, no qual explico extensamente esse tema.

Semen cassiae (Jue Ming Zi), *Flos chrysanthemi* (Ju Hua), *Indigo naturalis* (Qing Dai), *Radix scutellariae* (Huang Qin), *Cortex moutan radicis* (Dan Pi).

- Fórmula magistral chinesa para tonificar o *Yin*:
  ○ *Liu Wei Di Huang Wan* (pílula de seis ervas contendo *Rehmanniae*)
  ○ *Zhi Bai Di Huang Wan* (pílula de *Anemarrhena*, *Phellodendron* e *Rehmanniae*)
  ○ *Qi Bao Mei Zan Dan*.
- Fórmula magistral chinesa para tonificar o *Yang*:
  ○ *Gui Zhi Di Huang Wan*
- Fórmula magistral chinesa para tonificar o *Yin*, o *Yang* e o *Jing*:
  ○ *Wu Zi Yan Zong Pian* ou *Wu Zi Yan Zong Wan*
  ○ *Qi Bao Mei Zan Dan*.

São muitas as abordagens a serem realizadas em conjunto na MTC para promover a homeostase e a saúde, de modo que resulte também em uma saúde reprodutiva de melhor qualidade.[2]

Detox

Atualmente está em alta fazer tratamentos de desintoxicação, os muitas vezes chamados "detox". Eles consistem, normalmente, em períodos de dieta mais leve ou líquida e uso de sucos ou chás específicos. Para a realização de detox, sugere-se o uso de algumas plantas que auxiliam na diminuição de quadros inflamatórios ou irritativos.

A silimarina (*Silybum marianum*), por exemplo, é uma planta com propriedades antioxidantes e hepatoprotetoras, que pode, devido a suas propriedades, ser utilizada em tratamentos de desintoxicação do fígado. Pacientes que utilizam excesso de medicações e querem iniciar uma tentativa de gestação podem se beneficiar dela.

Já a cúrcuma (*Zedoaria curcuma*) é bastante utilizada para quadros inflamatórios e auxilia na depuração e na eliminação de substâncias que possam intoxicar o organismo. Seu uso, em cápsulas ou mesmo na alimentação, é benéfico. Contudo, como ela é muito pouco absorvida pelo sistema digestório, deve ser ingerida com

gordura (p. ex., uma colher de óleo de coco ou *ghee*) e um pouco de pimenta (que é irritativa e aumenta a absorção pelo intestino).

Outro clássico em dietas de desintoxicação é o dente-de-leão (*Taraxacum officinale*).

Além dessas, outras plantas com capacidade diurética podem ser utilizadas para esse propósito, como o gengibre, o chá de cavalinha, a salsa, a hortelã, entre outras.

Como muitas vezes as dietas de desintoxicação são feitas com alimentos de baixo teor calórico, é importante ter claro se esse corte abrupto de calorias não resultará em riscos para a paciente.

Por outro lado, o simples fato de se cortar gorduras *trans*, alimentos processados e industrializados, de reduzir o excesso de teor glicêmico poderá, em última análise, levar a uma desintoxicação alimentar, mesmo que não seja feita uma dieta específica detox, como mostram os estudos a respeito de fertilidade e alimentação.

As dietas detox devem ser feitas por tempo limitado. Como são pobres em determinados grupos alimentares, elas limitam bastante a ingestão de vários alimentos e podem apresentar um risco nutricional se realizadas por muito tempo.

Ayurveda

A alimentação proposta pela Ayurveda para o *Panchakarma*, bastante restritiva (até mesmo para o uso de frutas que podem gerar AMA-toxinas no período do *Panchakarma*), é altamente efetiva na melhora de condições gerais de saúde. Muitas pacientes têm resposta ovulatória bastante satisfatória após esse tipo de tratamento. O *Panchakarma*, além de dieta restrita por um curto período, propõe, também, enemas, saunas, massagens e outros tratamentos que levam à eliminação de toxinas de forma intensa e notável. Pacientes que costumam fazer esse tipo de tratamento passam por importante mudança em seu hábito intestinal, pele e condição geral de saúde.

Terapias

A infertilidade pode ser muito estressante, por isso a psicoterapia é muito bem indicada para mulheres e casais. Em uma pesquisa com 121 casais inférteis, 19% das mulheres apresentaram depressão moderada e 13% grave; além disso, 26% corriam alto risco de disfunção sexual.

[2] A relação da infertilidade feminina com a MTC é amplamente discutida no meu livro *Domínio do Yin: da fertilidade à maternidade; a mulher e suas fases na Medicina Tradicional Chinesa*. Para aqueles que desejam se aprofundar no tema, sugiro a leitura.

Há muitos tipos de terapia como, por exemplo, a cognitivo-comportamental (TCC), a Psicologia Analítica, a psicanálise e até mesmo a hipnose. Há ainda as que integram mente e corpo, como terapias de toque sutil, ioga, *mindfulness*, técnicas de respiração, Rolfing, Feldenkrais, Alexander, entre outras.

Um pequeno estudo[3] mostrou que 75% das pacientes amenorreicas que fizeram apenas uma sessão de hipnose conseguiram regularizar seus ciclos menstruais. Esse resultado mostra o quão promissor é a intervenção terapêutica para a fertilidade.

A TCC também tem resultados semelhantes.

As terapias de corpo/mente têm sido estudadas como forma de normalizar a função reprodutiva e mitigar o estresse dos diagnósticos de infertilidade. Grupos de terapia mente e corpo costumam ensinar uma ampla gama de práticas, incluindo ioga, imagens guiadas, trabalho de respiração, atenção plena, revista, escaneamento corporal e reestruturação.

Uma meta-análise das intervenções psicológicas para a infertilidade mostrou que esses grupos de capacitação eram mais eficazes do que programas educacionais ou terapia individual para se obter um melhor resultado. Uma segunda meta-análise mostrou que grupos de terapia mente e corpo, com duração de seis ou mais sessões, tiveram mais êxito do que aqueles com menos sessões.

A escolha da terapia obviamente é pessoal, devendo-se levar em conta a qualidade do atendimento, preço e bem-estar pessoal. Se formos avaliar as últimas revisões da literatura médica,

___

[3] Tschuggel W, Berga SL. Treatment of functional hypothalamic amenorrhea with hypnotherapy. Fertil Steril. 2003;80(4):982-985.

saberemos que as intervenções chamadas "mente e corpo" podem aumentar significativamente as taxas de gravidez e reduzir muito o estresse psicológico.

Espiritualidade

Segundo a tradição da MTC, quem escolhe o momento da concepção, assim como o meio (os pais) em que ela ocorrerá, é o próprio espírito da criança, que ainda não se manifestou no plano físico. De qualquer forma, os pais, mais especificamente a mãe, são o receptáculo, o vaso que contém a nova vida.

Diversas religiões cultivam o místico e o sagrado na perspectiva do milagre da vida. Como já pontuado, quando há dificuldade em conceber, isso pode levar a uma crise espiritual. Casais lutam com questões existenciais e a sensação de injustiça inerente. A pergunta "por que isso está acontecendo comigo?" está logo abaixo da superfície de muitas interações de saúde.

As tradições religiosas podem tanto ajudar algumas mulheres como causar conflitos, quando proíbem certos tratamentos reprodutivos. Então, lembre-se de que espiritualidade é diferente de religião.

Há, em diversas tradições espirituais, orações que se concentram na fertilidade, e cerimônias podem ser projetadas para ajudar as mulheres a reconhecerem seu desejo por ter uma criança, sua frustração em não conceber com facilidade, a perda de um filho para o aborto e a perda do sonho de ter filhos. Ressignificar a fertilidade é encontrar, na vida, diferentes áreas de expressão de criatividade. Ser fértil não é apenas "ter filhos"; é, antes de tudo, tornar a vida frutífera e plena de significado.

▼
Resumo terapêutico

- A infertilidade feminina é hoje um assunto extremamente prevalente, devido à longa espera de muitas mulheres para iniciarem as tentativas de engravidar, o que eleva a idade das "tentantes" e traz dificuldades associadas ao envelhecimento ovular

- A investigação correta clínica e laboratorial é absolutamente necessária para poder endereçar corretamente as causas de infertilidade

- O ambiente estressante, os disruptores endócrinos, as toxinas e o estilo de vida moderno trazem à tona a necessidade de, em primeiro lugar, ajustar esses fatores para melhorar não só a fertilidade, como também a saúde da gestante e da futura criança

- O uso da acupuntura, associado a outras práticas da MTC, apresenta melhores chances de engravidar

- Na fitoterapia, há muitas plantas associadas à melhora da fertilidade
- A alimentação, a atividade física e a rotina de vida aparecem em primeiro plano nas práticas integrativas. As dietas do tipo *detox* podem ser prescritas por um curto período, a fim de não causarem deficiências nutricionais. E, no dia a dia, a dieta mediterrânea traz claros benefícios à fertilidade e à saúde.

Bibliografia

ACOG Committee Opinion. Exposure to toxic environmental agents. Obstet Gynecol. 2013;122(4):931-935.

American College of Obstetricians and Gynecologists' Committee on Obstetric Practice. Reducing prenatal exposure to toxic environmental agents: ACOG Committee Opinion, Number 832. Obstet Gynecol. 2021;138(1):e40-e54.

Augood C, Duckitt K, Templeton AA. Smoking and female infertility: a systematic review and meta-analysis. Hum Reprod. 1998;13(6):1532-1539.

Berga SL, Marcus MD, Loucks TL, et al. Recovery of ovarian activity in women with functional hypothalamic amenorrhea who were treated with cognitive behavior therapy. Fertil Steril. 2003;80(4):976-981.

Boivin J, Takefman J, Braverman A. The Fertility Quality of Life (FertiQoL) tool: development and general psychometric properties. Fertil Steril. 2011;96(2):409-415.e3.

Centers for Disease Control and Prevention. Infertility FAQs CDC. Division of Reproductive Health, National Center for Chronic Disease Prevention and Health Promotion Page. Last reviewed: April 13, 2021. Accessed January 4, 2022.

Chavarro JE, Rich-Edwards JW, Rosner BA, et al. Caffeinated and alcoholic beverage intake in relation to ovulatory disorder infertility. Epidemiology. 2009;20(3):374-381.

Chavarro JE, Rich-Edwards JW, Rosner BA, Willett WC. Diet and lifestyle in the prevention of ovulatory disorder infertility. Obstet Gynecol. 2007;110(5):1050-1058.

Ciebiera M, Esfandyari S, Siblini H, et al. Nutrition in Gynecological diseases: Current Perspectives. Nutrients. 2021;13(4):1178.

Clark AM, Thornley B, Tomlinson L, et al. Weight loss in obese infertile women results in improvement in reproductive outcome for all forms of fertility treatment. Hum Reprod. 1998;13(6):1502-1505.

Domar AD, Clapp D, Slawsby EA, et al. Impact of group psychological interventions on pregnancy rates in infertile women. Fertil Steril. 2000;73(4):805-811.

Dunson DB, Baird DD, Colombo B. Increased infertility with age in men and women. Obstet Gynecol. 2004;103(1):51-56.

Eggert J, Theobald H, Engfeldt P. Effects of alcohol consumption on female fertility during an 18-year period. Fertil Steril. 2004;81(2):379-383.

Finer LB, Zolna MR. Declines in unintended pregnancy in the United States, 2008-2011. N Engl J Med. 2016;374(9):843-852.

Frederiksen Y, Farver-Vestergaard I, Skovgård NG, et al. Efficacy of psychosocial interventions for psychological and pregnancy outcomes in infertile women and men: a systematic review and meta-analysis. BMJ Open. 2015;5(1):e006592.

Gerhard I, Patek A, Monga B, et al. Mastodynon® bei weiblicher Sterilität. Complement Med Res. 1998;5;272-278.

Gudmundsdottir SL, Flanders WD, Augestad LB. Physical activity and fertility in women: the North-Trøndelag Health Study. Hum Reprod. 2009;24(12):3196-3204.

Haemmerli K, Znoj H, Berger T. Internet-based support for infertile patients: a randomized controlled study. J Behav Med. 2010;33(2):135-146.

Hämmerli K, Znoj H, Barth J. The efficacy of psychological interventions for infertile patients: a meta-analysis examining mental health and pregnancy rate. Hum Reprod Update. 2009;15(3):279-295.

Hruska KS, Furth PA, Seifer DB, et al. Environmental factors in infertility. Clin Obstet Gynecol. 2000;43(4):821-829.

Iacovides S, Baker FC, Avidon I, Bentley A. Women with dysmenorrhea are hypersensitive to experimental deep muscle pain across the menstrual cycle. J Pain. 2013;14(10):1066-1076.

Lindsay TJ, Vitrikas KR. Evaluation, and treatment of infertility. Am Fam Physician. 2015;91(5):308-314. Erratum in: Am Fam Physician. 2015;92(6):437.

Manheimer E, van der Windt D, Cheng K, et al. The effects of acupuncture on rates of clinical pregnancy among women undergoing *in vitro* fertilization: a systematic review and meta-analysis. Hum Reprod Update. 2013; 19(6):696-713.

Manheimer E, Zhang G, Udoff L, et al. Effects of acupuncture on rates of pregnancy and live birth among women undergoing *in vitro* fertilisation: systematic review and meta-analysis. BMJ. 2008;336(7643):545-549.

McGee EA, Hsueh AJ. Initial and cyclic recruitment of ovarian follicles. Endocr Rev. 2000;21(2):200-214.

Moreno I, Codoñer FM, Vilella F, et al. Evidence that the endometrial microbiota has an effect on implantation success or failure. Am J Obstet Gynecol. 2016;215(6):684-703.

Paulus WE, Zhang M, Strehler E, et al. Influence of acupuncture on the pregnancy rate in patients who undergo assisted reproduction therapy. Fertil Steril. 2002;77(4):721-724.

Practice Committee of the American Society for Reproductive Medicine. Evidence-based treatments for couples with unexplained infertility: a guideline. Fertil Steril. 2020; 113(2):305-322.

Rizk AY, Bedaiwy MA, Al-Inany HG. N-acetyl-cysteine is a novel adjuvant to clomiphene citrate in clomiphene citrate-resistant patients with polycystic ovary syndrome. Fertil Steril. 2005;83(2):367-370.

Rodprasert W, Toppari J, Virtanen HE. Endocrine disrupting chemicals and reproductive health in boys and men. Front Endocrinol (Lausanne). 2021;12:706532.

Tschugguel W, Berga SL. Treatment of functional hypothalamic amenorrhea with hypnotherapy. Fertil Steril. 2003;80(4):982-985.

Van Die MD, Burger H, Teede H, Bone, K. Vitex agnus-castus extracts for female reproductive disorders: a systematic review of clinical trials. Planta Med. 2013;79;562-75.

Zheng CH, Huang GY, Zhang MM, Wang W. Effects of acupuncture on pregnancy rates in women undergoing *in vitro* fertilization: a systematic review and meta-analysis. Fertil Steril. 2012;97(3):599-611. Epub 2012, Jan 11. Erratum in: Fertil Steril. 2012;97(4):1017.

Zondervan KT, Yudkin PL, Vessey MP et al. Chronic pelvic pain in the community – symptoms, investigations, and diagnoses. Am J Obstet Gynecol. 2001;184(6): 1149-1155.

16

Fertilidade: a Saúde Antes de Conceber

Desde a infância, muitas meninas brincam com bonecas e brincam de ser mãe. Elas entendem que a capacidade de gerar filhos no futuro está garantida e, quando a gestação não ocorre com facilidade, isso pode se transformar em uma fonte de grande sofrimento.

Na maioria das religiões, ter filhos é considerado uma bênção, e as sociedades tradicionais geralmente incentivam a preparação elaborada da mulher para a concepção.

Neste capítulo, é traçado um plano de preconcepção que aumenta a probabilidade tanto de engravidar quanto de dar à luz uma criança saudável.

De 35 a 50% das gestações não são planejadas, mas esse número vem caindo, ou seja, o número de casais que planejam a gravidez está aumentando. Hoje, com os métodos anticoncepcionais, os casais conseguem decidir quando não querem engravidar. A decisão de quando engravidar vem em segundo lugar, pois não depende apenas da vontade do casal, mas, sim, da possibilidade.

Nos países ocidentais, a capacidade de controlar a fertilidade com contracepção confiável começou na década de 1960, conferindo às mulheres novas liberdades e aumentando a idade média do primeiro parto de 21 para 26 anos. Nos últimos anos, a Medicina convencional fez enormes avanços na reprodução assistida e ajudou milhares de casais a conceber. Sir Robert Edwards, PhD, recebeu o Prêmio Nobel de Fisiologia ou Medicina em 2010 por ter desenvolvido, décadas antes, a técnica da fertilização *in vitro* (FIV), o que permitiu que pessoas inférteis, que talvez nunca tivessem conseguido conceber, se tornassem pais. No entanto, o foco em soluções de alta tecnologia, como a FIV, e a indústria altamente rentável da reprodução assistida, reduziu a ênfase nas estratégias mais simples, mais naturais, menos invasivas, de menor custo e de menor risco, que são o foco da Medicina Integrativa. Embora a FIV e outras técnicas, como a injeção intracistoplasmática de espermatozoide (ICSI) e o diagnóstico genético pré-implantacional (PGD/PGS), possam ser excelentes, o custo e os riscos mais elevados para a mãe e o bebê devem torná-los uma escolha de segunda linha, exceto em circunstâncias incomuns.

Não há melhor momento para se começar a falar em saúde integrativa do que na preparação e no planejamento para uma futura gestação. Quem pensa em engravidar, pensa no futuro, quer ter saúde para criar seus filhos e deseja que sejam saudáveis.

Cada vez mais, casais ou mulheres têm procurado ajuda para engravidar, e eventualmente essas mulheres ainda não têm parceiros, mas, em busca de cuidar da fertilidade futura, vêm se aconselhar ou congelar seus óvulos. A partir dessa perspectiva, existe o cuidado em saúde preventiva da preconcepção e, também, o tratamento da infertilidade propriamente dita. Ambos partem do mesmo ponto, mas diferem no caminho a seguir.

Saúde preconcepcional diz respeito à saúde de mulheres e homens durante seus anos reprodutivos. Ela engloba medidas que visam não só à saúde dos futuros pais, como também da futura criança.

Infelizmente, cerca de 10% das mulheres têm, em um dado momento da vida, algum problema de fertilidade. Esse número não é pequeno, mas aparentemente vem caindo devido aos tratamentos de fertilização assistida. Contudo, a imagem de muitas mulheres mais velhas (entre elas artistas e famosas) carregando seus filhos no colo traz a falsa percepção de que, mesmo com a idade avançada, é fácil engravidar, o que de fato não ocorre. E, quando a gravidez não acontece, o sofrimento da mulher pode ser enorme, pois a capacidade de ter filhos muitas vezes era tida como certa.

Tanto o espermatozoide quanto o oócito, ao ser recrutado em um determinado ciclo, serão preparados de 3 a 4 meses antes de seu uso. O despertar de um óvulo, até que seja realmente liberado (ovulação), pode demorar até 26 semanas, e o desenvolvimento do folículo primordial, até a ovulação, costuma durar 14 semanas.

Muitas mulheres vão a consultórios médicos e pedem ajuda imediata para aquele ciclo em que querem engravidar, mas o trabalho deve ser iniciado bem antes, caso haja intenção de melhorar a qualidade desse óvulo. Há mulheres que mudam radicalmente sua alimentação, passando de um sistema de *fast-food* e *delivery* para a busca de refeições preparadas no dia, com alimentos orgânicos e de boa qualidade. Na prática, nota-se que, após 1 ano (sim, 1 ano, e não 1 mês!), ocorrem mudanças substanciais com relação à fertilidade. Ou seja, este é um caminho lento, trilhado na contramão do envelhecimento e da inevitável passagem do tempo.

Outra questão importante é que ⅓ das mulheres que engravidam só irá ao ginecologista no fim do 1º trimestre de gestação, por volta da 12ª ou da 13ª semana, para fazer seu acompanhamento pré-natal. Nesse momento, o desenvolvimento da placenta e do feto já está a pleno vapor, e as escolhas de cuidado com a saúde, feitas até então, já impactaram a vida desse novo ser. Muitas doenças da criança e do adulto se originam no útero e podem ser prevenidas. As sementes já carregam seu potencial desde antes da concepção; assim, cuidar dessa questão é cuidar preventivamente da saúde das novas gerações.

Qual é, então, o momento certo para começar a planejar uma gestação? Se a paciente não possui hábitos de vida saudáveis, as mudanças devem ser implantadas, no mínimo, de 3 a 6 meses antes da gravidez.

O mesmo vale para o homem. A consulta preconcepcional é muito parecida com o que se orienta em Medicina Integrativa, e os seguintes pontos costumam ser levantados e cuidados:

- Nutrição de qualidade e controle de obesidade, sobrepeso e baixo peso
- Uso de substâncias como álcool e drogas
- Controle de doenças crônicas e boa administração de medicações em uso
- O tratamento de infecções sexualmente transmissíveis (ISTs) e de outras doenças infecciosas
- Exposição a toxinas e a outros fatores ambientais
- Prática de atividades físicas, qualidade do sono e controle do estresse
- Atividades de lazer e relaxamento.

Doenças crônicas e distúrbios não diagnosticados

Quando uma paciente deseja engravidar, não se deve focar exclusivamente os seus ovários e seu útero. Uma investigação clínica global é imprescindível. Pacientes com doenças crônicas (como a celíaca, muitas vezes não diagnosticada), metabólicas (como o diabetes melito), renais e tantas outras podem afetar a fertilidade e fazem parte do escopo dos cuidados básicos com a saúde.

Uma especial atenção deve ser dispensada à tireoide, pois o hipotireoidismo subclínico, extremamente prevalente nos dias atuais, pode ser, no futuro, a causa de dificuldades para engravidar, de abortos de repetição e até mesmo de problemas para o feto. Lembre-se de que os níveis de TSH almejados para o 1º trimestre da gestação são substancialmente mais rigorosos do que aqueles aceitos para a população geral. Atente ainda para o fato de que nem sempre o TSH é o único marcador a ser acompanhado nesses casos, também é necessário avaliar os níveis de T4 e T3 (livres).

Idade e fertilidade

As mulheres estão engravidando cada vez mais tarde, pois querem se afirmar em sua carreira profissional, viver sua vida pessoal antes de constituir uma família. Esse direito, adquirido há poucos anos, traz, sem dúvida, a possibilidade de realizar muitas coisas impossíveis que estavam fora de alcance em tempos anteriores. Contudo, toda escolha tem um preço. Uma "não escolha" é, muitas vezes, outra forma de escolher. Assim, optar por não engravidar ou deixar a gravidez para depois também são escolhas. Na Europa, por exemplo, a média da idade da 1ª gestação se dá por volta dos 30 anos. Mas você sabia que a fertilidade da mulher começa a cair a partir dos 32 anos, e cai mais acentuadamente após os 37 anos?

Uma das principais causas de dificuldade para engravidar está ligada à idade mais avançada, pois os óvulos envelhecem junto com a mulher, e, após os 30 anos, a capacidade de procriar já começa a decair. Depois dos 40 anos, a queda é bem mais acentuada e, apesar dos avanços da ciência moderna, este é um fato que deve ser considerado por todas as mulheres que desejam gerar filhos.

As mulheres que vão à consulta ginecológica de rotina precisam ser informadas dos riscos de deixarem a gestação para depois. É aconselhável que aquelas com mais de 35 anos façam algum tipo de avaliação da fertilidade e discutam tal assunto com seu ginecologista. Não apenas a possibilidade de engravidar após os 35 anos é reduzida drasticamente a cada ano; as chances de ter uma gestação bem-sucedida também, pois a gravidez a partir dessa idade traz questões de saúde à gestante e ao feto como, por exemplo, o maior risco de sofrer um aborto ou de conceber uma criança com síndrome genética (aneuploidias fetais, como síndromes de Down, Edwards,

Patau), maior risco de hipertensão ou diabetes gestacionais, aumento de partos cesáreos e de mortalidade materna. Mulheres com mais de 35 anos têm 2 vezes mais probabilidade de morrer de complicações da gravidez do que aquelas entre os 20 e 24 anos, e o risco aumenta ainda mais após os 40 anos.

Curiosamente, ainda que não faça parte do escopo deste livro, o envelhecimento do espermatozoide, apesar de muito mais lento, acontece também, sobretudo após os 60 anos de idade. Problemas possivelmente associados ao envelhecimento masculino incluem baixo peso no nascimento, piora do Apgar, problemas relacionados à malformação fetal, autismo, aumento do abortamento e de natimortos.

Se a paciente está ativamente tentando engravidar e tem menos de 35 anos, poderá esperar até 1 ano para fazer uma investigação mais detalhada da saúde do casal. Se tem entre 35 e 40 anos, aconselham-se 6 meses de tentativas naturais antes da investigação. E, se tiver 40 anos ou mais, devem-se investigar imediatamente as causas da dificuldade para engravidar, pois o tempo conta muito nesses casos.

A Figura 16.1 ilustra a relação entre fertilidade e idade.

Nutrição e fertilidade

A nutrição é fundamental para a melhora da fertilidade; afinal, tanto a obesidade quanto o baixo peso impactam-na diretamente. Por exemplo, mulheres com diagnóstico de síndrome dos ovários policísticos (SOP) costumam obter

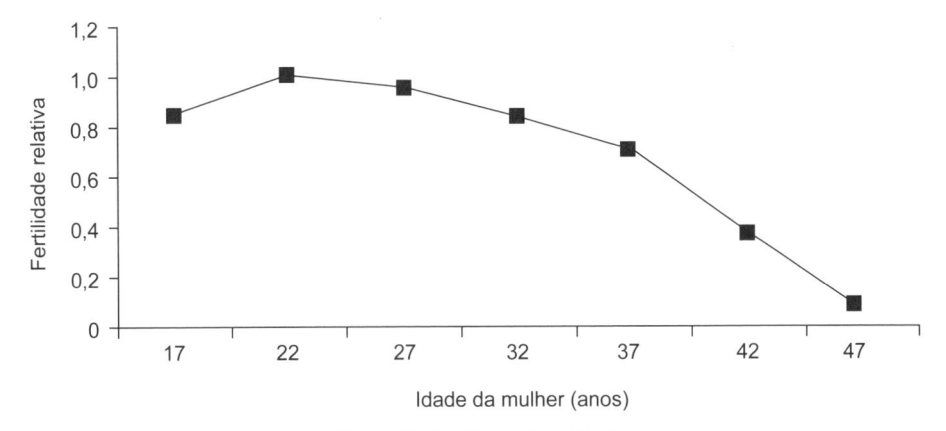

Figura 16.1 Idade × fertilidade.

uma excelente resposta com a mudança de estilo de vida, que inclui exercícios físicos e alimentação equilibrada. Para as pacientes com sobrepeso ou obesidade, emagrecer pode ser um fator decisivo na fertilidade.

E o que é uma dieta da fertilidade? É uma dieta farta em alimentos integrais preparados frescos, com abundância de vegetais, legumes, frutas, fontes de ômega 3 e boas fontes de proteína (as fontes de proteína vegetal são preferidas às de animais).

Em contrapartida, devem-se evitar alimentos químicos, industrializados, processados, enlatados, com corantes e conservantes, assim como aqueles ricos em alto teor glicêmico e carnes em excesso, já que também prejudicam a fertilidade.

Um pouco de estatística para aumentar a vontade de comer bem e, assim, preservar a fertilidade e a saúde: estudos mostram que quem adota a *dieta mediterrânea* tem 44% menos probabilidade de sofrer de infertilidade. Se a sua paciente ainda não tem o hábito de seguir essa dieta, começá-la 6 meses antes de engravidar aumentará em 2,7 vezes a chance de mulheres com menos de 35 anos engravidar.

Entre os alimentos que diminuem a fertilidade, estão: açúcar, cereais matinais (pelo seu alto teor glicêmico), refrigerantes e os alimentos ricos em gorduras *trans* (que podem piorar em até 73% a chamada "infertilidade ovulatória"). Curiosamente, apesar de o leite estar associado a quadros inflamatórios e ser fonte de muitos desequilíbrios para pacientes intolerantes à lactose e à proteína do leite, ele aumenta as chances de gestação, principalmente se for integral (o leite integral tem mais estrogênios e menos prolactina e IGF1).

A Medicina Ayurvédica costuma recomendar o chamado *golden milk* (leite dourado) para a fertilidade. A receita é de ½ copo de leite integral de boa qualidade (de vacas A2A2, por exemplo), amornado, com ½ colher de sobremesa de cúrcuma, 1 colher de chá de gengibre, 1 colher de chá de óleo de coco ou de manteiga *ghee*, 1 pitada de cardamomo e ½ colher de chá de mel. Para pacientes com intolerância à lactose, o leite de vaca pode ser substituído por leite de amêndoas, de castanha ou de aveia. Há muitas linhas que defendem retirar leite e

derivados, assim como o glúten, para pacientes com infertilidade, porém grandes estudos em nutrição não foram conclusivos neste aspecto, precisando, assim, individualizar a dieta para cada paciente.

Pacientes com alergias alimentares não identificadas podem fazer uma dieta de eliminação para descobrir o que pode estar causando tais alergias e, por consequência, piorando a fertilidade. Para quem é alérgico, não ingerir glúten, laticínios, soja, milho, ovos e cítricos pode auxiliar em casos de infertilidade sem causa definida.

Vitaminas e suplementos

Ácido fólico

O uso de 400 a 600 mcg de ácido fólico, 3 meses antes de engravidar, reduz o risco de defeitos do tubo neural em 35%, bem como de defeitos musculoesqueléticos, cardíacos e orofaciais no feto. Parece estar associado também à diminuição, em 40%, dos casos de autismo. Há evidências de que uma grande parte das mulheres (de 30 a 50%) não consegue converter o ácido fólico (sua versão sintética produzida em laboratório) em metilfolato, a forma disponível e metabolizada. Por isso, a suplementação com metilfolato tem sido recomendada mais e mais nos últimos anos, ainda que não haja, na literatura médica, uma conclusão definitiva sobre este assunto. Apesar de ser uma medida muito simples e bastante efetiva na prevenção de muitos problemas, apenas 7% dos médicos prescrevem, para mulheres em idade reprodutiva, o ácido fólico, o metilfolato ou os multivitamínicos que contenham ácido fólico. Deve-se ter atenção com as mulheres portadoras de diabetes, doença celíaca ou outros problemas de absorção de vitaminas, pois podem precisar do dobro da dose. Mulheres que tomam remédios como anticonvulsivantes, sulfonamidas e metotrexato podem necessitar de doses mais altas.

Multivitamínicos

O uso de polivitamínicos aumenta em até 30% mais as chances de engravidar do que o uso de ácido fólico apenas. Além disso, diminui o risco de prematuridade dos bebês. Mas deve-se ter atenção a deficiências prévias, como, por exemplo, quadros de anemias ferroprivas, nos quais é necessário repor o ferro, ou anemias megalobásticas, com necessidade de reposição de vitamina B12 ou vitamina B9.

Homens também se beneficiam de multivitamínicos. Aqueles que tomam suplementos vitamínicos têm 4 vezes mais chances de engravidar sua parceira e 5 vezes mais de ter um bebê nascido vivo.

Os multivitamínicos costumam conter vitamina C, vitamina E, folato, selênio, zinco, ômega 3 e N-acetilcisteína.

Nesses suplementos, deve-se procurar:

- Vitamina A: antes da gestação, recomenda-se 2.300 UI/dia; na gestação, cerca de 2.500 UI/dia e na amamentação 4.300 UI/dia
- Ácido fólico/metilfolato: antes da gestação, 400 mcg/dia; na gestação, até 800 mcg/dia
- Vitamina B12/metilcobalamina: antes da gestação, 2,4 mcg/dia; na gestação, 2,6 mcg/dia. Pacientes veganas e vegetarianas precisam de atenção especial com relação à deficiência dessa vitamina
- Vitamina C: a suplementação com 750 mg/dia, de vitamina C dividida em 2 ou 3 doses está associada à melhora dos níveis de progesterona e à correção da disfunção da fase lútea. No entanto, altas doses da vitamina C podem formar cálculos renais, causar diarreia e dores no estômago
- Vitamina D: suplementação de 15 mcg ou 600 UI/dia é o mínimo para pacientes que tenham níveis adequados no sangue. Muitas pacientes necessitam de 4.000 UI/dia, ou mais, para tratar deficiências prévias. Chegar a um mínimo de 30 ng/mℓ é imprescindível; hoje, porém, tem-se preconizado doses mais altas para efeitos mais amplos e profundos
- Vitamina E: 15 mg/dia, antes de engravidar, e 19 mg/dia, após engravidar
- Cálcio: o aporte de cálcio, considerando a alimentação, deve ser de cerca de 1.300 mg/dia. Mulheres veganas têm maior probabilidade de não receber o que precisam
- Ferro: 18 mg/dia antes de engravidar e, na gestação, 27 mg/dia. O ferro em altas doses pode dar constipação intestinal e irritação gástrica. Mulheres com baixos níveis de ferro e ferritina apresentam maior risco de aborto
- Iodo: 150 mcg (em geral, em países como o Brasil, onde o sal é iodado, já existe esse aporte. Mas o sal do Himalaia e o sal marinho muitas vezes não são iodados). Na gestação, são necessários 220 mcg/dia. O iodo é fundamental para evitar a deficiência intelectual em bebês (cretinismo). Por outro lado, altas doses de iodo podem ser tóxicas e levar a paciente a desenvolver tireoidite de Hashimoto
- Magnésio: está envolvido em todas as principais vias bioquímicas. É essencial para a síntese do trifosfato de adenosina (ATP) e está envolvido em uma ampla gama de processos fisiológicos, portanto pode ser reposto na dose de 300 a 600 mg/dia
- Selênio: 400 mcg/dia ajuda na prevenção das doenças da tireoide. Porém, como o selênio é tóxico em doses mais altas, esteja atento à sua dosagem
- Minerais como cobre, zinco e potássio também são importantes em pequenas quantidades.

Ômega 3

O consumo de cerca de 350 g de peixe por semana (3 porções) é indicado na gravidez. Doses de, no mínimo, 200 mg/dia de DHA são indicadas durante toda a gestação. Cerca de 1 g de ômega 3, até cerca de 2,7 de ômega 3, contendo EPA e DHA, é a suplementação usual. Homens que suplementam ômega 3 também têm melhora na contagem e morfologia dos espermatozoides.

Para mulheres vegetarianas ou veganas, uma boa opção é o uso de 2 a 3 colheres de sopa de óleo de semente de linhaça por dia, ou o uso de DHA à base de alga. Em mulheres jovens saudáveis, aproximadamente 21% da ALA dietética é convertida em EPA e 9% em DHA. Uma colher de sopa de óleo de semente de linhaça contém 7 g de ALA. Isso significa que entre 2 e 3 colheres de sopa do óleo de semente de linhaça devem ser capazes de converter a ALA em cerca de 1.000 a 1.500 mg de EPA e 430 a 650 mg de DHA. Alguns pesquisadores não acreditam que a maioria seja capaz de alcançar uma taxa de conversão de 9%, daí a recomendação adicional para DHA baseada em algas.

Vitex

Na dose de 400 mg/dia pela manhã, o vitex (*Vitex agnus castus*) é especialmente utilizado para mulheres que têm problemas na fase lútea, pois diminui a produção de prolactina, diminui os níveis de FSH, aumenta o LH e normaliza a progesterona e o estradiol.

Shatavari

Não há muitos estudos para corroborar o uso do Shatavari (*Asparagus racemosus*), contudo é uma planta classicamente utilizada na Ayurveda e na Índia para tratar distúrbios ligados à saúde da mulher, seja infertilidade, síndrome pré-menstrual ou menopausa. Por ser uma raiz comestível, a preocupação em relação à toxicidade é menor, pois pode ser comumente utilizada no dia a dia. A dose recomendada é de 500 mg, 2 vezes ao dia, podendo chegar até 2 g/dia.

Damiana

Damiana (*Turnera aphrodisiaca*) é classicamente utilizada para tratar problemas ligados à fertilidade, embora não haja muitos estudos sobre ela. A dose recomendada é de 2 a 4 g da folha seca em ½ litro de água quente, em infusão por 15 minutos.

Suplementos botânicos

Suplementos botânicos também podem ajudar as mulheres na desintoxicação de antes da gravidez.

Wu Wei Zi

A fruta *Schisandra chinensis* tonifica e fortalece o funcionamento do hipotálamo, da glândula pituitária, dos ovários e das glândulas suprarrenais. A dose varia conforme a força do extrato. Um suplemento contendo cerca de 500 mg da fruta pode ser prescrito de 2 a 3 vezes ao dia, totalizando 2 g/dia da fruta. O extrato pode ser dado na dose de 2 mℓ, até 2 vezes ao dia. Esse tônico pode ser utilizado para desintoxicar e melhorar, em geral, a vitalidade de mulheres que planejam engravidar.

Silimarina ou cardo-de-leite

É outra escolha segura. Acredita-se que esse fitoterápico maximize a capacidade do fígado da desintoxicação de poluentes químicos. O cardo-de-leite (*Silybum marianum*) é comumente prescrito como um extrato contendo de 70 a 80% de silimarina, na dose de 140 mg, 3 vezes ao dia.

Dente-de-leão

O uso do chá de dente-de-leão (*Taraxacum officinale*) é recomendado para limpar o organismo de toxinas e diminuir o estresse oxidativo. A dose indicada é 2 colheres de chá da raiz em 200 mℓ de água fervente, em infusão por 15 minutos.

Relação entre infertilidade e exposição a produtos tóxicos

A cada ano que passa, estamos sujeitos a mais e mais exposição a substâncias tóxicas, pois a indústria química desenvolve novos produtos ainda não testados, que podem afetar a nossa saúde e, ainda mais, a saúde de fetos e bebês mais sensíveis.

Em geral, infelizmente, a exposição a produtos químicos, toxinas e poluentes faz parte da vida moderna. Contudo, a intensidade dessa exposição fará toda a diferença. Produtos tóxicos podem, além de afetar a fertilidade dos pais, ser teratogênicos e atravessar a barreira placentária, e as consequências podem ser extensas e de longa duração.

Ao se precaverem dessa exposição descontrolada e descuidada a produtos potencialmente nocivos à saúde, as mulheres com intenção de engravidar fazem um bem não só a si mesmas, mas também a seus futuros filhos, pois os poluentes passam com facilidade a barreira placentária.

Estudos recentes encontraram mais de 200 produtos químicos no cordão umbilical de bebês. Como resultado, a fertilidade de homens e mulheres está pior, e os bebês estão mais sujeitos a doenças cardiovasculares, respiratórias, neurológicas, comportamentais, endócrinas e à alteração do crescimento fetal como um todo. No futuro, serão pessoas com maior risco de desenvolver diabetes e doenças do coração.

Aparentemente, os piores intoxicantes são os pesticidas e poluentes do ar. Hoje, o meio ambiente está toxicamente poluído com metais pesados, resíduos plásticos (BPA e ftalatos), pesticidas e outras substâncias das quais nem nos damos conta, mas que atuam como disruptores endócrinos. Traduzindo: estimulam o sistema endócrino e hormonal a funcionar anormalmente, podendo, muitas vezes, reduzir a fertilidade feminina e masculina.

Podemos impedir por completo tal fato? Infelizmente, não. Porém, nem tudo está perdido! É possível buscar um estilo de vida mais saudável, eliminar do nosso dia a dia produtos químicos desnecessários (produtos de limpeza, de beleza, utensílios de cozinha com revestimentos antiaderentes que deixam resíduos tóxicos), buscar fontes mais confiáveis de água, evitar permanecer em locais muito poluídos e comer a maior quantidade possível de alimentos orgânicos. A consciência é um fator decisivo para diminuir o risco de intoxicação.

No caso de produtos orgânicos, por exemplo, nem sempre é fácil ou barato o acesso a eles. Uma boa alternativa é evitar alimentos que são mais afetados por pesticidas, ou buscar alternativas orgânicas para os mais afetados por pesticidas, como morangos, espinafre, couve, nectarinas, maçãs, uvas, cerejas, pêssegos, peras, pimentões, salsão e tomates. Mesmo utilizando alimentos orgânicos, esteja atento às embalagens que podem conter outros tipos de poluentes, como o BPA das latas e os plásticos comumente utilizados em embalagens.

Quanto aos produtos de higiene pessoal e beleza, atenção à triclosana e aos parabenos, que, além de causar alergias, podem agir, também, modificando a flora bacteriana normal.

Algumas recomendações do Royal College of Obstetricians and Gynaecologists (Colégio Real inglês de Ginecologia e Obstetrícia) são:

- Utilize alimentos frescos em vez de alimentos processados sempre que possível
- Reduza o uso de alimentos/bebidas em latas/recipientes de plástico, incluindo seu uso para armazenamento de alimentos
- Minimize o uso de produtos de cuidados pessoais, como hidratantes, cosméticos, géis de banho e fragrâncias
- Minimize a compra de móveis domésticos recém-produzidos, tecidos, frigideiras antiaderentes e carros enquanto estiver grávida/amamentando

- Evite o uso de pesticidas ou fungicidas para jardim/casa/animais de estimação (como *sprays* ou tiras contra moscas, *sprays* para rosas e pós contra pulgas)
- Evite vapores de tinta
- Tome apenas analgésicos de venda livre quando necessário
- Não assuma a segurança dos produtos com base na ausência de produtos químicos "nocivos" em sua lista de ingredientes, ou na etiqueta "natural" (herbal ou não).

MTC e fertilidade

Na Medicina Tradicional Chinesa (MTC), a saúde preventiva é considerada a primordial, aquela praticada pelos chamados "médicos superiores", que se adiantam ao problema, por meio da consulta ao pulso e à língua, constatando diferentes desequilíbrios energéticos que, futuramente, poderão causar doenças físicas ou psíquicas. A verificação do pulso, a observação da língua, da cor do rosto, dos olhos, da constituição física, um histórico e exames físicos detalhados indicarão que caminho seguir para corrigir eventuais padrões energéticos de desarmonia que levarão a doenças. Já os "médicos inferiores" são aqueles que apenas tratam a doença já estabelecida.

Tendo em vista essa perspectiva, a prevenção, bastante valorizada, é o ponto alto em MTC. Ela compreende que a saúde é uma preciosidade a ser cuidada e mantida, não remendada. Assim, considerando mulheres que querem engravidar, a prevenção não está apenas voltada para a parte reprodutiva. Significa estabelecer parâmetros do bem viver, para que, como um todo, a saúde dessa mulher floresça, o que influenciará na saúde da futura criança.

Na época dos imperadores, na China antiga, os médicos da corte cuidavam da mulher (ou das mulheres) do imperador, para que seus filhos gozassem da melhor saúde possível. Ela(s) recebia(m), antes e durante toda a gestação, cuidados especiais para seu bem-estar tanto físico (como alimentação, massagens, chás de plantas medicinais) quanto psíquico (música, atenção, mimos e cuidados). Sabia-se que a saúde da mãe determinaria, em grande parte, a saúde da prole.

Os cuidados da arte de nutrir a vida, parte da base da MTC, trazem os seguintes aspectos primordiais:

- Seguir o ritmo e os horários corretos para alimentação, sono, rotina de exercícios. O sono deve acontecer antes das 23 horas, e as refeições devem ocorrer regularmente (café da manhã entre 6 e 8 horas, almoço entre 11 e 13 horas e jantar entre 18 e 20 horas). Os exercícios são feitos, preferencialmente, pela manhã. Na época da menstruação, atividades que exigem muito esforço devem ser evitadas
- Respeitar as estações do ano: por exemplo, recolher-se no inverno e expandir-se na primavera
- Alimentar-se bem, seguindo os princípios da MTC, como já citado anteriormente
- Criar espaços de descanso, lazer, introspecção, meditação e recolhimento (tendo em mente que são diferentes entre si)
- Buscar mover o corpo, pois isso movimenta a energia (*Qi*) e retira as estagnações. Exercícios como o *Tai Chi Chuan* e o *Chi Kung* são muito bem-vindos.

Todas essas atitudes, somadas à prática da acupuntura e da fitoterapia, quando indicadas, podem auxiliar a promover a fertilidade natural. Sabe-se que, quando está recebendo a acupuntura, a mulher tem, em cada ciclo, um aumento de até 15% de chance de engravidar. Ou seja, na perspectiva de engravidar futuramente, a acupuntura e a MTC se alinham e auxiliam as pacientes.

Medicina Ayurvédica e fertilidade

A Medicina Ayurvédica, praticada na Índia há milhares de anos, tem um enfoque especial e único na preservação da saúde. Ela tem um rico conjunto de práticas tradicionais projetadas para preparar casais para a gravidez. Tais práticas vão desde o *Panchakarma* (práticas de desintoxicação) até a abstinência, antes da tentativa de engravidar, e, ainda, meditações e consumo de alimentos e ervas específicas.

Algumas plantas comumente utilizadas para auxiliar na fertilidade são o *Shatavari* e a *Ashwagandha*. Curiosamente, *Shatavari* significa "aquela que tem 100 maridos", o que sugere que é uma ótima planta para a vitalidade e a fertilidade. *Ashwagandha*, por outro lado, é muito utilizada para promover a fertilidade masculina, e, por ser adaptógena, melhora a energia de homens e mulheres.

Outros tratamentos possíveis da Ayurveda são as limpezas do organismo e órgãos por meio de alimentação, purgação, enemas, massagens, saunas e aplicação de ervas na região abdominal. O conjunto desses tratamentos é conhecido como *Panchakarma*. A saúde gastrointestinal, como descrita no Capítulo 20, *Menopausa*, é fundamental para a fertilidade.

Congelamento de óvulos

Uma das técnicas atuais da Medicina convencional para preservar a fertilidade de uma mulher é o congelamento de óvulos. Esse procedimento também pode ser indicado em determinados tratamentos oncológicos que possam afetar a fertilidade da mulher. Mulheres que não tenham encontrado um parceiro para engravidar eventualmente optam por esse procedimento.

O grande problema é que as clínicas de fertilidade podem utilizar o congelamento de óvulos como forma de postergar os planos de maternidade e, certamente, esta não é uma boa estratégia, pois não há garantias de que os óvulos congelados, utilizados 5 ou mais anos depois, resultarão em gestação. E, se a mulher estiver muito mais velha, acabará se vendo sem opções.

Resumo terapêutico

O principal foco de uma consulta para mulheres e casais que querem melhorar suas chances de conceber no futuro é o entendimento de que a idade faz, sim, diferença. Deixar para depois pode significar simplesmente não conseguir ter filhos. Mesmo com reprodução assistida e o congelamento de óvulos, a idade ainda é um fator decisivo.

Mulheres com mais de 35 anos terão uma perda gradual em sua capacidade reprodutiva, o que se acentua muito após os 40 anos. E necessário ajustar as expectativas em relação ao tempo que se leva para engravidar e aos riscos associados à idade. Além da discussão ligada à idade e da pesquisa de doenças crônicas, deve-se orientar a mulher a:

- Pôr fim a hábitos de vida nocivos, como tabagismo, uso de drogas ilícitas, uso de álcool
- Orientar-se para uma alimentação saudável a longo prazo
- Contar sobre medicações em uso, para que o médico avalie se apresentam risco ao bebê e sugira a troca ou suspensão antes de ela engravidar

- Evitar a exposição às toxinas ambientais, principalmente aos disruptores endócrinos
- Ingerir de 400 a 800 mcg/dia de ácido fólico e multivitamínico
- Avaliar as vacinas necessárias para diminuição da ameaça de doenças com potencial risco para a gestação, como rubéola, tétano, varicela
- Orientar para prática de atividade física.
- Fazer, se necessário, por um curto período, uma desintoxicação por meio de uma dieta leve e de algumas plantas medicinais.

Bibliografia

Abadia L, Chiu YH, Williams PL, et al. The association between pre-treatment maternal alcohol and caffeine intake and outcomes of assisted reproduction in a prospectively followed cohort. Hum Reprod. 2017;32(9): 1846-1854.

Afeiche MC, Chiu YH, Gaskins AJ, et al. Dairy intake in relation to in vitro fertilization outcomes among women from a fertility clinic. Hum Reprod. 2016;31(3): 563-571.

Bath SC, Steer CD, Golding J, et al. Effect of inadequate iodine status in UK pregnant women on cognitive outcomes in their children: results from the Avon Longitudinal Study of Parents and Children (ALSPAC). Lancet. 2013; 382(9889):331-337.

Brown B, Wright C. Safety and efficacy of supplements in pregnancy. Nutr Rev. 2020;78(10):813-826. Erratum in: Nutr Rev. 2020;78(9):782.

Chavarro JE, Rich-Edwards JW, Rosner BA, et al. Diet and lifestyle in the prevention of ovulatory disorder infertility. Obstet Gynecol. 2007;110(5):1050-1058.

Chavarro JE, Rich-Edwards JW, Rosner BA, et al. Protein intake and ovulatory infertility. Am J Obstet Gynecol. 2008;198(2):210.e1-7.

Chavarro JE, Rich-Edwards JW, Rosner BA, Willett WC. Use of multivitamins, intake of B vitamins, and risk of ovulatory infertility. Fertil Steril. 2008;89(3):668-676.

Choi JM, Lebwohl B, Wang J, Lee SK, et al. Increased prevalence of celiac disease in patients with unexplained infertility in the United States. J Reprod Med. 2011;56(5-6): 199-203.

Environmental Working Group. EWG'S 2020 Shopper's Guide helps cut consumer pesticide exposure. press@ ewg.org March 25, 2020. Accessed August 3, 2020.

FDA Fish: What pregnant women and parents should know. U.S. Food and Drug Administration: Silver Spring, MD Accessed August 3, 2020.

Grieger JA. Preconception diet, fertility, and later health in pregnancy. Curr Opin Obstet Gynecol. 2020;32(3): 227-232.

Gudmundsdottir SL, Flanders WD, Augestad LB. Physical activity and fertility in women: the North-Trøndelag Health Study. Hum Reprod. 2009;24(12):3196-3204.

Henmi H, Endo T, Kitajima Y, et al. Effects of ascorbic acid supplementation on serum progesterone levels in patients with a luteal phase defect. Fertil Steril. 2003;80(2): 459-461.

Hoxha B, Hoxha M, Domi E, et al. Folic acid and autism: a systematic review of the current state of knowledge. Cells. 2021;10(8):1976.

Ingrid Goh Y, Bollano E, Einarson TR, Koren G. Prenatal multivitamin supplementation and rates of congenital anomalies: a meta-analysis. J Obstet Gynaecol Can. 2006; 28(8):680-689.

Karayiannis D, Kontogianni MD, Mendorou C, et al. Adherence to the Mediterranean diet and IVF success rate among non-obese women attempting fertility. Hum Reprod. 2018;33(3):494-502.

Levine SZ, Kodesh A, Viktorin A, et al. Association of maternal use of folic acid and multivitamin supplements in the periods before and during pregnancy with the risk of autism spectrum disorder in offspring. JAMA Psychiatry. 2018;75(2):176-184.

Makrides M, Crosby DD, Bain E, Crowther CA. Magnesium supplementation in pregnancy. Cochrane Database Syst Rev. 2014(4):CD000937.

Manheimer E, van der Windt D, Cheng K, et al. The effects of acupuncture on rates of clinical pregnancy among women undergoing in vitro fertilization: a systematic review and meta-analysis. Hum Reprod Update. 2013;19(6): 696-713.

Manheimer E, Zhang G, Udoff L, et al. Effects of acupuncture on rates of pregnancy and live birth among women undergoing in vitro fertilization: systematic review and meta-analysis. BMJ. 2008;336(7643): 545-549.

Middleton P, Gomersall JC, Gould JF, et al. Omega-3 fatty acid addition during pregnancy. Cochrane Database Syst Rev. 2018;11(11):CD003402.

Mínguez-Alarcón L, Gaskins AJ, Chiu YH, et al. Urinary bisphenol A concentrations and association with in vitro fertilization outcomes among women from a fertility clinic. Hum Reprod. 2015;30(9):2120-2128.

Palacios C, Trak-Fellermeier M, et al. Regimens of vitamin D supplementation for women during pregnancy. Cochrane Database of Syst Rev. 2019;10(10):CD013446.

Royal College of Obstetricians and Gynaecologists. Chemical exposures during pregnancy. Dealing with potential, but unproven, risks to child health, scientific impact stated. No 37. R Coll Obstetric Gynaecol. 2013. Accessed on Jan 28, 2021.

Stillerman KP, Mattison DR, Giudice LC, Woodruff TJ. Environmental exposures and adverse pregnancy outcomes: a review of the science. Reprod Sci. 2008;15(7):631-650.

Toledo E, Lopez-del Burgo C, Ruiz-Zambrana A, et al. Dietary patterns and difficulty conceiving: a nested case-control study. Fertil Steril. 2011;96(5):1149-1153.

U.S. Department of Health and Human Services. National Institutes of Health. Dietary Supplement Fact Sheets. Disponível em: https://ods.od.nih.gov/factsheets/list-all/

Zarean E, Tarjan A. Effect of magnesium supplement on pregnancy outcomes: a randomized control trial. Adv Biomed Res. 2017;6:109.

17

Gestação

A gravidez oferece uma oportunidade única e maravilhosa às mulheres para que modifiquem seu estilo de vida e promovam a saúde, que pode durar uma vida inteira. Trata-se de um momento em que escolhas saudáveis podem ser reforçadas pelos médicos, enfermeiras obstétricas e doulas, e práticas de autocuidado podem ser incorporadas ao dia a dia. Muitas mulheres são bastante motivadas durante a gravidez a melhorar sua saúde, pois entendem que isso beneficiará diretamente o bebê.

A jornada que uma mulher empreende durante a gravidez, o nascimento do bebê e a maternidade são sagrados. Como muitas jornadas sagradas, esta pode ser repleta de surpresas, desafios, transformações, medos, alegrias e realizações. As mulheres têm uma habilidade inata de nutrir seu próprio espírito, bem como o de seu bebê, principalmente se receberem apoio, respeito e encorajamento.

A gravidez é um momento de espera. Os longos 9 meses necessários para a formação do feto representam, também, o tempo que a mãe (e a família) tem para se acostumar com a presença de um novo ser. O relacionamento dos pais com o bebê não começa após o parto, e sim durante a gestação dele. Durante esse tempo, a comunicação entre eles é baseada na intuição e nos sentimentos, portanto é muito frágil, quase imperceptível. Se houver muita agitação, perde-se esse contato sutil e sobram apenas as projeções e idealizações.

Desse modo, tal espera, por 9 meses, não é em vão nem estática, mas extremamente necessária e dinâmica. As mudanças no corpo da mulher são tão fortes que a obrigam a ajustar constantemente sua postura, sua alimentação, seus horários de sono e sua capacidade de trabalho, pois afetam sua saúde física, psíquica e seu bem-estar.

Eis as primeiras grandes lições da maternidade: a paciência que a espera exige e a capacidade de adaptação que constantes mudanças requerem. Paciência e capacidade de adaptação são, aliás, qualidades muito necessárias para lidar futuramente com o bebê e cuidar da criança durante todo o seu desenvolvimento.

Porém, espera e paciência são qualidades opostas às demandas do mundo atual. Os meios de comunicação, o celular, o e-mail, as mídias sociais, a internet, além das demandas de produtividade e competitividade, fizeram com que os chamados, as requisições e as respostas externos se tornassem rápidos e até imediatos. Atualmente, não é visto com bons olhos aquele que usa seu tempo para criar, pensar, produzir, responder, interagir tranquilamente.

Assim, muitas vezes, a mulher se depara com a dificuldade de cumprir essas exigências mínimas da natureza (espera e paciência) e, como resultado desse desajuste, ela se torna ansiosa. Algumas podem, então, viver a gestação com angústia e ansiedade, e não mais como um convite a um mergulho nas mudanças profundas do corpo e da alma.

Obviamente não é possível pausar a vida durante esse período e, mesmo com a necessidade de descanso, as atividades profissionais e as obrigações diárias não podem ser interrompidas nem, na maior parte dos casos, diminuídas.

Por fim, observa-se hoje em dia um fenômeno de mudança do núcleo familiar. Antes, a tribo, a comunidade, as mães, as avós e outras mulheres conviviam de perto com a gestante (e, posteriormente, com netos e bisnetos), dando-lhe suporte, conselhos, segurança e ajuda nas tarefas de casa. As famílias se reuniam mais; tios, tias, primos e crianças de muitas idades. Na sociedade ocidental atual, porém, cada vez mais a mulher vive apenas com seu companheiro (ou companheira) e não pode contar com a ajuda, a experiência e os conselhos da família de origem (ou então os recebe à distância). A família que restou é a família nuclear: pais e filhos. Sem a referência de gerações anteriores, a gestante, e nova mãe, deverá trilhar um longo caminho até encontrar a sua referência pessoal durante a gravidez e após o nascimento do bebê.

Independentemente do tipo de vida que a gestante leve, bem como da atividade que exerça, ela deve ter em mente que os fatores de desgaste e adoecimento se encontram ligados fundamentalmente à necessidade de repouso, alimentação equilibrada e saudável e às emoções. Portanto, assegurar-se de que essas necessidades estão supridas são atitudes que causam um enorme impacto na saúde física e psíquica do bebê.

Em sua essência, a consulta obstétrica já é integrativa, com foco nos cuidados diários com sono, atividade física, estresse, alimentação. Saber por quanto tempo e em que condições a gestante trabalha, quantas horas dorme por noite, que relações familiares e pessoais permeiam a sua vida fazem parte do acolhimento e da compreensão da saúde física e psíquica dessa mulher. Quando alguma intervenção se fizer necessária, o objetivo será evitar medicamentos que sejam deletérios ao bebê e à gestação. Novamente, métodos complementares como a acupuntura, a Ayurveda e a homeopatia ganham destaque. Vejamos, em primeiro lugar, as orientações gerais da gestação, e depois, a cada trimestre, como abordar e tratar as principais questões relacionadas à gestação.

Nutrição

Na gravidez, com as crescentes demandas nutricionais da mãe e do bebê, a boa nutrição é primordial; afinal, é da mãe que vêm os nutrientes necessários ao desenvolvimento do feto, mesmo que ela não tenha uma boa nutrição. Contudo, há um limite para esse mecanismo protetor da criança, e, por certo, se a mãe estiver desnutrida ou deficiente de alguma vitamina ou mineral, isso acarretará problemas ao bebê e a ela própria, quando for se recuperar da gestação.

Uma boa nutrição implica a ingestão de legumes, verduras, frutas, grãos integrais, peixe e carnes com pouca gordura. A ingestão de peixe é especialmente benéfica, devido ao papel do ômega 3 na formação do cérebro e dos olhos do embrião/feto. Para gestantes vegetarianas e veganas, é indicada a suplementação com ômega 3. Peixes de águas profundas, como atum, cação, tubarão, peixe-espada, devem ser evitados por conterem maior concentração de mercúrio (que vem se acumulando no mar devido à poluição). Contudo, o salmão, as sardinhas e os pescados podem e devem ser consumidos.

Os bons hábitos alimentares, como comer em horários regulares, evitar porções muito grandes (pois a digestão é mais lenta) e ingerir líquidos ao longo do dia, são fundamentais às gestantes. Não é recomendado a elas jejum de nenhuma espécie. Jejuns de 24 horas, realizados por motivos religiosos, como durante o *Yom Kippur*, por exemplo, podem precipitar o trabalho de parto e estão associados a partos prematuros.

Refeições rápidas e não balanceadas, seguidas de um ritmo de trabalho intenso, são um problema comum entre mulheres grávidas e não grávidas, mas, sem dúvida, afetam muito mais a saúde das primeiras; afinal, na gestação, o ponto crucial é a nutrição adequada, não tanto devido ao número de calorias, mas pelo risco que o sobrepeso e a má nutrição trazem de doenças gestacionais.

Aliás, este é um bom momento para falar também sobre a redução da exposição ambiental a substâncias tóxicas em alimentos e produtos domésticos. Peça à sua paciente para consumir, sempre que possível, alimentos orgânicos, a fim de diminuir a exposição aos pesticidas. Ela também deve evitar café e bebidas cafeinadas, que passam a barreira placentária e chegam a níveis de até 80% da quantidade ingerida, resultando em maior risco de taquiarritmias cardíacas e prematuridade. Recomende a ela não ultrapassar 200 mg/dia de cafeína – o equivalente a

3 xícaras de café. O melhor é consumir menos que isso (1 ou 2 xícaras pequenas de café), pois 1 xícara de cerca de 240 ml de café pode conter entre 90 e 165 mg de cafeína, e o café instantâneo tem cerca de 65 mg da substância. Em relação a chás, 1 xícara de 240 ml costuma conter a seguinte quantidade de cafeína:

- Chá matcha: 60 a 80 mg
- Chá *oolong*: 38 a 58 mg
- Chá preto: 47 a 53 mg
- *Chai*: 47 a 53 mg
- Chá branco 25 a 50 mg
- Chá verde: 29 a 49 mg.

Na gestação, nenhuma quantidade de álcool é considerada segura ou desejável, pois ele piora o desenvolvimento das funções cognitivas nos fetos e aumenta o risco de baixo peso no nascimento do bebê. Um estudo recente descobriu que, rotineiramente, *sites* financiados pela indústria do álcool omitem ou deturpam evidências sobre os riscos do consumo de álcool durante a gravidez. O álcool é teratogênico, ou seja, tem o potencial de causar anomalias no feto. Afeta o cérebro, o coração, as características faciais do feto, além de prejudicar seu crescimento normal. Além disso, ingestão de álcool, durante a gravidez, aumenta o risco de síndrome alcoólica fetal, uma desordem caracterizada por sintomas que incluem alterações neurológicas, como atraso cognitivo, questões de audição, anormalidades cardíacas, hiperatividade e deformidades faciais.

O uso de tabaco durante a gravidez pode causar uma série de problemas para o feto. O tabagismo produz monóxido de carbono, o que prejudica o fornecimento normal de oxigênio ao feto. Bebês de mães fumantes correm um risco aumentado de ter síndrome da morte súbita infantil e disfunção pulmonar. Já o uso de *cannabis* durante a gravidez pode causar comprometimento do desenvolvimento cerebral, prejuízo de crescimento no útero e prematuridade do bebê. Quaisquer outras drogas são arriscadas para o bebê e para a mãe, não devendo ser consumidas.

Peso saudável e gravidez

Cada vez mais mulheres chegam à idade fértil com sobrepeso e até mesmo obesidade. Nos EUA, chega a 35% o número delas acima do peso.

Embora o controle de peso possa ser um tema difícil de ser abordado tanto para o médico quanto para a paciente, é importante que ela entenda como a obesidade pode afetar adversamente sua saúde e a do bebê, pois aumenta o risco de diabetes gestacional, aborto, malformações fetais (incluindo defeitos do tubo neural), hipertensão gestacional, parto prematuro e morte fetal. Além disso, o parto costuma ser mais longo e complicado, e há maior taxa de cesarianas e complicações cirúrgicas.

Como o assunto é delicado, pode-se começar a abordagem pela redução do consumo de alimentos processados e sua substituição pelos saudáveis. Propor uma dieta de estilo mediterrâneo e a diminuição da ingestão excessiva de carboidratos é um ótimo caminho.

Rotinas diárias

As rotinas diárias da gestante incluem número suficiente de horas de sono, atividade física, trabalho, lazer, horários de refeição e hábitos de vida em geral.

O sono é fundamental para a recuperação energética e regulação hormonal. Não se trata só do número de horas dormidas, mas também do horário. Hoje, sabe-se que o sono noturno, a partir das 21 horas, é mais reparador que o diurno, pois há uma série de hormônios que são secretados e regulados respeitando o ciclo circadiano. Então, não basta dormir; é importante não passar das 23 horas acordada para organizar o ciclo sono-vigília. O sono durante a gravidez, principalmente no 1º trimestre, costuma ser intenso e pode aparecer ao longo do dia. Trata-se de um pedido de pausa do corpo, um momento em que a gestante, recolhendo-se das demandas incessantes do mundo externo, pode conectar-se ao silencioso e misterioso mundo do seu bebê.

Hoje em dia, muitas mulheres trabalham mais de 8 horas por dia e dificilmente conseguem reduzir sua carga horária durante a gravidez (e, quando isso ocorre, em geral há redução no salário também). Assim, as mulheres da nossa atual sociedade têm que lutar contra carga horária extensa, atividades incessantes e prejudiciais a si mesmas, pois não estão, de modo algum, acostumadas a se render às necessidades do próprio corpo. Esse tipo de rotina é extremamente penoso para a mulher grávida; afinal, ela precisa lidar com os sintomas comuns da gravidez, como sonolência e enjoos (causados pela gonadotrofina coriônica e pela progesterona), que diminuem profundamente o ritmo e a capacidade de resposta aos estímulos externos.

Muitas pacientes relatam dificuldade de ler e de manter a concentração, em especial em certos assuntos técnicos e teóricos – é a energia e a atenção que estão dirigidas para dentro. Isso não significa, todavia, que a gestante deva ficar inativa ou ser excluída da vida profissional e social. Mostra apenas que a natureza, durante tal período, pede o máximo de recolhimento possível para poder preparar o seu fruto. Assim, as grávidas que desejam descansar, sem excesso de estímulos cognitivos, devem se dar a chance e se permitir isso, pois, durante esse período, outras funções estão sendo exigidas dela.

Em suma, achar um equilíbrio entre as tantas demandas e atividades, principalmente quando a mulher já tem outros filhos, ajudará em seu bem-estar, em sua saúde e na saúde do seu bebê.

Atividades físicas

Na gravidez, a atividade física e a prática de exercícios estão associadas a riscos mínimos e têm se mostrado benéficas para a maioria das mulheres, embora alguma modificação na rotina de exercícios possa ser necessária devido não só a alterações anatômicas e fisiológicas normais na gestante, mas também a exigências fetais. Na ausência de complicações obstétricas ou médicas e de contraindicações específicas, a atividade física é segura e desejável, e as gestantes devem ser encorajadas a continuar ou iniciar atividades físicas, pois, desde o início da gravidez, trazem inúmeros benefícios, tais como:

- Aumento do bem-estar e da autoestima
- Redução de lombalgias, de dores das mãos e dos pés
- Diminuição do estresse cardiovascular
- Fortalecimento da musculatura pélvica
- Maior flexibilidade e tolerância à dor
- Melhora do fôlego e da frequência cardíaca
- Aumento da chance do parto normal
- Diminuição da depressão e de quadros de ansiedade
- Controle do peso

- Diminuição do risco do desenvolvimento de doenças ligadas ao excesso de peso, como o diabetes gestacional
- Recuperação mais rápida no pós-parto.

Como resultado da atividade física segura, observou-se redução de partos prematuros e cesarianas, e, quanto ao feto, houve aumento de peso no nascimento e melhora da condição nutricional.

O exercício físico – definido como atividade física composta de movimentos corporais planejados, estruturados e repetitivos, feitos para melhorar um ou mais componentes do condicionamento físico – é um elemento essencial para um estilo de vida saudável. Dessa maneira, o obstetra e outros prestadores de cuidados obstétricos devem encorajar suas pacientes a iniciarem programa de exercício, ou mesmo continuá-lo, como um componente importante de uma melhor saúde. Para aquelas gestantes que fizeram fertilização *in vitro*, orienta-se normalmente repouso no primeiro trimestre.

O quanto a gestante pode se exercitar e o tipo de atividade física vão depender de suas práticas de exercício antes de engravidar. Mulheres que já praticam atividade aeróbica de intensidade vigorosa ou que, antes da gravidez, eram fisicamente ativas podem continuar tais atividades durante a gestação e o pós-parto. Caso comece um novo tipo de atividade física no início da gestação, ela deve ser acompanhada de perto, para evitar mal-estar. O aumento do ritmo e da frequência das atividades deve ser suave e levar em conta o bem-estar da gestante.

A cada semana, o corpo da gestante muda, e as mudanças trazem impactos físicos que são sentidos cada vez mais, principalmente no 3º trimestre de gravidez. A mulher precisa se adaptar a um novo eixo postural, a um novo peso, a uma nova imagem corporal. Para as gestantes ativas, isso ocorre de maneira mais natural e rápida. Por outro lado, as que seguem na inatividade passam por todas essas modificações com maiores dificuldades, dores e incômodos.

Suplementos vitamínicos

Quando o feto precisa se adaptar a uma oferta limitada de nutrientes, ocorrem alterações fisiológicas e metabólicas que podem, mais tarde, ao longo da vida, aumentar o risco de doenças crônicas, incluindo doença cardíaca coronariana, diabetes e acidente vascular cerebral.

Cerca de 70% dos defeitos do tubo neural poderiam ser evitados se as mulheres consumissem quantidades adequadas de ácido fólico. Já a insuficiência de vitamina D tem sido relacionada ao desenvolvimento de diabetes gestacional, pré-eclâmpsia e distúrbios neurológicos fetais. E o cálcio é importante para manter a pressão arterial e reduzir o risco de pré-eclâmpsia.

Como se vê, a nutrição e, eventualmente, a suplementação vitamínica são fundamentais nesse período. O Ministério da Saúde e a Federação Brasileira das Associações de Ginecologia e Obstetrícia (FEBRASGO), assim como Academias de Pediatria e de Obstetrícia Americanas, recomendam a mulheres em idade fértil que tomem um polivitamínico com ácido fólico. As vitaminas pré-natais têm efeito protetor contra certos cânceres pediátricos, incluindo leucemia e neuroblastoma, bem como diminuição da incidência de defeitos do tubo neural, fissura palatina, anomalias do trato urinário e hidrocefalia congênita. Considerando que apenas 50% das gestações são planejadas, isso destaca a importância de recomendar a todas as mulheres em idade reprodutiva que tomem polivitamínico pré-natal, pois é bem provável que, ao engravidar, elas não farão uso de nenhum.

Existem muitos polivitamínicos no mercado, por isso é importante orientar as mulheres que consumam um produto apropriado que contenha de 70 a 100% das recomendações para a maioria das vitaminas e minerais, incluindo 600 mcg de ácido fólico; de preferência o metilfolato. Um multivitamínico ideal deve conter os elementos apresentados a seguir.

Ácido fólico

Antes da gravidez, é recomendada uma dose de 400 mcg/dia e, durante a gestação, de 600 a 800 mcg. Quando ingeridos antes da concepção e no 1º trimestre de gravidez, essa vitamina reduz o risco de defeitos do tubo neural, defeitos cardíacos, musculoesqueléticos e orofaciais do feto. O National Health Service (NHS, serviço nacional britânico de saúde) descobriu que polivitamínicos facilitam a concepção e diminuem a probabilidade de aborto.

Três estudos separados revelaram a associação do uso de ácido fólico antes da concepção com uma menor prevalência (40%) de autismo. No entanto, apenas 34% das mulheres entre 20 e 39 anos no Reino Unido recebem a quantidade recomendada de ácido fólico suplementar.

Como há diversas opções no mercado, os polivitamínicos pré-natais não são bem regulados e podem conter ingredientes muito diferentes. Algumas mulheres precisarão de doses maiores do que os 400/800 mcg/dia de ácido fólico encontrados na maioria das vitaminas pré-natais. Entre elas, mulheres com histórico pessoal ou familiar de ter um filho com defeito no tubo neural, aquelas que têm doença inflamatória intestinal ou obesidade (com IMC > 35) ou diabetes. Doses mais altas também são indicadas para mulheres que tomam medicamentos anticonvulsivos, antagonistas de folato (p. ex., metotrexato, sulfonamidas), fumam cigarros ou pertencem a grupos étnicos de maior risco (*sikh*, celtas e do norte chinês).

Apesar de muitos médicos e pesquisadores defenderem o uso de 5-metiltetra-hidrofolato (forma já metilada de ácido fólico) para suplementação em mulheres que não conseguem converter o ácido fólico em metilfolato (polimorfismo genético *MTHFR*, que causa hipometilação de folato), a recomendação usual continua sendo a do uso do ácido fólico. A suplementação com ácido fólico diminui a absorção de zinco; por essa razão, este deve também ser ingerido.

Vitamina A

Antes da gestação, recomendam-se doses de 2.300 UI/dia de vitamina A; na gravidez, cerca de 2.500 UI/dia; e, na amamentação, 4.300 UI/dia. Ela é recomendada como uma importante vitamina pré-natal, porque reduz a cegueira noturna gestacional e melhora a função pulmonar em crianças em idade pré-escolar. Mas cuidado se já foi ingerida uma boa quantidade de vitamina A na alimentação, pois, apesar de globalmente benéfica, quando consumida em excesso, apresenta riscos.

A maioria das vitaminas pré-natais contém vitamina A (em geral uma combinação de betacaroteno e vitamina A pré-formada). No entanto, é importante que as mulheres evitem receber muita vitamina A pré-formada durante a gravidez. Doses iguais ou superiores a 10.000 UI podem aumentar o risco de defeitos congênitos, como fissura palatina e espinha bífida, bem como aborto.

Outro cuidado em relação à suplementação diz respeito ao óleo de fígado de bacalhau, visto que alguns deles contêm altas doses em vitamina A pré-formada, fornecendo de 3.000 a 4.000 UI por colher de chá.

Vitamina B2: riboflavina

Segundo estudos, a reposição de riboflavina favorece a prevenção da anemia. Aparentemente, doses de 3 a 4 mg/dia da riboflavina são suficientes.

Vitamina B7: biotina

Cerca de 50% das mulheres têm deficiência de biotina, o que pode ser corrigido com 300 mcg/dia. Em estudos com animais, sua deficiência mostra associação com uma série de defeitos no nascimento; em humanos, contudo, essa correlação não foi estabelecida.

Vitamina B6

A vitamina B6, na sua apresentação, por exemplo, como piridoxal-5-fosfato, é reposta na dose de 2 a 10 mg/dia, sendo esta última dose provavelmente mais adequada para gestantes. Mulheres fumantes que fizeram uso de anticoncepcionais orais têm normalmente deficiência dessa vitamina. A deficiência de B6 pode levar a níveis de Apgar mais baixos no nascimento, estomatite, glossite, baixo peso, entre outros problemas.

Vitamina B12

Os níveis de vitamina B12 costumam cair durante a gestação, mas voltam ao normal horas após o parto. Portanto, é discutível se há ou não necessidade de suplementação. No caso de aumento de homocisteína e ácido metilmalônico, a suplementação de vitamina B12 é importante. Os níveis recomendados de suplementação são de 2,4 mcg antes da gravidez, e de 2,6 mcg, durante a gestação. Pacientes veganas ou vegetarianas e aquelas que fizeram cirurgia bariátrica ou usam antiácidos, metformina ou inibidores de bomba de prótons precisam, muitas vezes, suplementar a B12 em doses maiores, como 500 mcg/dia.

Vitamina C

A suplementação de 750 mg/dia de vitamina C está associada à melhora dos níveis de progesterona e à correção da disfunção da fase lútea. Altas doses da vitamina C podem gerar cálculos renais, causar diarreia e dores no estômago. Em gestantes fumantes, a suplementação com 500 mg/dia de vitamina C melhora a função pulmonar dos recém-nascidos e reduz o chiado (broncoespasmo) deles.

Vitamina D 25(OH)

A suplementação com 15 mcg ou 600 UI/dia é o mínimo para pacientes que já tenham níveis adequados dessa substância no sangue. A quantidade ideal, provavelmente, é mais próxima de 2.000 a 4.000 UI/dia. A suplementação de vitamina D não serve apenas para atender à crescente demanda por cálcio por parte do feto, mas também para auxiliar o crescimento fetal, o desenvolvimento do sistema nervoso, a maturação pulmonar e a função do sistema imunológico fetal. A insuficiência dessa vitamina tem sido relacionada ao desenvolvimento de diabetes gestacional, pré-eclâmpsia, vaginose bacteriana e distúrbios neurológicos fetais. Muitas pacientes necessitam de 2.000 UI/dia, ou mais, para tratar deficiências prévias. Grupos de alto risco, que requerem atenção especial, incluem pacientes com exposição solar limitada, as que vivem em latitudes do Norte, as que cobrem a pele, mulheres com pele mais escura e as vegetarianas.

Vitamina E

É recomendada a dose de 15 mg/dia, antes gravidez, e de 19 mg/dia durante a gestação. A suplementação com essa vitamina diminui o estresse oxidativo, porém é preciso cuidado, pois mulheres que recebem suplementos de vitamina E com outras substâncias têm maior risco de, no 9º mês, ter dor abdominal e ruptura prematura das membranas, antes do início do trabalho de parto (não houve relatos de aumento no risco de ruptura prematura das membranas antes do 9º mês).

Cálcio

O aporte de cálcio deve ser (contando a alimentação) de cerca de 1.300 mg/dia. Mulheres veganas têm maior probabilidade de não receber o que precisam. O cálcio é importante para manter a pressão arterial equilibrada e reduzir o risco de pré-eclâmpsia. Além disso, crianças cujas mães suplementaram cálcio têm melhor densidade óssea e menos cáries.

Ferro

Durante a gestação, a dose recomendada é de 27 mg/dia. O ferro é importante para prevenir a anemia, para a qual certas populações estão em maior risco do que outras (como a população latino-americana), mas, em altas doses, pode levar a constipação intestinal e irritação gástrica. Se o hematócrito for inferior a 34% antes das 28 semanas de gravidez, a suplementação de ferro (30 mg/d) geralmente é recomendada. Suplementos com ferro ingeridos com alimentos podem ser menos constipantes e sua ingestão com vitamina C pode aumentar sua absorção. As intervenções dietéticas podem incluir couve, ora-pronóbis e melado de cana (uma colher de sopa tem cerca de 4 mg de ferro). A dose indicada é de 325 mg de sulfato ferroso (que contém 65 mg de ferro elementar), a ser tomado com suco de laranja, 1 vez ao dia, para ajudar na absorção.

Algumas pacientes não conseguirão ter a absorção necessária do ferro oral ou terão extrema intolerância gástrica. Nestes casos, a aplicação de ferro intravenoso pode ser indicado. Doses excessivas de ferro (como 100 mg/dia de ferro elementar) podem causar efeitos deletérios, levando a maior risco de diabetes gestacional, à hipertensão na gestação e à diminuição de estatura do bebê. É importante lembrar que alimentos ricos em cálcio, como leite e derivados, não devem ser tomados com o suplemento férrico ou nas refeições principais, pois podem prejudicar a absorção total do ferro no intestino. Pacientes com histórico de desnutrição têm menos proteínas ligadoras de ferro e, ao receberem suplementos com esse mineral, correm maior risco de morte fetal e perinatal. Portanto, para pacientes desnutridas, a suplementação com ferro deve ser em doses menores do que as sugeridas normalmente.

Iodo

A dose de 150 mcg/dia é recomendada a mulheres antes de engravidarem. (No Brasil, como o sal é iodado, já existe esse aporte, mas atenção ao sal do Himalaia e ao sal marinho, que contém menos iodo.) E, durante a gestação, são necessários 220 mcg/dia. O iodo é fundamental para evitar a deficiência intelectual (cretinismo). Por outro lado, altas doses de iodo podem ser tóxicas e levar a paciente a desenvolver tireoidite de Hashimoto. O iodo só está presente em 51% dos multivitamínicos pré-natais.

Magnésio

A suplementação com esse mineral pode ser feita na dose de 250 a 600 mg/dia, e parece ter um efeito positivo no parto, pois diminui quadros de hemorragia, cérvice incompetente e parto prematuro, além de reduzir a incidência de baixo peso do bebê.

Minerais

Minerais como o cobre, o zinco, o molibdênio, o potássio e o selênio, em pequenas quantidades, também estão presentes em muitos polivitamínicos pré-natais, para gestantes, exercendo ação imunoprotetora e facilitadora metabólica.

Ômega 3

O consumo de ômega 3 durante a gestação contribui para a diminuição de trabalhos de partos prematuros, pré-eclâmpsia e baixo peso do bebê no nascimento. Durante a gestação, é indicado o consumo de cerca de 350 g de peixe por semana (2 a 3 porções). Doses de, no mínimo, 200 mg/dia de DHA são indicadas durante toda a gestação. O DHA auxilia o desenvolvimento cerebral da criança, então sua suplementação deve iniciar já durante a gestação. Cerca de 1 g até 2,7 de ômega 3 contendo principalmente DHA é a suplementação usual. As grávidas devem tomar DHA (250 a 350 mg/dia). É muito provável que o DHA seja mais bem digerido em conjunto com a EPA (400 a 600 mg/dia).

Os suplementos de óleo de peixe devem ser essencialmente livres de mercúrio, arsênico, chumbo, níquel, dioxinas e outras substâncias tóxicas, além de serem a melhor opção para suplementação. Em geral, não se recomenda o óleo de fígado de bacalhau devido a preocupações de hipervitaminose A.

As vegetarianas podem ingerir óleo de semente de linhaça (ou outros óleos ricos em ácido alfa-lírico) e devem considerar tomar uma fonte de DHA baseada em algas.

Cromo

Sabe-se que a dosagem deste mineral cai ao longo da gravidez, mas não há certeza do quanto nem da necessidade de sua suplementação. Contudo, sabe-se que o cromo auxilia pacientes no controle da glicemia. Pacientes com histórico de diabetes ou diabetes gestacional podem se beneficiar do uso de cromo na dose de 25 a 50 mcg/dia.

Colina

A colina é um precursor da acetilcolina utilizado como neurotransmissor. Presente no complexo B, atua na gestação e pode favorecer o desenvolvimento cerebral do bebê. Sua suplementação, seja dietética (ovos, amêndoas, brócolis, soja, peixes, carnes, gérmen de trigo e trigo integral), seja na forma de suplemento vitamínico, traz melhora das funções cognitivas da criança. O uso indicado para gestantes é de 450 mg/dia.

Suplementos botânicos

Com a finalidade de aliviar os sintomas causados pela gravidez, é comum as gestantes utilizarem plantas medicinais. Em geral, as indicações vêm por parte de familiares e amigos, porém algumas dessas plantas podem causar efeitos teratogênicos, abortivos e tóxicos, ressaltando, assim, a importância do uso consciente. A seguir, listo algumas plantas seguras para uso durante a gravidez. Mais adiante, na descrição do tratamento para diversas queixas ao longo dos 3 trimestres, estão citadas outras ervas benéficas e seguras para esses períodos.

- *Shatavari* (*Asparagus racemosus*): não há muitos estudos para corroborar seu uso, não obstante é uma planta classicamente utilizada na Ayurveda e na Índia para tratar os distúrbios ligados à saúde da mulher, como infertilidade, síndrome pré-menstrual e menopausa. Em sânscrito, como já foi dito, a palavra *Shatavari* significa "aquela que tem 100 maridos", sugerindo sua capacidade de promover fertilidade e vitalidade. Por ser uma raiz comestível, a preocupação em relação à toxicidade é menor, pois pode ser comumente utilizada no dia a dia. A dose recomendada é de 500 mg, 2 vezes ao dia, podendo chegar a 2 g/dia
- Da Zao (*Zizyphi jujubae fructus*): esta tâmara chinesa pode ser ingerida na quantidade de 2 ou 3 unidades por dia, durante a gestação, para tonificar e melhorar o estado nutricional da gestante. Segundo a MTC, é um tônico do sangue
- Goji berry (*Lycium barbarum* e *L. chinense*): esta pequena fruta vermelha é um excelente tônico do *Yin* e da energia vital, o *Jing*. A dose de 1 colher de chá por dia é bastante segura.

Poluentes ambientais

Pesquisadores descobriram que concentrações mais elevadas de cádmio, chumbo e alguns ftalatos, em amostras de sangue ou urina, estavam associadas a um aumento dos comportamentos autistas em crianças. A pesquisa deles também mostrou que o aumento das concentrações de manganês, de muitos metabólitos de pesticidas organofosforados e ftalato monoetílico estava mais fortemente associado a pontuações mais baixas na avaliação do comportamento autista.

Recentemente, testes de sangue do cordão umbilical revelaram que os bebês têm, no momento do nascimento, mais de 200 produtos químicos em seu corpo. Esses produtos químicos ambientais podem aumentar o risco de TDAH, autismo e leucemia; mais tarde, ao longo da vida, aumentam o risco de diabetes e doenças cardíacas. A modificação do estilo de vida, ainda que difícil, pode reduzir a exposição a produtos químicos tóxicos nos pais, reduzindo, assim, o risco para o feto. Para a maioria das pessoas, alimentos e bebidas são uma fonte significativa de absorção de toxinas ambientais. Escolher carnes vermelhas e brancas orgânicas, sempre que possível, assim como legumes, frutas e verduras sem pesticidas, é a melhor maneira de reduzir a exposição a pesticidas e organismos geneticamente modificados (OGM).

Infelizmente, a exposição a produtos químicos, toxinas e poluentes em geral faz parte da vida moderna. A cada ano que passa, estamos sujeitos a mais e mais contato com substâncias tóxicas, pois a indústria química lança sempre novos produtos ainda não testados, mas com potencial de afetar nossa saúde e, ainda mais, a saúde de fetos e bebês, que são mais sensíveis. Produtos tóxicos podem ser teratogênicos e atravessar a barreira placentária, além de afetar a fertilidade dos pais. As consequências podem ser extensas e de longa duração.

Nos dias atuais, temos que lidar constantemente com disputores endócrinos, metais pesados, detritos plásticos (incluindo bisfenol A [BPA] e ftalatos), pesticidas e outras substâncias tóxicas, cuja presença muitas vezes passa despercebida. Esses elementos atuam insidiosamente, alterando o equilíbrio do sistema endócrino e hormonal e afetando potencialmente tanto a fertilidade feminina quanto a masculina. A completa erradicação desse fenômeno é praticamente impossível. Optar por um estilo de vida mais saudável, banindo do dia a dia produtos químicos desnecessários (p. ex., produtos de limpeza, cosméticos e utensílios de cozinha revestidos com substâncias antiaderentes), buscar fontes de água mais confiáveis e evitar locais excessivamente contaminados, além de priorizar o consumo de alimentos orgânicos, podem ser medidas eficazes. A magnitude da exposição aos disruptores endócrinos é determinante; a conscientização emerge como fator primordial na mitigação do risco de intoxicação.

Quando o custo do orgânico é proibitivo, a compra seletiva de vegetais e frutas cultivados convencionalmente, mas menos contaminados, é uma boa alternativa. É possível reduzir a exposição a pesticidas em 92% quando se escolhem produtos mais limpos, a partir da lista dos 15 com menos pesticidas (*clean fifteen*). Atualmente, nessa lista publicada anualmente pelo Environmental Working Group (EWG), temos: abacate, milho doce, abacaxi, cebolas, papaia, ervilhas, aspargos, melão, *kiwi*, repolho, cogumelos, mangas, batatas-doces, melancias, cenouras.

Simultaneamente, eliminam-se os 12 mais sujos, ou com mais pesticidas (*dirty dozen*), também classificados pelo EWG. Pode-se, por exemplo, buscar alternativas orgânicas para os mais afetados por pesticidas (como morangos, espinafre, couve, nectarinas, maçãs, uvas, cerejas, pêssegos, peras, pimentões, salsão e tomates). Mesmo utilizando alimentos orgânicos, fique atento às embalagens que podem conter outros tipos de poluentes (como o BPA das latas e plásticos).

Nos produtos de higiene pessoal e beleza, as gestantes devem evitar a triclosana e os parabenos, que, além de causar alergias podem também agir, modificando a flora bacteriana normal.

Retomando aqui as orientações do Royal College of Obstetricians and Gynaecologists (Colégio Real de Ginecologia e Obstetrícia):

- Utilize alimentos frescos em vez de alimentos processados sempre que possível
- Reduza o uso de alimentos/bebidas em latas/recipientes de plástico, incluindo seu uso para armazenamento de alimentosMinimize o uso de produtos de cuidados pessoais, como hidratantes, cosméticos, géis de banho e fragrâncias
- Minimize a compra de móveis domésticos recém-produzidos, tecidos, frigideiras antiaderentes e carros enquanto estiver grávida/amamentando
- Evite o uso de pesticidas ou fungicidas para jardim/casa/animais de estimação (como *sprays* ou tiras contra moscas, *sprays* para rosas e pós contra pulgas)
- Evite vapores de tinta
- Tome apenas analgésicos de venda livre quando necessário
- Não assuma a segurança dos produtos com base na ausência de produtos químicos "nocivos" em sua lista de ingredientes, ou na etiqueta "natural" (herbal ou não).

Acupuntura

Uma pergunta muito frequente nos consultórios de acupuntura é se é bom continuar com as sessões de acupuntura ao longo da gravidez. A resposta é: isso não só é permitido, mas também é indicado, já que a acupuntura pode trazer inúmeros benefícios à mãe e ao bebê.

A acupuntura é uma forma de tratamento que auxilia em dores musculoesqueléticas, insônia, enxaquecas, enjoos, ansiedade e pode ajudar também na preparação para o parto.

Diferentemente das medicações convencionais, ela não apresenta riscos ou efeitos colaterais ao feto ou ao bebê, e pode proporcionar bem-estar e relaxamento para a mãe. O estado de relaxamento da mãe influencia positivamente no peso do bebê, na quantidade de líquido amniótico e na condição do útero, evitando excesso de contrações e cólicas antes do fim da gestação.

MTC

A acupuntura é uma das práticas da Medicina Tradicional Chinesa (MTC) e foi descrita como benéfica e vantajosa para a gestante e o bebê. Contudo, há outras práticas possíveis, como a observação dos 10 meses lunares, com diferentes abordagens de hábitos e alimentação, que podem ser seguidas durante a gestação para beneficiar a formação do novo ser e nutrir a mãe. A seguir, exponho alguns conceitos importantes da visão energética da MTC com relação à gestação.

Quando o *Yin* abriga o novo, ele se torna completo, pleno. O *Yin* representa o corpo, a forma, a matéria. Fala-se que a gestação é a plenitude do *Yin*, em que é possível dar forma à forma, gerar, transformar e fazer crescer em si.

De maneira geral, durante a gravidez as mulheres estão plenas, inclusive no exame do pulso (que, segundo a MTC, em geral é mais "fino" e "profundo" nas mulheres que nos homens, mas que, na gravidez, aponta a plenitude, tornando-se cheio e superficial).

Para facilitar o processo natural da gestação, é importante manter a energia, o sangue e a essência (*Qi*, *Xue* e *Jing*) da mãe, pois o bebê irá precisar dessa plenitude para se desenvolver bem. A mulher que carrega um ou mais filhos em seu ventre precisa de energia em dobro para si e para seu(s) bebê(s).

Como o *Yin* opera em silêncio, as mudanças ocorrem no interior do corpo da mulher e só poderão ser apreciadas depois da passagem do tempo. Nesse "tempo de silêncio" ou de recolhimento, o principal elemento da MTC envolvido é a Água. Ligada ao inverno, ela é considerada o máximo do *Yin*, quando o corpo se resguarda de toda a atividade para armazenar energia e dar, futuramente, início a um novo ciclo. A Água é um elemento que simboliza a *força ancestral* e a *capacidade de adaptação*.

A *força ancestral* e profunda ligada à Água é chamada "*Jing*", ou essência, e dela depende a formação do feto. O *Jing* é considerado aquele que dá origem à nova vida, expressado pelos gametas femininos e masculinos e pela energia transmitida pela mãe por meio do útero nos 9 meses da gestação.

A Água é um elemento encontrado em toda a natureza; é o caldo primitivo no qual se desenvolveram as primeiras formas de vida da Terra – por isso, carrega a "genética" dos seres deste planeta. Portanto, ao associar a Água ao aparelho reprodutor feminino e ao masculino, a MTC atribui essa característica de armazenamento e de ancestralidade da Água à parte reprodutiva do corpo humano. Ademais, o elemento Água é considerado "a grande bateria de energia" do corpo humano, pois armazena a energia vital e transmite-a, aquecendo todo o organismo.

A *capacidade de adaptação*, chamada "*Zhi*" na MTC, também pertence à esfera do elemento Água. Ela é um elemento *Yin*, adaptável, maleável, que, em sua forma líquida, tem a capacidade de tomar o formato daquilo que a contém e de se moldar aos acidentes do terreno que percorre. Essa capacidade de adaptação é altamente necessária durante a gravidez, e observa-se que, quanto melhor o estado do elemento Água (associado aos rins, na MTC), melhor será o estado de saúde e o desenvolvimento do feto.

Portanto, durante a gestação, na MTC utilizam-se, para o tratamento preventivo e das diversas patologias, os pontos da Água (rim e bexiga) que terão influência direta no útero, nos ovários, no embrião e na energia fonte da mãe.

O *Jing* é a essência, a energia vital originada do óvulo, do espermatozoide e do bom desenvolvimento do feto durante a gestação. Esse mesmo *Jing* carregará, por toda a vida da pessoa, uma marca energética individual de qualidade e quantidade. Quem tem um *Jing* deficiente está mais propenso a ficar doente física e mentalmente, além de ter mais dificuldade para se recuperar dos percalços da vida.

O *Jing* está ligado ao elemento Água, à bateria de energia do corpo, à capacidade de adaptação e à força da vida. Ele determina a força pessoal de cada um. Portanto, sua manutenção é extremamente importante para a saúde global da gestante e será também para a saúde do feto, pois a mãe que tem deficiência de *Jing* passará, inevitavelmente, essa deficiência para o seu bebê.

Segundo a MTC, as maiores fontes de perda de energia na vida de uma mulher são a gravidez, o parto e a amamentação. Assim, preventivamente, ela deve se resguardar o máximo possível para não sofrer consequências futuras em sua saúde. Entretanto, esse cuidado não é importante apenas para a gestante. Também é fundamental para o desenvolvimento do novo ser no ventre dela. Então, seguir uma rotina saudável de horas de sono, nutrição, observação dos ritmos da natureza e do corpo faz parte do tratamento e da abordagem da MTC.

Na história da China, imperadores e altos dignitários tratavam a gestante com respeito, atenção, nutrição, massagens, cuidados e até mesmo músicas especiais, pois sabiam que isso beneficiaria a saúde da futura criança (e possivelmente futuro imperador).

Na MTC, todo um cuidado especial é dispensado à nutrição da gestante, considerando sua importância para a mãe e o bebê. Segundo a MTC, o *Jing* só pode ser modificado por meio da escolha dos sabores, e esse conhecimento da dietética chinesa é complexo e amplo. Na China antiga, observava-se o costume de cuidar das gestantes com mimos e dietas especiais, porque se conhecia a influência disso pelo restante da vida da criança, determinando o seu *Jing*.

Algumas das recomendações nutricionais da MTC para gestantes são apresentadas a seguir.

Alimentos recomendados

- Alimentos de sabor levemente azedo ou ácido, que se caracterizam por aglutinar o *Qi*, fazendo a função alquímica da "coagulação", são capazes de ajudar a função materna de dar forma e acumular a energia necessária ao feto. Exemplos: laranja-lima, tangerina, damasco, feijão-vermelho, framboesa, lichia, morango. Os alimentos não devem ser excessivamente azedos, pois acabam ferindo a

função do fígado; assim, as frutas extremamente azedas, o ruibarbo e o vinagre devem ser evitados
- Alimentos que aumentam o *Yin* e o *Xue*. Exemplos: frango cozido com raiz de *Rehmannia*, sopa de flor-de-lis, ovos, raiz de lótus, leite, pera e frutas em geral ajudam a diminuir o estado de calor da gestação, bem como a aumentar o aporte de vitaminas da gestante
- Alimentos de sabor neutro, já que favorecem o sistema do baço-pâncreas e estômago e, consequentemente, ajudam a formar a energia de nutrição (*Rong Qi*). Exemplos: cevadinha, cereais em geral, batata, milho, batata-doce, maçã, uva. A cevadinha, por ser capaz de beneficiar o Aquecedor Médio, tranquilizar o *Qi* e a mente e tonificar o *Xue*, é muito recomendada para a gestante nos tratados de MTC
- Alimentos que tonificam o sistema dos rins, os quais, segundo a MTC, são os grandes responsáveis pelo *Jing* e pela energia fonte da criança e da mãe. Não há alimentos que possam aumentar diretamente o *Jing*; entretanto, ao melhorar os rins (centro energético do corpo), o baço e o estômago, responsáveis pela reposição do *Qi* pela nutrição, pode-se evitar a perda do *Jing*. De um modo geral, a alimentação regrada, rica em nutrientes, bem como alimentos tônicos, ajuda nessa função. Exemplos de alimentos que tonificam os rins: raízes, brotos, nozes, amêndoas, semente de girassol, gergelim preto, ostras, ovas de peixe, salmão e mexilhões.

Alimentos a serem evitados

- Alimentos gordurosos, muito açucarados, pois não só predispõem a gestante a um ganho excessivo de peso como também contribuem para a formação de umidade e mucosidade, o que obstrui o *Qi*, levando a uma má circulação geral
- Alimentos muito picantes e os defumados, alho, cebola, carnes cruas ou com sangue, segundo a MTC, dispersam o *Qi*, e, desse modo, atuam contra a concentração necessária da energia que deve ocorrer na gravidez
- Alimentos de natureza muito quente (gengibre, vinho, canela, caranguejo, carneiro, pimentas, temperos muito fortes, bem como excesso de

cebola e alho, excesso de café, chá preto ou verde) consomem o *Yin* e o *Xue* e levam a um estado de aumento do *Yang*. No 1º trimestre da gravidez, uma exceção se faz ao uso do gengibre fresco, pois auxilia na diminuição dos enjoos e vômitos

- Alimentos específicos a serem evitados durante toda a gravidez: gengibre seco, soja branca, ovos de pato, carpa, coelho, coxas de rã, caranguejo e carne de pombo. Certamente, muitos deles não fazem parte da nossa culinária cotidiana; porém, ainda assim é interessante saber que alimentos evitar e quais ingerir.

Ayurveda

A Ayurveda é uma prática milenar que trata não só o corpo como também o espírito. A prática da Medicina Ayurvédica durante a gravidez compreende intervenções suaves, como a marmaterapia (massagem em pontos específicos), a observação da nutrição e dos ritmos cotidianos (comer, dormir, defecar, fazer atividades físicas). Na Ayurveda há, no quesito espiritual, um enfoque especial para a gestação, pois a mulher se torna um vaso receptor da nova vida e, portanto, responsável por si e por outro.

Grupos de apoio

A cada dia, surgem mais grupos de apoio a gestantes. Esses grupos podem ter enfoque em conversas dirigidas para trazer à tona as principais dúvidas e saná-las; proporcionar palestras, aulas de ioga e dicas de alimentação. A meu ver, o maior benefício desses grupos é oferecer um senso de comunidade e pertencimento, pois atualmente não estamos inseridos em nossas raízes familiares e comunitárias, e a gestante e seu parceiro podem se sentir muito solitários no árduo papel de criar o bebê e os outros filhos.

Terapias mente e corpo

Práticas como meditação, ioga, imagens guiadas, trabalho de respiração, atenção plena, relaxamento, escaneamento corporal, reestruturação cognitiva, programas educacionais ou terapias de grupo ou individual podem ser extremamente benéficas para apoiar as gestantes.

Para algumas mulheres, a gravidez é um estado natural e desejável, na qual as inúmeras mudanças são bem-vindas e esperadas. Para outras, no entanto, as adaptações necessárias são difíceis e custosas. Nem todas as gestações são planejadas, e outras não são nem mesmo desejadas. Ainda assim, mesmo as desejadas e planejadas podem fazer a mulher passar por períodos difíceis, até que essa nova fase da vida futura seja incorporada e assimilada. Certas mulheres levarão anos para se adaptar ao "ser mãe", e, quanto antes isso puder ser assimilado, melhor será para a mãe e para o bebê.

Existe um provérbio africano que diz "precisamos de uma aldeia inteira para criar e educar uma criança". Contudo, nesse modelo atual, com as famílias vivendo isoladamente em seus núcleos, a distância aumentou, e se faz necessário um esforço consciente para haver uma inserção na comunidade. Assim, os grupos de apoio, de pais e de mães têm sido fonte de trocas importantes, capazes de oferecer à gestante a sensação de pertencimento e acolhimento necessários.

Considerações finais

A gestação proporciona às mulheres uma oportunidade única e extraordinária de modificarem seu estilo de vida e promoverem a saúde; benefícios que podem perdurar por toda uma vida. Esse período é marcado pela possibilidade de reforçar escolhas saudáveis (p. ex., boa alimentação, prática de atividades físicas, meditação, grupos de apoio) e pela incorporação de práticas de autocuidado na rotina diária. Muitas mulheres se sentem altamente motivadas durante a gravidez a melhorar a saúde, compreendendo que isso terá um impacto direto no bem-estar do bebê. Cabe ao profissional da Saúde aproveitar esse momento de "abertura" da mulher para fazer a sugestão e o convite às mudanças necessárias.

Bibliografia

ACOG Committee Opinion Nº1. 495: Vitamin D: screening and supplementation during pregnancy. Obstet Gynecol. 2011;118(1):197-198.

ACOG Committee Opinion Nº. 575. Exposure to toxic environmental agents. Obstet Gynecol. 2013;122(4): 931-935.

Agarwal S, Kovilam O, Agrawal DK. Vitamin D and its impact on maternal-fetal outcomes in pregnancy: a critical review. Crit Rev Food Sci Nutr. 2018;58(5):755-769.

Aghajafari F, Nagulesapillai T, Ronksley PE, et al. Association between maternal serum 25-hydroxyvitamin D level and pregnancy and neonatal outcomes: systematic review and meta-analysis of observational studies. BMJ. 2013;346:f1169.

Amraei M, Mohamadpour S, Sayehmiri K, et al. Effects of vitamin D deficiency on incidence risk of gestational diabetes mellitus: a systematic review and meta-analysis. Front Endocrinol (Lausanne). 2018;9:7.

Barker DJ. Developmental origins of adult health and disease. J Epidemiol Community Health. 2004;58(2):114-115.

Beddoe AE, Lee KA. Mind-body interventions during pregnancy. J Obstet Gynecol Neonatal Nurs. 2008;37(2):165-175.

Bodnar LM, Catov JM, Simhan HN, et al. Maternal vitamin D deficiency increases the risk of preeclampsia. J Clin Endocrinol Metab. 2007;92(9):3517-3522.

Bunyavanich S, Rifas-Shiman SL, Platts-Mills TA, et al. Peanut, milk, and wheat intake during pregnancy is associated with reduced allergy and asthma in children. J Allergy Clin Immunol. 2014;133(5):1373-1382.

Carlson SE, Colombo J, Gajewski BJ, et al. DHA supplementation and pregnancy outcomes. Am J Clin Nutr. 2013;97(4):808-815.

Centers for Disease Control and Prevention (CDC). Use of dietary supplements containing folic acid among women of childbearing age – United States, 2005. MMWR Morb Mortal Wkly Rep. 2005;54(38):955-958.

Dante G, Bellei G, Neri I, Facchinetti F. Herbal therapies in pregnancy: what works? Curr Opin Obstet Gynecol. 2014;26(2):83-91.

Dante G, Pedrielli G, Annessi E, Facchinetti F. Herb remedies during pregnancy: a systematic review of controlled clinical trials. J Matern Fetal Neonatal Med. 2013;26(3):306-312.

De-Regil LM, Palacios C, Lombardo LK, Peña-Rosas JP. Vitamin D supplementation for women during pregnancy. Cochrane Database Syst Rev. 2016;1:CD008873. Update in: Cochrane Database Syst Rev. 2019;7:CD008873.

Gerona RR, Woodruff TJ, Dickenson CA, et al. Bisphenol-A (BPA), BPA glucuronide, and BPA sulfate in midgestation umbilical cord serum in a northern and central California population. Environ Sci Technol. 2013;47(21):12477-12485.

Greenberg JA, Bell SJ, Ausdal WV. Omega-3 fatty acid supplementation during pregnancy. Rev Obstet Gynecol. 2008;1(4):162-169.

Greer FR. Methyl donors, iodine, and DHA – is maternal supplementation beneficial? Introduction. Am J Clin Nutr. 2009;89(2):661S-662S.

Grieger JA. Preconception diet, fertility, and later health in pregnancy. Curr Opin Obstet Gynecol. 2020;32(3):227-232.

Guo BQ, Li HB, Zhai DS, Ding SB. Maternal multivitamin supplementation is associated with a reduced risk of autism spectrum disorder in children: a systematic review and meta-analysis. Nutr Res. 2019;65:4-16.

Hollis BW, Wagner CL. Vitamin D deficiency during pregnancy: an ongoing epidemic. Am J Clin Nutr. 2006;84(2):273.

Ingrid Goh Y, Bollano E, Einarson TR, Koren G. Prenatal multivitamin supplementation and rates of congenital anomalies: a meta-analysis. J Obstet Gynaecol Can. 2006;28(8):680-689.

Koletzko B, Cetin I, Brenna JT. Perinatal lipid intake working group et al. Br J Nutr. 2007;98(5):873-877.

Kumar R. Prenatal factors and the development of asthma. Curr Opin Pediatr. 2008;20(6):682-687.

Mastroiacovo P, Mazzone T, Addis, A, et al. High vitamin A intake in early pregnancy and major malformations: a multicenter prospective controlled study. Teratology. 1999;59(1):7-11.

McCauley ME, van den Broek N, Dou L, Othman M. Vitamin A supplementation during pregnancy for maternal and newborn outcomes. Cochrane Database Syst Rev. 2015;2015(10):CD008666.

Middleton P, Gomersall JC, Gould JF, et al. Omega-3 fatty acid addition during pregnancy. Cochrane Database Syst Rev. 2018;11(11):CD003402.

Mirzakhani H, Litonjua AA, McElrath TF, et al. Early pregnancy vitamin D status and risk of preeclampsia. J Clin Invest. 2016;126(12):4702-4715.

Surén P, Roth C, Bresnahan M, et al. Association between maternal use of folic acid supplements and risk of autism spectrum disorders in children. JAMA. 2013;309(6):570-577.

18

Trimestre a Trimestre na Gestação

Primeiro trimestre gestacional

O 1º trimestre é o momento de apropriar-se da gestação, sentir-se grávida, perceber as mudanças iniciais do corpo e aceitar as futuras mudanças na vida.

Para as gestações planejadas e desejadas, é um momento de comemoração e expectativa positiva. Para as não planejadas – sobretudo as não desejadas –, é o tempo de aceitação e reconciliação com a mudança de vida.

Do ponto de vista energético, a Medicina Tradicional Chinesa (MTC) diz que a gravidez é o momento de trazer a energia para o centro, agrupar, que é o oposto da dispersão. Por isso, preconiza-se nesse período uma mudança de ritmo e maior cuidado.

Sintomas típicos

Os sintomas típicos do início da gravidez, como náuseas, sonolência e cansaço, auxiliam na diminuição do ritmo e, assim, naturalmente levam a gestante a recolher-se.

Sonolência e fadiga

Para lidar com o cansaço e a sonolência – típicos do 1º trimestre gestacional e, muitas vezes, presentes em decorrência do aumento dos níveis hormonais –, sugiro fortemente que as mulheres revejam seus horários e ritmo de vida. O início da gravidez traz inúmeras mudanças ao corpo e ao psiquismo da mulher. Para acompanhar essas mudanças, é necessário aquietar-se e fazer o "ninho". O sono da gestante, portanto, é bem-vindo nesse momento da vida da mulher.

Alterações gastrointestinais, náuseas, vômitos

Os enjoos, tão típicos da gravidez, são muito comuns e costumam passar por volta da 16ª semana. Não representam maiores problemas para a mãe ou para o bebê, a não ser na hiperêmese gravídica, quando os vômitos são muito frequentes. Se houver perda de pelo menos 5% do peso da mulher, considera-se a hidratação venosa com uso de medicações. Na maioria dos casos, a orientação é que a gestante se hidrate e se alimente com frequência, uma vez que a desidatração e a hipoglicemia pioram as náuseas e os vômitos.

Para diminuir o quadro de enjoo matinal, recomenda-se à gestante deixar algo para comer ao lado da cama, pois as muitas horas de sono sem alimentação levam à hipoglicemia matinal, levando a uma piora do quadro.

Frutas cruas e alimentos em conserva e que fermentam com facilidade (como feijões e brócolis) devem ser ingeridos com moderação. A preferência deve ser dada aos alimentos de fácil digestão e levemente cozidos. As infusões de erva-doce, cidreira, alfazema e camomila são seguras para o bebê e podem auxiliar a gestante a digerir melhor os alimentos e a diminuir os gases. Alimentos ricos em carboidratos simples (como bolos, pães e doces) podem causar uma baixa da glicemia após sua digestão, levando à piora do enjoo. Já alimentos azedos e em temperatura ambiente ou resfriados (como suco de limão gelado) costumam ajudar.

Recomenda-se à gestante manter a prática de exercícios físicos leves a moderados por pelo menos 20 minutos, 3 vezes por semana, e a evitar alimentos ou estímulos visuais de alimentos que causem náuseas.

Tratamentos
Gengibre

Segundo a Medicina Ayurvédica, o gengibre tem a capacidade de aumentar o fogo digestório, melhorando a capacidade de digerir alimentos. Cozinhar ⅓ de uma raiz de gengibre, por cerca de 15 minutos, em 1 ℓ de água, e ingerir ao longo do dia na forma de chá gelado, ou usar lascas de gelo de gengibre na água, ajuda bastante nos enjoos e é seguro para a gestante e seu bebê.

O rizoma de gengibre (*Zingiber officinale*) é estudado há anos, e os resultados mostram que é superior ao placebo e equivalente ou superior à vitamina B6 e à medicação dimenidrinato (Emet®, Dramin®) para o alívio das náuseas e a redução dos vômitos. Esse é um agente procinético que aumenta o trânsito gastrointestinal. Em um estudo realizado com 24 voluntários humanos saudáveis, descobriu-se que 1.200 mg de gengibre seco acelerou o esvaziamento gástrico e estimulou contrações antrais maiores que no caso do placebo. Chá de gengibre é, portanto, um remédio muito seguro para tratar distensão abdominal e gases.

Considerando as evidências de estudos de desenvolvimento fetal em ratos, o uso generalizado pelo público e em ensaios clínicos, parece ser seguro ingerir até 5 g/dia de gengibre. Muitos especialistas, no entanto, recomendam que,

durante a gravidez, as mulheres não excedam 1.500 mg/dia, divididos em doses de 500 mg, 3 vezes ao dia.

Acupuntura

A acupuntura tem pontos clássicos para náuseas e vômitos, como o CS6, E36, E21, R12, VC12. Particularmente, em casos bastante persistentes de enjoos, gosto de utilizar a eletro acupuntura em VC12 e VC13. A auriculoacupuntura tem pontos específicos para o enjoo, como, por exemplo, o ponto do estômago e *Shenmen*, que também auxiliam nesses quadros.

Há pulseiras magnéticas que estimulam o ponto CS6 (ou pericárdio 6) e são amplamente utilizadas para o tratamento de náuseas. Os resultados são mistos e por certo não tão bons como os da acupuntura.

A acupuntura não substitui as recomendações dietéticas como, por exemplo, ingerir pequenas refeições a cada 2 horas, hidratar-se, evitar jejuns prolongados e tomar vitaminas pré-natais durante o jantar, e não pela manhã, ou mesmo suspendê-las se o enjoo for muito forte.

Medicina Tradicional Chinesa

Segundo a MTC, a mulher que engravida passa a ter um redirecionamento do sangue, antes eliminado mês a mês (na menstruação). O sangue passa a ficar retido em seu útero, e o embrião passa a se desenvolver pelos próximos 10 meses lunares. Para nutrir o feto, acredita-se que o sangue seja enviado ao útero por um meridiano especial chamado *Chong Mai*. Mas o embrião, tão pequeno no início, não pode usar todo o sangue. Essa plenitude relativa do sangue (*Xue*), no início da gravidez, deve ter uma saída. Os chineses identificaram uma conexão entre o *Chong Mai* e o meridiano do estômago, no qual o *Chong Mai* derrama seu excesso de *Xue*, resultando em náuseas. À medida que o embrião cresce e consome mais dessa abundância de *Xue*, o transbordamento no meridiano do estômago cessa, dando fim aos enjoos.

Outros padrões de desarmonia energética podem agravar a situação. A estagnação do *Qi* do fígado desempenha, muitas vezes, um papel importante nessa sintomatologia. Mulheres com esse quadro têm uma constituição forte, tendência à irritabilidade e, às vezes, náuseas intensas.

Outro padrão comum é a deficiência do baço. Nesse caso, trata-se das pacientes que se sentem menos enjoadas depois de comer e as que tendem a ser facilmente fatigadas.

Pacientes com estase do fígado recebem, além dos pontos clássicos CS6, E36, pontos como o F3, F8, VB34 e F13. Já em pacientes com deficiência de baço, podem-se utilizar os pontos BP9, E36, E25, E21 e o VC12. Não só a acupuntura como também o uso de determinadas ervas, como o gengibre e alimentos como o limão, podem auxiliar nesses casos de deficiência de baço. Alimentos como o *umeboshi* são capazes de auxiliar nos enjoos, e, se bem tolerado pela mulher, pode ser ingerida uma unidade por dia. A ingestão de meia ameixa, em quadros de deficiência de baço, pode ser também de grande ajuda.

Medicações

Antieméticos, como o dimenidrinato e a prometazina, são seguros, embora a sonolência seja um efeito colateral comum, principalmente quando utilizados no período diurno. Em casos graves, a hidratação venosa e o uso de 8 mg de ondansetrona, de 8 em 8 horas, via oral, intramuscular ou intravenosa, ou de 5 a 10 mg de metoclopramida intramuscular, a cada 8 horas, podem ser indicados. Houve alguns estudos que sugeriram um pequeno aumento de risco de fenda palatina em bebês cujas mães fizeram uso da ondasentrona no primeiro semestre de gestação.

Na gestação, o uso da vitamina B6 tem sido, há décadas, recomendado para náuseas e vômitos tanto de modo isolado como em combinação com dimenidrinato ou doxilamina. A dose mais frequentemente prescrita de piridoxina ou vitamina B6 é de 25 mg, 3 vezes ao dia, embora até 100 mg/dia possam ser ingeridos com poucos efeitos colaterais.

Constipação intestinal

Constipação intestinal e dificuldades de evacuar são queixas comuns entre as gestantes. A progesterona interfere em alguns processos digestórios, fazendo com que o alimento fique no intestino por mais tempo. Isso provoca ressecamento do bolo fecal, causando dor abdominal, inchaço e, em alguns casos, hemorroida. Desse modo, é importante aumentar o consumo de fibras e ingerir ao menos 2 ℓ de água por dia. Além disso, é indicada a prática de exercícios aeróbicos leves, como caminhadas.

E a acupuntura pode auxiliar muito nesses casos, com pontos como o E25 e o IG11 (neste momento o uso do IG4, por aumentar as contrações uterinas, está proibido).

Segundo trimestre gestacional

As mulheres tendem a se sentir muito bem fisicamente durante o 2º trimestre da gravidez. Os enjoos passam ou diminuem substancialmente na maioria dos casos. Não costuma haver dores nas costas, o que permite às gestantes ter uma rotina saudável, à medida que sentem o bebê dar seus primeiros chutes. Este é um bom momento para discutir os benefícios para a saúde das práticas mente e corpo, que podem ser especialmente úteis durante a gravidez, o parto e o período pós-parto.

Uma revisão de 2008 de estudos sobre intervenções mente e corpo durante a gravidez, incluindo práticas de respiração e ioga, descobriu que houve benefícios muito importantes dessas práticas não só para as mães, como também para os bebês, pois nasceram com maior peso. Além disso, os partos foram mais curtos e houve menos nascimentos assistidos por fórceps, bem como redução do estresse e da ansiedade materna. Essas práticas – que incluem treinamento autogênico, *biofeedback*, hipnoterapia, imaginação ativa, meditação, oração, autossugestão, *Tai Chi Chuan* e ioga – também têm sido úteis para reduzir a ansiedade durante a gravidez.

Sintomas típicos

O 2º semestre da gestação costuma ser bem melhor, em termos de sintomas que possam acometer a gestante; para muitas, é a melhor fase da gestação. Contudo, dificuldades digestórias podem persistir; dores musculoesqueléticas tendem a começar a surgir; em alguns casos, pode ocorrer insônia.

Digestão difícil

Para a maior parte das gestantes, os enjoos do 1º trimestre costumam desaparecer; ainda assim, a digestão costuma ser difícil, e questões como azia e obstipação seguem fazendo parte da realidade de muitas delas.

Durante a gravidez, à medida que os níveis de progesterona aumentam, o tempo de trânsito no sistema gastrointestinal diminui, resultando em constipação intestinal, inchaço abdominal e azia. Recomendações alimentares simples incluem eliminar a cafeína, aumentar a hidratação e a ingestão de fibras dietéticas de frutas como ameixas e tâmaras, ou sementes moídas adicionadas ao cereal ou a saladas. Cerca de 1 a 2 colheres de sobremesa de semente de linhaça são benéficas ao bom funcionamento intestinal.

Insônia

Algumas gestantes se queixam de insônia, mas o uso de psicotrópicos é na maior parte das vezes proibido na gestação (com algumas poucas exceções, como a levomepromazina em doses baixas e sob supervisão médica).

A insônia pode ser fruto de uma rotina de sono ruim, preocupações excessivas ou outras causas orgânicas, como alterações da tireoide, aumento da necessidade de urinar no período noturno ou a própria azia, por exemplo.

Após a cuidadosa avaliação clínica para entender a possível origem da insônia, deve-se prosseguir com a *higiene do sono*, adotando estratégias que podem ser incluídas na rotina diária e têm um impacto muito positivo na qualidade e na quantidade de sono:

- Estabelecer um horário para dormir e respeitar o horário regular de sono e vigília, mesmo nos fins de semana
- Evitar a ingestão de café, chá preto, chocolate, energéticos, alimentos e bebidas estimulantes no período noturno e excesso de estímulos e estresse
- Fazer exercícios físicos, principalmente pela manhã
- Criar rituais de relaxamento. No período noturno, próximo ao horário de dormir, desacelerar e praticar habitualmente algo que auxilie na chegada do sono (como tomar um banho relaxante, escutar uma música calma, escurecer o quarto)
- Não ficar na cama durante o dia
- Tomar sol, no mínimo 20 minutos por dia

- Manter o quarto confortável, seguro e limpo. O ambiente deve ser fresco, escuro, silencioso e sem excesso de informação visual, eletrônica ou de outra natureza. O ideal é deixar os eletrônicos fora do quarto, incluindo relógios luminosos próximo a sua cama
- Aprender a descansar durante o dia, com momentos de pausa, meditação, respiração e contemplação
- Se acordar no meio da noite, aproveite para meditar, rezar
- Não ficar checando o horário no meio da noite.

Tratamento
Acupuntura

A acupuntura é benéfica para induzir a paciente ao relaxamento e ao sono de qualidade, uma vez que atua liberando betaendorfinas, substâncias opiáceas produzidas no corpo e que levam ao relaxamento. CS6, C7, *Yintang*, VG20, 4 cavaleiros, E40 são alguns dos possíveis pontos utilizados para este fim. (ioga, relaxamento e outras abordagens mente e corpo também são excelentes para auxiliar nesse caso.)

Durante a gestação, o uso de plantas medicinais deve ser feito com cuidado e parcimônia, pois muitas delas atravessam a barreira placentária e chegam ao feto. Passiflora, camomila, cidreira e melissa são ervas suaves que, se utilizadas em quantidades pequenas, não apresentam problemas para a gestante ou o feto. A própria camomila é relaxante do útero, por isso alguns fitoterapeutas evitam seu uso frequente; todavia, na dose de 1 colher de sobremesa para ½ litro de água fervente, não apresenta riscos.

A homeopatia e antroposofia também têm medicações dinamizadas (diluídas) que exercem efeito relaxante sem causar nenhum malefício ao feto.

Pré-eclâmpsia

Pré-eclâmpsia é uma condição grave de elevação de pressão arterial que pode ocorrer no início da gravidez ou até mesmo no pós-parto, mas, em geral, ocorre após 20 semanas de idade gestacional. Estima-se que 10% das gestantes experimentem pré-eclâmpsia. Não se sabe exatamente a causa dela, mas há hipóteses sobre alterações na formação de vasos sanguíneos na placenta. Fatores genéticos e doenças autoimunes também influenciam seu surgimento.

Alguns fatores de risco podem aumentar o risco de desenvolver pré-eclâmpsia:

- Gravidez múltipla, com gêmeos ou trigêmeos
- Gravidez depois dos 40 anos
- 1ª gravidez
- Pré-eclâmpsia em uma gravidez anterior
- Histórico familiar de pré-eclâmpsia
- Obesidade
- Histórico de condições de saúde como pressão alta, diabetes, doença renal, lúpus ou outras doenças autoimunes, além de doença falciforme
- Gravidez por fertilização *in vitro*.

Clinicamente, se houver duas medidas de pressão arterial iguais ou maiores que 140/90 mmHg, com 4 horas de intervalo, sem histórico de pressão alta crônica, pode significar pré-eclâmpsia. Outros sintomas associados à pré-eclâmpsia incluem: dificuldade respiratória, náuseas, dor de cabeça intensa, visão turva, vômitos, ganho de peso repentino, inchaço no rosto e nas mãos e presença de proteína na urina.

Complicações

A complicação mais grave da pré-eclâmpsia é a morte. Mulheres com pré-eclâmpsia durante a gravidez têm maior risco de adquirir doenças cardiovasculares e renais no futuro. Podem ter convulsões (conhecidas como *eclâmpsia*) e correm risco de síndrome HELLP.

A síndrome de HELLP é uma condição grave que se apresenta com hemólise, aumento das enzimas hepáticas e baixa contagem de plaquetas, levando a distúrbios de coagulação sanguínea e dor lancinante podendo ser fatal). Já a eclâmpsia é uma severa progressão da pré-eclâmpsia. Com essa condição, a pressão alta resulta em convulsões. Assim como a pré-eclâmpsia, a eclâmpsia ocorre durante a gravidez ou, mais raramente, após o parto.

Prevenção

A prevenção total não existe da pré-eclâmpsia. No entanto, se a gestante já tem um histórico prévio da doença, é importante tomar medidas para garantir sua saúde antes de engravidar, tais como perda peso, redução de pressão alta e controle do diabetes, se necessário.

No caso de alto risco de desenvolver pré-eclâmpsia, algumas práticas devem ser adotadas, como o uso de 60 a 81 mg de ácido acetilsalicílico e a realização de pré-natal regular, para que a condição possa ser diagnosticada o mais cedo possível.

Uma revisão sistemática de 13 ensaios (n = 15.730) constatou que a ingestão de alta dose de cálcio (> 1 g) pela mulher diminuiu o risco de pré-eclâmpsia e hipertensão induzidas pela gravidez. Grupos de alto risco apresentaram o maior benefício (p. ex., aqueles com baixo consumo de cálcio e mulheres com alto risco de pré-eclâmpsia). A Organização Mundial da Saúde (OMS) recomenda a suplementação de cálcio pré-natal para mulheres em risco.

Durante a gravidez, a ingestão de vitamina D pode desempenhar um papel fundamental, embora sejam necessários mais estudos para entender a magnitude dos benefícios dessa vitamina. Mulheres que desenvolvem pré-eclâmpsia têm níveis inferiores de vitamina D25(OH), se comparadas às mulheres que não desenvolveram pré-eclâmpsia.

A incidência de pré-eclâmpsia também é maior em mulheres de pele escura que vivem na latitude norte e nas que, normalmente, têm maior prevalência de baixos níveis de vitamina D.

Um estudo realizado com amostras de sangue de mais de mil gestantes mostrou que a baixa vitamina D, no início da gravidez, estava associada a um risco 2 vezes maior de pré-eclâmpsia. Uma revisão sistemática e meta-análise concluiu que houve relação significativa entre deficiência de vitamina D e aumento do risco de pré-eclâmpsia. (Em revisão sobre o tema, Cochrane encontrou evidências de suplementação de vitamina D na prevenção da pré-eclâmpsia.) Atualmente, o mecanismo pelo qual a deficiência de vitamina D está associada à pré-eclâmpsia não é bem compreendido.

O chocolate amargo vem sendo estudado para avaliação de seus benefícios. Um estudo realizado com 1.681 gestantes constatou que aquelas que preferiram comer chocolate 5 ou mais vezes por semana, ou que tinham maiores níveis de teobromina (um composto no cacau) no sangue do cordão umbilical apresentaram menor risco de pré-eclâmpsia. Os cientistas especulam que flavonoides no chocolate podem fornecer proteção cardiovascular. Porém, uma revisão sistemática sobre o tema ainda está em andamento. Como o chocolate é rico em calorias, é melhor incentivar as mulheres, caso gostem de chocolate, a comer apenas 50 g de chocolate amargo, cerca de 5 vezes por semana.

Tratamento

A avaliação da pré-eclâmpsia é feita no sentido de compreender se a doença é considerada leve ou grave. Os sinais de pré-eclâmpsia grave incluem: mudanças na frequência cardíaca do bebê, convulsões, alteração da função renal ou hepática, edema pulmonar. Essa condição necessita de atendimento imediato.

O tratamento resolutivo para pré-eclâmpsia em grávidas é o parto. Contudo, há risco de prematuridade para mulheres com menos de 36 semanas de gravidez; o bebê pode não estar suficientemente desenvolvido. Então, são prescritos medicamentos para baixar a pressão arterial da gestante, bem como para prevenir convulsões, e injeções de esteroides para ajudar os pulmões do bebê a se desenvolverem mais rapidamente, a fim de diminuir o desconforto respiratório do bebê prematuro.

Após o parto, os sintomas de pré-eclâmpsia normalmente se resolvem dentro de 48 horas. A pré-eclâmpsia e eclâmpsia pós-parto normalmente acontecem entre 48 horas e 6 semanas após o parto. Por essa razão, se a mulher teve pré-eclâmpsia durante a gravidez, devem-se realizar consultas regulares com médico e verificações regulares de pressão arterial após o parto. Mesmo depois de uma gravidez descomplicada, caso a paciente tenha tido um bebê recentemente e note sintomas de pré-eclâmpsia, deve entrar em contato com seu médico.

O uso de sulfato de magnésio ou de magnésio oral auxilia na regulação da pressão arterial.

Terceiro trimestre gestacional

O terceiro e último trimestre da gestação é um momento de expectativa, medo, cansaço e animação por causa da proximidade do parto, além das mudanças que isso acarretará na vida da mulher e do casal. Em condições normais, as queixas mais frequentes costumam ser relativas a dores nas costas, azia e má digestão, aumento da frequência miccional e sono interrompido.

Por experiência, afirmo que as gestantes mais ativas costumam apresentar menos sintomas e têm melhor evolução geral. Por outro lado, uma gestante sedentária terá menos capacidade de adaptar seu eixo, seu peso, suas articulações e seu ponto de equilíbrio do que aquela em movimento.

Esse ponto de partida, portanto, é fundamental. Então, com exceção de gestantes que necessitam de repouso por orientação médica, o foco é mantê-las ativas e em movimento, para que o corpo entenda melhor as mudanças constantes e intensas da gravidez.

Outro ponto fundamental, como veremos adiante, é a preparação para o trabalho de parto. Fisioterapia pélvica, ioga, acupuntura e auxílio de doulas trazem consciência corporal e auxiliam nesse momento.

Sintomas típicos do segundo trimestre

Dores nas costas

As dores nas costas são tão comuns que atingem cerca de 80% das gestantes e, em geral, são causadas pela sobrecarga extra e pela mudança da postura da grávida. Quanto maior o peso, maior a intensidade dessa dor; assim, uma das melhores maneiras de prevenir esse incômodo é ganhando a quantidade de peso recomendada pelo médico. Outro motivo para as dores é o aumento da progesterona e da relaxina na corrente sanguínea, que faz com que os ligamentos da coluna e da região sacroilíaca fiquem mais frouxos e causem dor. E, em geral, gestantes que passam tempo excessivo sentadas tendem a ter mais dores do que aquelas que se exercitam.

É bastante comum, também, observar quadros de inflamação como a sacroileíte. A dor lombar na gravidez acontece por causa de um aumento da curvatura (hiperlordose), com o crescimento uterino frontal que, por sua vez, modifica a posição do sacro, que se torna mais horizontalizado em relação à pelve.

Do mesmo modo, a região torácica também tem que se adaptar ao crescimento do volume das mamas e às modificações da região lombar, e a reação a essas alterações aumenta a cifose dorsal, causando dor nas costas.

Além de evitar ganhar mais que 10 a 12 kg na gestação, outras recomendações às grávidas incluem: evitar levantar pesos (se for fazê-lo, segurar o objeto próximo ao corpo, dobrando os joelhos e mantendo as costas eretas) e evitar usar tanto salto alto como sandálias rasteirinhas (e principalmente chinelos sem tiras atrás), dando preferência a sapatos confortáveis e firmes.

Tratamentos

Para o tratamento das dores nas costas, que podem ser lombares, torácicas ou cervicais, a gestante pode lançar mão de inúmeras terapias físicas, como fisioterapia, ioga, Rolfing, massagem, osteopatia, quiropraxia e liberação miofascial, entre outras.

A acupuntura também é uma excelente alternativa para melhorar as dores, uma vez que não oferece risco ao bebê e tem comprovada eficácia no tratamento de dores em geral, principalmente as musculoesqueléticas.

Muito comum é a dor na região da inserção do diafragma, na altura da 9ª vértebra torácica (IX), ou interescapular. Uma excelente intervenção pode ser realizada pela gestante ao deitar-se de costas, com um apoio (como um rolinho de toalha de banho) lateral junto às vértebras, nos dois lados das costas. A gestante deve manter as pernas apoiadas em um ângulo de 90° e respirar mantendo a posição por cerca de 20 a 30 minutos. Essa posição relaxa os músculos tensionados e abre a caixa torácica, suavizando a respiração.

Digestão difícil

A digestão fica lenta em toda a gestação; contudo, à medida que o bebê cresce, a azia e o refluxo tornam-se mais frequentes. As causas dessa má digestão têm a ver com as modificações físicas causadas pelo maior volume uterino e com o aumento da progesterona que relaxa o esfíncter do esôfago, causa gases e diminui a velocidade da digestão.

É necessária indicação médica para o uso de medicamentos que aliviam esses sintomas, pois alguns antiácidos contêm altos índices de sódio ou alumínio. O ideal é optar por uma boa alimentação, evitar o consumo de bebidas gasosas, fazer refeições pequenas e leves e evitar a ingestão de café, chocolates e alimentos ricos em gordura ou açúcar. Suplementos com ferro podem piorar a digestão, por isso, no caso de dores de estômago e obstipação, deve-se avaliar a necessidade da suplementação com ferro. Outra possibilidade, quando indicado, é trocar a suplementação via oral pela intravenosa. Medidas como evitar fazer refeições próximo ao horário de se deitar e dormir, elevar a cama à altura da cabeceira, usar travesseiros antirrefluxo e evitar excesso de líquidos nas refeições também são de grande auxílio.

Sintomas de refluxo, como azia e queimação, costumam aparecer a partir da 27ª semana de gravidez, sendo mais comuns em gestantes que já tiveram esse problema. Também podem ocorrer aumento de gases (arrotos), náuseas e inchaço abdominal. Para evitar tais sintomas, deve-se evitar alimentos que os piorem e ingerir pequenas porções em cada refeição.

Tratamento

O uso do gengibre, já citado para o tratamento das náuseas do 1º trimestre, pode ser benéfico para algumas mulheres, mas certamente não para todas. Alimentos em conserva, frutas cruas, alimentos que fermentam facilmente, como feijões e brócolis, devem ser ingeridos com moderação. A preferência deve ser dada para alimentos de fácil digestão e levemente cozidos. As infusões de erva-doce, cidreira, alfazema e camomila podem auxiliar a gestante a digerir melhor os alimentos e diminuir os gases, além de serem seguras para o bebê.

Trabalho de parto

O momento do parto é, ao mesmo tempo, de grande força e vulnerabilidade. A mulher se abre para dar passagem para o novo. Nessa abertura, vêm também à tona feridas e históricos passados, algumas vezes de partos anteriores, de relações interpessoais e até mesmo do seu próprio nascimento. Acolher essas vivências é fundamental para auxiliar a mulher que caminha para o nascimento do seu bebê.

Ao longo da história, muitas mulheres morreram no parto, e, ainda que essa realidade tenha mudado drasticamente, o parto está longe de ser uma experiência fácil. Não é à toa que toda mulher, quando questionada, costuma lembrar-se com detalhes de suas experiências com partos. O parto pode ser um dos eventos mais profundos na vida de uma mulher. Desde tempos antigos, as parturientes eram apoiadas por um grupo de mulheres da comunidade. Para a maioria das mulheres da atualidade, essa tradição foi perdida, e agora o parceiro, a família, as doulas, as enfermeiras obstétricas e os médicos formam essa pequena comunidade que dará continência e apoio a ela nesse momento.

O parto é o grande primeiro momento de passagem de uma pessoa: quando ela sai do protegido mundo uterino para o mundo externo, com todos os seus estímulos e novidades. Por ser a primeira separação fundamental que o ser humano vivencia, resultará em uma impressão inicial que afetará e ressoará em todas as futuras separações desse ser. A saída do mundo uterino fusional representa, em si, não só o medo como também a atração pelo desconhecido. Pode ser comparado ao ideograma chinês para a palavra "crise", composto de dois radicais: um que significa *perigo* e outro que significa *ocasião*.

Como o próprio nome já indica, o trabalho de parto é trabalhoso, e tanto a mãe quanto o bebê passam juntos por uma grande experiência de dor e de alegria. É esperado que essa separação implique certo grau de ansiedade e angústia; contudo, também faz parte dessa passagem o convite ao novo – e a compreensão dessa esfera emocional permite ao profissional que acompanha a paciente ajudá-la, de modo mais funcional, nessa travessia.

O parto adotado na maioria dos países, incluindo os europeus, e nos EUA é o normal. No Brasil, é diferente. É o país com o maior índice de cesarianas do mundo. Contudo, a cesárea não é uma opção em condições normais, pois aumenta os riscos para o bebê e a gestante. Ela só é uma opção quando o parto normal é impossível ou perigoso para eles, colocando em risco a vida e a saúde de um ou dos dois.

Partos marcados, por conveniência (e não por indicação de risco), antes do fim da gestação vão na contramão do princípio de espera, entrega, aceitação e paciência. Saber esperar o momento certo é um exercício de maternidade, de paciência, que ajudará a mulher no seu futuro papel de mãe, que exige calma e observação dos ritmos naturais.

Infelizmente, no Brasil até os médicos estão perdendo o costume de fazer o parto normal; em certos casos, só o fazem quando a gestante insiste e não há nenhum percalço que o dificulte. Partos demorados, partos com leves dificuldades são facilmente encaminhados para a cesariana, perdendo-se a oportunidade do parto normal.

A cesárea, se bem indicada, salva vidas, mas há outros interesses e razões por trás de sua indicação, como a conveniência da hora marcada e uma certa desconfiança de que não somos capazes de parir naturalmente. Isso costuma acontecer com mulheres desacostumadas a escutar seu próprio corpo e a confiar em seus instintos, mulheres que parecem ter desaprendido a ser conduzidas no seu próprio ritmo e que vivem rodeadas de outras que não passaram pela experiência do parto normal. E, assim, o parto normal se torna algo distante de sua realidade.

Quando a mulher entra em trabalho de parto, uma parte primitiva do seu cérebro, que nada tem a ver com as funções mais elaboradas do neocórtex, é ativada. Ou seja, o momento do parto existe para que as mulheres relaxem em relação a críticas, autocontrole e pensamento racional e se sintonizem com seus instintos mais primários, que as conduzirão por esse caminho desconhecido e amedrontador da maternidade. Nos hospitais e salas de parto, tornou-se comum fazer questionários à parturiente, bem como ligar uma série de aparelhos de monitoramento da pressão, da oxigenação e de outros parâmetros físicos dela e do bebê. Esses procedimentos de rotina tiram a mulher da atmosfera necessária para ativar, da melhor maneira possível, o cérebro primitivo e desligar, ao menos em parte, o pensamento do neocórtex. Nessa situação, ela acaba ficando atenta e preocupada com sua pressão, com o ultrassom, com as curvas das contrações uterinas, e não consegue relaxar e entrar em profundo contato consigo mesma.

Isso tudo demonstra que, nos detalhes mais sutis, nos distanciamos da natureza, controlando-a, medindo-a, limitando-a. E, ainda que possamos usar esses artifícios para diminuir a mortalidade e a morbidade materno-fetal, colheremos os frutos desses avanços tecnológicos de maneira inconsciente, pois enxergamos apenas as vantagens, sem que as consequências reais de tais escolhas sejam percebidas.

Há ainda uma questão hormonal a ser considerada. Durante o trabalho de parto, o corpo da mãe libera a ocitocina, que causa as contrações uterinas e ajuda na descida do leite. O pesquisador francês Michel Odent chama a ocitocina do "hormônio do amor". Ela é importantíssima para estabelecer a relação entre mãe e bebê, pois atua modulando o comportamento de reconhecimento e de ligação entre os dois. Estudos em animais mostram que, ao injetarmos ocitocina em ratas que não tinham tido filhotes, elas passaram a apresentar um comportamento tipicamente materno. Ou seja, o trabalho de parto induz a uma ligação que vai além da nossa vontade de sermos "boas mães", ou da idealização do papel materno; ele liga química e naturalmente a mãe ao bebê.

Voltando aos aspectos históricos, antigamente os partos eram realizados por parteiras; posteriormente, por enfermeiras, e, hoje, muitas vezes, por obstetras. Nos dias atuais, tem sido frequente o auxílio de doulas em salas de parto. A palavra "doula" vem do grego antigo e significa "aquela que serve", o que explica a função delas de amparar as parturientes antes, durante e após o nascimento do bebê. A função de uma doula é preparar as parturientes para viver uma experiência de parto positiva, de acordo com o desejo delas.

Durante a gestação, há um preparo físico e emocional da mulher; cuidado que se estende até o dia do nascimento do bebê. No dia do parto, as doulas, geralmente, são as primeiras a chegar para oferecer amparo emocional e acolhimento à parturiente e à família, bem como alívio da dor ao longo do trabalho de parto, e prover medidas não farmacológicas para melhorar qualquer desconforto da parturiente. Muitas vezes, as doulas ensinam à parturiente exercícios de respiração, de relaxamento e de consciência corporal. Estudos têm demonstrado que a presença de uma pessoa de apoio ou doula durante o trabalho de parto está associada à diminuição do uso de analgesia, redução na duração do trabalho de parto, aumento da incidência de parto vaginal espontâneo, menores taxas de parto vaginal operatório e partos cesarianos, bem como ao aumento da satisfação materna.[1] Além disso, há evidências de que os recém-nascidos dessas mães têm menores taxas de internações em UTI e maiores taxas de aleitamento materno até os 6 meses.

Para induzir o parto naturalmente, podem-se empregar medidas corriqueiras que aumentam a liberação das prostaglandinas, como atividades físicas, atividade sexual e estímulo do bico do seio. No entanto, há complicações que tornam a cesariana necessária. Uma delas é a distocia, comum em mulheres nulíparas (que nunca tiveram partos anteriores) e responsável por mais de 50% dos partos cesáreos primários.

Como as taxas de cesariana continuam aumentando, os médicos que prestam cuidados obstétricos devem ser qualificados no diagnóstico, na gestão e na prevenção da distocia. Isso inclui incentivar o uso de acompanhantes treinados de apoio ao parto (como enfermeiras obstétricas), adiar a internação hospitalar até a fase ativa do trabalho de parto (quando possível), evitar indução eletiva de trabalho de parto antes de 41 semanas de gestação e usar, criteriosamente, analgesia peridural. Se o trabalho de parto não estiver progredindo, as contrações uterinas estiverem inadequadas, houver má posição fetal ou desproporção cefalopélvica, aí sim a cesárea pode ser indicada.

Algumas mulheres, ao entrar em trabalho de parto, beneficiam-se de sons e ritmos para dar cadência ao próprio trabalho de parto. O uso do metrônomo interativo pode trazer ritmo a trabalhos de parto complicados, pois auxilia na sincronização, no cérebro, entre atenção, concentração e atividade motora. Quando não há boa sincronização entre a atividade motora e a concentração, as parturientes costumam ter a 2ª fase do trabalho de parto mais demorada, o que resulta em maiores chances de cesárea. Existe a possibilidade de treinar esse ritmo e essa concentração, o que pode influenciar no resultado do parto.

---

[1] Hodnett, 2007; Kozhimannil, 2014; Gruber, 2013

Acupuntura no trabalho de parto

É conhecido o uso da acupuntura para tratar analgesia de diferentes condições dolorosas; o parto é uma delas. A acupuntura auxilia não só na diminuição da dor, mas também no próprio trabalho de parto.

Ao longo dos últimos 25 anos, tenho atendido gestantes que buscam a acupuntura para induzir e facilitar o processo do parto. Foram muitas as que vieram e tiveram o seu parto induzido ou facilitado por essa técnica.

O parto, por sua vez, é regido por um princípio energético chamado *Po*, traduzido como "alma corpórea" ou "aquilo que rege os instintos de preservação da integridade do corpo". A mulher que teve poucos laços instintivos com sua mãe terá um pior desenvolvimento do *Po*, que se traduz por dificuldade de buscar os ritmos naturais do corpo e deixar suas funções fisiológicas acontecerem naturalmente. Distocias de parto podem acontecer aqui. Para esses casos, o estímulo do *Po* é feito por meio dos pontos B42, B13, P7, VC17, e pode-se também estimular o *Zhi* para reforçar a conexão dos rins e dos pulmões por meio do B52, B23 e R3. Toques e massagens, além de ajudar a relaxar, permitem a consciência corporal e podem auxiliar a gestante que está tensa e com dificuldade de mobilizar a sua "alma corpórea", ou seja, o *Po*.

Posicionamento do bebê

A partir de 30 semanas de gravidez, gestantes costumam buscar auxílio da acupuntura para que o bebê se encaixe em posição cefálica. Bebês "pélvicos" podem virar até mesmo na hora do parto, porém as chances de ficarem em uma boa posição diminuem após as 34 ou 35 semanas, quando o espaço para movimentação fica mais reduzido devido ao tamanho deles. O ponto B67, com agulha ou moxabustão, é o ponto de escolha para essa situação de posicionamento. O F3 auxilia no movimento do bebê.

Indução do parto

Os pontos usados para indução (IG4, BP6) são justamente aqueles evitados durante a maior parte da gestação, pois aumentam a contração e a resposta uterina. Devem, portanto, ser utilizados após a 37ª semana de gravidez. Os pontos são usados com o método de tonificação manual, e pode também ser feita a moxabustão com bastão de artemísia (moxa).

Os pontos comumente usados na indução do trabalho de parto são BP6, IG4, VB21, B32 e ainda VC8, com moxa suave. Pede-se para a paciente fazer moxa diariamente nos pontos IG4 e BP6 em casa, tomando as devidas precauções de segurança para não se queimar.

O ponto VC8, no umbigo, não pode ser agulhado, e a moxa é feita suavemente, sem muita aproximação, pois, em geral, a resposta do bebê é imediata – ele costuma mexer-se muito, e a gestante apresentar contrações. Os pontos *Ling Gu* e *Da Bai*, da acupuntura *Tung* (uma variação do IG4), são extremamente úteis na indução.

Dilatação e analgesia

Os pontos usados na dilatação e na analgesia são, em geral, os pontos do dorso e da mão: B32, B33, IG4. O BP6, apesar de indicado, não é usado porque dificulta os movimentos da mulher e impede-a de caminhar, o que é essencial para ajudar no parto.

Mindfulness/*atenção plena*

A gravidez e a maternidade/paternidade são alguns dos momentos mais transformadores da vida, além de uma oportunidade frutífera de promover novas habilidades de vida. A atenção plena pode aliviar o estresse, a dor e o medo normais à gestação e ao parto. Gestantes e companheiros (ou companheiras) percebem que, à medida que praticam estar no momento presente, são capazes de viver essa transição ordinária e extraordinária da vida com mais alegria, confiança e sabedoria. A presença consciente e a atenção plena são caminhos meditativos de vida. Quando aplicadas ao momento do parto, facilitam a percepção de si e contribuem para que a dor não tome conta de tudo.

O medo do parto está ligado à menor tolerância à dor no trabalho de parto e à pior recuperação pós-parto. As abordagens de atenção plena, agora amplamente disseminadas, podem aliviar os sintomas da dor crônica e aguda e melhorar o ajuste psicológico, sugerindo potencial benéfico quando aplicadas à educação do parto. Para muitas pessoas, não todas, o desconforto ou a dor é consideravelmente diminuída quando a atenção é trazida à respiração. Algumas também relatam que houve percepção de mudança de tempo, de quando prestavam atenção à respiração (diminuindo o incômodo) em relação a quando estavam reclamando ou resistindo às sensações dolorosas.

O programa de parto e maternidade, com base em *mindfulness*, ensina, aos futuros pais, habilidades de atenção plena. Desenvolvido por Nancy Bardacke, a partir do programa de atenção plena de Jon Kabat-Zinn, *Mindful Birthing*, criado em 1979. Esse curso de educação para o parto tem, em sua essência, um treinamento sistemático na meditação *mindfulness*. Além disso, durante as 9 semanas de curso, casais grávidos praticam, em casa, 30 minutos de meditação por dia. O programa inclui exercícios de atenção plena para trabalhar com dor no parto, informações de aleitamento materno, ajuste pós-parto às necessidades biológicas, emocionais e de apego do recém-nascido e novos pais. A maneira como a mente é usada e a capacidade de prestar atenção afetam a experiência. Este é o início do treinamento da mente, por meio da consciência e da atenção plena, para discernir a diferença entre dor e sofrimento: a dor é uma sensação desagradável no corpo; já o sofrimento e os padrões reativos habituais à dor estão na mente. A respiração pode ser uma porta para esse entendimento. Cada participante pode encontrar seu próprio caminho com o auxílio das práticas meditativas.

Outras formas de meditação como a meditação *zen*, tibetana ou mesmo cristã têm efeitos similares.

Hipnose

A hipnose é um estado de relaxamento consciente e profundo. O benefício dela para a gravidez não se restringe à manutenção de um estado de bem-estar ao longo da gestação. Ela pode, também, ajudar na diminuição das dores no momento do parto.

Em 1989, a hipnoterapeuta Marie Mongan desenvolveu um programa chamado *hypnobirthing*, que busca diminuir o medo e a ansiedade

aumentados durante a experiência da dor na hora do parto. O *hypnobirthing* consiste num método contemplado por relaxamentos, meditação, áudios e, é claro, hipnose (estado de relaxamento consciente e profundo).

Para cada momento do trabalho de parto, há uma respiração específica. Técnicas como imaginação guiada e respiração profunda podem ajudar a parturiente a entrar em um estado de grande relaxamento antes e durante o parto. Com a hipnose, o corpo relaxa, e o parto passa a ser menos doloroso. Para atingir esse fim, as mulheres, nas aulas de *hypnobirthing*, são ensinadas a pensar em aspectos do parto de forma diferente. As contrações se tornam "ondas uterinas", enquanto empurrar o bebê para fora é chamado "a respiração do nascimento". A técnica ensina que, ao reformular os pensamentos em termos mais agradáveis e familiares do que os preconizados pela Medicina, a parturiente obtém redução de dor e ansiedade.

Fitoterápicos

Desde os tempos antigos, o trabalho de parto é auxiliado por parteiras e estas, por sua vez, trazem um vasto conhecimento sobre como auxiliar as gestantes de diversas maneiras para que o parto ocorra de maneira tranquila e saudável. O uso de ervas medicinais faz parte desse conhecimento, e hoje, com o aumento do número de partos cesáreos e de indução, algumas dessas antigas receitas estão sendo pesquisadas à luz da ciência. Trago aqui, então, dois suplementos (a folha de framboesa e o óleo de prímula), com segurança testada, ainda que não haja dados suficientes para indicar seu uso para facilitação do trabalho de parto.

Folha de framboesa

A folha de framboesa (*Rubus idaeus, R. occidentalis*) é, há séculos, um suplemento muito utilizado na gravidez e no parto para prevenir o aborto, diminuir o enjoo matinal e acelerar o trabalho de parto. Uma pesquisa nos EUA constatou que 63% das parteiras e enfermeiras certificadas (109 das 172 entrevistadas) recomendam esse fitoterápico para uso de preparações à base de plantas. Um ensaio duplo-cego, controlado por placebo randomizado, de 192 mulheres que receberam comprimidos de folha de framboesa (2 comprimidos de 1,2 g/dia) ou placebo a partir de 32 semanas de gestação até o parto não mostrou efeitos adversos à mãe ou ao bebê. O estudo revelou um encurtamento da 2ª etapa do trabalho de parto em 9,59 minutos, além de menor taxa de parto de fórceps (grupo de tratamento 19,3% *versus* 30,4%).

Uma maneira agradável para a gestante se preparar para o parto é fazer, a partir das 35 semanas, 1 jarra de chá de framboesa com hortelã ou menta e tomar de 1 a 2 xícaras/dia, enquanto escreve para seu bebê uma carta, uma intenção, contando-lhe uma história e escutando alguma música. Todo dia, esse será um horário sagrado de conexão da gestante consigo mesma e com seu bebê. Hora para se fazer presente à gestação.

Há muitos herbalistas que recomendam o chá das folhas de urtiga no fim da gestação, juntamente com o chá de folha de framboesa e hortelã. Esse chá, tomado a partir 35 semanas de gestação, pode auxiliar na indução do trabalho de parto. Contudo, o uso das folhas de urtiga é contraindicado no início da gestação, pois pode induzir a contrações uterinas. Além de evitar o uso desse chá no 1º trimestre de gravidez, a gestante não pode, de modo algum, usar o extrato líquido nem seco de urtiga durante a gestação, pois pode ser abortivo. Ou seja, o chá das folhas da urtiga será utilizado apenas no fim da gravidez, na dose diária de 1 colher de chá, em infusão, para 1 copo de água.

Óleo de prímula

O óleo de prímula (*Oenothera biennis*) é usado como agente de amadurecimento do cérvice uterino, principalmente no 3º trimestre. Sabe-se que esse óleo estimula as prostaglandinas (o ácido gamalinolênico é um precursor de prostaglandina) e que estas, por sua vez, estimulam o trabalho de parto. O óleo de prímula é prescrito tanto via oral quanto tópica, aplicado diretamente no colo uterino. No geral, há pouca ou nenhuma evidência científica para apoiar sua eficácia; porém, devido à longa experiência episódica de muitas parteiras, continua sendo indicado. Embora esse óleo em geral seja considerado

seguro, ele tem sido associado a um aumento na incidência de detenção de descida[2] do bebê, de ocitocina, de extração de vácuo de óleo de prímula e de ruptura prolongada de membranas.

A dose relatada é de 500 mg de óleo de prímula, 3 vezes ao dia, a partir das 37 semanas de gravidez até o parto, e uma dose única de 500 mg, 1 vez no dia do parto.

Outras plantas

Ao longo da história, algumas plantas, como a casca da raiz do algodoeiro e a cimicífuga, foram utilizadas para ajudar no trabalho de parto, pois aumentam a ocitocina e auxiliam na coordenação das contrações. Contudo, devido a efeitos colaterais e à falta de segurança no uso durante a gravidez, essas plantas têm sido contraindicadas nesse período.

Para as dores do parto e ansiedade, algumas plantas podem ser prescritas, como a agripalma (*Herba leonuri*), a camomila, a papoula-da-califórnia, a mitchella. Pode-se fazer uma tintura com essas ervas utilizando-se 25 mℓ de cada uma e dar à parturiente 1 mℓ, a cada 30 minutos, durante o parto, para aliviar as dores e auxiliar no trabalho. Para ajudar nas dores do parto, as costas da grávida podem ser massageadas com óleo morno de coco ou uva (por uma doula ou pelo pai do bebê). Caso seja necessário, massagear também o períneo.

Considerações finais

A gestação é um momento de transformações profundas no corpo e na psique feminina. Gerar, gestar e parir requer boa nutrição, disposição e acompanhamento. O pré-natal será fundamental para o auxílio da gestante e da saúde do bebê, uma verdadeira Medicina Preventiva e Integrativa, na qual a dieta, o estilo de vida, a atividade física e a suplementação são absolutamente

---

[2] A *descida* começa desde o início do trabalho de parto e termina no momento da expulsão fetal. Na tentativa de completar a insinuação, a cabeça do bebê migra até as proximidades do assoalho pélvico materno, mantendo o mesmo sentido e levemente em flexão. Durante esse mecanismo do parto, à medida que o polo cefálico roda, vai progredindo no seu trajeto descendente. É a penetração rotativa.

naturais e desejáveis. A adesão das pacientes às mudanças de estilo de vida costuma ser muito grande. Cada trimestre apresenta particularidades e demanda atenção diferente, e isso pode ser feito pelo conjunto da Obstetrícia com a Medicina Integrativa.

Bibliografia

ACOG Practice Bulletin Nº. 189 Summary: Nausea and vomiting of pregnancy. Obstet Gynecol. 2018;131(1): 190-193.

Babbar S, Oyarzabal AJ, Oyarzabal EA. Meditation and mindfulness in pregnancy and postpartum: a review of the evidence. Clin Obstet Gynecol. 2021;64(3): 661-682.

Andrade C. Major congenital malformation risk after first trimester gestational exposure to oral or intravenous ondansetron. J Clin Psychiatry. 2020;81(3):20f13472.

Boelig RC, Barton SJ, Saccone G, et al. Interventions for treating hyperemesis gravidarum: a Cochrane systematic review and meta-analysis. J Matern Fetal Neonatal Med. 2018;31(18):2492-2505.

Boelig RC, Barton SJ, Saccone G, et al. Interventions for treating hyperemesis gravidarum. Cochrane Database Syst Rev. 2016;(5):CD010607.

Borrelli F, Capasso R, Aviello G, et al. Effectiveness and safety of ginger in the treatment of pregnancy-induced nausea and vomiting. Obstet Gynecol. 2005;105(4): 849-856.

Bowman R, Taylor J, Muggleton S, Davis D. Biophysical effects, safety, and efficacy of raspberry leaf use in pregnancy: a systematic integrative review. BMC Complement Med Ther. 2021;21(1):56.

Buchberger B, Krabbe L. Evaluation of outpatient acupuncture for relief of pregnancy-related conditions. Int J Gynaecol Obstet. 2018;141(2):151-158.

Chittumma P, Kaewkiattikun K, Wiriyasiriwach B. Comparison of the effectiveness of ginger and vitamin B6 for treatment of nausea and vomiting in early pregnancy: a randomized double-blind controlled trial. J Med Assoc Thai. 2007;90(1):15-20.

Cruikshank DP, Chan GM, Doerrfeld D. Alterations in vitamin D and calcium metabolism with magnesium sulfate treatment of preeclampsia. Am J Obstet Gynecol. 1993;168(4):1170-1176; discussion 1176-1177.

Dante G, Bellei G, Neri I, Facchinetti F. Herbal therapies in pregnancy: what works? Curr Opin Obstet Gynecol. 2014;26(2):83-91.

Dove D, Johnson P. Oral evening primrose oil: its effect on length of pregnancy and selected intrapartum outcomes in low-risk nulliparous women. J Nurse Midwifery. 1999;44(3):320-324.

Dugoua JJ, Seely D, Perri D, et al. Safety, and efficacy of black cohosh (Cimicifuga racemosa) during pregnancy and lactation. Can J Clin Pharmacol. 2006;13(3): e257-261.

Ensiyeh J, Sakineh MA. Comparing ginger and vitamin B6 for the treatment of nausea and vomiting in pregnancy: a randomised controlled trial. Midwifery. 2009;25(6): 649-653.

Gruber KJ, Cupito SH, Dobson CF. Impact of doulas on healthy birth outcomes. J Perinat Educ. 2013;22(1): 49-58.

Guo BQ, Li HB, Zhai DS, Ding SB. Maternal multivitamin supplementation is associated with a reduced risk of autism spectrum disorder in children: a systematic review and meta-analysis. Nutr Res. 2019;65:4-16.

Hodnett ED, Gates S, Hofmeyr GJ, Sakala C. Continuous support for women during childbirth. Cochrane Database Syst Rev. 2007 Jul 18;(3):CD003766. In: Cochrane Database Syst Rev. 2011;(2):CD003766.

Hofmeyr GJ, Betrán AP, Singata-Madliki M, et al. Calcium and preeclampsia study group. Prepregnancy and early pregnancy calcium supplementation among women at high risk of preeclampsia: a multicentre, double-blind, randomised, placebo-controlled trial. Lancet. 2019; 393(10169):330-339.

Kalati M, Kashanian M, Jahdi F, et al. Evening primrose oil and labour, is it effective? A randomised clinical trial. J Obstet Gynaecol. 2018;38(4):488-492.

Kaplan YC, Richardson JK, Keskin-Arslan E, et al. Use of ondansetron during pregnancy and the risk of major congenital malformations: a systematic review and meta-analysis. Reproductive Toxicology. 2019;86: 1-13.

Kelly AJ, Kavanagh J, Thomas J. Castor oil, bath and/or enema for cervical priming and induction of labour. Cochrane Database Syst Rev. 2013;2013(7):CD003099.

Lee H, Ernst E. Acupuncture for labor pain management: a systematic review. Am J Obstet Gynecol. 2004;191(5): 1573-1579.

Liddle SD, Pennick V. Interventions for preventing and treating low-back and pelvic pain during pregnancy. Cochrane Database Syst Rev. 2015;2015(9):CD001139.

Maciocia G. Obstetrics and Gynecology in Chinese Medicine. New York, NY: Churchill Livingstone; 2011.

Marc I, Toureche N, Ernst E, et al. Mind-body interventions during pregnancy for preventing or treating women's anxiety. Cochrane Database Syst Rev. 2011;6;2011(7): CD007559.

Matthews A, Haas DM, O'Mathúna DP, Dowswell T. Interventions for nausea and vomiting in early pregnancy. Cochrane Database Syst Rev. 2015;2015(9): CD007575.

McFarlin BL, Gibson MH, O'Rear J, Harman P. A national survey of herbal preparation use by nurse-midwives for labor stimulation. Review of the literature and recommendations for practice. J Nurse Midwifery. 1999;44(3): 205-216.

McParlin C, O'Donnell A, Robson SC, et al. Treatments for hyperemesis gravidarum and nausea and vomiting in pregnancy: a systematic review. JAMA. 2016;316(13): 1392-1401.

Mu J, Furlan AD, Lam WY, et al. Acupuncture for chronic nonspecific low back pain. Cochrane Database Syst Rev. 2020;12(12):CD013814.

Ng L, Katims J, Lee M Aronoff G. Acupuncture, a neuromodulation technique for pain control. In: Evaluation and treatment of chronic pain. 2nd ed. Baltimore, MD: Lippincott Williams & Wilkins; 1992. p. 291-298.

Pennick V, Liddle SD. Interventions for preventing and treating pelvic and back pain in pregnancy. Cochrane Database Syst Rev. 2013;(8):CD001139.

Simpson M, Parsons M, Greenwood J, Wade K. Raspberry leaf in pregnancy: its safety and efficacy in labor. J Midwifery Womens Health. 2001;46(2):51-59.

Smith CA, Armour M, Dahlen HG. Acupuncture or acupressure for induction of labour. Cochrane Database Syst Rev. 2017;10(10):CD002962.

Smith CA, Cochrane S. Does acupuncture have a place as an adjunct treatment during pregnancy? A review of randomized controlled trials and systematic reviews. Birth. 2009;36(3):246-253.

Smith CA, Collins CT, Levett KM, et al. Acupuncture or acupressure for pain management during labour. Cochrane Database Syst Rev. 2020;2(2):CD009232.

Stux G, Pomeranz B, Kofen P. Basics of acupuncture. 3rd ed. New York, NY: Springer-Verlag; 1995.

Puerpério

19

O puerpério é o período pós-parto cujo início se dá no momento da saída da placenta do útero materno (com o nascimento do bebê) e dura, aproximadamente, cerca de 40 dias, ou mais, caso a mulher esteja amamentando, por isso também é chamado "quarentena". Quando, após o parto, o corpo da mulher volta a ovular, considera-se o fim do puerpério. Esse período, porém, pode variar de acordo com a amamentação. Ou seja, o puerpério vai do momento da saída da placenta do útero até a primeira ovulação e menstruação após a gravidez, e pode ser dividido em três fases:

- Puerpério imediato – do momento do parto até o 10º dia após o nascimento do bebê. Nessa fase, o sangramento vaginal (lóquio) costuma ser vermelho vivo e com fluxo intenso
- Puerpério tardio – do 11º dia ao 42º. É o período em que o fluxo de sangue (lóquio) diminui consideravelmente, consistindo em uma secreção rosada, até cessar completamente
- Puerpério remoto – após o 43º dia. O pós-parto é um período cuja duração pode ser variável; depende do tempo de amamentação e do tempo que o organismo da mulher demora para voltar a ovular e a menstruar.

Durante todo o puerpério, é importante ficar atento a hemorragias intensas, febre, dores abdominais persistentes e sangramento com odor forte, pois esses sintomas podem indicar infecção uterina e precisam ser avaliados pelo obstetra.

Os 9 meses de gestação representam um período de intensas transformações no corpo e na psique da mulher. Já no puerpério, quando muitas mulheres acreditam que as mudanças pararam ou diminuíram, elas se deparam com um dos momentos mais delicados de todo o processo da maternidade, pois, além das transformações físicas, há muitas oscilações emocionais, permeadas pelas demandas e necessidades do recém-nascido. O *blues* puerperal, por exemplo, é uma forma de tristeza leve que chega a afetar 80% das mulheres no pós-parto imediato. E a depressão pós-parto é uma condição que necessita de tratamento psicológico e, muitas vezes, psiquiátrico. Uma rede de apoio constituída pelo companheiro (ou companheira), por familiares, amigos, ou até mesmo por funcionários de casa, é extremamente importante para amparar a puérpera e seu bebê. Afinal, a mãe cansada do parto e aprendendo, a cada dia, a lidar com o seu recém-nascido necessita de apoio e presença não invasiva.

A chamada "quarentena" da mulher, período de 40 dias no pós-parto, no qual ela deve evitar relações sexuais e quaisquer esforços físicos ou psíquicos de maneira intensa, é essencial para o reestabelecimento da sua saúde global. Isso não significa que a mulher tenha que fazer repouso completo, pois, quanto mais ela se envolve com os cuidados do bebê, mais útil se sente. Sua reinserção na comunidade também é bastante positiva, a fim de que não haja a sensação de isolamento completo.

Contudo, socialmente, a mulher moderna está mais só do que nunca. Pais e avós moram longe, às vezes em outras cidades, ou estão distanciados pelo trânsito e pelas dificuldades da vida atribulada. As visitas são esporádicas, e seus conselhos são vistos como intromissões desagradáveis, e não como transmissão de conhecimento. Além disso, muitas dessas mães e avós não passaram pelo parto normal e pela amamentação, e, por falta de referência pessoal, não conseguem orientar a filha.

A família atual não é mais a mesma grande família de antigamente. Hoje ela é composta dos pais e seus bebês, e eles estão isolados. Os amigos trabalham muito e raramente têm tempo para auxiliar a nova mãe, fazendo no máximo uma visita social. Os pediatras estão com suas agendas apertadas, têm muitas vezes (como em outras áreas médicas) a atenção mais dirigida à doença do que à saúde, principalmente a da recente mãe – que não faz parte do foco de interesse da consulta pediátrica, mas é, em última instância, a primeira grande responsável pela saúde física e psíquica do bebê.

Psicologicamente, as mulheres estão cada vez menos aptas a ficar em casa; sentem-se em uma prisão. E até as que não trabalham fora têm suas agendas cheias e estão sempre se movimentando de um lado para o outro. Curiosamente, as habilidades da maternidade são as mais básicas (contudo, nem por isso as mais fáceis), pois consistem na intuição e na paciência – dois quesitos em baixa. E o cultivo dessas qualidades é fundamental para a adaptação a essa nova fase.

Sono, relaxamento e puerpério

O sono, extremamente prejudicado no puerpério, é, muitas vezes, motivo de adoecimento físico e mental da mãe, que passa por uma maratona de horas ininterruptas de cuidados com o recém-nascido, ficando, por vezes, exausta e debilitada.

A rede de apoio à puérpera, seja ela constituída por familiares, seja por amigos e amigas, ou mesmo funcionários, é fundamental para essa fase da vida tão delicada da mulher. O bem-estar da mãe se reflete diretamente no bem-estar do bebê, que vive na mesma esfera energética, psíquica e física de sua mãe e cuidadora. Toda mulher que tem a possibilidade de receber ajuda pode e deve recorrer a ela, mas não deve delegar suas funções pessoais a outro, de modo a deixar de fortalecer o vínculo amoroso dela com o seu bebê. Essa equação – da ajuda que se recebe e se necessita para o estreitamento do vínculo mãe-bebê – é muito delicada e variável. Lembre-se: nem sempre mais é o melhor.

Uma mãe que passa dos seus limites de saúde e fica em nível de exaustão estará em piores condições de realizar suas funções maternas. Saber quando (e para quem) pedir ajuda faz parte da maternagem. Horas sem dormir e sem descanso levarão a uma mãe irritadiça e menos disponível.

O profissional de Saúde que atende puérperas deve saber identificar os sinais de exaustão e ajudá-las, para que possam entender a necessidade absoluta de descanso e apoio. Em muitas ocasiões, tive pacientes que, durante essa fase, encontravam-se à beira de um colapso energético e psíquico, sem conseguir se desligar nem por um minuto do seu bebê. O horário da "mamada" do bebê a cada 3 horas no período noturno, muitas vezes inevitável, e outras práticas como babás eletrônicas em volume alto (que fazem os pais acordarem mesmo com pequenos sons da criança), cama compartilhada com o bebê durante um longo período, entre outras, vão minando a capacidade dos pais de entrarem em sono profundo e reparador. Após noites sem dormir, a puérpera entra em uma espiral de cansaço, irritabilidade, preocupação e estresse. Sendo assim, a maior conduta integrativa reside em identificar os fatores que estão levando essa mãe a uma situação de impossível equilíbrio e ajudá-la a encontrar soluções em sua rotina que possam aliviar esse limite.

Para auxiliar nesse momento, algumas plantas medicinais podem e devem ser utilizadas. *Avena sativa* (aveia-comum), camomila e valeriana, em forma de infusão, podem ser utilizadas pela puérpera para ela recuperar o sono e ficar menos ansiosa. As lactantes devem evitar tinturas e extratos concentrados, pois uma dosagem mais alta pode permitir que a substância vá para o leite materno e cause sonolência ao bebê.

Na Medicina Tradicional Chinesa (MTC), o *Huang Qin* (*Radix scutellaria baicalensis*) pode ser utilizado por um curto período para tranquilizar e melhorar o sono das puérperas. As sementes de *Suan Zao* (jujuba chinesa ou *Ziziphi spinosae semen*), além da fórmula chinesa *Gan Mai Da Zao Tang*, são bastante suaves e podem ser utilizadas mesmo durante o aleitamento materno.

Os óleos essenciais utilizados em massagens ou mesmo em difusores, como os de lavanda, sândalo e camomila-romana, na proporção de 2 a 5 gotas em 100 mℓ de água, podem também auxiliar no sono e no relaxamento das puérperas.

Na acupuntura, os pontos que acalmam o *Shen* e tonificam o coração podem ser de grande auxílio, como o C7, C8, CS6, *Yintang*, E40, VG20 e 4 cavaleiros.

Práticas integrativas

Entre as várias práticas integrativas, a utilização de plantas medicinais, a aromaterapia, a prática chinesa de *Lian Gong* e de *Tai Chi Chuan*, a meditação e a técnica de *Shantala* são consideradas benéficas como terapias integrativas no puerpério, além de possibilitarem uma transformação saudável e gradativa diante das diversas alterações sofridas pela mulher entre os períodos de gestação e puerpério.

Em geral, as plantas medicinais são utilizadas na forma de chás, e as orientações de uso de cada erva devem incluir as indicações, contraindicações e a forma de preparo (infusão ou decocção), o que dependerá de sua apresentação (folhas, flores, frutos, casca ou raiz). Muitas vezes, o uso de tinturas e extratos secos é indicado para potencializar ou facilitar sua administração.

No período puerperal, as plantas podem auxiliar a mulher; todavia, é importante ressaltar que, devido ao aleitamento materno, pode haver restrições em relação ao uso de algumas. A erva-doce (*Pimpinella anisum*) ou funcho (*Foeniculum vulgare*) e a alfavaca (*Ocimum basilicum*) são exemplos de plantas que têm efeitos galactogogos, favorecendo a secreção láctea e auxiliando a puérpera na produção do leite. Já a hortelã-pimenta (*Mentha piperita*) pode diminuir a secreção de leite materno e até mesmo deixar um gosto residual no leite, afetando, assim, a amamentação. Portanto, mesmo sendo uma planta de uso corriqueiro, ela deve ser evitada durante esse período.

Alimentação

A alimentação da mulher no pós-parto deve incluir cereais, raízes, brotos, feijões, castanhas (se o bebê não tiver cólicas), frutas cozidas e sopas de legumes e de galinha. O principal é se alimentar com abundância de vegetais, legumes e frutas e excluir alimentos processados, industrializados, bem como os que possam gerar cólicas no lactente, como alimentos muito gordurosos.

Segundo os princípios da MTC, os alimentos que tonificam são essenciais para se reestabelecer a grande perda energética sofrida pela mulher com o parto e as mudanças hormonais. Alguns exemplos desses alimentos são: pinhão, ovas de peixe (salmão, esturjão etc.), soja, germe de soja, feijões, leguminosas, lentilhas, cogumelos (cogumelo *reishi*, cogumelo *shitake* ou até mesmo o cogumelo comum), frutos do mar, ostras, peixe, carne de porco, *tofu*, couve, repolho, couve-flor, molho de soja. No caso das castanhas e carne de porco, normalmente indicadas para a recuperação da mulher no puerpério, deve-se evitar caso o lactente tenha cólicas.

Sopa chinesa para o pós-parto

Esta sopa é excelente para a recuperação da mulher no puerpério.

Ingredientes:

- 1 xícara de água ou caldo de galinha
- 2 fatias de gengibre fresco
- 1 pedaço de frango (pode ser substituído por 2 ovos)
- 3 colheres de sobremesa de saquê
- 1 colher de chá de óleo de gergelim.

Modo de preparo:

Junte o caldo, o saquê, o gengibre e o óleo de gergelim e leve ao fogo até o ponto de fervura. Adicione o frango (ou os ovos) até o ponto de fervura – no caso dos ovos, deixe-os cozinhar até o ponto desejado. Coma o frango ou ovos, beba o caldo, mas descarte o gengibre.

Outro alimento muito utilizado na cultura oriental para essa fase é o germe de trigo cozido ao vapor com molho leve de soja (preferencialmente o orgânico. Evite molhos que contenham monoglutamato monossódico).

Suplementos

O uso contínuo de formulações vitamínicas ou multivitamínicos, como os apresentados no Capítulo 17, *Gestação*, deve ser reforçado. A alta demanda de nutrientes na amamentação exige muito do corpo físico da mulher e, muitas vezes, somente com a alimentação fica impossível adquirir o todo necessário.

Além das vitaminas e minerais, a ingestão de ômega 3 é indicada. Por suas ações neuroprotetoras, anti-inflamatórias e antidepressivas, essa substância exerce papel benéfico para lactante e lactente. A dose de 1 a 2 g/dia de ômega 3 DHA e EPA é aconselhada.

Outros suplementos específicos não são aconselhados para a mulher que amamenta pela falta de dados de segurança para o bebê.

Óleos essenciais

Entre os benefícios do uso dos óleos essenciais, destacam-se os efeitos antidepressivos, ansiolíticos, analgésicos, antissépticos e calmantes, que contribuem para melhorar a sensação de bem-estar e promover a recuperação no pós-parto.

Ressalta-se a importância do uso correto e consciente dessa prática, uma vez que os óleos podem, com seu uso prolongado, causar efeitos indesejáveis, como náuseas, cefaleia, alergia e irritação na pele.

A ingestão de óleos essenciais é contraindicada nesse período. Nos casos de sua utilização em massagens cutâneas, é recomendada a diluição a 1% (em outros óleos vegetais, como o de coco, fracionado, p. ex.). Seu uso mais interessante é quando são diluídos (preferencialmente em uma base de óleos vegetais), devido à sua grande compatibilidade com a pele humana, minimizando, assim, qualquer irritação ou sensibilidade.

Shantala

A *Shantala* é uma técnica milenar de massagem indiana a partir de toques e manipulações, pela mãe, no corpo do bebê. É uma maneira de continuidade da relação e do contato íntimo entre mãe e bebê após o nascimento. Permite ao recém-nascido não só suportar, mas também fazer a transição de um ambiente interno totalmente protegido para um ambiente externo desconhecido. Apesar dos claros benefícios para o bebê, esse tipo de massagem também proporciona um momento curativo à mãe que a aplica. Percebendo seu bebê mais relaxado e feliz, a mãe se envolve nesse tipo de comunicação não verbal.

Em geral, por sua intensidade moderada, indica-se que esse tipo de massagem seja feita após o bebê completar 1 mês de vida. Antes, deve-se dar preferência a massagens mais delicadas, como o "toque da borboleta". É fundamental que a mãe observe e sinta se o seu bebê se sente à vontade e relaxado durante a massagem, pois cada bebê é diferente, e o que é agradável para uns pode ser incômodo para outros.

Atividade física

A volta à atividade física pode ajudar a puérpera a sentir-se melhor com seu próprio corpo, diminuir dores nas costas, melhorar o sono, aliviar o *blues* puerperal e auxiliar na recuperação cirúrgica. O que varia é a intensidade, bem como a qualidade dessa atividade.

Mulheres em pós-parto de cirurgia cesariana terão mais dificuldades em reiniciar suas atividades, e aquelas com excessiva privação de sono vão se sentir cansadas e desestimuladas para prática de exercícios.

Algumas práticas, como a ioga, o *Lian Gong* e o *Tai Chi Chuan*, podem trazer à puérpera o benefício do movimento associado à melhora da sua respiração, postura e energia em geral.

Exercícios de moderada e alta intensidade são desaconselhados para mulheres no pós-parto imediato e para aquelas que estejam exaustas. Saber orientar e conduzir a mulher nessa fase, para o retorno a atividades que lhe façam bem, exige escuta e empatia por parte dos profissionais de Saúde que, muitas vezes, estão acostumados a colocar parâmetros ideais (mas não reais) de saúde.

Cuidados com a região do períneo

Para mulheres que tiveram lesão no períneo, indica-se o uso de compressas de chá gelado de:

- Camomila
- Hamamélis
- Calêndula
- Arnica.

Preparo:

Ferver 2 xícaras de água, deixando em infusão, por 20 minutos, uma ou até mais das ervas descritas. Após o chá esfriar na geladeira, deve-se aplicá-lo, na forma de compressa, na região do períneo.

Outras possibilidades de cuidado são: 1) aplicar óleo essencial de gerânio, diluído a 10% em óleo de coco; 2) deixar a região perineal respirar, fazendo uso de calcinhas de algodão (e, quando possível, evitar o uso delas).

Se houver sinais de infecção no local, a mulher deve procurar imediatamente o obstetra, para avaliação e tratamento.

Cuidados após cirurgia cesárea

Além do que foi dito em relação ao sono, à rede de apoio, aos cuidados com a alimentação e à volta gradual e lenta à atividade física, pode-se pensar em cuidar especificamente da questão cirúrgica em si.

Na MTC, as pacientes que passaram por uma cirurgia cesárea correm sempre o risco de o traumatismo cirúrgico deixar cicatrizes que dificultam a circulação dos meridianos na região do corte, gerando um quadro de estase de *Qi* e de *Xue*.

O uso da moxa com gengibre pode ser benéfico para restituir o fluxo energético e prevenir problemas futuros ligados à fertilidade.

A moxa deve ser utilizada, preferencialmente, após 6 meses a 1 ano da cesariana, pois, antes disso, a região pode estar ainda muito insensível ao toque. Deve-se massagear a cicatriz da cesárea com a ponta dos dedos dia sim, dia não, 3 vezes para um lado (sentido horário) e 3 vezes para o sentido oposto. Em seguida, um pedaço de gengibre fresco é cortado e passado na cicatriz. O suco deve ser deixado na pele e a raiz retirada do local. Então, um bastão de moxa é aceso para esquentar a região (sem encostar ou queimar a pele). Após a aplicação da moxa, massageia-se novamente a cicatriz com a ponta dos dedos e bebe-se um copo de água morna.

O uso de pontos de acupuntura nos meridianos afetados pelo corte da cirurgia deve ser feito a distância, até que a cicatriz esteja completamente fechada.

Depressão pós-parto

O apoio da comunidade e da família está cada vez mais escasso, e o casal ou a mulher tem de ser seu próprio ponto de apoio e sustentação.

Embora a depressão pós-parto possa atingir 15% das mulheres no primeiro ano após o nascimento do bebê, infelizmente, pouquíssimas buscam auxílio nesse período. Mas, se a gestante, ao longo da gravidez, fez parte de algum grupo de apoio, é interessante que continue a manter esse contato, pois, mesmo com menos apoio da família, esses grupos (de mães e pais) atualmente têm tido um papel fundamental em relação a referência e suporte.

Segundo vários estudos em mamíferos, após o nascimento do filhote, existe um período sensível para formação do vínculo. Um deles mostra que as ratas que lamberam seus filhotes logo após o parto foram capazes de reconhecê-los, mesmo ficando quase 1 mês separadas deles, diferentemente das ratas que não os lamberam. Outro estudo, realizado por Lorenz,[1] mostrou que, se um homem se colocar entre uma pata e sua ninhada e imitar o grasnar da pata, os filhotes o seguirão pelo jardim pelo resto da vida, como se ele fosse a mãe. Esse período sensível se repete em várias espécies e dura de 4 a 6 horas.

É prática que o bebê recém-nascido fique em observação no berçário após o nascimento, longe da mãe. Além disso, passadas as primeiras horas, muitos bebês continuam no berçário e só voltam para a mãe na hora das mamadas, enquanto ela recebe inúmeras visitas de amigos e parentes, em uma espécie de grande evento social frenético. Infelizmente, o alojamento conjunto não é incentivado em muitos hospitais, sob a justificativa de facilitar o trabalho de pediatras e enfermeiras e permitir que a mãe descanse. Porém, o que deixa a mãe alerta e acordada é a quantidade enorme de adrenalina liberada em seu organismo durante o parto, um provável resquício de eras primitivas, quando dormir depois do parto não a permitiria manter-se vigilante em relação aos perigos ao redor. Muitas vezes, a mãe que acabou de parir não quer dormir; quer estar perto do seu bebê!

Pois bem, a depressão pós-parto ocorre, em parte, devido a um imenso *shift* (mudança) hormonal, que a mulher vivencia e ao qual precisa se adaptar, além de outras causas psíquicas

[1] Lorenz K. Der Kumpan in der umwelt des vogels. Der artgenosse als auslösendes moment sozialer verhaltensweisen. Journal für Ornithologie. 1935; 83:137-215, 289-413.

e sociais envolvidas. Para piorar esse quadro, a ausência do trabalho de parto leva à ausência de ocitocina e à quebra do momento sagrado do vínculo no pós-parto. Assim, a mulher não compreende sua tristeza: ela queria tanto o bebê. Por que agora está tão triste? E as crianças, futuras mães e pais de amanhã, poderão passar a temer a dependência desde cedo, e o círculo vicioso estará instalado para as futuras gerações.

Tratamentos

O tratamento da depressão pós-parto é, portanto, multidisciplinar. Não basta a abordagem psiquiátrica e a introdução de antidepressivos; é necessário penetrar profundamente no desequilíbrio energético vivenciado nesse momento, no medo e na ansiedade causados pela nova situação, bem como nas questões sociais e pessoais que envolvem a adaptação da nova mãe. A abordagem deve ser, portanto, psicológica, sociológica, médica e energética.

A psicoterapia e mesmo grupos de apoio de mães são benéficos e desejáveis. Atualmente, com a facilidade dos atendimentos *on-line* mulheres que, antes, não tinham tempo e possibilidade de se consultar ganham esse novo espaço e recurso.

O atendimento psiquiátrico deve ser indicado quando o *blues* puerperal se estender por mais de 3 semanas ou quando a gravidade dos sinais e sintomas pedir uma intervenção específica. Profissionais que atendem a puérperas devem estar atentos e, sempre que necessário, encaminhar ao psiquiatra aquelas que precisarem.

Do ponto de vista energético, deve-se cuidar especialmente do sono e da alimentação da puérpera. Quando necessário, a acupuntura pode ter um valor inestimável para o equilíbrio do *Yin* e do *Yang*, ajudando a puérpera a encontrar um novo ponto de equilíbrio, capaz de promover o seu bem-estar e o do bebê.

Medicina Tradicional Chinesa no auxílio à depressão pós-parto

Na MTC, a depressão pós-parto ocorre, principalmente, por deficiência energética, pois a gestação e o parto depletam profundamente a mulher de *Qi* e de *Xue* (energia e sangue).

Todavia, existem casos em que podem ocorrer quadros de estagnação de sangue e de *Qi* por excesso de emoções intensas que alteram o fluxo suave da energia e agitam o coração e a mente da mulher.

A principal etiologia que leva à obstrução do *Qi* são a frustração e o excesso de preocupação, que impedem a circulação do fígado e prejudicam o *Qi* do baço, gerando mucosidade.

Os quadros encontrados são:

- Deficiência de sangue do baço e do coração
- Deficiência do *Yin* do rim e do coração
- Estase do *Qi*.

Com o auxílio da acupuntura, tonificar o *Qi* e o *Xue*, energia e sangue (pontos como BP6, BP10, C7, B15, E36) e mover a estase (pontos como F3, F8, IG4, CS6, VC14), para alcançar o sono reparador (sempre que possível). Fórmulas magistrais, como o *Gui Pi Wan* e o *Gan Mai Da Zao Tang*, também podem ser utilizadas nesses quadros. Cuidar da alimentação, das rotinas diárias e, sobretudo, praticar exercícios físicos suaves são princípios terapêuticos da MTC.[2]

Amamentação

Após a gravidez, a amamentação é um período crucial para o novo bebê, no qual ele forma seu primeiro vínculo afetivo fora do útero, o qual servirá de base para todas as suas relações futuras. Esse período é também de formação de seu sistema nutricional e imunológico, apoiado nos anticorpos que recebe de sua mãe. Infelizmente, nem todas as mulheres conseguem ou podem amamentar, mas hoje contamos com o suporte das fórmulas para alimentar os bebês, as quais, apesar de não substituírem o leite materno, são bastante eficientes para manter o suporte nutricional básico.

A amamentação é tão importante que serviu de base para muitos estudos do comportamento humano, fundamentando a Psicanálise e outras linhas terapêuticas. Estudos com crianças abandonadas pela mãe mostram que há uma forte relação desse fato com a depressão e o suicídio

---

[2] Para mais detalhes sobre o tratamento da depressão segundo a MTC, sugiro a leitura do meu livro *Psique e medicina tradicional chinesa*, da Ícone.

na idade adulta. Portanto, o vínculo afetivo mãe-bebê é crucial na formação da personalidade e integridade psíquica desse novo ser. E esse vínculo é positivamente reforçado pelo aleitamento materno. Ele é a grande via de comunicação entre a mãe e o bebê, e vice-versa. A boa comunicação ocorre quando o bebê comunica sua necessidade, e o corpo da mãe corresponde a esse chamado.

É comum pacientes relatarem que, quando precisam se ausentar, mesmo estando a quilômetros de casa, sentem suas mamas se encherem de leite, e 5 minutos depois a cuidadora do bebê entrar em contato para dizer que a criança tinha fome, ou acordou inesperadamente e estava chorando. Essa comunicação permite a sobrevivência do bebê, que, totalmente dependente da mãe, só pode contar com a capacidade dela de perceber e corresponder ao chamado dele.

Para o bebê, o ato de mamar é completamente natural; e, logo após o nascimento, quando é colocado no colo de sua mãe, ele pode acessar o seio materno e começar a sugar; faz isso instintivamente. Já para a mãe do bebê, esse ato da natureza precisa ser evocado, relembrado ou despertado, pois há muito tempo as funções instintivas foram, pouco a pouco, substituídas pelas corticais, racionais. Assim, muitas vezes, ela é incapaz de confiar em seu próprio corpo e duvida da sua capacidade de amamentar; e só esse fato já é capaz de gerar estresse e diminuir a quantidade de leite.

Após o parto, a amamentação é responsável por uma boa dose de angústia e dúvida nas "mamães de primeira viagem" (e também nas experientes), que costumam se questionar: "Será que vou ter leite? Será que meu leite é bom? Será suficiente? O bebê está com frio, sono, cólica ou fome?"

Aprender a distinguir todos os choros, ou seja, aprender a se comunicar com o bebê, é um passo determinante no estabelecimento da boa comunicação entre mãe e filho e, consequentemente, da boa relação entre eles.

Mais do que tudo, para amamentar é preciso aprender a confiar no corpo, escutar as entranhas, deixar vir à tona o seu lado instintivo, simples e animal. Nesse momento de nada adiantam os diplomas e as horas dedicadas ao trabalho e ao estudo, pois a mulher acessa sua natureza básica

e iguala-se a todas as outras do mundo, assumindo o papel arquetípico de mãe.

Nota-se, repetidas vezes, a necessidade de controle como um dos principais fatores do insucesso da amamentação. A mulher que teme que seu leite seja insuficiente quer ter a noção exata do quanto seu bebê está bem alimentado, e isso a deixa o tempo todo em estado de tensão, sem conseguir relaxar e aproveitar o encontro com a criança.

A insegurança é outra fonte de dificuldade para as mulheres que amamentam. Como já mencionado, mães que recebem apoio do seu companheiro ou de profissionais da área de Saúde têm muito mais chances de conseguir amamentar com tranquilidade.

Historicamente, no século XX, as mulheres ocidentais foram desmotivadas a amamentar por razões diversas, tais como: estética, falta de tempo e incentivo ao consumo de produtos industriais e fórmulas. Felizmente, depois que a Medicina provou a importância dos anticorpos maternos presentes no leite materno, houve uma volta ao incentivo à amamentação, ainda que, em muitos países, a prática do aleitamento materno esteja muito aquém do esperado. Essa quebra histórica na prática social de amamentar, aliada ao crescente isolamento das mães de suas raízes familiares, deixou a mulher mais só e mais despreparada para o aleitamento.

Nas consultas pediátricas, os médicos costumam incentivar a prática da amamentação, porém não têm tempo de escutar as dúvidas e temores das mães em relação a isso. Aliás, isso é visto, muitas vezes, como "a parte difícil" do atendimento pediátrico, e não mais como algo a ser sanado para promover a ponte de comunicação entre o bebê e as outras pessoas. Isoladas em suas dúvidas e temerosas de expor suas dificuldades, as mulheres, com muito custo, enfrentam sozinhas esse período, que deveria ser simples e natural.

Portanto, as mães que se dispõem a amamentar se deparam com o medo de não conseguir e com o seu próprio corpo. No entanto, esse é um momento que lhes possibilita grande crescimento pessoal, pois é um convite da vida para a reconexão com os instintos primários; a reaprender a ser simples, a calar a mente, a perceber as mudanças do seu corpo e do seu bebê.

Por que amamentar?

São muitos os motivos para incentivar a mãe a amamentar o bebê, entre os quais destacam-se:

1. O leite materno transmite anticorpos da mãe para o bebê, cujo sistema imunológico é ainda imaturo. Isso ajuda a prevenir infecções, como gripes, pneumonias, diarreias, otites, além de ativar a resposta imunológica, diminuindo a propensão a doenças alérgicas e à leucemia.

2. O leite materno é um alimento nutritivo, balanceado, de baixíssimo risco de intolerância ou alergia e que não estraga, não fica velho nem contaminado quando o bebê mama diretamente no peito de sua mãe. Por sua constituição mais próxima ao sistema digestório humano, o leite materno é mais facilmente digerível que o leite de vaca. Ele tem menos sódio, menos fósforo e menos proteínas dificilmente metabolizadas pelo bebê, além de oferecer mais ingredientes nutritivos que qualquer fórmula ou leite em pó.

   Atenção: não existe leite fraco, existe leite em pouca quantidade! Para aumentar a quantidade de leite, a mãe deve dormir o suficiente, alimentar-se bem, hidratar-se e relaxar.

3. Do ponto de vista prático, excluindo o fato de que é impossível saber, ao certo, o quanto o bebê ingeriu, amamentar é muito melhor do que preparar uma mamadeira que deve ser esterilizada, receber a medida de leite exata e esquentada na temperatura correta, várias vezes ao dia (e à noite!). Além de toda essa praticidade, que permite o fácil acesso ao alimento, em qualquer lugar e a qualquer lugar, o leite materno não tem custos adicionais.

4. Bebês amamentados no peito correm menores riscos de desenvolver obesidade infantil, têm menos assaduras e o intestino funciona melhor.

5. Para a mãe, em muitos casos, a amamentação permite o emagrecimento mais rápido, a aceleração da retração do útero e a diminuição do risco futuro de câncer de mama e de endométrio.

Como incentivar o aleitamento materno

Começar o mais cedo possível a dar o peito ajuda tanto a mãe quanto o bebê a desenvolverem o diálogo que será a amamentação. Por isso, se possível, a mãe deve começar na sala de parto, pois, assim que nascem, os bebês já têm presente o reflexo de sugar; basta colocá-lo próximo ao seio materno, e ele iniciará a mamada. Isso não significa, em absoluto, que as primeiras vezes serão fáceis; porém, essas primeiras tentativas, antes mesmo de o leite descer, são um importante treino.

A mamadeira que algumas maternidades oferecem ao recém-nascido é uma prática que desincentiva a amamentação, pois a água, ou água com glicose, oferecida saciam o bebê, que depois fica sonolento e desinteressado do peito. Além disso, pode haver a "confusão de bicos", que ocorre quando o bebê se acostuma com o bico da mamadeira e não consegue pegar o bico do seio materno, de tamanho e consistência diferentes. Amamentar exige esforço, e, se o bebê já estiver saciado, não vai buscar o peito.

No hospital, o alojamento conjunto permite ao bebê ficar no mesmo quarto que a mãe e mamar sempre que quiser.

As enfermeiras especializadas em aleitamento podem orientar a mãe do bebê sobre as posições adequadas e sobre a "pega" do peito. Como muitas mulheres de hoje não foram amamentadas pela mãe, há uma dificuldade em passar esse ensinamento de uma geração para a outra não só de maneira prática, como também instintiva. Mas elas podem se apoiar em quem pode ajudá-las.

Estudos recentes mostram que, nos casos em que o pai do bebê apoia a amamentação, a adesão das mulheres chega a mais de 90%, ao passo que esse número cai para 30% quando o companheiro é indiferente ou ambivalente em relação ao assunto.

Se a mulher for retirar e armazenar o seu leite, deve consultar as técnicas de congelamento e evitar, no primeiro mês de vida do bebê, dar o leite na mamadeira, para evitar a já citada "confusão de bicos".

As mamadas podem durar, em cada seio, de 10 a 25 minutos em média. A mulher deve procurar alternar a mama cada vez que iniciar a mamada. (Para se lembrar de qual mama deve ser oferecida primeiro, ela pode deixar um alfinete no sutiã, no lado do último seio em que amamentou.)

Quando o bebê passa a mamar lentamente e a relaxar seus braços e pernas, este é um sinal de que a mamada está terminando. Mas certifique-se de que ele mamou o suficiente. Deixe o bebê mamar até o fim naquele peito em que iniciou a mamada, pois o leite mais rico em gorduras é ingerido no final, além de ser o mais importante para o crescimento da criança.

No início, os mamilos vão ficar doloridos, até que uma pele mais grossa seja formada. Nas primeiras semanas, para evitar que a dor atrapalhe a amamentação, a mulher pode usar compressas de chá de camomila, para diminuir a irritação, e pomada de lanolina pura, para hidratar e diminuir as fissuras. Deixar os seios ao ar livre ajuda a cicatrizar feridas, e massagens com água quente durante o banho podem diminuir a dor em mamas muito cheias.

Dificuldades ligadas ao tipo de bico do seio da mulher, cirurgias prévias redutoras ou modificadoras da mama são alguns dos fatores físicos ligados aos problemas na amamentação.

Sentir cólicas no início da amamentação é normal, pois o útero, estimulado pelos hormônios liberados, estará no processo de contrair e voltar ao seu lugar. Sede e tontura são outros sintomas comuns. Beber bastante líquido nessa fase é fundamental.

Amamentar é algo novo para as mães de primeira viagem e para o bebê. Mas não se aprende nada em um dia. Então, paciência, escuta interna e confiança são palavras-chave para quem está começando essa longa jornada.

É preciso descansar e ter paciência. A mulher cansada se estressa mais facilmente com a tarefa de amamentar. E, do ponto de vista psíquico, sabe-se que o estresse, que pode ter muitas origens, diminui o leite. O estresse pode ter muitas origens. Pode estar ligado a cansaço físico, doenças, preocupações (financeiras, sociais, pessoais), cobrança pessoal, ausência do parceiro.

Como ajudar as mães que querem amamentar

Reforçar a confiança da mãe em si mesma

Geralmente a falta de leite traz uma "sensação" de mamas mais vazias. Depois da apojadura, por volta do fim do primeiro mês de amamentação, as mamas murcham, pois a produção de leite se *ajustou* à demanda daquele bebê; então, há uma "sensação" de que não há produção. Para contornar isso, é preciso entender que 80% da produção de leite é feita *durante* a mamada, bem como acolher essa mãe e ensiná-la a ver os sinais de que seu bebê mama bem, tais como: 6 ou 7 trocas de fraldas por dia, com urina sem odor forte e sem a cor alaranjada e com fezes pastosas (variando entre esverdeada e amarelo-abóbora); e o bebê que fica tranquilo após as mamadas.

Observar se a técnica da amamentação está correta

Em alguns casos, pode existir baixa produção láctea, geralmente associada a técnicas incorretas de mamada, como: não fazer livre demanda; controlar o tempo de mamada; bebês com anquiloglossia (língua presa) ou prematuros; mães com problemas hormonais (como hipotireoidismo ou diabetes gestacional) ou com cirurgias de redução de mama. Nessas situações, depois da avaliação da mamada pela consultora de amamentação, pode-se lançar mão de estratégias para aumento de produção de leite, como, por exemplo, ordenhas e uso de galactagogos.

Orientar a puérpera no sentido de descansar física e psiquicamente

Descansar, descansar e descansar. Essa é a orientação número 1 para as puérperas e para ajudar na produção de leite materno.

Elas devem dormir, sempre que possível, no período noturno, e aproveitar para tirar um cochilo nas horas em que o bebê dorme. Há mães que esperam a mamada das 23 horas para dormir depois, e isso leva a uma quantidade insuficiente de horas de sono. Se possível, o ideal é dormir às 20 horas, ou no máximo às 21 horas.

As mulheres ficam exaustas após o parto pelo acúmulo de noites maldormidas e novas responsabilidades. Uma extensa rede de apoio familiar ou profissional (de babás e enfermeiras) é fundamental para a mulher que hoje, muitas vezes, encontra-se sozinha e isolada em casa.

Orientar a puérpera sobre a alimentação

A mulher desidratada não produz boa quantidade de leite. É recomendado que ela beba cerca de 2 ℓ/dia (ou 8 copos) de líquidos (água, leite, sucos e sopas). E ela deve ingerir alimentos frescos (recém-colhidos ou comprados), orgânicos e, no mínimo, 5 porções diárias de frutas, verduras e legumes. Deve evitar alimentos processados e industrializados, pois carecem de boa qualidade nutricional e vitalidade.

As orientações gerais são:

- Evitar dietas restritivas e ingerir alimentos nutritivos. Em geral, as mulheres que amamentam precisam de, no mínimo, 500 calorias a mais do que costumavam ingerir antes da gravidez. Se a mulher precisar perder peso, deve ser acompanhada por um nutricionista e fazer mais exercícios físicos
- Evitar alimentos muito gordurosos que possam causar cólicas aos bebês mais sensíveis. Se o bebê apresentar algum tipo de alergia, diminuir a ingestão de leite e derivados, tomando o cuidado de ingerir a quantidade necessária de cálcio (se necessário, suplementar). Alimentos que contenham ômega 3 e DHA (tais como o salmão, sardinhas, anchovas e arenque e, em menor quantidade, ovos) são considerados especialmente benéficos nessa fase
- Limitar o uso de cafeína contida em café, chás e chocolate e evitar adoçantes, bebidas e alimentos dietéticos
- Priorizar alimentos que aumentam a produção de leite: damascos, aspargos, cevada, levedo de cerveja, beterraba, cenoura, feijão-verde, aveia, ervilhas, nozes, batata-doce e agrião.

Alimentação da puérpera à luz da Medicina Tradicional Chinesa

A constituição energética, segundo a MTC, pode ser um fator que dificulta a amamentação. Portanto, mães que têm uma constituição mais frágil, precisamente com deficiência no elemento Terra (que corresponde aos órgãos do baço, pâncreas e estômago), terão dificuldade de produzir o leite. Mulheres com deficiência dos líquidos orgânicos (*Jin Ye*), de sangue (*Xue*) e quadros de secura também podem apresentar problemas na amamentação, daí a necessidade de uma boa alimentação, que tonifique a Terra e o sangue, e de uma boa hidratação, que combata a secura e a deficiência do *Jin Ye*.

A alimentação, segundo os princípios da MTC, deve ser composta de alimentos que tonifiquem o sangue (*Xue*), o baço e os rins. Deve-se consumir abóbora, ovos, frango, carpa, cogumelos, aveia, tâmaras, cenoura, hortelã, broto de cevada, figos, flor-de-lis, carne de porco magra, feijão de soja preto, arroz integral, semente de anis (chá ou sopa), leguminosas, castanha, cevada. No caso de estase do *Qi* do fígado, são recomendadas laranja, pétalas de rosa, jasmim, toranja/*grapefruit*. E deve-se evitar:

- Alimentos pungentes, como pimenta, mostarda, noz-moscada, cebolinha, vinho, manjericão, coentro, gengibre, alecrim, alho, alho-poró, salsa, pois normalmente diminuem o *Yin*
- Alimentos de natureza fria, como melões, pepino, melancias, broto de bambu, banana, algas, carambola, moluscos, caviar, *kiwi*, limão e comidas cruas
- Alimentos adstringentes ou azedos, como vinagre, abacaxi, limão, ruibarbo, carambola, laranja azeda, morango, framboesa.

Identificar os fatores de estresse para a puérpera e encontrar soluções possíveis

Os fatores comportamentais que podem atrapalhar a amamentação são muitos. Tenho visto, porém, repetidas vezes, a necessidade de controle como um dos fatores decisivos para o insucesso da amamentação. A mulher que teme que seu leite seja insuficiente e quer ter a noção exata do quanto o seu bebê está bem alimentado fica o tempo todo em estado de tensão e não consegue relaxar e aproveitar o encontro com a criança. A mãe que quer ter controle exato do seu tempo e não aceita a perda da sua autonomia também tem dificuldade de ficar à mercê dos horários do bebê.

Acupuntura

A acupuntura pode auxiliar a lactante de dois modos diversos: para diminuir o estresse, pois funciona como técnica de relaxamento, e para tonificar o sistema energético nutricional da mãe, aumentando a capacidade de produzir o leite.

Os principais pontos que auxiliam a produção de leite materno são os do meridiano do estômago, responsável pela distribuição da energia de nutrição (*Rong Qi*) e com ligação direta com as mamas.

- Para diminuir o estresse: CS6, C7, *Yintang*, VG20
- Para melhorar o suporte energético nutricional:
  - Tonificar os pontos do meridiano do rim: R6, R3
  - Tonificar os pontos dos meridianos do estômago e do baço: BP6, BP3, BP10, E36, B20, B21, VC12
- Para aumentar a produção de leite: ID1, VC17, E18.

Eventualmente, a mulher pode apresentar outros quadros energéticos que atrapalham a amamentação, tais como quadro de estase por obstrução do *Qi* do fígado ou presença de mucosidade ou deficiência de circulação através do triplo aquecedor.

Nesses casos pode-se usar:

- Estase do *Qi* do fígado: VB21, VB41, F3, F8, F14, B18
- Mucosidade obstruindo a circulação energética: E40, BP9, E36, B20
- Alteração do triplo aquecedor: TA5, TA3, B22, E30, VC4.

Fitoterapia

Não produzir leite suficiente, ou ter a percepção de leite insuficiente, é a razão número 1 para interromper a amamentação ou adicionar outros alimentos/líquidos antes dos 4 meses do bebê. Em todo o mundo e ao longo da história, as mulheres têm usado ervas e alimentos para melhorar sua oferta de leite. Essas substâncias que auxiliam na iniciação, na manutenção ou no aumento da produção de leite são chamadas "galactogogos". As ervas tradicionalmente usadas para aumentar a oferta de leite incluem feno-grego, arruda-de-cabra (galega), cardo-de-leite, aspargos selvagens (*Shatavari*) e dente-de-leão.

Nos EUA, um estudo mostrou que 70% das lactantes usam alguma erva galactogoga; destas, mais de 50% usam o feno-grego. Outras ervas comumente utilizadas são a erva-doce e o cardomariano. Nesse mesmo estudo, os autores observaram que as lactantes relataram um aumento na produção de leite e que se sentiram mais seguras usando ervas, em vez de medicamentos.

A erva-doce, por exemplo, é bastante consumida em chás, mas, para atingir seu potencial de aumento de produção, é preciso que o princípio ativo seja concentrado e consumido em cápsulas, o que requer de 100 a 600 mg/dia, observando-se a resposta no aumento de produção.

Para efetividade, é preciso que essas ervas sejam usadas de forma correta. O feno-grego (*Trigonella foenum-graecum L.*), por exemplo, pode ser usado na forma de sementes trituradas (1 colher de chá, 3 vezes ao dia), mas tem um gosto muito forte, tipo *curry*. Na forma de cápsulas, são necessárias 9 cápsulas de 620 mg/dia (3 cápsulas, 3 vezes ao dia).

Na fitoterapia, são conhecidas algumas ervas que podem ser usadas em forma de chá. Porém, qualquer chá ou erva deve ser usado com moderação, pois sabe-se que seu princípio ativo pode passar ao bebê através do leite, ocasionando um efeito indesejável. Um exemplo simples é o chá de camomila, de uso corriqueiro. Mais de 3 xícaras por dia consumidas pela lactante podem deixar o bebê sonolento.

As ervas listadas a seguir são de uso seguro para serem tomadas em forma de infusão ou chá. (Deve-se deixar 1 colher de sobremesa da erva em infusão em 1 xícara de água recém-fervida, por cerca de 10 minutos, coar e tomar o chá durante o dia, por 1 a 3 meses.)

Plantas galactagogas
Feno-grego

Há muito utilizado como tempero e largamente empregado na Medicina Ayurvédica e em todo o Oriente, o feno-grego (*Trigonella foenum-graecum L.*) é muito conhecido por aumentar a produção de leite. As sementes são comumente usadas para aliviar a flatulência e a distensão abdominal, o congestionamento nasal e respiratório e, em doses maiores, para reduzir os níveis de colesterol sérico e glicose. Há diversos estudos randomizados e ensaios clínicos que mostram melhora da produção de leite com o uso do feno-grego. Em uma meta-análise de cinco ensaios em 122 mulheres usando a planta, houve um aumento significativo na produção de leite materno em comparação ao placebo.

No entanto, deve-se tomar cuidado com a possibilidade de hipoglicemia, quando consumidas doses maiores que 25 g/dia.

A dose usual, para efeito galactagogo é de 1 a 2 g das sementes secas em pó, tomadas 3 vezes ao dia. O feno-grego também pode ser preparado como chá, em infusão, por 10 minutos, de 2 colheres de chá e sementes em 250 ml de água.

Arruda-de-cabra ou galega

Em 1873, o efeito galactagogo da galega (*Galega officinalis*) foi relatado cientificamente à Academia Francesa de Ciências, depois de observado aumento de 35 a 50% da produção de leite em vacas que consumiam essa planta. Esses achados foram mais tarde confirmados por diferentes estudos. A planta é diurética, diaforética, antidiabética, digestória, cicatrizante e anti-inflamatória. A guanidina, um de seus ativos, dá origem à metformina, medicamento usado para ajudar no controle do diabetes. A rutina, outro importante composto, possui propriedades antioxidantes.

Muitas vezes a galega é utilizada em combinação com a silimarina, ou cardo-de-leite, para aumentar a produção de leite em mulheres durante o aleitamento. A galega vem sendo utilizada há anos para esse fim.

Geralmente, o chá é preparado com 1 colher de sopa de folhas secas em 250 ml de água em 10 minutos – 1 xícara, 2 ou 3 vezes ao dia. Pode ser tomada, também, em forma de cápsulas, em doses de 200 a 300 mg, 2 a 3 vezes ao dia.

Cardo-de-leite

O cardo-de-leite (*Silybum marianum*) é conhecido no Brasil como "cardo-mariano" devido à sua cor, que lembra o manto de Maria. (Outra versão é a de que os veios brancos na folha lembram o leite materno da virgem Maria.) Por séculos, essa planta vem sendo usada, originalmente, como um galactagogo. Em um estudo controlado randomizado, constatou-se que mães que tomavam a erva produziam 64% mais leite do que aquelas que tomavam placebo.

A infusão é preparada fervendo uma colher de chá de sementes esmagadas em 250 ml de água por 10 minutos. A dose é de 1 a 3 xícaras diárias, ou de 1 a 3 g das sementes moídas em forma de cápsula. Diferentemente do extrato padronizado, normalmente usado para distúrbios hepáticos, no caso da amamentação, são utilizadas preparações simples das sementes.

Aspargos selvagens/Shatavari

Na tradição ayurvédica, as raízes dos aspargos selvagens (*Asparagus racemosus*), também conhecidos como *Shatavari*, têm sido amplamente recomendadas por aumentar a produção de leite em lactantes. É comum, durante o pós-parto, servir uma infusão contendo uma combinação de raiz de *Shatavari* e cardamomo, conhecido como *Shatavari Kalpa*.

A dose da raiz moída em pó, tomada em leite ou suco, ou mesmo o uso da planta em extrato seco, é de 2 a 3 g/dia.

Algodoeiro

A tintura de algodoeiro, um extrato da planta medicinal *Gossypium herbaceum*, é bem conhecida popularmente entre as puérperas por aumentar a produção de leite materno. O algodoeiro tem propriedades antidepressivas, anti-inflamatórias, antioxidantes, antidiabéticas, analgésicas, ação antimicrobiana, hemostática e é estimulante da cicatrização. No entanto, ele pode afetar a fertilidade da mulher, assim como diminuir a quantidade de espermatozoides produzidos pelo homem. Por esse motivo, não deve ser utilizado sem orientação de um profissional de saúde.

Para preparar o chá, colocar 2 colheres de sopa de folhas de algodoeiro em 1 ℓ de água, deixar ferver por 10 minutos, coar e beber morno, até 3 vezes ao dia. Pode ainda ser utilizado em tintura (manipulado por farmácias) na dosagem de 10 a 20 gotas, 3 vezes ao dia.

Manjericão/alfavaca

O manjericão (*Ocimum basilicum*) é, talvez, uma das ervas mais empregadas e mais saborosas utilizadas como condimento. Trata-se de um gênero com muitas espécies, as quais, além de apresentarem muitas variedades, cruzam-se com muita facilidade umas com as outras, o que torna a identificação muito difícil. Por isso, os nomes populares são comuns para plantas diferentes, e, em outros casos há diferentes nomes para a mesma planta. Manjericão, manjerona, alfavaca, alfavaquinha, alfavacão, entre outros, são denominações muito comuns nesse gênero *Ocimum*. Quanto ao nome *basilicum*, ele vem do grego *basilikós*, que significa principesco. Daí surgiu o termo "erva-rainha". Na Grécia, a colheita dessa planta seguia um ritual. Dizem que, antes de tocar nela, a mão direita da pessoa deveria ser purificada com folhas de carvalho, e a esquerda lavada em três fontes diferentes.

A origem do manjericão parece bem definida. Os hindus foram os primeiros a cultivá-lo; depois, foi levado para o Egito e espalhou-se juntamente com os povos gregos. Da Grécia, o manjericão, assim como o Império Romano, alastrou-se por praticamente toda a Europa.

A planta é muito rica em princípios ativos, sendo o óleo seu composto mais importante. Substâncias como metil chavicol, linalol, cineol, cânfora, eugenol, timol, citral, entre outras, são as encontradas no óleo essencial, e a presença e quantidade delas será o fator determinante da qualidade e, consequentemente, do preço da planta.

O manjericão possui ação carminativa e digestória. Pode ser empregado em bochechos para mau hálito e para gargarejo em infecção de garganta. Também é bom para resfriados, gripes, fadiga e debilidade geral. Possui ação galactagoga, ou seja, estimula o aumento da produção de leite.

Para fazer o chá de manjericão, deve-se ferver 1 ℓ de água e deixar em infusão 20 g da planta, por cerca de 10 a 15 minutos. Ingerir 3 xícaras ao longo do dia.

Erva-doce

A erva-doce (*Pimpinella anisum*) é conhecida, em outros países, como "anis" ou "anis-verde". Somente no Brasil é chamada "erva-doce". Suas sementes são muito parecidas com as do funcho, no entanto são maiores e um pouco mais claras. Possivelmente, por muitas dessas semelhanças, a população acabou confundindo essas plantas. Já a confusão com o anis-estrelado vem, provavelmente, pela semelhança dos nomes, já que são plantas muito distintas uma da outra. Mas o aroma dessas três plantas (erva-doce, funcho e anis-estrelado) é parecido.

A erva-doce é conhecida e utilizada há muito tempo por povos antigos. Os faraós carregavam suas sementes em seus sarcófagos. Já os romanos, em seus bacanais, usavam-na para aromatizar o hidromel, uma bebida fermentada de água e mel.

A parte mais importante da planta, sem dúvida, são suas sementes, tanto para fins culinários quanto para a extração de óleos essenciais. Entretanto, suas folhas frescas também podem ser utilizadas na culinária doméstica, principalmente para conferir o sabor característico da erva-doce, mas com intensidade mais suave.

Indicada para cólicas e gases intestinais, tanto da lactante quanto do bebê, é uma planta que aumenta a produção de leite materno, é expectorante e hepatoprotetora. Pode ser utilizada na forma de chá. O preparo é feito com 1 colher de chá de sementes, em 1 xícara de água, cozidas por 10 minutos e deixadas em infusão por mais 10, antes da ingestão.

O pó das sementes, em cápsulas, pode ser ingerido de 0,2 a 2 g/dia, e a tintura, de 50 a 80 gotas/dia.

Funcho

O funcho (*Foeniculum vulgare*) é uma planta medicinal muito utilizada como remédio caseiro para melhorar a digestão, combater gases, cólicas e ajudar a aumentar a produção de leite materno. O funcho oferece esses benefícios, porque suas folhas e sementes possuem compostos como o anetol, saponinas, flavonoides, taninos, cumarinas e ácido rosmarínico, que possuem ação relaxante, anti-inflamatória, estimulante, antiespasmódica, carminativa, antiplaquetária, vermífuga, digestória, diurética e expectorante suave.

As sementes de funcho são muito aromáticas, por isso são empregadas na culinária para preparação de pratos doces, como bolos e biscoitos caseiros, mas também podem ser adicionadas a preparações salgadas. Já a planta é mais utilizada em pratos com carne ou peixes. Além disso, o funcho é muito utilizado na forma de chá, óleo essencial, medicamentos e produtos cosméticos.

A erva-doce e o funcho têm aparência semelhante, por isso são facilmente confundidos e popularmente chamados "erva-doce". Porém, são plantas diferentes, com diferentes compostos e propriedades. A erva-doce é uma planta que tem as flores brancas, folhas largas e frutos arredondados e pequenos. Já o funcho tem folhas mais finas, flores amarelas e sementes mais alongadas e maiores que as da erva-doce.

Para preparar o chá de funcho, deve-se fazer infusão com 1 colher de chá (de 5 a 7 g) de sementes, ou folhas frescas de funcho, em 1 xícara de água fervente, deixando repousar entre 10 e 15 minutos. Após amornar, beber 1 a 3 vezes ao dia.

A tintura de funcho, a 10%, pode ser ingerida de 1 a 3 mℓ, diluída em 50 mℓ de água, 1 a 3 vezes ao dia. Pode-se utilizar o extrato seco 30 mg, 3 a 4 vezes ao dia, ou 25 gotas do extrato líquido, com 2% de fenchona, ou mesmo tinturas de 1:5, de 2 a 3 mℓ, 3 vezes ao dia. Pacientes epilépticos e aqueles em uso de cumarínicos não devem utilizar o funcho.

Outras plantas úteis às puérperas

Além das plantas galactagogas, específicas para auxiliar o aumento da produção do leite, há plantas medicinais compatíveis com a amamentação que podem ajudar a ter mais energia, gerir melhor o estresse e melhorar a qualidade do sono no pós-parto. Elas estão apresentadas a seguir.

Espirulina

Essa alga azul, disponível em pó no mercado, é a opção mais barata, mas não agradável a todos os paladares, podendo-se optar, então, pelos clássicos comprimidos. A espirulina (*Spirulina platensis*) é rica em proteínas, em minerais como o magnésio e o ferro, em vitaminas do grupo B (mas não de vitamina B12) e betacarotenos, além de se apresentar como uma ótima ajuda para manter a amamentação. Ademais, limpa o organismo e melhora a imunidade. A dose indicada é de 1 a 8 g/dia, porém atenção à intolerância gástrica e a possíveis quadros alérgicos.

Ashwagandha

Largamente utilizada como adaptógeno na Medicina Ayurvédica, a Ashwagandha (*Withania somnifera*) melhora a energia e diminui o estresse, então é útil no pós-parto, um período de cansaço extremo. Utiliza-se, em geral, de 500 mg a 1 g, dividida em 2 vezes ao dia.

Aveia-comum

A aveia (*Avena sativa*), cereal rico em vitaminas e minerais, é tradicionalmente usada como tônico nutritivo e calmante. Pode ser ingerida na forma de tintura, na dose de 1 colher de chá, 1 a 3 vezes ao dia.

Urtiga

Particularmente nutritiva, a urtiga (*Urtica dioica*) contém vitaminas e minerais, entre os quais se destacam o ferro, o potássio e o silício utilizada para tratamento da anemia, para compensar a perda de ferro pela hemorragia pós-parto e estabilizar a glicemia. É muito conhecida pelo chá de suas folhas, cujas propriedades anti-histamínicas auxiliam em diversos tipos de reação alérgica, como rinite, asma e dermatites, mas é útil também para auxiliar na produção de leite. A infusão deve ser feita com 2 g (1 colher de sopa, aproximadamente) da erva em 1 xícara de água fervente. Deixar em infusão e tomar 2 a 3 vezes ao dia.

A urtiga pode ser ingerida em forma de cápsulas, 300 mg, 2 vezes ao dia, ou, em caso de manipulação homeopática, na dinamização CH6. Para mulheres com pouco leite, indicam-se 5 glóbulos, 5 vezes ao dia, passando para 3 vezes ao dia para manutenção. A urtiga não deve ser utilizada na gestação. Já na amamentação, seu uso é restrito pelo período de 1 ou, no máximo, 2 meses, pois pode afetar o retorno das menstruações.

Folhas de framboesa

Conhecida como "tônico pré-natal", a framboesa (*Rubus idaeus*) é também um tônico uterino que pode ser combinada com urtiga, rosa ou outros chás, a fim de auxiliar na recuperação do pós-parto e na amamentação. Deve-se preparar a sua infusão com 1 colher e meia de sopa das folhas de framboesa em 2 xícaras de água fervente, deixando repousar por 15 a 20 minutos, para tomar de 1 a 3 xícaras/dia.

Erva-cidreira/capim-cidreira

Planta originária da Ásia e da região que circunda o Mediterrâneo, a *Melissa officinalis*, conhecida popularmente como "erva-cidreira", é uma planta que emana um odor semelhante ao do limão, mais intenso na planta seca. É indicada para inapetência, gastrite, espasmos gastrointestinais, meteorismo (presença exacerbada de gases no sistema digestório), colicistites, diarreias, ansiedade, insônia, hipertensão arterial, taquicardia, enxaqueca, asma e dismenorreia. Apresenta, também, efeito sedativo e ligeiramente hipnótico e antioxidante.

Essa planta não é específica para a amamentação, no entanto acalma e relaxa a mulher, auxiliando-a no período do puerpério. Deve-se tomar cuidado com o óleo essencial da *Melissa officinalis*, que, em altas doses, comporta-se como neurotóxico e mutagênico. O linalol e o terpineol presentes no óleo essencial da planta produzem um efeito depressor do sistema nervoso central e, em altas doses, provocam quadros de sonolência e torpor. Contudo, o uso da planta em forma de infusão (1 colher de sobremesa em 1 xícara de água) ou mesmo nessas formas descritas é bastante seguro:

- Extrato seco: 500 a 750 mg, 2 vezes ao dia
- Extrato fluido: 2 a 4 mℓ, 3 vezes ao dia
- Tintura: 2 a 6 mℓ, 3 vezes ao dia
- Tintura-mãe: 40 a 50 gotas, 3 vezes ao dia.

Camomila

Esta planta relaxa a lactante e o bebê, que, pelo leite materno, pode sentir melhora em eventuais cólicas. Na Grécia, a camomila (*Matricaria recutita*) florescia abundantemente, distinguindo-se, desde a Antiguidade, por seu aroma peculiar. O nome "matricária" deriva do latim *mater*, que quer dizer "mãe", ou talvez de *matrix*, que significa "útero", por ser utilizada para doenças femininas. A infusão para uma xícara é de 1 colher de sopa em 1 xícara de água fervente, deixado repousar por 10 minutos, podendo ser ingerida ao longo do dia (1 até 3 xícaras) ou antes de ir dormir. Pode, inclusive, ser utilizada em forma de tintura ou mesmo de cápsulas.

- Extrato seco (5:1): 300 a 1.000 mg, divididos em 2 vezes ao dia
  Extrato seco (1,2%): 250 mg, 2 vezes ao dia
- Extrato fluido a 3%: 2 a 6 mℓ a cada ingestão, 3 vezes ao dia
- Extrato glicólico: 0,5 a 5%
- Tintura: 5 a 10 mℓ, diluídos em ½ copo de água, 1 a 3 vezes ao dia
- Tintura-mãe: 20 a 30 gotas a cada ingestão, 2 vezes ao dia
- Chá/Infusão: 2 a 3 xícaras depois das refeições
- Pó: 2 a 8 g, 3 vezes ao dia.

Lavanda ou alfazema

O óleo essencial da lavanda (*Lavandula angustifolia*) alivia cefaleias tensionais da puérpera quando utilizado para massagear as têmporas, com o óleo essencial de hortelã-pimenta diluído em um óleo carreador, como o de coco. Tanto a mãe quanto o bebê podem aproveitar a ação relaxante no quarto, antes de se deitar, por meio da difusão de 3 a 4 gotas, ou a puérpera pode usufruir dele como óleo de banho, com 1 ou 2 gotas diluídas em óleos de massagem ou de banho. Sua infusão ajuda a "desintoxicar" o organismo e a melhorar a pele, auxilia na digestão, combate a insônia, a ansiedade e reduz inflamações.

A infusão de lavanda é feita com 1 colher de sobremesa para 1 xícara de água, deixando de 10 a 15 minutos em infusão. É em geral usado para melhora do sono, fadiga e depressão em puérperas, sendo preferível o consumo noturno.

Scutellaria

A scutellaria (*Scutellaria lateriflora* e *S. baicalensis*) reduz a tensão, promove um sono reparador e ajuda em casos leves de depressão pós-parto, exaustão ou excesso de estimulação. Além de diminuir quadros de diarreia, tem efeito desintoxicante, anti-inflamatório e antialérgico. Na MTC, a *Huang Qin* é manipulada em diversas fórmulas magistrais, tem natureza fria e não pode ser utilizada por muito tempo. Sua infusão tem gosto amargo e pode ser feita com 3 a 9 g da erva em ½ litro de água, cozida por 15 minutos, coada e ingerida ao longo do dia. Pode-se manipular na forma de extrato seco (10:1), 300 a 900 mg/dia.

Outras ervas

Outras ervas que podem ser benéficas e consumidas por quem amamenta, tanto na alimentação como na forma de infusões, são:

- Chá branco: é um dos chás elaborados a partir da fermentação da *Camellia sinensis*. Normalmente feito das folhas mais jovens, possui uma concentração menor de cafeína. Assim, pode ser consumido com moderação durante a amamentação – apenas 1 xícara pela manhã. Entre seus benefícios, estão a melhora do sono e da concentração, pois é rico em teanina. Lembre-se de que o chá verde, o chá preto e o chá-mate devem ser evitados na amamentação

- Canela: tem ação anti-inflamatória e ajuda no alívio do inchaço, principalmente das pernas. Durante a gravidez, as artérias, as veias, os capilares, em si, sofrem bastante, e o chá de canela é aliado nesse quesito
- Gengibre: tem ação principalmente termogênica, ajudando muito na eliminação de toxinas e auxiliando o emagrecimento. Pode ser usado, com moderação, na amamentação, já que ajuda a aliviar as cólicas
- Rosa-mosqueta: tem ação adstringente, é levemente diurética e ajuda no alívio de gripes, resfriados e febre
- Tomilho: ajuda muito nos espasmos intestinais, aliviando problemas digestórios e gases. Os benefícios são estendidos ao bebê
- Lúcia-lima ou limonete: tem ação calmante, auxilia no estado de ansiedade e insônia, além de ajudar na produção do leite materno. Possui propriedade anti-inflamatória, antiespasmódica e tranquilizante
- Cominho: tem ação estimuladora na produção de leite e é um expectorante natural, muito usado para combater a produção de catarro nas vias respiratórias superiores, brônquios e pulmões
- Poejo: alivia os sintomas de gripes e resfriados, atua contra a constipação intestinal e ajuda na produção do leite.

Em relação às fórmulas magistrais chinesas, algumas podem ser utilizadas para auxiliar na amamentação:

- A fórmula *Zengru Gao*, composta de 8 ervas, é mundialmente reconhecida por melhorar o aleitamento, contudo não é comercializada no Brasil. Suas ervas são: *Semen vaccariae, Medulla tetrapanacis, Radix rehmanniae praeparata, Radix angelicae sinensis, Radix paeoniae alba, Rhizoma chuanxiong, Herba leonuri, Radix trichosanthis*
- *Zi He Che* é normalmente usada na dose de 3 comprimidos, 3 vezes ao dia. Fórmulas clássicas da MTC, porém, não costumam ser encontradas no Brasil. O curioso da fórmula *Zi He Che* é que é feita de placenta humana e considerada um tônico inigualável. Sabe-se que muitos animais (como cães, cabras, vacas) comem a placenta após o parto. Não há estudos, no entanto, que comprovem o benefício dessa prática para humanos, mas, sem dúvida, é rica em nutrientes (ferro, vitaminas do complexo B etc.) e hormônios.

As fórmulas usuais que podem auxiliar a mulher no puerpério e na amamentação são as fórmulas tônicas do *Yin* e do *Xue* que produzem o sangue, e, se necessário, as fórmulas que movem a estase de *Xue*. Fórmulas magistrais encontradas para a comercialização no Brasil são tônicas do sangue e do *Yin*, que podem auxiliar na amamentação:

- *Si Wu Wan* (fórmula dos 4 tônicos)
- *Ba Zhen Wan* (pílula dos oito tônicos ou oito tesouros)
- *Shi Quan Da Bu Wan* (grande tônico das 10 decocções).

Para fórmulas tônicas do *Xue*, que movem a estase, temos uma fórmula interessante que pode ser recomendada: a *Fu Fang Yi Mu Cao Jiao Nang* (cápsulas contendo *Herba leonuri*).

▼

Resumo terapêutico

O pós-parto é um período de mudanças drásticas, talvez um dos mais desafiadores na vida da mulher. Ao mesmo tempo que ela lida com as inúmeras modificações do seu corpo, com picos e "vales" hormonais, alterações de humor, privação de sono, cansaço físico, incertezas do cuidado com o recém-nascido e mudança de rotina, existe um enamoramento arrebatador pelo recém-nascido, que mobiliza o afeto e o amor profundo da mãe pelo ser que acabou de chegar e que tem total dependência dela e fragilidade.

A entrada na maternidade é uma experiência profunda, drástica e de difícil preparação, considerando o impacto que traz à vida de mulheres e homens. No entanto, poucas mulheres estão preparadas para a total reviravolta que esse evento causará em sua própria vida.

As famílias tendem a fazer inúmeras mudanças na rotina para se adaptar às demandas do bebê. Contudo, os pais precisam dormir mais cedo para ter horas de sono suficientes. As refeições passam a ser preparadas em casa, o que, para muitos, não acontecia. Em suma, a chegada do bebê oferece uma oportunidade a mais para a promoção de mudanças positivas na saúde de todos. É fundamental que hábitos saudáveis para toda a família sejam incetivados, pois, com as inúmeras obrigações e responsabilidades dentro e fora de casa, pode ser que os pais negligenciem sua própria saúde.

No puerpério, a maior e melhor prática integrativa é entender, acolher e ajudar a mulher a recuperar-se do parto e, ao mesmo tempo, achar meios de estruturar sua rotina, para que não fique muito desgastada.

Durante a amamentação, o uso de plantas medicinais deve ser restrito a ervas seguras para o bebê.

Já os suplementos vitamínicos (utilizados na gestação) e o uso do ômega 3 na dose de 1 a 2 g/dia são fundamentais.

Além do cuidado com a alimentação, a acupuntura é um excelente método de auxílio para dores e desgaste do pós-parto, pois auxilia a mulher a se recuperar e relaxar ao mesmo tempo.

Encontrar espaços para se cuidar é fundamental; assim a puérpera também pode cuidar melhor do seu recém-nascido. Bom sono e descanso, bem como a prática leve de atividades físicas, devem ser prioritários, sempre que possível, para que a mulher consiga se reencontrar consigo mesma enquanto cuida do seu bebê e o nutre.

Bibliografia

Amer MR, Cipriano GC, Venci JV, Gandhi MA. Safety of Popular Herbal Supplements in Lactating Women. J Hum Lact. 2015;31(3):348-353.

Brasil. Ministério da Saúde. Secretaria de Atenção à Saúde. Departamento de Atenção Básica.

Saúde da criança: nutrição infantil: aleitamento materno e alimentação complementar / Ministério da Saúde, Secretaria de Atenção à Saúde, Departamento de Atenção Básica. – Brasília : Editora do Ministério da Saúde; 2009. (Série A. Normas e Manuais Técnicos) (Cadernos de Atenção Básica, n. 23). Disponível em: https://bvsms.saude.gov.br/bvs/publicacoes/saude_crianca_nutricao_aleitamento_alimentacao.pdf

Britton C, McCormick FM, Renfrew MJ, et al. Support for breastfeeding mothers. Cochrane Database Syst Rev. 2007;(1):CD001141.

Brummelte S, Galea LA. Postpartum depression: etiology, treatment and consequences for maternal care. Horm Behav. 2016;77:153-166

Bzikowska A, Czerwonogrodzka-Senczyna A, Wesołowska A, Weker H. Nutrition during breastfeeding – impact on human milk composition. Pol Merkur Lekarski. 2017;43(258):276-280.

Cleveland Clinic. Looking for foods to increase your milk supply? Think big picture, 27 nov. 2023. Disponível em: https://health.clevelandclinic.org/foods-to-increase-milk-supply/

Di Pierro F, Callegari A, Carotenuto D, Tapia MM. Clinical efficacy, safety and tolerability of BIOC (micronized Silymarin) as a galactagogue. Acta Biomed. 2008;79(3):205-210.

Donovan TJ, Buchanan K. Medications for increasing milk supply in mothers expressing breastmilk for their preterm hospitalised infants. Cochrane Database Syst Rev. 2012;14(3):CD005544.

Foong SC, Tan ML, Foong WC, et al. Oral galactagogues (natural therapies or drugs) for increasing breast milk production in mothers of non-hospitalised term infants. Cochrane Database Syst Rev. 2020;5(5):CD011505.

Giannotti MAA. O toque da borboleta: massagem para bebês e crianças. 4. ed. São Paulo: Loyola; 2014.

Hakanen H, Flykt M, Sinervä E, et al. How maternal pre- and postnatal symptoms of depression and anxiety affect early mother-infant interaction? J Affect Disord. 2019; 257:83-90.

Hans SL, Edwards RC, Zhang Y. Randomized controlled trial of doula-home-visiting services: impact on maternal and infant health. Matern Child Health J. 2018;22(Suppl 1):105-113. Erratum in: Matern Child Health J. 2018 Aug 20.

Hess EH. Imprinting: early experience and the developmental psychobiology of attachment. New York: Van Nostrand Reinhold Company; 1973.

Khan TM, Wu DB, Dolzhenko AV. Effectiveness of fenugreek as a galactagogue: a network meta-analysis. Phytother Res. 2018;32(3):402-412.

Koletzko B, Cetin I, Brenna JT et al. Dietary fat intakes for pregnant and lactating women. Br J Nutr. 2007;98(5): 873-877.

Leboyer F. Shantala: uma arte tradicional, massagem para bebês. 9. ed. São Paulo: Ground; 2009.

Lorenz K. Der Kumpan in der Umwelt des Vogels. Der Artgenosse als auslösendes Moment sozialer Verhaltensweisen. Journal für Ornithologie. 1935;83:137-215, 289-413.

Moore ER, Anderson GC, Bergman N. Early skin-to-skin contact for mothers and their healthy newborn infants. Cochrane Database Syst Rev. 2007;(3):CD003519. Update in: Cochrane Database Syst Rev. 2012;5:CD003519.

Panter KE, James LF. Natural plant toxicants in milk: a review. J Anim Sci. 1990;68(3):892-904.

Poyatos-León R, García-Hermoso A, Sanabria-Martínez G, et al. Effects of exercise-based interventions on postpartum depression: a meta-analysis of randomized controlled trials. Birth. 2017;44(3):200-208.

Pritchett RV, Daley AJ, Jolly K. Does aerobic exercise reduce postpartum depressive symptoms? A systematic review and meta-analysis. Br J Gen Pract. 2017;67(663): e684-e691.

Salatino S, Giacomelli L, Carnevali I, Giacomelli E. The role of natural galactagogues during breast feeding: focus on a Galega officinalis based food supplement. Minerva Pediatr. 2017;69(6):531-537.

Serrao F, Corsello M, Romagnoli C, et al. The long-term efficacy of a galactagogue containing sylimarin-phosphatidylserine and galega on milk production of mothers of preterm infants. Breastfeed Med. 2018;13(1):67-69.

Turkyılmaz C, Onal E, Hirfanoglu IM, et al. The effect of galactagogue herbal tea on breast milk production and short-term catch-up of birth weight in the first week of life. J Altern Complement Med. 2011;17(2): 139-142.

University of Wisconsin-Madison. School of Medicine and Public Health. Supplement Sampler, 2017. Disponível em: https://www.fammed.wisc.edu/files/webfm-uploads/documents/outreach/im/ss_galactogogues.pdf

Whitton A, Warner R, Appleby L. The pathway to care in post-natal depression: women's attitudes to post-natal depression and its treatment. Br J Gen Pract. 1996;46(408): 427-428.

Zecca E, Zuppa AA, D'Antuono A, et al. Efficacy of a galactogogue containing silymarin-phosphatidylserine and galega in mothers of preterm infants: a randomized controlled trial. Eur J Clin Nutr. 2016;70(10): 1151-1154.

20

Menopausa

A menopausa é uma fase de transições na vida da mulher. Por isso, como qualquer outra passagem e mudança da vida, exige reorganização pessoal e energética. Essa etapa da vida pode ser equiparada à estação do outono, considerado na Medicina Tradicional Chinesa (MTC) como um tempo de recolhimento, do elemento Metal – aquele que corta o supérfluo. Suas características são: introversão, recolhimento, reorganização. Este é um movimento *Yin*, para dentro, de aquietamento. Com a chegada da menopausa, muitas mulheres passam a ter questões com o sono e o humor, fogachos, mudanças físicas e psíquicas.

A resposta da Medicina convencional, quando não há contraindicações, é a tentativa da manutenção dos níveis hormonais por meio da terapia de reposição hormonal (TRH), ou terapia hormonal (TH). Contudo, mesmo quando a reposição hormonal é feita, o resultado não é o mesmo de quando se tem 20 anos a menos. Alguns sintomas persistem, e a mulher precisa se adaptar a eles. Para aquelas que optam por não fazer a reposição hormonal, os sintomas costumam ser mais expressivos, até que a onda de mudança se aquiete, e a mulher entre completamente na nova fase – a da segunda metade da vida.

Outono

O outono é uma estação de transição entre o calor do verão e o frio do inverno. Os dias têm temperaturas variáveis, esquentam e esfriam rapidamente (como as mulheres na menopausa, que oscilam entre fogachos e frio), demonstrando sua característica de transição.

O outono é uma preparação para o inverno, quando é necessário cortar aquilo que está em excesso para enfrentar uma estação de maior escassez. Para aqueles que moram no campo, lugares onde as estações são mais definidas, o outono é uma estação de organização, de corte, de poda e de colheitas, em sintonia com a característica do elemento Metal. Este é um período do ano em que os dias ficam mais curtos e as noites são mais longas (principalmente nos países do hemisfério Norte), o que simboliza a saída da parte clara (*Yang*) do círculo do *Tai Chi* e a entrada na parte escura (*Yin*).

É preciso manter o que é essencial e ficar firme em seus propósitos de vida. Não há mais tempo para superficialidades. Preparar-se para a noite, para o inverno, para a terceira idade faz parte dessa dinâmica energética do outono e da menopausa. É quando, no meio da vida, entendemos, afinal, que ela é curta e que passa rapidamente; é quando saímos da ilusão da infância e da juventude e nos damos conta da fragilidade e da efemeridade da vida.

Não é incomum, nesta passagem, homens e mulheres se sentirem mobilizados e às vezes até deprimidos. As conquistas externas diminuem de valor, e o cultivo da interioridade se faz necessário. Passamos a primeira metade da vida colecionando diplomas, promoções, aquisições materiais, expandindo-nos no mundo material e construindo o nosso lugar ao sol. Já o outono requer um posicionamento muito diferente, muito mais suave e sutil. Há muito o que fazer no outono para a chegada do inverno, muito o que podar, cortar e colher. Como na fábula *A cigarra e a formiga*, de La Fontaine, nesse momento não basta ver a vida passar e apenas cantar; é necessário juntar as folhas para poder se abastecer do essencial. E o essencial aqui não são riquezas externas, mas sim valores internos, um eixo de orientação que servirá como guia na segunda (e menos ensolarada) fase da vida.

O símbolo do *Tai Chi* nos ensina que não há melhor ou pior. O dia não é melhor ou pior que a noite; o vale não é melhor ou pior que o pico da montanha. Certamente, o outono é mais sombrio, como no pôr do sol, quando a natureza está mais calma e mais silenciosa. Não há flores e frutos. Tudo retorna para a terra, as folhas das árvores caem, e, muitas vezes, restam apenas o tronco e a raiz – o essencial à vida.

Este é um desafio do outono e do inverno: desapegar-se, deixar ir e cortar no outono, para, depois, morrer e se renovar no inverno. Esse movimento nos lembra impermanência e mudança constantes dos ciclos e da vida. O inverno não vai durar eternamente, e, de certa forma, a vida vai renascer na próxima primavera.

Simbolicamente, a primavera é a juventude, que vai da infância até cerca de 20 anos. O verão é a nossa maturidade, dos 21 até cerca de 40 anos. O outono vai do fim dos 40 anos até os 70 anos. E, finalmente, o inverno chega na chamada terceira idade, dos 70 anos até a morte.

Mesmo com os avanços da Medicina (e da Dermatologia estética), o meio da vida ainda é o meio da vida. Mesmo que ela se prolongue para além dos 100 anos, o inverno ainda é o inverno. A mulher pode se expressar de diferentes maneiras em cada uma das diferentes fases. A juventude está na menina-moça, com todas as suas sementes e promessas de vida da primavera. Depois emergirá a mulher – e, eventualmente, a mãe, com suas sementes (sejam os filhos ou a criatividade na vida) – na abundância do verão. A mulher madura, no meio da vida, colhe no outono os frutos de seu trabalho, de sua criatividade e da criação dos seus filhos. E, no inverno, ela experimenta um tempo de sabedoria, cultivo do espírito e preparação para o fim dessa jornada.

No inverno reside a semente do novo que brotará em nova forma. Assim é o ciclo da vida e da natureza: o que adormece no inverno surgirá na primavera, e um novo ciclo recomeçará. Não vivemos eternamente na primavera e no verão, na fase *Yang*, expansiva e extrovertida da vida. O ciclo, para ser completo, precisa do *Yin*, do lado recolhido e introvertido, das estações do meio da vida para o fim; um fim que traz o recomeço. Voltamos para a terra, e dela renascemos. Por isso, o outono é tão desafiador para homens e mulheres, pois é quando se faz uma passagem com uma mudança de paradigma da vida.

Elemento Metal

O elemento Metal – que, segundo a MTC, rege o outono e manifesta-se primordialmente na época da menopausa e no meio da vida (para homens e mulheres) – está diretamente ligado aos cortes (metal, lâmina da faca). Os pulmões, ligados a esse elemento, trazem a imagem da respiração, pois deles o ar velho precisa sair e o nova precisa entrar. O pesar e a tristeza, sentimentos associados ao elemento Metal, vêm junto com o corte, mas possibilitam a renovação. No movimento do Metal há algo de solitário, de individual.

Uma menopausa mais bem vivida é aquela que vem com a aceitação; a aceitação da transitoriedade da vida, da impermanência, da sabedoria dos ciclos, das perdas e ganhos. Implica fazer um corte do superficial e desnecessário, mas retendo o essencial. Na MTC, esta é a função do elemento Metal que rege essa fase da vida: cortar, podar, tirar o que não é mais necessário e manter o essencial.

Nessa fase, não é incomum muitas pessoas estarem revendo sua carreira, suas conquistas e planejando para onde querem seguir. Os filhos, muitas vezes já crescidos, começam a deixar o ninho, ainda que hoje alguns casais estejam lidando com uma maternidade/paternidade mais tardia e os filhos ainda estejam sendo criados. Ao mesmo tempo, os pais das mulheres na menopausa já são mais velhos e frágeis e precisam de assistência. Nesse ponto, percebe-se que o adulto, o adulto responsável e organizador da família, passa a ser a mulher (e o homem) na metade da vida.

É um pouco assustador perceber-se no auge e começar a descida e o recolhimento, planejar os próximos passos, porém com muito mais consciência da finitude da vida. Quando somos jovens, parece que chegar aos 50 anos demorará uma eternidade; então, subitamente, chegamos aos 50, e isso traz uma consciência aguda e dolorosa do tempo e da impermanência.

Não se deve entender a menopausa como uma doença que precisa ser tratada (da mesma forma como ocorre na gestação, quando há uma ansiedade por diagnósticos e exames que faz a gestante se relacionar com a gestação como se fosse algo a ser tratado). A menopausa é, antes de tudo, uma fase da vida; uma fase normal de transição.

Um estudo muito curioso realizado na Inglaterra mostra que mulheres e homens de meia-idade apresentam os mesmos sintomas, com exceção daqueles que são específicos da mulher, como os fogachos, a ausência das menstruações e a secura vaginal. Ou seja, os homens também experienciam insônia, irritabilidade, labilidade de humor, dores articulares, alteração da libido. Isso revela que a mudança chega para os dois sexos. O outono, a fase de transição, é para homens e mulheres. A transição masculina não é tão evidente, mas está lá de qualquer modo. Isso vai muito além dos hormônios, pois tem a ver com a fase da vida.

A passagem da menina-moça para a mulher e, depois, para a sábia anciã são estágios da vida de uma mulher cujos desafios são diferentes. A puberdade também apresenta seus desafios, como dúvidas e inseguranças da criança que vai virar mulher. As fases de transição são momentos de crise (e oportunidade).

Segundo a MTC, o fim das menstruações para a mulher significa que a cada mês, em vez de perder o sangue menstrual e desgastar a energia fonte e a energia essencial, ela passa a recolher esse sangue e essa energia de volta ao coração, onde mora o seu espírito (*Shen*) – o maestro da vida. Isso, em termos práticos, significa que as mulheres se sentem revigoradas em suas decisões e suas escolhas. É uma época de sabedoria e ressignificação dos caminhos seguidos. No meio da vida, passamos pela maturidade e pelas vivências para nos aceitarmos como somos.

O que é a menopausa

Menopausa é quando acontece a última menstruação; por convenção, isso ocorre após 1 ano sem menstruar ou sem ovular. No Brasil, a média de idade da menopausa se dá em torno dos 51 anos, porém é comum acontecer entre os 45 e 55 anos. Quando ocorre antes dos 40 anos, é considerada precoce, e, após os 55 anos, é tardia.

A menopausa costuma acontecer depois do período de alguns anos chamado "climatério" (ou "perimenopausa"), no qual já se notam mudanças hormonais, de ciclo e sintomatologia. Em geral, os períodos ficam curtos e depois começam a se alongar, falhando em alguns meses (períodos de oligomenorreia).

Normalmente, o que se observa no climatério ou perimenopausa é a diminuição do intervalo entre os ciclos menstruais, devido a uma fase lútea insuficiente, em que a produção da progesterona é menor. Quando não há ovulação, não há formação do corpo-lúteo nem produção de progesterona. Essa é a característica principal dos ciclos mais curtos da fase climatérica. Ou seja, no início do climatério, a mulher passa a ter menores níveis de progesterona.

Mesmo na presença de mudanças menstruais, isso não significa que os ciclos da mulher no climatério são todos anovulatórios. Até 25% dos ciclos, em torno de 60 dias, são ovulatórios; portanto, há chance (e risco) de gravidez. É importante alertar a mulher sobre a contracepção nesse período, pois, no caso de ela engravidar, a gestação costuma ser complicada para a mulher e com risco de aborto e de anomalias fetais. A suspensão segura de contraceptivos deve ser feita somente após 1 ano de amenorreia, em mulheres na faixa etária de 50 anos, ou, nas mais jovens, após 2 anos de amenorreia.

É comum, então, nessa fase a mulher se perguntar: "Estou grávida ou entrei na menopausa?" Quando há essa dúvida, o primeiro passo é realizar um exame de beta-HCG para elucidar se ela está ou não grávida. Se der negativo, pode-se realizar um teste para observar se desce ou não a menstruação com a progesterona (progesterona micronizada, 300 mg/dia, por 5 dias), ou com a didrogesterona (20 mg/dia, por 5 dias). Na certeza de que a mulher não está grávida, pode-se utilizar, também, a medroxiprogesterona, 10 mg/dia, por 5 dias.

Diagnóstico

É importante ficar claro que a menopausa não é uma doença a ser tratada, e sim uma fase normal da vida da mulher. Este é o primeiro passo da Medicina Integrativa: observar os ciclos da vida, a passagem normal do tempo, e não "patologizar" ou transformá-los em doença. Contudo, hoje se sabe que as mulheres podem viver muito, muito mais do que viveram suas bisavós, e que, por essa razão, é fundamental que se dê atenção às mulheres e se tenha os devidos cuidados com as que sofrem com os sintomas do climatério e, posteriormente, da menopausa.

Como já foi aqui descrito, a menopausa ocorre após 1 ano sem menstruação. Na perimenopausa ou climatério – período que antecede a menopausa –, além das alterações clínicas, observa-se um aumento progressivo do hormônio foliculoestimulante (FSH), a diminuição da reserva ovariana observada pela queda do hormônio antimülleriano, a diminuição do número de folículos antrais ao ultrassom e a queda da inibina B.

Quadro clínico

No climatério (perimenopausa), antes de as menstruações cessarem, é comum observar ciclos irregulares, hipermenorreia, mastalgia e cefaleia. Os sintomas da menopausa (como fogachos, insônia e irritabilidade) podem aparecer, por vezes, nessa época e até mesmo alguns anos antes de a mulher entrar na menopausa.

Presentes em maior ou menor grau nas mulheres menopausadas, os sintomas são:

- Fogachos
- Sudorese noturna
- Irritabilidade
- Alteração da memória, piora da cognição, piora do humor
- Insônia
- Secura vaginal
- Diminuição da libido
- Fadiga
- Dores articulares
- Infecções urinárias de repetição e até mesmo incontinência urinária
- Mastalgia e peso em membros inferiores.

Algumas mulheres apresentam diversos sintomas; outras, apenas alguns. Além desses sintomas, há, como consequência da menopausa, perda de massa óssea, piora dos lipídios e aumento do risco cardiovascular.

Os fogachos costumam ocorrer mais frequentemente em mulheres sedentárias, tabagistas e acima do peso. Os fogachos estão associados a maior risco cardiovascular e aumento do risco de derrame, além de ser um sintoma com grande impacto na qualidade de vida. Costumeiramente, ocorre dos 50 aos 54 anos de idade, mas cerca de 70% das mulheres permanecerão sintomáticas por mais de 5 anos. Infelizmente, 28% das mulheres terão fogachos até os 72 anos.

Os sintomas geniturinários são muito comuns, estando a incontinência urinária presente em 30% dos casos e a infecção urinária em 13%. Há outros também, como a urgência miccional, a disúria (dor ao urinar), a polaciúria (urinar várias vezes), a dor na relação sexual (dispareunia), o prurido vulvar e o corrimento.

Em relação à qualidade de sono, sabe-se que a insônia não está necessariamente ligada aos fogachos. A mulher pode ter o despertar noturno antes de ter o fogacho. Contudo, costuma-se observar que, quanto menor o índice de estradiol, pior o sono.

Mulheres obesas têm uma diminuição mais lenta do estradiol e um aumento mais lento do FSH, uma vez que o estradiol pode ser produzido a partir do tecido gorduroso. Observa-se que as mulheres que perdem peso nesta fase podem, eventualmente, exacerbar sintomas de fogachos. Costumeiramente, observa-se, na perimenopausa o aumento de 0,5 kg e de 0,9 cm de gordura visceral por ano, devido ao hiperandrogenismo relativo.

Os exames de sangue apontam para o aumento do LDL, da apolipoproteína B e da espessura média da carótida, denotando depósito de colesterol. Ocorre ainda maior incidência da síndrome metabólica.

Em relação ao osso, observa-se diminuição da massa óssea (com início 2 a 3 anos antes da menopausa). A longo prazo observam-se:

- Perda da massa óssea, levando à osteopenia e à osteoporose

- Perda de colágeno, resultando em flacidez, unhas fracas, queda de cabelo
- Queda de líquido sinovial, com maior tendência à artrose
- Aumento da aterosclerose, levando ao aumento do risco cardiovascular.

Então, se a mulher optar pela reposição hormonal, esta deve ser feita precocemente, a fim de evitar tais consequências.

Tratamento

Tratamento convencional

A menopausa é um evento natural na vida da mulher. O alívio dos sintomas climatéricos é um dos principais objetivos do tratamento. A terapia hormonal é ainda o tratamento mais eficaz para os fogachos, devendo-se sempre observar os riscos e os benefícios. Contudo, não são apenas estes os sintomas que precisam ser tratados; há muito mais benefícios na reposição hormonal durante a menopausa.

É consenso a indicação da terapia hormonal (TH) para a prevenção da osteoporose, dos sintomas geniturinários, vasomotores, das dores musculares e articulares, das alterações de humor e do sono, bem como para a prevenção da atrofia de discos vertebrais, pele e tecido conjuntivo. Mulheres que têm útero precisam da associação do estrogênio com a progesterona.

A terapia estrogênica local ou sistêmica é o tratamento mais efetivo para os sintomas vulvares, de atrofia vaginal, infecção urinária de repetição e bexiga hiperativa. É indicada uma reposição local, apenas para mulheres com sintomas urogenitais.

Incialmente, observa-se baixa de progesterona. O uso da progesterona oral micronizada, em baixa dosagem no período noturno, melhora a qualidade de sono e é seguro no quesito hormonal geral. Se houver risco de gravidez, pode-se optar por uma pílula de progestógeno.

Após o período inicial, observam-se períodos intermitentes de hipoestrogenismo, ou seja, altos e baixos do estrogênio. Deve-se então continuar com a progesterona, porém associando-a ao estrógeno em baixa dose.

Quando a mulher está efetivamente na menopausa, a opção da reposição hormonal é feita pelo uso do estrogênio, e, para aquelas que têm útero, também da progesterona. A dose do estrógeno deve ser a menor dose efetiva para controle dos sintomas das pacientes. De preferência, a via de administração deve ser não oral, mas transcutânea, pelo risco de tromboembolismo. O estrógeno, via oral, aumenta os triglicerídeos, os fatores de coagulação e a hipertensão.

Quando não for possível o uso do estrogênio, o modulador seletivo do receptor estrogênico (raloxifeno) aumenta a massa óssea e reduz a incidência de fraturas vertebrais. Tem efeito protetor da mama, mas, infelizmente, piora os fogachos e aumenta o risco de trombose.

O bazedoxifeno também é um modulador seletivo do receptor estrogênico associado aos estrógenos conjugados e uma forma bastante atual de tratamento que melhora os sintomas vasomotores da menopausa e a atrofia vulvovaginal, e previne a osteoporose.

São contraindicações absolutas para a TH: câncer de mama atual ou pregresso, câncer de endométrio, sangramento uterino de causa desconhecida, câncer de ovário ou de endométrio, doença trombótica ou tromboembolismo venoso e doença coronariana e cerebrovascular.

Uma **contraindicação relativa** é a perda da época de entrada da reposição, ou seja, quando se procura o médico entre 2 a 3 anos após a entrada na menopausa. Nesse caso, a introdução hormonal apresenta maior risco cardiovascular, visto que nesse meio-tempo podem ter se formado placas ateroscleróticas, sendo necessária a avaliação minuciosa cardiovascular.

São **preocupações na TH:** histórico familiar de tromboembolismo, diabetes *mellitus*, hipertensão arterial grave, lúpus eritematoso sistêmico, enxaqueca, hepatopatia prévia com comprometimento de função. Em todas as pacientes com esses quadros, não se deve utilizar a TH via oral. Para aquelas com enxaqueca, é melhor fazer esquemas contínuos, pois a migração do estrógeno para a progesterona, ambos intermitentes, pode levar à crise.

Os estrógenos são os principais agentes que vão atuar na síndrome climatérica, tratando os fogachos e melhorando os sintomas da síndrome geniturinária, o metabolismo dos lipídios e a coagulação. Atuam, ainda, na pele, nos ossos, nos cabelos e no psiquismo.

A progesterona tem como principal ação evitar a hiperplasia endometrial, por isso, eventualmente, para mulheres que tenham endometriose, ajuda a controlar os focos.

Os progestógenos sintéticos são o quesito mais complicado da TH, pois aumentam o risco do câncer de mama e de eventos cardiovasculares. Contudo, mulheres que não são histerectomizadas (ou seja, que têm útero) não podem fazer reposição hormonal somente com o estrogênio, pelo risco aumentado de hiperplasia endometrial e aumento do risco de câncer de mama. O uso da progesterona deve ser de preferência a natural, como a progesterona micronizada, mas há progestógenos, como a didroprogesterona, que não estão associados ao aumento do risco de câncer de mama.

Os esquemas cíclicos de reposição hormonal são feitos com estrógeno, ao longo de todo o mês, e a progesterona natural, a partir do 14º dia do mês, por até 12 a 14 dias.

O esquema contínuo é indicado para mulheres que tenham enxaqueca, aquelas cuja variação hormonal pode ser ruim, por desencadear novas crises de cefaleia. Neste caso, os estrógenos e progestógenos serão utilizados diariamente (aqui a dose do progestógeno é metade da dose utilizada no esquema cíclico).

A tibolona é um esteroide sintético que dá origem a metabólitos com propriedades estrogênicas, progestogênicas e androgênicas. Como vantagem, ela aumenta a libido, mas, como efeito colateral, aumenta a acne e o HDL. A redução de sintomas da menopausa com o uso da tibolona é menor que com o do estrogênio, e a tibolona ainda aumenta o risco de recorrência de câncer de mama.

O uso do estrógeno via vaginal destina-se ao tratamento da síndrome geniturinária da menopausa e não tem efeito sistêmico.

Mulheres que sejam submetidas a cirurgias ou que necessitem de imobilização por um longo período, como no caso de fraturas em membros inferiores, devem suspender a TH temporariamente pelo risco aumentando de tromboembolismo.

A melhor via de administração dos hormônios é a transdérmica, uma vez que não há a primeira passagem pelo fígado, e o risco de trombose é menor.

Hormônios bioidênticos

Hoje, no manejo da menopausa, uma área de interesse e confusão são os hormônios "bioidênticos", ou hormônios naturais. Os hormônios bioidênticos mais comumente utilizados na menopausa incluem estradiol, estrona, estriol, progesterona e, em menor grau, testosterona e desidroepiandrosterona (DHEA). Hormônios bioidênticos são feitos de betasitosterol, extraído da soja, ou de diosgenina, extraída do inhame-selvagem mexicano (*Dioscorea villosa*). Esses compostos são processados para fabricação de hormônios bioquimicamente idênticos (isomoleculares) aos que o corpo humano produz.

Estrogênios farmacêuticos podem ser bioidênticos ou não, sintéticos ou derivados de uma substância natural. Hormônios não bioidênticos incluem estrogênio vegetal conjugado, estrogênio equinoconjugado (CEE), estrogênio sintético, progestógeno sintético (progestina) e testosterona sintética. É a estrutura química de um hormônio, e não sua fonte, que determina se um hormônio é bioidêntico ou não.

As vantagens da TH convencional farmacêutica encontram-se nos anos de estudo científico e na garantia da padronização. Deve ficar claro que "bioidêntico" é um nome que causa confusão, dando a falsa noção de que os hormônios vendidos em farmácia não são naturais, mas alguns são e outros não. Um hormônio bioidêntico ou natural pode ser um produto convencional ou manipulado.

As fórmulas manipuladas têm a desvantagem de menor controle de qualidade e padronização variável. As preparações farmacêuticas manipuladas são limitadas em formas de dosagem e combinações. Uma prática comum é prescrever estrogênio composto personalizado, combinando estriol, com pequenas doses de estradiol e estrona. Usualmente, prescrevem-se fórmulas manipuladas com 80% de estriol e 20% de estradiol.

Às vezes, os médicos usam apenas o estriol para aliviar os sintomas da menopausa, pois acredita-se tenha um perfil de segurança melhor do que o estradiol e a estrona. O estriol é cerca de 25% tão potente quanto o estradiol. O estriol pode ser ingerido via oral, em cápsulas ou comprimidos, ou usado intravaginalmente, como um creme. Uma prescrição comum é de 1 mg de estriol por 1 g de creme, inserido na vagina diariamente, por 2 semanas, passando, em seguida, para a manutenção, 2 vezes por semana.

Segurança da terapia hormonal

Durante décadas, as mulheres receberam a TH considerando-a como um tratamento seguro e eficaz para o gerenciamento de sintomas da menopausa, capaz de proteger seu sistema cardiovascular, seus ossos e mantê-las mais jovens, com mais interesse sexual. Em 2002, essas crenças de longa data foram desafiadas, quando um estudo sobre TH do Instituto Americano de Saúde, chamado Women's Health Initiative (WHI), foi interrompido devido ao aumento do câncer de mama e a eventos tromboembólicos nas pacientes que recebiam estrogênio em combinação com progestógenos.

Há muitas críticas em relação a esse estudo, pois os hormônios utilizados eram dados por via oral, em altas doses, e não eram hormônios isomoleculares. Mesmo com as críticas e as novas vias de administração hormonal (via transdérmica), além das atuais prescrições que levam em conta a escolha de hormônios ditos bioidênticos ou isomoleculares, muitos médicos reduziram drasticamente as prescrições hormonais.

Não há dúvida, em tais estudos, de que a TH alivia os sintomas da menopausa, mas a questão principal gira em torno da segurança. Médicos e pesquisadores continuam a desafiar, debater e discutir os resultados e a interpretação desses estudos, e as mulheres, confusas e preocupadas com a segurança do uso de hormônios, começaram a buscar ativamente opções alternativas mais seguras para aliviar os sintomas e melhorar sua sensação de bem-estar. Neste capítulo, algumas dessas opções, como a acupuntura, a fitoterapia, a prática de atividade física, entre outras, serão exploradas.

Quanto às opções não hormonais e medicamentosas, várias foram estudadas, mostrando a eficácia de alguns agentes. A venlafaxina, a paroxetina, a gabapentina se apresentaram como opções eficazes e bem toleradas no tratamento dos sintomas vasomotores.

Entre as medicações que auxiliam no alívio dos fogachos, mas que não têm ação sobre os ossos e atrofia vulvovaginal, citamos:

- Paroxetina, na dose de 15 mg/dia (mas interfere no metabolismo do tamoxifeno)
- Fluoxetina, na dose de 20 até 60 mg/dia (também interfere no metabolismo do tamoxifeno)
- Gabapentina, que melhora os fogachos em torno de 60%. Pode ser utilizada na dose de 300 mg, 3 vezes ao dia (aumentar, se necessário)
- Venlafaxina 75 mg, 1 vez ao dia, melhora os sintomas vasomotores em 50%
- Escitalopram 10 a 20 mg/dia melhora os fogachos em 50 a 53% dos casos. Pode ser uilizada de 10 a 20 mg/dia.
- Desvenlafaxina 100 mg/dia melhora os sintomas em 60 a 61% dos casos.

É importante ficar claro que as opções medicamentosas apresentadas por último têm como foco o tratamento dos sintomas vasomotores. Elas não servirão com o benefício geral da reposição hormonal.

Fitoestrógenos

As isoflavonas de soja têm sido foco de pesquisas pelo potencial benefício sobre a saúde da mulher. Entretanto, os resultados dos diversos estudos são conflitantes, o que pode dificultar conclusões sobre suas reais benesses. Trata-se de uma categoria de medicamentos que depende da qualidade da matéria-prima, da pureza e da concentração dos extratos, o que faz de sua aquisição e manufatura um processo crucial.

As isoflavonas genisteína e daidzeína estão presentes na soja e têm ação fitoestrógena. As doses recomendadas variam de 50 a 120 mg/dia. As pesquisas realizadas até agora não mostram eficácia maior que a do placebo. O metabolismo dessas isoflavonas varia entre os indivíduos e etnias. Um importante metabólito da daidzeína é o S-equol, criado após o microbioma intestinal induzir uma série de reações em algumas mulheres, mas não em todas. Na verdade, de 50 a 60% dos adultos asiáticos são produtores de S-equol; basicamente o dobro da prevalência observada em adultos ocidentais. O S-equol está disponível como suplemento, embora estudos clínicos sobre sua eficácia tenham sido mistos. Em uma revisão sistemática e meta-análise de cinco estudos, incluindo 728 mulheres, suplementos de S-equol (10 mg) mostraram redução significativa dos escores de ondas de calor tanto em produtores de equol quanto em não produtores.

Como os fitoestrógenos têm uma estrutura molecular parecida com a do estradiol, eles se ligam ao receptor estrogênico. A resposta ao uso do fitoestrógeno é de 100 a 200 vezes menor que o estrógeno utilizado na TH. Além dessa potência menor, ele se dissocia muito rapidamente dos receptores de estrógeno e não auxilia no metabolismo ósseo. Há ainda o problema dos efeitos adversos dos fitoestrógenos sobre a tireoide e, eventualmente, sobre o endométrio, causando hiperplasia quando administrado, por mais de 5 anos, em altas doses (150 mg/dia).

DHEA

O hormônio adrenal DHEA desempenha um papel importante na produção de outros hormônios sexuais, incluindo estrogênio e testosterona, por isso é interessante para o combate aos sintomas da menopausa.

A partir dos 30 anos, já se observa o início da queda dos níveis de DHEA. Os dados de seu uso são mistos. Uma revisão de Cochrane, de 28 ensaios, não mostrou melhora específica na qualidade de vida ou sintomas da menopausa com DHEA, mas apontou leve melhora nos sintomas sexuais.

A dose diária típica de DHEA para disfunção sexual é de 50 a 100 mg. No Brasil, não há permissão da Anvisa para a sua comercialização direta, pois sua eficácia não é comprovada pelos estudos existentes, mas pode ser manipulada quando prescrita na forma de prasterona. Em geral, em mulheres, as dosagens vão de 10 a 50 mg/dia e nos homens de 50 a 100 mg/dia. O aumento de oleosidade da pele e acne é um efeito colateral indesejável da suplementação do DHEA. Para acompanhar a suplementação, costuma-se pedir o exame de DHEA-S no sangue; contudo, essa não é uma prática corriqueira na Ginecologia.

Tratamento da síndrome geniturinária da menopausa

Em geral, mulheres que estão fazendo reposição hormonal têm menos problemas com secura vaginal ou atrofia vaginal. No entanto, uma vez que algumas só fazem uso dos hormônios por um número limitado de anos, muitas desenvolverão secura vaginal à medida que envelhecerem.

Há uma série de abordagens de tratamento para secura vaginal que podem ser consideradas, incluindo lubrificantes tópicos e hidratantes, possíveis intervenções dietéticas, bem como terapia localizada de estrogênio.

A terapia de estrogênio vaginal é indicada para o tratamento de sintomas relacionados à atrofia vaginal em mulheres na pós-menopausa. Em geral, os progestógenos não são indicados em conjunto com terapias de estrogênio vaginal de baixa dose. Os médicos devem avaliar com cuidado qualquer hemorragia uterina pós-menopausa. Esses produtos são muito bem tolerados, mas as mulheres podem, ocasionalmente, reclamar de manchas na pele, dores de cabeça e prurido vaginal.

As prescrições costumam ser:

- Creme vaginal de estradiol: 1 a 4 g de creme inserido na vagina, 1 vez ao dia, durante 2 semanas; depois 1 g, 3 vezes por semana
- Comprimido vaginal de estradiol: 10 mcg na vagina com aplicador, 1 vez ao dia, durante 2 semanas; depois 2 vezes por semana
- Anel vaginal com estradiol: 2 mg de estradiol (7,5 mcg liberados a cada 24 horas com uso contínuo) e substituído a cada 3 meses
- Estriol e/ou creme estriol composto: pode ser indicado em doses em geral de 1 mg/dia, por 2 semanas. Depois manter 2 vezes por semana, no período noturno.

Lubrificantes vaginais podem ser usados para aliviar o ressecamento relacionado à relação sexual e, geralmente, são uma combinação de protetores de tecido e agentes de espessamento em uma base solúvel em água. Produtos à base de água podem ser usados com segurança com preservativos (já formulações à base de óleo e silicone podem danificar preservativos).

Gel ou óvulos vaginais podem ser compostos com diferentes substâncias, como extrato de lúpulo, ácido hialurônico, calêndula e vitamina E. Comumente, os óvulos de vitamina E contêm cerca de 100 UI.

DHEA vaginal

Pode surtir efeitos benéficos na secura vaginal, na irritação vaginal, na excitação sexual e no conforto durante a relação sexual. Um ensaio clínico randomizado avaliou o efeito da aplicação intravaginal local diária de prasterona (DHEA) durante 12 semanas para disfunção sexual, ou seja, falta de desejo/interesse, excitação, orgasmo e dor na atividade sexual (dispareunia), observando melhora para todos esses parâmetros em 68% das pacientes avaliadas *versus* apenas 39% de melhora nas pacientes em uso de placebo.

Outro estudo realizado com mais de 300 mulheres observou melhora da atividade sexual, diminuição da secura e melhora da atrofia vaginal mediante o uso vaginal do DHEA. Seu uso preconizado foi na dose de 3,25-13 mg, sendo o mais usual a dose de 0,50% (6,5 mg/dia) de prasterona em creme vaginal.

Terapia a laser

Esse rápido procedimento de 10 minutos, bastante caro, é comercializado para melhora da atrofia e secura vaginal. Em revisão sistemática e meta-análise, a qualidade das evidências de 14 ensaios, envolvendo 542 mulheres, foi considerada baixa ou muito baixa para melhoria do tecido vaginal e qualidade de vida. Vários pequenos estudos mostraram efeito e segurança, mas mais dados são necessários.

Tratamentos integrativos

Atividade física

Não há dúvidas de que a atividade física é fundamental em todas as fases da vida; contudo, com a chegada da menopausa, ela passa a ser obrigatória. Todavia, é justamente nessa fase que muitas mulheres estão mais cansadas, desmotivadas e preguiçosas para tal atividade.

A melhor atividade física é aquela que a mulher efetivamente faz – ou seja, não há uma atividade ideal, e sim algo que se aproxima da possibilidade real de cada pessoa. Sabe-se que a recomendação é de, no mínimo, 150 minutos por semana de atividade moderada (aquela em que você transpira e aumenta os batimentos cardíacos sem se exaurir), que pode ser dividida em vários dias ao longo da semana. Tendo em vista esse parâmetro, se a paciente prefere uma academia do bairro, uma caminhada com suas amigas, aula de dança, artes marciais, corrida de aventura, tanto faz. Ela deve buscar aquilo que fizer sentido e que possa manter a adesão à atividade.

Quantas pessoas pagam a academia e só a frequentam por poucos dias? Ao atender as pacientes, nosso intuito não é causar culpa ou mal-estar, e sim motivá-las a prosseguir. Para oferecer uma "consulta motivacional", é necessário *escutar* o que a paciente tem a dizer, reforçar as falas dela no sentido da mudança e não dar ênfase às dificuldades (sem minimizá-las). Motivar é encontrar o gancho que fará a paciente ter vontade por si própria, e não pelo discurso do profissional de saúde. Lembre-se da entrevista motivacional descrita neste livro no Capítulo 2, *Alimentação, Intestino e Saúde*.

A osteoporose é uma das muitas preocupações de saúde para as mulheres de meia-idade. Uma prática fundamental para a boa saúde óssea e prevenção da osteoporose é o exercício físico. É fundamental o desenvolvimento de um plano de exercícios de musculação, treinamento de força e equilíbrio, para melhorar a saúde dos ossos e diminuir o risco de quedas. A inatividade, o repouso prolongado, a imobilização de membros ou a lesão medular podem causar perda esquelética. Já o aumento da massa óssea resulta de atividades que aplicam pressão no osso e aumentam a massa muscular e a força. Não é necessário fazer exercícios pesados. Mesmo as formas leves de exercício que melhoram a agilidade e o equilíbrio podem ser benéficas.

Considerando que, na menopausa, a mulher costuma ganhar peso, aumentar a cintura abdominal e piorar o seu perfil lipídico, a atividade física vem auxiliar no combate, de modo natural e saudável, a todos esses problemas de saúde.

Tai Chi Chuan/ Qi Gong

Muitas variações dessas artes evoluíram ao longo dos milênios. Originalmente baseadas em artes marciais chinesas, essas práticas envolvem a execução de posturas ou formas específicas com controle mental e físico lento e constante. O *Tai Chi Chuan* é uma arte marcial chinesa que utiliza de uma sequência de movimentos lentos, que estimulam o fluxo da energia e equilibram o indivíduo do ponto de vista físico e psíquico. Já o *Qi Gong* é uma arte que também estimula o fluxo energético, porém tem muitos exercícios de respiração e outros em posturas estáticas. Baseados no conceito taoísta de "equilíbrio em todas as coisas", tanto um quanto o outro visam estimular o movimento com consciência e atenção na energia, vivendo em acordo espiritual e físico "dentro dos padrões da natureza". Na MTC, tanto o *Qi Gong* quanto o *Tai Chi Chuan* são utilizados para compor o tratamento energético.

Ioga-terapia hormonal

A ioga, desenvolvida há mais de 2 mil anos na Índia, é uma prática baseada em movimentos que se tornou muito popular no Ocidente. Trata-se de um exercício energético que visa ao realinhamento dos chacras, à respiração e à consciência. Existem inúmeros tipos de prática de ioga, que vão desde ginástica de piso altamente atlética até movimentos e posturas muito suaves orientados para a respiração.

Entre algumas modalidades, tem-se a ioga-terapia hormonal, que propõe exercícios de ioga energético com posturas e respirações que visam ativar o eixo hormonal e restituir o equilíbrio, aliviando diretamente sintomas da menopausa como fogachos, irritabilidade e insônia. Há relatos de alívio de sintomas e melhora do bem-estar geral com essa prática.

Terapias mente-corpo

As terapias de mente-corpo e de relaxamento têm sido utilizadas na transição da menopausa, e há diversos estudos que trazem resultados mistos sobre a eficácia global de tais abordagens. A Sociedade Norte-americana de Menopausa (North American Menopause Society, NAMS) endossa o uso de terapia cognitivo-comportamental (TCC) e da hipnoterapia clínica como estratégias não hormonais no tratamento de sintomas da menopausa. Sintomas como os fogachos, má qualidade de sono, disfunção sexual, irritabilidade e até mesmo depressão podem ser tratados dessa maneira. A natureza benigna e o baixo custo dessas terapias devem pesar na decisão de oferecer ou não tal prática clínica às mulheres.

Hábitos de vida

Os hábitos de vida são muitas vezes o centro organizador da saúde. Uma pessoa que dorme tarde, come mal, exercita-se pouco, cultiva vícios, tem poucas relações de amizade ou família e negligência seu lado espiritual terá, certamente, piora em seu estado de saúde física e psíquica. Lembre-se de que evitar o tabagismo e o consumo excessivo de álcool retarda a perda óssea, o que implica mais saúde.

Sono

Como o sono é um fator importante na menopausa, a higiene do sono deve ser priorizada, para manter uma boa qualidade das horas dormidas.

Estabelecer uma rotina de sono regular é fundamental para manter o equilíbrio hormonal e garantir uma boa saúde. Como já descrito anteriormente, aqui vão alguns pontos fundamentais de rotina de sono que devem ser observados:

1. Horário de dormir: tente ir para a cama e acordar sempre no mesmo horário, até mesmo nos fins de semana. Dormir antes das 23 horas pode contribuir para um melhor equilíbrio hormonal.
2. Evitar estímulos noturnos: reduza o consumo de cafeína, chá preto, chocolate, energéticos e outros alimentos estimulantes à noite.
3. Exercícios físicos: pratique exercícios físicos de manhã, pois isso pode ajudar a regular o ciclo de sono.
4. Rituais de relaxamento: crie rituais de relaxamento antes de dormir, como tomar um banho relaxante ou ouvir música tranquila para preparar o corpo e a mente para o sono.
5. Evite ficar na cama durante o dia: resista à tentação de passar longos períodos na cama durante o dia, pois isso pode interferir no sono noturno.
6. Exposição ao Sol: tome Sol durante pelo menos 20 minutos por dia, pois isso pode ajudar a regular o ritmo circadiano.

7. Ambiente confortável: mantenha o quarto confortável, fresco, escuro e silencioso, livre de distrações visuais e eletrônicas.
8. Momentos de descanso: faça momentos de pausa durante o dia para meditar, respirar profundamente e contemplar.
9. Eletrônicos fora do quarto: evite trazer eletrônicos para o quarto, pois eles podem interferir na qualidade do sono.
10. O que fazer ao acordar durante a noite: se acordar durante a noite, aproveite para praticar meditação ou rezar, evitando verificar as horas para não perturbar ainda mais o sono.

Alimentação

Em relação à alimentação, a mulher na menopausa precisa certamente redimensionar sua ingestão calórica e de carboidratos, uma vez que o ganho de peso e as alterações metabólicas são evidentes nessa fase da vida. O aumento da ingestão de proteínas e fibras é muitas vezes a orientação nutricional mais importante para essa fase. É preciso priorizar uma dieta baseada em alimentos de boa qualidade, com variedade de verduras, legumes, frutas, nozes, peixes e cereais integrais, de preferência orgânicos e frescos.

O declínio dos níveis de estrógeno impacta o metabolismo feminino, levando ao aumento de peso. Esse quadro pode afetar os níveis de colesterol, além da metabolização de carboidratos. O cuidado com a ingestão de calorias é importante nesta fase da vida da mulher. Sintomas como insônia, fogachos, irritabilidade são influenciados pelo tipo de dieta, bem como a osteoporose.

Algumas pessoas experimentam mais ondas de calor quando ingerem alimentos picantes, álcool e cafeína. Cada mulher reage de um jeito; portanto, é importante ficar atento aos alimentos desencadeantes e, eventualmente, manter um diário alimentar.

Ao passar pela menopausa, a mulher deve certificar-se de obter proteína suficiente e ingerir alimentos integrais. Além disso, pode ser útil aumentar a ingestão de ômega 3 e incorporar, também, produtos que sejam fonte de cálcio, magnésio, vitamina D, como a coalhada, derivados do leite, *tofu*, linhaça, sardinhas e diferentes frutas e legumes. Incluir na dieta gorduras saudáveis, grãos integrais, frutas, legumes, alimentos ricos em fitoestrogênios e fontes de qualidade de proteína pode ajudar a aliviar alguns sintomas da menopausa.

São muitos os benefícios da dieta mediterrânea, composta de uma ingestão elevada de frutas e vegetais, grãos, batatas, azeite e sementes, ingestão moderadamente alta de peixe, baixo consumo de gordura saturada, leite e carne vermelha e leve consumo de vinho. A dieta mediterrânea também parece ser boa para prevenir osteoporose e fraturas pós-menopausa.

Os fitoestrógenos estão presentes na soja, na ervilha, na semente de gergelim, na semente de girassol e em diversos fitoterápicos. Outra fonte dietética significativa de fitoestrogênios é a linhaça (*Linum usitatissimum*). A linhaça tem sido tradicionalmente indicada na menopausa. Os estudos mais recentes não conseguiram comprovar sua eficácia em reduzir significativamente as ondas de calor. Todavia, como é fonte de ômega 3 e ainda favorece o funcionamento do intestino – muitas vezes obstipado na menopausa –, a linhaça pode ser de grande auxílio quando consumida regularmente. Oriento o uso de 1 colher de sobremesa ou sopa ao dia.

A soja contém várias isoflavonas: mais abundantemente genisteína e daidzeína, mas também gliciteína, biocanina A e formononetina, que atuam em receptores de estrogênio, particularmente ER-β. O teor de isoflavona em alimentos e extratos de soja varia muito; as formas mais ativas encontram-se, em maiores concentrações, em soja fermentada e muito pouca, ou nenhuma, em óleos processados de soja ou soja em grãos. Lembre-se de que a soja pode ser alergênica para alguns pacientes. Escolha fontes não transgênicas.

Os dados em estudos de isoflavona no manejo de sintomas da menopausa, particularmente sintomas vasomotores, são muito variáveis. Muito disso se deve ao uso, na soja, de produtos com teor variável de isoflavona. Revisões sistemáticas e meta-análises, que examinaram os efeitos dos extratos de soja e da soja na frequência de ondas de calor, apresentaram redução significativa, mas com heterogeneidade considerável nos resultados. Para mulheres com cânceres hormonais, a segurança das isoflavonas de soja concentradas continua controversa, pois podem, a longo prazo, causar aumento do endométrio.

Acupuntura

A acupuntura é uma opção terapêutica praticamente isenta de efeitos colaterais para tratamento dos sintomas da menopausa. O tratamento com a acupuntura em geral é feito com frequência semanal ou quinzenal. Em cada sessão, cerca de 10 ou mais pontos de acupuntura podem ser utilizados bilateralmente ao longo dos meridianos – canais de energia que regulam o funcionamento de todo o organismo.

Segundo a teoria da MTC, a acupuntura é capaz de estimular o elemento Água, representado pelos meridianos dos rins e da bexiga, que diminui muito na época da entrada da menopausa, levando a sintomas de secura e calor (fogachos, secura vaginal, agitação, insônia). O eixo Água e Fogo precisa ser reequilibrado por meio de pontos de tonificação da água, como Rim 3, Rim 7, B23, BP 6, VC4, entre outros, e sedação do excesso de calor ou fogo com pontos como VG20, F3, *Yintang*, IG4, B15. Como resultado, há melhora dos sintomas e maior equilíbrio do organismo da mulher menopausada. Contudo, para o tratamento da menopausa, recomendo a visão holística da MTC, que propõe não só a acupuntura como também uma série de tratamentos integrados.

Menopausa à luz da Medicina Tradicional Chinesa

Segundo a MTC, na menopausa, a mulher dirige o sangue (*Xue*) e a energia (*Qi*) utilizada pelo útero, menstruações e gestações de volta para o órgão do coração (pertencente ao elemento Fogo), responsável por abrigar o espírito (*Shen*). Existe uma conexão entre esses dois polos energéticos, a Água e o Fogo. Essa ligação acontece por intermédio do meridiano chamado "Vaso Concepção".

A mulher que menstrua perde a cada mês um excedente de *Qi* e *Xue* pelos seus órgãos reprodutivos, que transbordam a vitalidade essencial (*Jing*). Na menopausa, a Água, que representa a bateria de energia do corpo, seca e diminui, a ponto de fechar os meridianos ligados à menstruação. Fala-se de um estado de diminuição de *Yin* e de secura. Porém, a vitalidade que ainda existe concentra-se no coração, que é a morada do espírito (*Shen*).

Segundo a visão taoísta da MTC, a reposição hormonal é uma forma de tentar impedir a passagem do tempo, pois a mulher que envelhece segue o curso natural da vida e das estações, que estão sempre mudando e se renovando. A menopausa prepara a mulher para o inverno. O inverno leva ao fim da vida tal como a conhecemos, mas também ao início de um novo ciclo (segundo a visão taoísta).

Ao cuidar de muitas mulheres na transição climatérica e na menopausa, é preciso auxiliá-las a passar por essa difícil transição. Muitas ainda viverão cerca de 40 ou 50 anos após a menopausa, e a reposição hormonal pode trazer benefícios para as que ainda estão muito ativas e precisam cuidar da família, sustentar a casa e manter um equilíbrio em uma vida frenética que está longe de ser a vida natural que desejamos, mas que é uma realidade cada vez mais frequente nos dias de hoje. Assim, é difícil, atualmente, julgar a escolha pela TH. Quando a mulher opta por esse caminho, o uso de hormônios mais próximos do natural é sempre indicado. Quando ela não pode fazer uso de hormônios devido a histórico de câncer de mama, de endométrio, trombose, a outras restrições ou por escolha pessoal, indica-se o tratamento por meio das terapias não convencionais como a acupuntura, a fitoterapia da MTC, a terapia botânica ocidental, cuidados com o estilo de vida e a prática de atividades físicas. E até mesmo a mulher que faz uso de hormônios pode se beneficiar da abordagem holística e natural.

Na visão da MTC, há algumas alterações energéticas que podem acometer a mulher na menopausa. Contudo, a mulher cursa, tipicamente, com uma alteração principal em que há deficiência do *Yin* e aumento do *Yang*.

A deficiência do *Yin*, principalmente dos rins (elemento Água), traduz a própria queda hormonal, sobretudo do estrógeno, causando um quadro de secura (também descrito na Medicina Ayurvédica) com sintomas como pele, cabelos e mucosas mais secos, por exemplo. Outros sintomas de deficiência do *Yin* incluem fadiga, dores nas costas e articulares, diminuição da libido e da lubrificação vaginal.

Já o aumento do *Yang* pode se manifestar em diversas instâncias, com sintomas de fogachos, aumento da sudorese, irritabilidade, insônia e taquicardia. Futuramente, muitas mulheres irão desenvolver um quadro de diminuição de massa óssea e eventual piora da memória, atribuídas, também, ao elemento Água na MTC.

Segundo essa teoria:

- Quando o *Yin* do rim é fraco, isso irá gerar calor típico da menopausa
- Quando o *Yang* do rim é fraco, observam-se pés e mãos gelados
- Quando tanto o *Yin* quanto o *Yang* são fracos, irão acontecer a sudorese espontânea, o cansaço extremo, a baixa de libido.

O quadro mais típico da menopausa, segundo a MTC, é deficiência do *Yin* e aumento do *Yang*, apresentado a seguir.

Quadro clínico de deficiência do Yin e aumento do Yang

São sintomas da menopausa: depressão, melancolia, ansiedade, irritabilidade, vertigens, zumbido, insônia (sono agitado), cefaleia, boca seca, falha de memória, olhos vermelhos, calor no tórax, mão e pés, rubor facial, ondas de calor predominante no seguimento superior do corpo, taquicardia, ansiedade. A menstruação, quando ainda presente na perimenopausa, tem sangue vermelho vivo ou vermelho-escuro. A língua é vermelha com pouco revestimento. O pulso, fino, fraco, que desaparece nas posições de raiz, eventualmente, um pouco tenso e rápido.

Tratamento

- Pontos de acupuntura: B23, B18, R3, BP10, F3, R3, R6, BP6, VC4, R9, VG20, E38, C7
- Ervas brasileiras: amora, aspargo, astrágalo, agrimônia, polígono, pêonia, zedoária, cavalinha, cana-do-brejo.
- Ervas chinesas:
  - Para aumentar o *Yin*: *Radix rehmanniae* (Sheng Di), *Radix rehmanniae preparata* (Shu Di Huang), *Fructus corni* (Shan Zhu Yu), *Fructus lycii chinensis* (Gou Qi Zi), *Radix paeoniae alba* (Bai Shao), *Radix polygoni multiflori* (He Shou Wu), *Carapax trionycis* (Bie Jia), *Flos buddleiae officinalis* (Mi Meng Hua), *Radix scrophulariae ningpoensis* (Xuan Shen), *Semen sesami indici* (Hei Zhi Ma)

  - Para acalmar o *Yang*: *Fructus gardeniae jasminoidis* (Zhi Zi), *Radix gentianae scabrae* (Long Dan Cao), *Spica prunellae* (Xia Ku Cao), *Rhizoma coptidis* (Huang Lian), *Semen cassiae* (Jue Ming Zi)
- *Flos chrysanthemi* (Ju Hua), *Indigo naturalis* (Qing Dai), *Radix scutellariae* (Huang Qin), *Cortex moutan radicis* (Dan Pi)
- Fórmulas chinesas:
  - *Liu Wei Di Huang Wan* (pílula de seis ervas contendo *Rehmanniae*)
  - *Zhi Bai Di Huang Wan* (pílula de *Anemarrhena, Phellodendron* e *Rehmanniae*)
  - *Jia Wei Xiao Yao San* (pó enriquecido para circulação).

Logicamente, há inúmeros desdobramentos e possibilidades desse quadro descrito, e as ervas, os pontos e as fórmulas magistrais serão aplicados individualmente. Mulheres que sofrem de taquicardia e de sintomas depressivos, por exemplo, necessitarão de fórmulas que atuem mais no meridiano do coração, como é o caso do *Tian Wang Bu Xin Wan* (pílula especial do imperador para tonificar o coração) ou do *Suan Zao Ren Tang* (fórmula combinação de *Ziziphus*). Mulheres que, além da deficiência do *Yin*, apresentem sinais e sintomas de deficiência do *Yang* podem fazer uso do *ginseng* ou de fórmulas como o *Gui Fu Di Huang Wan*.

Na visão da MTC, a mulher que não está mais na fase reprodutiva poderá concentrar-se no caminho do espírito – o caminho da descoberta profunda de si mesma, das suas orientações de vida e da sua alma. Quando se percebe nessa situação, ainda assim, pode querer ser mãe, e ela pode ser, de modo espiritual, de quantas crianças estiverem em seu caminho, seja adotando, cuidando das pessoas à sua volta ou daquelas que necessitem de seu amor e carinho – atributos do coração. Ela pode, também, voltar-se para outros caminhos que não passem pela maternidade, mas que estejam de acordo com sua verdade mais interior e profunda. O que cada mulher deve procurar é parte de uma jornada pessoal de descobertas rumo ao *Self* (o si mesmo), rumo ao espírito (*Shen*), rumo ao coração. Comumente, as mulheres nessa fase ressignificam suas escolhas, cortam o que é desnecessário e se atêm ao essencial.

Suplementos

Em Medicina Integrativa, há uma série de suplementos vitamínicos e minerais que podem ser utilizados nas diversas fases da vida do homem e da mulher. Pensando na menopausa, alguns suplementos específicos têm função aplicada à prática clínica. Adiante, estão descritos os principais suplementos que podem trazer melhor saúde para a mulher menopausada.

Magnésio

Diminui a tensão, a cefaleia, a irritabilidade e a insônia. O magnésio glicinato, na dose de 300 a 600 mg/dia, é bastante indicado para a prevenção da osteoporose. Se a mulher tiver enxaqueca, o uso do magnésio (de preferência o treonato, que penetra melhor a barreira hematoencefálica [BHE], uma estrutura que impede e/ou dificulta a passagem de substâncias do sangue para o sistema nervoso central [SNC], como anticorpos, complemento e fatores de coagulação) deve ser feito no período noturno, antes de dormir. Ao usar esses suplementos, deve-se ficar sempre atenta a sintomas gastrointestinais que podem surgir, como diarreia, dispepsia ou refluxo.

Complexo B, principalmente vitamina B12

Auxilia nas funções cognitivas, sobretudo quando a paciente é vegana, vegetariana ou faz uso de medicações, como antiácidos, que inibem a sua absorção. A metilcobalamina é dada na dose de 100 a 500 mcg/dia, de preferência sublingual, para aumentar a sua absorção. A suplementação de vitamina B9 (metilfolato) e da vitamina B6 é, muitas vezes, feita em conjunto com a B12. As vitaminas do complexo B estão descritas em detalhes no Capítulo 6, *Vitaminas e Minerais*.

Cálcio

Mulheres com mais de 50 anos devem ingerir, em sua dieta, cerca de 1.000 a 1.200 mg/dia de cálcio, com o intuito de ajudar a manter a saúde óssea. Em geral, o cálcio, além da sua notória ação na mineralização dos ossos, é um mineral essencial ao funcionamento do organismo, participando do equilíbrio do pH e da manutenção da saúde cardíaca e muscular. Fontes alimentares de cálcio incluem sardinha, leite e derivados, como iogurtes, manteiga e queijos. Para mulheres veganas, as opções são castanhas-do-pará, amêndoas, linhaça, grão-de-bico, uva-passa, brócolis e *tofu*, pois podem auxiliar no aporte diário de cálcio.

A suplementação com cálcio deve ser feita apenas quando a ingestão for insuficiente, já que seu excesso pode ficar depositado em lugares errados, como nos rins (formando as pedras) ou mesmo nas artérias. Sem os níveis adequados de vitamina D, não há boa absorção de cálcio da alimentação.

Vitamina D

Quando se suplementa com cálcio, deve-se considerar a dose de 2.000 UI/dia de vitamina D, ou até mesmo mais, se houver deficiência prévia, já que ela é fundamental para a absorção daquele. Em pacientes que apresentem níveis muito baixos de vitamina D no sangue, sugere-se suplementar, inicialmente, com 5.000 UI/dia, durante 8 semanas, e depois manter a dose de 1.000 a 2.000 UI/dia. A vitamina K2-MK7 pode ser associada à vitamina D na quantidade de 75 a 120 mcg/dia, pois a vitamina K2 ajuda a não elevar o cálcio no sangue ou causar a calciúria.

> ### ❝ Relato da autora
>
> Normalmente, não costumo suplementar o cálcio, a menos que seja mesmo necessário. Se houver boa suplementação de vitamina D e de vitamina K2-MK7, o cálcio será devidamente absorvido dos alimentos.

Ômega 3

O ômega 3 vem sendo utilizado na Cardiologia para o auxílio do tratamento da dislipidemia e diminuição do risco cardiovascular. Mulheres na menopausa têm maior risco de dislipidemia, problemas cardiovasculares e obesidade. Assim, a suplementação com ômega 3 resulta na diminuição da gordura abdominal (diminuição de medidas de circunferência), melhora da inflamação e proteção da memória e parte cognitiva. Comumente, são utilizadas doses de 2 g/dia de DHA + EPA. Devem-se utilizar fontes de ômega 3 de marcas confiáveis e livres de metais pesados.

Vitamina E

O uso de uma mistura de tocoferóis contendo vitamina E mostrou-se eficaz em alguns estudos com uso de 400 UI/dia para controlar os sintomas vasomotores da menopausa. Contudo, não há consenso sobre o uso dessa vitamina para esse fim. Cápsulas vaginais de vitamina E podem ajudar a reduzir a atrofia e a secura vaginal.

Melatonina

Hormônio produzido pelo organismo, na glândula pineal, situada no cérebro, a melatonina apresenta, como principal função, regular o ciclo circadiano (do dia e da noite), estimulando o sono ao fim do dia. Sua produção acontece principalmente no fim do dia, quando já não existem estímulos luminosos e o metabolismo está mais lento. Por isso, na hora de dormir, é importante evitar luminosidade e estímulos sonoros que possam acelerar o metabolismo e diminuir a produção de melatonina. A produção de melatonina costuma diminuir com o envelhecimento; assim, os distúrbios de sono são mais frequentes em adultos ou idosos. Apesar de ser naturalmente produzido pelo organismo, é possível ingerir a melatonina em suplementos alimentares ou medicamentos (que devem ser consumidos sob orientação médica). Além de auxiliar o sono, a melatonina é antioxidante, diminui a depressão sazonal (aquela causada pela falta de luz solar, no do inverno, em países com muitos meses escuros), auxilia em viagens com mudança de fuso horário (*jet lag*) e diminui o excesso de secreção gástrica.

Deve-se iniciar a suplementação com uma dose que varie entre 0,3 mg e 0,5 mg/dia de melatonina, o que corresponde à quantidade produzida normalmente pelo corpo. Ainda que muitos suplementos no mercado ofereçam doses de 1, 2, 3, 5 ou 10 mg, recomenda-se começar com a dose mais baixa de 0,3 a 1 mg/dia, ingerida 30 minutos antes de dormir, mas sempre antes das 23 horas (para não atrapalhar o pico natural da melatonina endógena).

A dose suplementar pode ser aumentada para até 10 mg/dia, conforme orientação médica, mas doses maiores que 1 mg aumentam o risco de efeitos colaterais. Os principais são a sonolência excessiva e os pesadelos.

Aromaterapia

O uso da aromaterapia pode ser útil no auxílio dos distúrbios do sono. Óleos essenciais de lavanda, gerânio, sândalo, olíbano, limão-siciliano, laranja e sálvia são indicados para a mulher na menopausa e para questões relacionadas ao sono. O uso da sálvia-esclareia e do gerânio é especificamente indicado para questões ligadas a desequilíbrios hormonais.

Os óleos essenciais são extremamente concentrados e, ao serem inalados ou aplicados na pele, têm diferentes efeitos, a depender de sua composição. Eles têm feito agonista nos receptores de estrógeno e efeito antagonista nos receptores de andrógenos. Alguns óleos têm agentes antimicrobianos, antivirais, anti-inflamatórios e mesmo ansiolíticos. Deve-se ter atenção com os óleos que podem causar sensibilidade cutânea e dermatites (como a bergamota), para que sejam aplicados diluídos em óleos carreadores (como de coco ou uva) ou apenas na forma de inalação.

Tratamento botânico

Há um número muito grande de ervas que podem ser utilizadas na menopausa, seja para o alívio dos sintomas vasomotores (fogachos, sudorese), seja para tratar insônia, taquicardia e ansiedade, ou mesmo para aumentar a energia e a disposição física e mental. Certamente, a paciente não deve receber uma prescrição de 10 itens, pois, ainda que no intuito de ajudar, o excesso de ervas levará, possivelmente, à irritação do sistema digestório e a outros possíveis efeitos colaterais.

A boa prescrição fitoterápica leva em conta as principais queixas, a efetividade do tratamento e a escolha de, no máximo, cinco ou seis plantas que possam ser compostas em conjunto.

Agripalma

Agripalma (*Herba leonuri*) é *Yi Mu Cao*, na MTC, significa "a erva que beneficia a mãe", pois auxilia, de muitas formas, nos distúrbios da mulher.

Conta a lenda que o filho mais velho de uma puérpera chinesa conseguiu coletar esta planta para ajudar sua mãe que tinha muitas cólicas e estava acamada no seu pós-parto. Este mesmo filho tornou-se o famoso médico Bian Que, um dos primeiros médicos da MTC.

Essa planta auxilia na recuperação do pós-parto, regulariza a menstruação e beneficia o coração, tratando taquicardia, regularizando a pressão e diminuindo a ansiedade – distúrbios frequentes da menopausa. A dose de 600 mg, 2 vezes ao dia, ou o uso da sua infusão com 5 g da erva em 1 ℓ de água são indicados para tratar esses sintomas e alterações.

Amora

Muito utilizada, a amora (*Morus nigra*) auxilia a diminuir as ondas de calor devido a seus fitoestrógenos. Ela pode ainda ter efeito benéfico para a memória e para a qualidade do sono. Em geral, é utilizada na forma de tintura de 10 a 20 gotas, até 3 vezes ao dia, ou chá com a infusão de 10 folhas de amora para 1 ℓ de água ingerido ao longo do dia.

Ashwagandha

Comumente conhecida como "*ginseng* indiano", seu nome científico *Withania somnifera* já alude que é benéfica para o sono. Quando ingerida durante um período de 4 semanas ou mais, muitas pessoas descobrem que estão dormindo mais profundamente e melhor.

Assim como o *Shatavari*, a *Ashwagandha* também é adaptógena, pois ajuda a diminuir o estresse e a ansiedade, atenuando, assim, a produção de cortisol – hormônio liberado em maiores quantidades em períodos de estresse.

A tradução do sânscrito para *Ashwagandha* é "que tem odor de cavalo", referindo-se não só ao odor forte da raiz, mas também fazendo alusão à força muscular que a planta proporciona.

A *Ashwagandha* tem substâncias que atuam no sistema nervoso central da mesma maneira que o neurotransmissor GABA, o que ajuda a aumentar a sensação de relaxamento do corpo e a diminuir sintomas de ansiedade e estresse como agitação, nervosismo, cansaço mental ou dificuldade de concentração. Vários desses sintomas estão presentes na menopausa (p. ex. insônia, estresse físico e mental, diminuição de memória, piora do metabolismo).

Nas mulheres, a *Ashwagandha* não afeta o estrogênio nem a testosterona; nos homens, contudo, parece haver um pequeno aumento na testosterona, mas está longe de equivaler a uma reposição hormonal.

A dose usual é de 500 mg a 1 g/dia. Pode ser utilizada a raiz ou o extrato seco.

Cimicífuga ou erva-de-são-cristóvão

Essa maravilhosa planta é utilizada para quadros de cólicas menstruais, tensão pré-menstrual (TPM) e calores da menopausa. A raiz e o rizoma da cimicífuga (*Cimicifuga racemosa*) ou erva-de-são-cristóvão (*Actaea racemosa*) têm propriedades anti-inflamatórias, antiespasmódicas, diuréticas e sedativas. É importante notar que ela não é um fitoestrógeno, por isso pacientes com câncer de mama podem usá-la com segurança, segundo mostram os estudos clínicos publicados. Os melhores resultados ocorrem em mulheres que acabaram de entrar na menopausa. Pacientes hepatopatas, ou que façam uso de medicações hepatotóxicas (como o paracetamol), devem ter cuidado ao ingerir a cimicífuga, pois há relatos de aumentos de enzimas hepáticas após o uso prolongado em altas doses. De qualquer modo, tais alterações parecem estar ligadas a produtos de má qualidade.

Desde o início da década de 1980, a cimicífuga emergiu como o mais estudado dos medicamentos à base de plantas para o alívio dos sintomas da menopausa. Numerosos ensaios clínicos randomizados estudaram o extrato da cimicífuga com resultados mistos. Uma revisão de Cochrane de 2012, de 16 ensaios envolvendo 2 mil mulheres, mostrou evidências insuficientes para o uso de cimicífuga no tratamento de sintomas da menopausa, mas suficientes para incentivar mais exploração e pesquisa.

Há, em estudos, relato de boa eficácia da associação da cimicífuga e da erva-de-são-joão para o tratamento de fogachos, insônia e depressão. A dose recomendada é de 40 a 160 mg/dia, geralmente divididas em 2 doses.

Dong Quai

Dong Quai ou raiz de angélica (*Angelica sinensis*) tem sido empregada na MTC há pelo menos 20 séculos. A *Angelica sinensis*, popularmente conhecida como "*ginseng* feminino", tonifica o sangue, algo muito importante para toda a saúde da mulher.

Essa erva amarga é conhecida por regular a menstruação, diminuir as cólicas e agir como tônico no pós-parto.

A angélica auxilia em quadros de calores e cansaço da menopausa, além de ser benéfica em quadros de TPM e distúrbios ovulatórios. Classicamente, é uma importante erva utilizada na MTC para a saúde da mulher, embora haja poucos estudos que comprovem o seu uso.

Um estudo clínico randomizado de 6 meses sobre a angélica e o astrágalo (*Astragalus membranaceus*) encontrou uma redução significativa de ondas leves de calor em mulheres na perimenopausa ou na menopausa, mas a combinação não foi melhor do que o placebo para alívio de ondas de calor moderadas a severas, nem mesmo suores noturnos.

Outro estudo que fez uso de angélica e camomila demonstrou redução na frequência e intensidade dos sintomas vasomotores da menopausa.

Atenção deve ser dada apenas para o fato de que a angélica é notória por aumentar o fluxo menstrual, o que, muitas vezes, agrava sangramentos abundantes na perimenopausa. Ela interage com a varfarina e deve ser usada com cautela em pacientes que tomem medicamentos que aumentam a probabilidade de sangramento. Geralmente encontrada em diversas fórmulas magistrais, pode ainda ser utilizada sozinha em extratos secos (400 mg) ou tinturas.

Erva-de-são-joão ou mentrasto

Em estudos, a erva-de-são-joão (*Hypericum perforatum L.*) tem se mostrado boa para reduzir ondas de calor em mulheres na menopausa, sendo, na Europa e nos Estados Unidos, o tratamento natural mais utilizado para depressão.

O hipérico é utilizado sozinho ou em conjunto com outros fitoterápicos para o alívio dos sintomas da menopausa. Essa planta tem folhas perfuradas (daí o seu nome em latim *perforatum*), ou seja, folhas que deixam a luz passar. Isso traz, em parte, suas aplicações do ponto de vista mental: "ver a luz quando não se sabe para onde ir".

A erva-de-são-joão vem sendo utilizada, na Psiquiatria, para tratamento de depressão menor, e há estudos que mostram que seu uso melhora sintomas físicos e psíquicos da síndrome pré-menstrual. Normalmente, a dose é de 900 a 1.500 mg/dia do extrato, com 0,1 a 0,3 de hipericina, ou 3 a 5% de hiperforina, dividida em 2 ou 3 vezes. Cuidado especial deve ser dado a pacientes que fazem uso de outras medicações psicotrópicas, pois pode haver interações medicamentosas. Essa erva ativa a enzima CYP3A4, o que pode causar eventual diminuição da eficácia de outras medicações, apesar de não haver comprovação estatística de tal hipótese.

Vários pequenos estudos têm se mostrado promissores no uso da erva-de-são-joão com a cimicífuga, incluindo o tratamento de sintomas vasomotores em pacientes em uso do tamoxifeno e problemas de sono com histórico de câncer de mama. O uso da combinação de cimicífuga com a erva-de-são-joão tem bons resultados para o tratamento da depressão.

A erva-de-são-joão pode ser ingerida em forma de chá, em cápsulas ou tintura.

Na forma de infusão, para 1 colher de chá (2 a 3 g) de flores e folhas de erva-de-são-joão seca, 250 mℓ de água. Deixar em infusão na água fervente por 10 minutos, tomar 2 a 3 xícaras por dia. Em cápsula, a dose geralmente recomendada é a de 1 cápsula, 3 vezes ao dia, logo após as refeições, durante o tempo prescrito.

Na forma de cápsula, as doses recomendadas são de 300 a 900 mg, por via oral, 1 vez ao dia, de uma preparação padrão de 0,2 a 0,3% de hipericina, a 1 a 4% de hiperforina, ou de ambas.

Na forma de tintura, a dose recomendada é de 2 a 4 mℓ, diluídos em um copo (100 mℓ) de água, 3 vezes ao dia. No entanto, a quantidade deve ser sempre recomendada por um médico ou outro profissional especializado no uso de plantas medicinais.

Entre os efeitos adversos, estão: fotossensibilidade, boca seca, constipação intestinal, tontura, confusão e mania podem ocorrer em pacientes com transtorno bipolar. A erva-de-são-joão é contraindicada para gestantes.

Potenciais interações adversas podem ocorrer com ciclosporina, digoxina, suplementos de ferro, inibidores da monoamina oxidase (IMAOs), inibidores não nucleosídios da transcriptase reversa (INNTRs), contraceptivos orais, inibidores de protease, inibidores seletivos da recaptação de serotonina (ISRSs), antidepressivos tricíclicos e varfarina.

Extratos de pólen

Têm efeitos semelhantes aos dos antidepressivos inibidores da recaptação da serotonina e estão associados à redução de ondas de calor, podendo ser utilizados com segurança em mulheres com câncer de mama, embora não se tenha muitos estudos.

Um estudo de 3 meses randomizado, controlado por placebo, de 64 mulheres na menopausa que tomaram extrato de pólen encontrou uma taxa de resposta de 65%, medida pela redução da frequência de ondas de calor no grupo que tomou pólen, em comparação à taxa de resposta de 38%, no grupo placebo.

A dose do extrato de pólen é de 300 a 400 mg/dia. (Marcas como Relizen® ou Femal® são comercializadas na Europa.) É importante ressaltar que o extrato de pólen não tem efeito fitoestrógeno, portanto pode ser dado também para pacientes com câncer de mama e de endométrio.

Ginseng *coreano*

Conhecido e utilizado em todo o mundo como "planta energética, estimulante e revitalizante", o *ginseng* coreano (*Panax ginseng*) promove a melhora do vigor físico e da disposição. Há também alguns relatos de melhora da libido.

O *ginseng* pode ainda auxiliar na imunidade, mas não serve para diminuir as ondas de calor comuns na menopausa. Por ser considerada uma planta quente ou *Yang*, deve ser utilizada com cautela por pessoas que já tenham essa característica muito exacerbada. Em alguns casos, pode causar irritabilidade, insônia, cefaleia e até mesmo aumento da pressão arterial. A dose usual varia de 1 até 3 g/dia.

Ginseng *siberiano*

Essa planta adaptógena auxilia a melhorar a energia, a libido e o humor. Além disso, o *ginseng* siberiano (*Eleutherococcus senticosus*) melhora a imunidade e reduz a fadiga física e mental. Sua dose no extrato seco padronizado é de 300 a 400 mg/dia.

Kava

Kava (*Piper methysticum*) ou kava-kava tem efeito analgésico, sedativo, ansiolítico e relaxante muscular bem documentado. Embora não seja tipicamente considerada uma erva para a menopausa, ela ameniza os sintomas de ansiedade, irritabilidade, tensão, nervosismo e perturbação do sono, comuns a muitas mulheres nessa fase da vida.

Quatro ensaios (embora nenhum deles seja recente ou de alta qualidade) investigaram o valor da kava para aplacar sintomas da menopausa. Os estudos mostraram redução significativa nos sintomas de ansiedade e depressão, mas não houve melhora nas ondas de calor.

Com base em vários relatos de casos, a maior preocupação com o uso da kava é a hepatotoxicidade.

A posologia recomendada é de 250 mg até 300 mg, dividida em 2 ou mais doses ao longo do dia (ou seja, 2 doses de 120 mg/dia, está dentro dos limites de segurança aceitos). Gestantes, lactantes, pacientes que fazem uso de medicações que afetem o metabolismo hepático, pacientes com doença de Parkinson e hepatopatas têm contraindicação para o uso. Pacientes que fazem uso de outros ansiolíticos devem ficar atentas à sobreposição do efeito calmante.

Kudzu *tailandês*

Essa erva utilizada na Tailândia está sendo investigada para o tratamento dos sintomas da menopausa. Embora os dados sobre o *kudzu* (*Pueraria mirifica*) ainda sejam insuficientes e de baixa qualidade, os relatos clínicos são bastante expressivos, provavelmente devido à presença de fitoestrógenos, sobretudo nas raízes da *Pueraria mirifica*.

Um estudo utilizando o *kudzu* em doses de 50 mg e 100 mg/dia mostrou melhora nos sintomas climatéricos em ambos os grupos, enquanto outro pequeno estudo duplo-cego também mostrou resultados semelhantes. Outro ensaio clínico randomizado de 82 mulheres demonstrou ainda que a aplicação atual de um gel de *kudzu* é comparável, em efeito, ao estrogênio vaginal tópico para o manejo da atrofia vaginal.

Lúpulo

Quando se fala em lúpulo (*Humulus lupulus*), a maioria das pessoas pensa em cerveja, mas esse botânico tem uma longa história de uso como relaxante. Ele serve para ajudar no tratamento de agitação, ansiedade e perturbações do sono, atuando também como antiespasmódico, em caso de cólicas menstruais.

Em um pequeno estudo com 120 mulheres, usando 500 mg/dia de lúpulo, o número de ondas de calor e outros sintomas da menopausa diminuíram significativamente em comparação ao placebo.

Maca peruana

Nos Andes, essa raiz tem sido utilizada, há séculos, como alimento e remédio. Nas últimas décadas, foi particularmente valorizada por seus supostos efeitos afrodisíacos. Uma revisão sistemática de quatro estudos sugere evidências insuficientes para apoiar o uso de maca peruana (*Lepidium peruvianum*) no tratamento de sintomas da menopausa. Já outra revisão sistemática sobre o efeito da maca na disfunção sexual mostrou eficácia mista em mulheres pós-menopausa.

Em um estudo publicado desde essas revisões, a maca melhorou os sintomas de humor na pós-menopausa. Claramente, mais evidências são necessárias. A dose comumente recomendada de extrato de maca é de 2 a 4 g/dia, divididas em 2 doses. Não há efeitos adversos e nenhuma interação medicamentosa conhecidos.

Óleo de prímula

O óleo de prímula (*Oenothera biennis*) é rico em ácido gamalinolênico, o qual também pode ajudar na redução da frequência, intensidade e duração das ondas de calor relacionadas à menopausa.

Um estudo que mostrou esse benefício foi obtido com a dose de 500 mg de óleo de prímula em cápsula, 2 vezes ao dia, durante 6 semanas, mostrando-se uma opção para reduzir as ondas de calor na menopausa. Porém, não há outros estudos que confirmem esse resultado, ou seja, são necessárias mais pesquisas para averiguar sua eficácia. O óleo de prímula da noite não deve ser usado concomitantemente com anti-coagulantes ou fenotiazinas.

Picnogenol

O picnogenol (*Pinus pinaster*) vem do pinheiro-marítimo francês, e sua casca pode, na menopausa, ajudar a reduzir o risco de complicações cardio-vasculares e a incidência da síndrome metabólica, por auxiliar no controle dos níveis de colesterol e triglicerídeos, além de diminuir a glicemia. É ainda indicado para o tratamento ou a prevenção de problemas circulatórios, como inchaço nas pernas ou trombose, para melhorar o aspecto e aumentar a hidratação e a elasticidade da pele.

A dose normalmente recomendada é de 1 cápsula de 150 mg/dia, antes ou após a refeição.

Ruibarbo falso

O extrato ERr731, extraído das raízes do ruibarbo falso (*Rheum rhaponticum*), na dose de 250 mg (com 4 mg do extrato) ajuda a aliviar os sintomas vasomotores da menopausa, como os fogachos. Atenção ao uso, pois o chá tem efeitos laxativos.

Sálvia

A sálvia (*Salvia officinalis*) tem uma longa história de uso para questões digestórias e ajuda nas ondas de calor e suores noturnos, comuns na menopausa.

Um ensaio clínico aberto e multicêntrico mostrou que mulheres que receberam compri-midos de sálvia relataram uma redução signifi-cativa de 50% no número médio de ondas de calor, avaliadas em intensidade dentro de 4 semanas, e de 64%, em 8 semanas. Uma pesquisa mais rigorosa, porém, se faz necessária.

Embora os chás e as cápsulas sejam provavel-mente seguros, os extratos etanólicos e o óleo essencial em geral não são recomendados para a ingestão devido à toxicidade de pelo menos um de seus componentes: a tujona, um óleo volátil. Doses prolongadas ou excessivas de ervas que contenham tujona podem causar neurotoxicidade, vômitos, vertigem, danos aos rins e convulsões. Sua ingesta pode ser feita em forma de infusão: de 1 a 1,5 g de folhas em 1 xícara de água, 3 vezes ao dia, após as refeições, ou o pó, manipulado em cápsulas ou ingerido puro, de 0,5 a 1 g/dia.

Shatavari

Esse é um adaptógeno excepcional para a mulher, isto é, uma planta que ajuda nosso corpo a responder ao estresse de uma melhor forma. *Shatavari*, em hindi, significa "aquela que tem 100 maridos", referindo-se ao efeito da planta de fortalecimento da vitalidade das mulheres. Segundo a literatura, *Shatavari* (*Asparagus race-mosus*) tem uma potente ação na saúde da mulher. É frequentemente usado no puerpério para ajudar a aumentar a disposição devido a toda a energia gasta no nascimento. É muito utilizado, também, pelas mulheres que passam pela menopausa.

Shatavari é classicamente empregado na Medicina Ayurvédica para tratar diversos distúrbios femininos e auxiliar na fertilidade, no alívio da TPM, sendo usado na fase da amamentação e na menopausa. Essa planta tem propriedades antioxidantes, anti-inflamatórias, melhora o sistema imunológico e ajuda no equilíbrio hormonal. Ela tonifica os tecidos e o corpo, melhora o sistema reprodutivo, diminui o excesso de calor, acalma, melhora a fertilidade feminina e pode ajudar na vitalidade global.

Shatavari é uma raiz que pode ser consumida como leite vegetal (diluindo o pó da raiz em água), acrescido de cardamomo e baunilha, por exemplo, para melhorar o seu gosto. Quando utilizado na forma de extrato seco, costuma-se prescrever de 1 a 2 g/dia, divididos em 2 doses ao longo do dia.

Trevo-vermelho

O teor de isoflavona do trevo-vermelho (*Trifolium pratense*) é motivo de estudo por sua ação fitoestrógena influenciável à saúde da mulher, como em sintomas de menopausa, para melhora da saúde óssea e dislipidemia.

Em uma revisão sistemática e meta-análise, o trevo-vermelho reduziu a frequência de fogachos, particularmente em mulheres que experimentam mais de cinco ondas de calor por dia.

Outra metanálise mostrou redução, sobre o placebo, de sintomas vasomotores a curto prazo (3 a 4 meses), embora o efeito não tenha claramente persistido em 1 ano.

O uso do trevo-vermelho é aparentemente seguro. A dose de extrato padronizado é de 40 mg de isoflavonas totais, tomadas de 1 a 2 vezes ao dia.

Valeriana

A valeriana é uma planta medicinal da espécie *Valeriana officinalis*, também conhecida como "valeriana-das-boticas" ou "valeriana-selvagem". Rica em ácidos valerênico e isovalérico, com propriedades calmantes, sedativas e relaxantes, é muito utilizada para tratar vários problemas de saúde, especialmente insônia, ansiedade e estresse.

Normalmente a parte utilizada é a raiz, em forma de chá ou cápsula. A valeriana pode ser usada para diminuir os sintomas da menopausa,

como irritabilidade ou nervosismo, pois possui flavonoides em sua composição como hesperidina e linarina, que ajudam a combater as ondas de calor e suor excessivo, comuns nessa fase.

Além disso, a valeriana age como um calmante natural, regulando os níveis de GABA no cérebro, melhorando o humor, aumentando a sensação de bem-estar, melhorando a qualidade do sono e diminuindo a insônia, um grande problema durante a transição da menopausa e pós-menopausa.

Estudos mostram ainda melhora dos quadros de irritabilidade, insônia e outros desequilíbrios emocionais e comportamentais com o uso da valeriana. Ela tem sido tradicionalmente usada para distúrbios do sono e ansiedade e estudada quanto a seus efeitos benéficos para mulheres na menopausa.

Para preparar a infusão, deve-se adicionar 1 colher de sopa da raiz seca de valeriana na água fervente, tampar e deixar repousar por entre 10 e 15 minutos. A seguir, coar e beber 30 a 45 minutos antes de se deitar. Não exceder o consumo de 2 xícaras por dia, pois pode provocar efeito contrário, causando agitação e insônia. A infusão não deve ser ingerida por grávidas nem crianças menores de 3 anos.

A valeriana é uma erva de odor forte, e muitas pessoas não apreciam o seu chá, não pelo gosto, mas sim pelo cheiro. Portanto, a melhor forma de prescrevê-la é em tinturas, de 30 a 60 gotas, 1 ou 2 vezes ao dia, ou extrato seco de 500 mg/dia até 2 vezes ao dia no período noturno. Quando utilizada fora do período noturno, ela pode causar sonolência excessiva.

Geralmente, a valeriana é bem tolerada e não costuma haver preocupação com a segurança ou eventos adversos. No entanto, há uma pequena porcentagem de pacientes (cerca de 10%) que apresentará o chamado "efeito paradoxal": em vez de relaxamento, têm um sono mais agitado e com mais sonhos.

Vitex

Em fitoterapia, o vitex (*Vitex agnus-castus*) é largamente utilizado para tratar TPM, infertilidade, ovários policísticos e sintomas da menopausa, como ansiedade, calores e sangramento irregular no climatério. A dose usual é de 300 a 500 mg/dia, pela manhã.

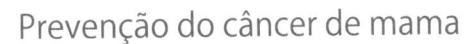

Prevenção do câncer de mama

A prevenção câncer de mama em mulheres que estejam na perimenopausa e na menopausa, façam ou não terapia hormonal (TH), é fundamental; afinal, mudanças de hábitos têm impacto direto e significativo na incidência de tumores. Sabe-se, por exemplo, que o câncer de mama aumenta muito a prevalência em mulheres obesas e tabagistas. O consumo regular de álcool, alimentação desregrada (como, por exemplo, comer após 21:30) e a falta de atividade física também estão ligados ao aumento do risco de câncer de mama. Por outro lado, é recomendável o consumo de alimentos como chá verde, soja fermentada, vegetais crucíferos, frutas ricas em antocianinas (como os mirtilos) e em resveratrol (como as uvas roxas), alimentos que produzem as enterolactonas a partir de lignanas (como as sementes de gergelim e linhaça) e frutas, verduras e alguns cereais tidos como anticancerígenos.

Além disso, alguns suplementos, tais como a cúrcuma (biodisponível ou com piperina, para melhor absorção), o resveratrol e o di-indol metano (DIM) são frequentemente utilizados para esse fim.

- DIM: O indol-3-carbinol (I3C) e seu derivado, o di-indol metano (DIM), são compostos formados a partir do metabolismo de brócolis, couve de Bruxelas, couve-flor e couve (plantas do gênero Brassica). Esses compostos fitoquímicos são conhecidos por auxiliar no metabolismo do estrogênio, diminuindo potencialmente o risco de neoplasias como o câncer de mama e o de útero. Assim, mulheres na menopausa, sobretudo aquelas em TH, podem fazer uso do DIM para tal finalidade. Usualmente o DIM é o mais prescrito que o I3C, em doses de 100 mg, 2 vezes ao dia. Se for possível, deve-se utilizar o DIM biodisponível.

- Cúrcuma: a ingestão de cúrcuma precisa ser acompanhada de algo que facilite sua absorção pelo organismo, como pimenta preta e gordura de boa qualidade (azeite, óleo de coco). No caso de suplementação, utilizam-se suplementos com 90% ou mais de curcuminoides, em doses de 500 a 1.500 mg/dia, acrescidos de 5 mg de piperina. A cúrcuma biodisponível (como o Cureit®) pode ser prescrita na dose de 250 a 500 mg/dia.

- Resveratrol: é um fitonutriente polifenólico encontrado, por exemplo, em uvas vermelhas, suco de uva roxa, mirtilos, entre outros alimentos. Milhares de estudos mostraram que o resveratrol possui efeitos antioxidantes, anti-inflamatórios, antiproliferativos, anticoagulantes, hipoglicêmicos e antiangiogênicos. O uso de 100 a 200 mg de resveratrol diluídos na boca pode ser prescrito, mas apenas para prevenção do câncer, uma vez que interage com o tamoxifeno.

▼

Resumo terapêutico

Ao auxiliar as mulheres na transição climatérica e na menopausa, deve-se avaliar muito mais do que o estado hormonal (principalmente do estradiol). Inúmeros sintomas estão ligados a alterações metabólicas diversas, como o desequilíbrio da glicemia e da insulina, bem como alterações na resposta ao estresse, mudanças de padrão de sono etc. A avaliação cuidadosa da mama e do útero, tanto em mulheres que farão reposição hormonal quanto naquelas que não farão intervenções hormonais, precisa ser prioritário na menopausa, pelo aumento da incidência de câncer nessa faixa etária.

Assim como o outono na natureza, a menopausa, uma estação de transição e busca de novos paradigmas para a mulher, traz um novo ponto de equilíbrio e sabedoria. E são muitas as questões que podem acometer as mulheres na menopausa. Compreender essa fase de mudança, de transição e de interiorização, traz uma dimensão psíquica emocional à mulher que vai além de tudo o que falamos até aqui. Se ela se lamenta pela juventude perdida, não é capaz de acolher as mudanças nem de fazer os cortes necessários da meia-idade, perdendo a presença do aqui e do agora. Ajudar essa mulher a estar presente em si mesma é fundamental, portanto, no tratamento integrativo da menopausa.

São muitas as questões que podem acometer as mulheres na menopausa.

- A terapia de reposição hormonal com hormônios, quando não há contraindicações, costuma cobrir uma boa parte da sintomatologia que acomete mulheres nesta fase da vida. O uso do estradiol transdérmico, da progesterona natural oral, da testosterona transdérmica em baixas doses (quando necessário) apresentam uma excelente resposta aos sintomas da menopausa e promoção de um envelhecimento saudável. Mas é obrigação conhecermos as possibilidades terapêuticas que vão além da terapia hormonal. Mesmo quando a mulher recebe a terapia hormonal, determinadas questões, como a memória, o sono e o funcionamento intestinal, precisam, muitas vezes, ser analisadas individualmente, a fim de trazer um benefício global à saúde. Sobretudo quando a mulher que procura o seu consultório não quer ou não pode fazer reposição hormonal, é fundamental oferecer um suporte integral e holístico à saúde dela. O uso de plantas medicinais, associado a suplementos nutricionais, à boa alimentação e aos hábitos de vida serão a base do tratamento integrativo da saúde da mulher na menopausa

- Em relação ao estilo de vida, a nutrição é fundamental para a manutenção do peso e da saúde. São indicados: aumento da ingestão de vegetais (principalmente os crucíferos), manutenção de boa ingestão de proteínas e diminuição do consumo de carboidratos
- A atividade física moderada deve ser incorporada à maior parte dos dias da semana, evitando excessos para não haver lesões
- Atenção à exposição de xenobióticos, plásticos, solventes e metais pesados
- Cuidado específico com a higiene e boa rotina de sono, para equilíbrio hormonal e psíquico, são fundamentais
- A acupuntura e a MTC são excelentes auxílios para o tratamento dos principais sintomas da menopausa (como fogachos, insônia, fadiga, piora da digestão e da metabolização dos alimentos)
- A meditação também é essencial para realinhar as expectativas e o eixo pessoal de valores e perspectiva, influenciando, ainda, de forma positiva, em muitos dos sintomas da menopausa
- Terapias mente e corpo, como a ioga, principalmente ioga terapia hormonal, *Tai Chi Chuan*, *Chi Kung*, *Pranayamas*, *Shiatsu*, osteopatia, Rolfing, entre muitas outras, podem ser cruciais para o bem-estar da mulher na menopausa
- Considerando os fogachos (ondas de calor), o uso do magnésio e da vitamina E podem trazer benefícios às pacientes que não podem fazer uso da reposição hormonal. Já os suplementos botânicos para amenizar os fogachos são muitos: a cimicífuga (*Actea racemosa)*, a erva-de-são-joão

(*Hiperico perforatum)*, a sálvia (*Salvia officinalis)*, a angélica (*Dong Quai)*, o ruibarbo falso (*Rheum rhaponticum)*, a amora (*Morus nigra)*, entre outros utilizados para esse fim

- Para a melhora da energia e da disposição, o uso de multivitamínicos, especificamente da vitamina D e do complexo B, pode ser de grande valia. Alguns suplementos como a L-carnitina, o DHEA e a pregnenolona têm sido indicados para este fim. No caso dos dois últimos, por serem hormônios, deve-se atentar para os efeitos colaterais. E os suplementos botânicos, como a *Ashwagandha*, a *Shisandra*, o *ginseng* e a *Rhodiola rosea*, melhoram a disposição e a energia
- Em relação a quadros de insônia, o uso das vitaminas do complexo B, principalmente a vitamina B12 e a niacinamida (vitamina B3), o magnésio, a melatonina e a L-teanina podem ser interessantes para promover uma boa noite de sono. Isso tudo deve ser feito após a instituição de medidas de higiene do sono: buscar dormir até, no máximo, às 23 horas; deixar o quarto escuro; evitar o uso de telas e eletrônicos por pelo menos 2 horas antes de ir para a cama; diminuir as luzes próximo do horário de dormir; manter o quarto fresco, confortável e limpo; evitar o uso do quarto como escritório ou local de trabalho; buscar práticas de relaxamento; evitar dormir durante o dia (caso necessário, fazer uma pequena sesta de, no máximo, 30 minutos até às 14 horas). Com relação aos suplementos botânicos, a valeriana, o lúpulo, a melissa, a *Passiflora incarnata* e o mulungu são opções utilizáveis, de preferência por um curto período (de 1 a 2 meses), para que seja mantida sua eficácia
- Para a proteção cardiovascular, tantas vezes vista como uma questão importante em mulheres na menopausa, o uso de ômega 3, coenzima Q10, fitoesteróis (como o beta-sitosterol), vitaminas B3 (na forma de ácido nicotínico), B5 (pantetina) e E (mais especificamente os tocotrienóis), resveratrol, berberina e *Monascus purpureus* pode ser de grande auxílio a pacientes com tendência ao aumento do colesterol, sempre levando em conta as orientações de alimentação e atividade física. Não se esqueça de acrescentar a cúrcuma, o azeite de oliva extravirgem e o chá verde no dia a dia
- Em quadros de depressão, sempre checar os níveis dos hormônios da tireoide e observar as causas psicológicas que podem levar a mulher a um quadro depressivo. Além do tratamento com a psicoterapia e medicações antidepressivas, a utilização das vitaminas D, B3, B6, B12 e de magnésio, ferro, zinco, cromo, selênio, inositol,

ômega 3 pode ser benéfica como coadjuvantes do tratamento. O SAMe (S-adenosil-L-metionina) é interessante como suplemento para a depressão, assim como a pregnenolona. No caso do SAMe, pode ainda haver melhora dos quadros de dores articulares, mas deve-se atentar para sintomas de ansiedade ou irritabilidade que contraindicam esse suplemento. Os suplementos botânicos como o *Hipérico perforatum*, a *Ashwhagandha* e a *Rhodiola rosea* são um bom ponto de partida no tratamento botânico

- Para a proteção da memória, além da atividade física e de uma dieta livre de açúcar e de alimentos processados e industrializados, podem ser úteis a redução de carnes vermelhas e laticínios e o uso de alguns suplementos. Pode ser indicado ainda o uso de ômega 3 (de 1 a 3 g/dia), vitamina D (dependendo da dose necessária para se atingir níveis superiores a 30 ou 50 ng/dℓ), vitaminas do complexo B (como a B12) e metilfolato (em doses de 1.000 mcg de vitamina B12 e de 400 mcg do metilfolato), zinco (15 a 30 mg), selênio (100 a 200 mcg) e vitamina E (mix de tocoferóis), assim como de DHEA e pregnenolona (na dose de 10 a 100 mg/dia), se houver deficiência, resveratrol (na dose de 500 mg a 2 g/dia), NAC (de 500 a 1.000 mg/dia) e acido alfa-lipoico (na dose de 600 a 1.200 mg). Além de uma boa noite de sono, o uso da melatonina pode auxiliar em processos cognitivos e na memória. Entre os suplementos botânicos, a *Bacopa monieri*, o *Gingko biloba*, o extrato de chá verde, o cogumelo *Reishi*, o açafrão, a melissa, a *Gotu kola*, o alecrim, a Huperzina A e a cúrcuma têm efeito neuroprotetor

- Em quadros de constipação intestinal, o aumento da ingestão de fibras, água e atividade física é fundamental como ponto de partida. A quantidade de fibras ingeridas deve ser de 20 a 25 g/ dia de frutas, verduras, cereais integrais, linhaça e outras fibras. Porém, muitas pacientes já chegam ao consultório tendo feito isso, mas sem resultados efetivos. Em primeiro lugar, investigue se há uso de medicações que podem causar constipação (como antidepressivos, anti-histamínicos, anti-inflamatórios, antiácidos com alumínio, betabloqueadores, inibidores de canal de cálcio, opiáceos, ferro e anticolinérgicos). Considere a possibilidade do uso de *psylium* e de probióticos como *lactobacillus* e *bifidobacterium*, em pelo menos 100 mil unidades formadoras de colônias. *L. reuteri*, *L. casei rhamnosus*, *Bifidobacterium breve*, *Bifidobacterium lactis*, *L. casei shirota*, entre outras, são cepas que agem estimulando as evacuações, melhorando a consistência das fezes e reduzindo a dor abdominal, além de prevenir a ocorrência de diverticulite e hemorroidas. O uso de óleo de linhaça e supositórios de glicerina também podem ser úteis a essas pacientes.

Compreender a fase da mudança da vida da mulher que se equipara ao outono, fase de transição e de interiorização, propicia uma dimensão psíquica emocional que vai além de tudo o que abordamos até aqui. Se a mulher se lamenta pela juventude perdida, não é capaz de acolher as mudanças e fazer os cortes necessários da meia-idade, perde a presença do aqui e do agora. Ajudar essas mulheres a estarem presentes em si é fundamental no tratamento integrativo da menopausa.

Bibliografia

Abdali K, Khajehei M, Tabatabaee HR. Effect of St John's wort on severity, frequency, and duration of hot flashes in premenopausal, perimenopausal and postmenopausal women: a randomized, double-blind, placebo-controlled study. Menopause. 2010;17(2):326-331.

Aghamiri V, Mirghafourvand M, Mohammad-Alizadeh-Charandabi S, Nazemiyeh H. The effect of Hop (Humulus lupulus L.) on early menopausal symptoms and hot flashes: a randomized placebo-controlled trial. Complement Ther Clin Pract. 2016;23:130-135.

Alimohammadi M, Rahimi A, Faramarzi F, et al. Effects of coenzyme Q10 supplementation on inflammation, angiogenesis, and oxidative stress in breast cancer patients: a systematic review and meta-analysis of randomized controlled-trials. Inflammopharmacology. 2021;29(3):579-593.

Alzheimer Drug Discovery Foundation. S-equol. Cognitive Vitality Reports. Jun, 2021. Available from: https://www. alzdiscovery.org/uploads/cognitive_vitality_media/S-equol.pdf

Archer DF. Dehydroepiandrosterone intra vaginal administration for the management of postmenopausal vulvovaginal atrophy. J Steroid Biochem Mol Biol. 2015; 145:139-143.

Bai W, Henneicke-von Zepelin HH, Wang S, et al. Efficacy and tolerability of a medicinal product containing an isopropanolic black cohosh extract in Chinese women with menopausal symptoms: a randomized, double blind, parallel-controlled study versus tibolone. Maturitas 2007;58;31-41.

Bayles B, Usatine R. Evening primrose oil. Am Fam Phys. 2009;80;1405-1408.

Beer AM, Osmers R, Schnitker J, et al. Efficacy of black cohosh (Cimicifuga racemosa) medicines for treatment of menopausal symptoms – comments on major statements of the Cochrane Collaboration report 2012 "black cohosh (Cimicifuga spp.) for menopausal symptoms (review)". Gynecol Endocrinol. 2013;29(12):1022-1025.

Bihlet AR, Byrjalsen I, Andersen JR, et al. The efficacy and safety of multiple dose regimens of kudzu (Pueraria lobata) root extract on bone and cartilage turnover and menopausal symptoms. Front Pharmacol. 2021;12:760629.

Bocquet L, Sahpaz S, Hilbert JL, et al. Humulus lupulus L., a very popular beer ingredient and medicinal plant: overview of its phytochemistry, its bioactivity, and its biotechnology. Phytochem Rev. 2018;17;1047-1090.

Bolaños R, Del Castillo A, Francia J. Soy isoflavones versus placebo in the treatment of climacteric vasomotor symptoms: systematic review and meta-analysis. Menopause. 2010;17(3):660-666.

Bommer S, Klein P, Suter A. First time proof of sage's tolerability and efficacy in menopausal women with hot flushes. Adv Ther. 2011;28(6):490-500.

Booth NL, Piersen CE, Banuvar S et al. Clinical studies of red clover (Trifolium pratense) dietary supplements in menopause: a literature review. Menopause. 2006;13(2):251-264.

Bouchard C, Labrie F, Archer DF, et al. Decreased efficacy of twice-weekly intravaginal dehydroepiandrosterone on vulvovaginal atrophy. Climacteric. 2015;18(4):590-607.

Briese V, Stammwitz U, Friede M, et al. Black cohosh with or without St. John's wort for symptom-specific climacteric treatment – results of a large-scale, controlled, observational study. Maturitas. 2007;57(4):405-414.

Cagnacci A, Arangino S, Renzi A, et al. Kava-Kava administration reduces anxiety in perimenopausal women. Maturitas. 2003;44(2):103-109.

Campiolo DJ, Medeiros SF. Tromboembolismo venoso e terapia de reposição hormonal da menopausa: uma análise clínico-epidemiológica. Arq Bras Endocrinol Metab 2003; 47(5). Available: https://www.scielo.br/j/abem/a/4r5W6FtZNZ4pGQVmKDQNVCy/abstract/?lang=pt#

Cancelo Hidalgo MJ, Castelo-Branco C, Blumel JE, et al. Effect of a compound containing isoflavones, primrose oil and vitamin E in two different doses on climacteric symptoms. J Obstet Gynaecol. 2006;26;344-347.

Canonico M, Alhenc-Gelas M, Plu-Bureau G, et al. Activated protein C resistance among postmenopausal women using transdermal estrogens: importance of progestogen. Menopause. 2010;17(6):1122-1127.

Carmody JF, Crawford S, Salmoirago-Blotcher E, et al. Mindfulness training for coping with hot flashes: results of a randomized trial. Menopause. 2011;18(6):611-620

Castelo-Branco C, Gambacciani M, Cano A, et al. Review & meta-analysis: isopropanolic black cohosh extract iCR for menopausal symptoms – an update on the evidence. Climacteric. 2021;24:109-119.

Certo G, Costa R, D'Angelo V, et al. Antiangiogenic activity and phytochemical screening of fruit fractions from Vitex agnus castus. Nat Prod Res. 2017;31(24);2850-2856.

Chadwiek LR, Nikolic D, Burdette JE, et al. Estrogens and congeners from spent hops (Humulus lupulus). J Nat Prod. 2004;67;2024-2032.

Cheema D, Coomarasamy A, El-Toukhy, T. Non-hormonal therapy of post-menopausal vasomotor symptoms: a structured evidence-based review. Arch Gynecol Obstet. 2007;276:463-469.

Chen SN, Friesen JB, Webster D, et al. Phytoconstituents from Vitex agnus-castus fruits. Fitoterapia. 2011;82(4):528-533.

Chenoy R, Hussain S, Tayob Y, et al. Effect of oral gamolenic acid from evening primrose oil on menopausal flushing. BMJ. 1994;308:501-503.

Chiechi LM, Putignano G, Guerra V, et al. The effect of a soy rich diet on the vaginal epithelium in postmenopause: a randomized double blind trial. Maturitas. 2003;45(4):241-246.

Chlebowski RT, Hendrix SL, Langer RD, et al. Influence of estrogen plus progestin on breast cancer and mammography in healthy postmenopausal women: the Women's Health Initiative Randomized Trial. JAMA. 2003;289(24) 3243-3253.

Choi EM. Deoxyactein stimulates osteoblast function and inhibits bone-resorbing mediators in MC3T3-E1 cells. J Appl Toxicol. 2013;33:190-195.

Cicek SS, Khom S, Taferner B, et al. Bioactivity-guided isolation of GABA(A) receptor modulating constituents from the rhizomes of Actaea racemosa. J Nat Prod. 2010;73(12):2024-2028.

Crandall CJ, editor. Menopause practice: a clinician's guide. 6th ed. Ohio (USA): The North American Menopause Society; 2019.

Crawford SL, Jackson EA, Churchill L, et al. Impact of dose, frequency of administration, and equol production on efficacy of isoflavones for menopausal hot flashes: a pilot randomized trial. Menopause. 2013;20(9):936-945.

Csupor D, Lantos T, Hegyi P, et al. Vitex agnus-castus in premenstrual syndrome: a meta-analysis of double-blind randomised controlled trials. Complement Ther Med. 2019;47:102190.

Cui G, Leng H, Wang K, et al. Effects of remifemin treatment on bone integrity and remodeling in rats with ovariectomy-induced osteoporosis. PLoS ONE. 2013;8:e82815.

Daily JW, Ko BS, Ryuk J, et al. Equol decreases hot flashes in postmenopausal women: a systematic review and meta-analysis of randomized clinical trials. J Med Food. 2019;22(2):127-139.

De Leo V, La Marca A, Morgante G, et al. Evaluation of combining kava extract with hormone replacement therapy in the treatment of postmenopausal anxiety. Maturitas. 2001;39(2):185-188.

Depypere HT, Comhaire FH. Herbal preparations for the menopause: beyond isoflavones and black cohosh. Maturitas. 2014;77(2):191-194.

Dew TP, Williamson G. Controlled flax interventions for the improvement of menopausal symptoms and postmenopausal bone health: a systematic review. Menopause. 2013;20(11):1207-1215.

Dietz BM, Hajirahimkhan A, Dunlap TL, Bolton JL. Botanicals and their bioactive phytochemicals for women's health. Pharmacol Rev. 2016;68(4):1026-1073.

Dodin S, Blanchet C, Marc I, et al. Acupuncture for menopausal hot flushes. Cochrane Database Syst Rev. 2013; 2013(7):CD007410.

Elkins GR, Fisher WI, Johnson AK, et al. Clinical hypnosis in the treatment of postmenopausal hot flashes: a randomized controlled trial. Menopause. 2013;20(3):291-298.

Elraiyah T, Sonbol MB, Wang Z, et al. Clinical review: the benefits and harms of systemic dehydroepiandrosterone (DHEA) in postmenopausal women with normal adrenal function: a systematic review and meta-analysis. J Clin Endocrinol Metab. 2014;99(10):3536-3542.

Erkkola R, Vervarcke S, Vansteelandt S, et al. A randomized, double-blind, placebo-controlled, cross-over pilot study on the use of a standardized hop extract to alleviate menopausal discomforts. Phytomedicine. 2010;17:389-396.

European Food Safety Authority (EFSA). Risk assessment for peri- and post-menopausal women taking food supplements containing isolated isoflavones. EFSA J. 2015; 13:4246.

European Medicines Agency (EMA). Committee on Herbal Medicinal Products (HMPC). EMA/HMPC/48744/2017 Assessment report on Cimicifuga racemosa (L.) nutt, rhizome. EMA: Amsterdam, The Netherlands; HMPC: London, UK. 2017;44:1-64.

European Medicines Agency (EMA). Committee on Herbal Medicinal Products (HMPC). EMA/HMPC/606742/2017 European Union Herbal Monograph on Vitex agnus-castus L., fructus. EMA: Amsterdam, The Netherlands; HMPC: London, UK. 2018;44:1-10.

European Medicines Agency (EMA). Committee on Herbal Medicinal Products (HMPC). EMA/HMPC/753041/2017 European Union herbal monograph on Oenothera biennis L. or Oenothera lamarckiana L., oleum. EMA: Amsterdam, The Netherlands; HMPC: London, UK. 2018;44:1-6.

European Medicines Agency (EMA). Committee on Herbal Medicinal Products (HMPC). EMA/HMPC/682384/2013 Community herbal monograph on Humulus lupulus L., Flos. EMA: Amsterdam, The Netherlands; HMPC: London, UK. 2014;44:1-7.

Faure ED, Chantre P, Mares P. Effects of a standardized soy extract on hot flushes: a multicenter, double-blind, randomized, placebo-controlled study. Menopause 2002; 9(5):329-334.

Félix LMC, Lima SMRR, Campaner AB. Terapêutica não hormonal no tratamento de distúrbios do climatério. Femina. 2009;37(10). Disponível em: http://files.bvs.br/upload/S/0100-7254/2009/v37n10/a005.pdf

Files JA, Ko MG, Pruthi S. Bioidentical hormone therapy. Mayo Clin Proc. 2011;86(7):673-80, quiz 680.

Fournier A, Fabre A, Mesrine S, et al. Use of different post-menopausal hormone therapies and risk of histology- and hormone receptor-defined invasive breast cancer. J Clin Oncol. 2008;26(8):1260-1268.

Fu SF, Zhao YQ, Ren M et al. A randomized, double-blind, placebo-controlled trial of Chinese herbal medicine granules for the treatment of menopausal symptoms by stages. Menopause. 2016;23(3):311-323.

Gartoulla P, Davis SR, Worsley R, Bell RJ. Use of complementary and alternative medicines for menopausal symptoms in Australian women aged 40 a 65 years. Med J Aust. 2015;203(3):146,146e.1-6.

Geller SE, Shulman LP, van Breemen RB, et al. Safety and efficacy of black cohosh and red clover for the management of vasomotor symptoms: a randomized controlled trial. Menopause. 2009;16(6):1156-1166.

Gentry-Maharaj A, Karpinskyj C, Glazer C, et al. Use and perceived efficacy of complementary and alternative medicines after discontinuation of hormone therapy: a nested United Kingdom collaborative trial of ovarian cancer screening cohort study. Menopause. 2015;22(4):384-390.

Ghazanfarpour M, Latifnejad Roudsari R, Treglia G, Sadeghi R. Topical administration of isoflavones for treatment of vaginal symptoms in postmenopausal women: a systematic review of randomised controlled trials. J Obstet Gynaecol. 2015;35(8):783-787.

Ghazanfarpour M, Sadeghi R, Roudsari RL. The application of soy isoflavones for subjective symptoms and objective signs of vaginal atrophy in menopause: A systematic review of randomised controlled trials. J Obstet Gynaecol. 2016; 36(2):160-171.

Goldstein KM, Shepherd-Banigan M, Coeytaux RR, et al. Use of mindfulness, meditation, and relaxation to treat vasomotor symptoms. Climacteric. 2017;20(2):178-182.

Golmakani N, Parnan Emamverdikhan A, Zarifian A, et al. Vitamin E as alternative local treatment in genitourinary syndrome of menopause: a randomized controlled trial. Int Urogynecol J. 2019;30(5):831-837.

Green SM, Key BL, McCabe RE. Cognitive-behavioral, behavioral, and mindfulness-based therapies for menopausal depression: a review. Maturitas. 2015;80(1):37-47.

Greendale GA, Lee NP, Arriola ER. The menopause. Lancet. 1999;353;571-580.

Haines CJ, Lam PM, Chung TK, et al. A randomized, double-blind, placebo-controlled study of the effect of a Chinese Herbal Medicine preparation (Dang Gui Buxue Tang) on menopausal symptoms in Hong Kong Chinese women. Climacteric. 2008;11(3):244-251.

Hakimi S, Mohammad Alizadeh S, Delazar A, et al. Probable effects of fenugreek seed on hot flash in menopausal women. J. Med Plants. 2006;5:9-14.

Handley AP, Williams M. The efficacy and tolerability of SSRI/SNRIs in the treatment of vasomotor symptoms in menopausal women: a systematic review. J Am Assoc Nurse Pract. 2015;27:54-61.

He K, Zheng B, Kim CH, et al. Direct analysis and identification of triterpene glycosides by LC/MS in black cohosh, Cimicifuga racemosa, and in several commercially available black cohosh products. Planta Med. 2000;66:635-640.

Healthy Women, 2024. Available from: https://www.healthy-women.org

Heyerick A, Vervarcke S, Depypere H, et al. A first prospective, randomized, double-blind, placebo-controlled study on the use of a standardized hop extract to alleviate menopausal discomforts. Maturitas. 2006;54(2):164-175.

Hipolito Rodrigues MA, Gompel A. Micronized progesterone, progestins, and menopause hormone therapy. Women Health. 2021;61(1):3-14.

Hirata JD, Swiersz LM, Zell B, et al. Does Dong Quai have estrogenic effects in postmenopausal women? A double-blind, placebo-controlled trial. Fertil Steril. 1997;68(6):981-986.

Hodis HN, Mack WJ. Menopausal hormone replacement therapy and reduction of all-cause mortality and cardiovascular disease: it is about time and timing. Cancer J. 2022;28(3):208-223.

Hostanska K, Nisslein T, Freudenstein J, et al. Cimicifuga racemosa extract inhibits proliferation of estrogen receptor-positive and negative human breast carcinoma cell lines by induction of apoptosis. Breast Cancer Res Treat. 2004;84:151-160.

Humulus. The Plant List, 2013 [cited 2021 August 26]. Available from: http://www.theplantlist.org/tpl1.1/search?q=Humulus

Hwang E, Shin S. The effects of aromatherapy on sleep improvement: a systematic literature review and meta-analysis. J Altern Complement Med. 2015;21(2):61-68.

Innes KE, Selfe TK, Vishnu A. Mind-body therapies for menopausal symptoms: a systematic review. Maturitas. 2010;66(2):135-149.

Jiang K, Jin Y, Huang L, Feng S, et al. Black cohosh improves objective sleep in postmenopausal women with sleep disturbance. Climacteric. 2015;18(4):559-567.

Kanadys W, Baranska A, Jedrych M, et al. Effects of red clover (Trifolium pratense) isoflavones on the lipid profile of perimenopausal and postmenopausal women: a systematic review and meta-analysis. Maturitas. 2020; 132:7-16.

Kanadys W, Barańska A, Błaszczuk A et al. Evaluation of clinical meaningfulness of red clover (Trifolium pratense L.) extract to relieve hot flushes and menopausal symptoms in periand post-menopausal women: a systematic review and meta-analysis of randomized controlled trials. Nutrients. 2021;13:1258.

Kayath MJ. Raloxifeno e osteoporose: revisão de um novo modulador seletivo do receptor de estrógeno. Arq Bras Endocrinol Metab.1999;43(6). Disponível em: https://www.scielo.br/j/abem/a/4HHsX8JyjGPBzK87swVLnZp/#

Kazemi F, Masoumi SZ, Shayan A et al. The effect of evening primrose oil capsule on hot flashes and night sweats in postmenopausal women: a single-blind randomized controlled trial. J Menopausal Med. 2021;27(1):8.

Kennelly EJ, Baggett S, Nuntanakorn P, et al. Analysis of thirteen populations of black cohosh for formononetin. Phytomedicine. 2002;9:461-467.

Khanna A, John F, Das S, et al. Efficacy of a novel extract of fenugreek seeds in alleviating vasomotor symptoms and depression in perimenopausal women: a randomized, double-blinded, placebo-controlled study. J Food Biochem. 2020;44:e13507.

Kupfersztain C, Rotem C, Fagot R, Kaplan B. The immediate effect of natural plant extract, Angelica sinensis and Matricaria chamomilla (Climex) for the treatment of hot flushes during menopause: a preliminary report. Clin Exp Obstet Gynecol. 2003;30(4):203-206.

Kupperman HS, Blatt MH, Wiesbader H, Filler, W. Comparative clinical evaluation of estrogenic preparations by the menopausal and amenorrheal indices. J Clin Endocrinol Metab. 1953;13:688-703.

Laakmann E, Grajecki D, Doege K, et al. Efficacy of Cimicifuga racemosa, Hypericum perforatum and Agnus castus in the treatment of climacteric complaints: a systematic review. Gynecol Endocrinol. 2012;28(9):703-709.

Labrie F, Derogatis L, Archer DF, et al. Effect of intravaginal prasterone on sexual dysfunction in postmenopausal women with vulvovaginal atrophy. J Sex Med. 2015;12(12): 2401-2412.

Labrie F, Archer DF, Koltun W, et al. Efficacy of intravaginal dehydroepiandrosterone (DHEA) on moderate to severe dyspareunia and vaginal dryness, symptoms of vulvovaginal atrophy, and of the genitourinary syndrome of menopause. Menopause. 2018;25(11):1339-1353.

Labrie F, Archer D, Bouchard C, et al. Serum steroid levels during 12-week intravaginal dehydroepiandrosterone administration. Menopause. 2009;16(5):897-906.

Langer RD. Micronized progesterone: a new therapeutic option. Int J Fertil Womens Med. 1999;44(2):67-73.

Leach MJ, Moore V. Black cohosh (Cimicifuga spp.) for menopausal symptoms. Cochrane Database Syst Rev. 2012(9):CD007244.

Lee MS, Shin BC, Yang EJ, et al. Maca (Lepidium meyenii) for treatment of menopausal symptoms: a systematic review. Maturitas. 2011;70(3):227-233.

Lethaby A, Ayeleke RO, Roberts H. Local oestrogen for vaginal atrophy in postmenopausal women. Cochrane Database Syst Rev. 2016;31:CD001500.

Liske E, Hänggi Wm Henneicke-von Zepelin HH, et al. Physiological investigation of a unique extract of black cohosh (Cimicifugae racemosae rhizoma): a 6-month clinical study demonstrates no systemic estrogenic effect. J Women's Health Gender-Based Med. 2002;11: 163-174.

Liu X, Lv K. Cruciferous vegetables intake is inversely associated with risk of breast cancer: a meta-analysis. Breast. 2013;22(3):309-13.

Liu Y, Yuan Y, Day AJ, et al. Safety, and efficacy of compounded bioidentical hormone therapy (cBHT) in perimenopausal and postmenopausal women: a systematic review and meta-analysis of randomized controlled trials. Menopause. 2022;29(4):465-482.

Liu YR, Jiang YL, Huang RQ, et al. Hypericum perforatum L. preparations for menopause: a meta-analysis of efficacy and safety. Climacteric. 2014;17(4):325-335.

Liu ZM, Ho SC, Woo J, et al. Randomized controlled trial of whole soy and isoflavone daidzein on menopausal symptoms in equol-producing Chinese postmenopausal women. Menopause. 2014;21(6):653-660.

Low Dog T. Menopause: a review of botanical dietary supplements. Am J Med. 2005;118:98-108.

Marjoribanks J, Farquhar C, Roberts H, et al. Long-term hormone therapy for perimenopausal and postmenopausal women. Cochrane Database Syst Rev. 2017;7:CD004143.

Mehrpooya M, Rabiee S, Larki-Harchegani A, et al. A comparative study on the effect of "black cohosh" and "evening primrose oil" on menopausal hot flashes. J Educ Health Promot. 2018;7:36.

Mension E, Alonso I, Tortajada M, et al. Vaginal laser therapy for genitourinary syndrome of menopause: systematic review. Maturitas. 2022;156:37-59.

Milligan SR, Kalita JC, Heyerick A, et al. Identification of a potent phytoestrogen in hops (Humulus lupulus L.) and beer. J Clin. Endocrinol Metab. 1999;84:2249.

Nedrow A, Miller J, Walker M, et al. Complementary and alternative therapies for the management of menopause-related symptoms: a systematic evidence review. Arch Intern Med. 2006;166:1453-1465.

Newton KM, Reed SD, LaCroix AZ, et al. Treatment of vasomotor symptoms of menopause with black cohosh, multibotanicals, soy, hormone therapy, or placebo: a randomized trial. Ann Intern Med. 2006;145(12):869-879.

Nonhormonal management of menopause-associated vasomotor symptoms: 2015 position statement of The North American Menopause Society. Menopause. 2015;22(11): 1155-1172; quiz 1173-1174.

Oliver-Williams C, Glisic M, Shahzad S, et al. The route of administration, timing, duration and dose of postmenopausal hormone therapy and cardiovascular outcomes in women: a systematic review. Hum Reprod Update. 2019; 25(2):257-271.

Orleans RJ, Li L, Kim MJ, et al. FDA Approval of paroxetine for menopausal hot flushes. N Engl J Med. 2014;370: 1777-1779.

Osmers R, Friede M, Liske E, et al. Efficacy and safety of isopropanolic black cohosh extract for climacteric symptoms. Obstet Gynecol. 2005;105(5 Pt 1):1074-1083. Erratum in: Obstet Gynecol. 2005;106(3):644.

Pakzad K, Boucher BA, Kreiger N, Cotterchio, M. The use of herbal and other non-vitamin, non mineral supplements among pre- and post-menopausal women in Ontario. Can J Public Health. 2007;98:383-388.

Parish SJ, Simon JA, Davis SR, et al. International Society for the Study of Women's Sexual Health Clinical practice guideline for the use of systemic testosterone for hypoactive sexual desire disorder in women. Climacteric. 2021;24(6):533-550.

Pavan AR, Silva GDB, Jornada DH, et al. Unraveling the anticancer effect of curcumin and resveratrol. Nutrients. 2016;8(11):628.

Pelkonen O, Abass K, Wiesner J. Thujone and thujone-containing herbal medicinal and botanical products: toxicological assessment. Regul Toxicol Pharmacol. 2013;65(1):100-107.

Perry N, Perry E. Aromatherapy in the management of psychiatric disorders: clinical and neuropharmacological perspectives. CNS Drugs. 2006;20(4):257-280.

Phillips NA, Bachmann GA. The genitourinary syndrome of menopause. Menopause. 2021;28(5):579-588.

Ramsey JT, Shropshire BC, Nagy TR, et al. Essential oils and health. Yale J Biol Med. 2020;93(2):291-305.

Rapp SR, Espeland MA, Shumaker SA, et al. Effect of estrogen plus progestin on global cognitive function in postmenopausal women: the Women's Health Initiative Memory Study: a randomized controlled trial. JAMA. 2003;289(20):2663-2672

Reame NE, Lukacs JL, Padmanabhan V, et al. Black cohosh has central opioid activity in postmenopausal women: evidence from naloxone blockade and positron emission tomography neuroimaging. Menopause. 2008;15(5);832-840.

Royal Botanic Gardens Kew. Plants of the World Online. *Oenothera biennis* L. Available from: http://www.plantsoftheworldonline.org/taxon/urn:lsid:ipni.org:names:172755-2

Royal Botanic Gardens Kew. Plants of the World Online. *Vitex agnus-castus* L. Available from: http://www.plantsoftheworldonline.org/taxon/urn:lsid:ipni.org:names:865568-1

Rhyu MR, Lu J, Webster DE, Fabricant DS, et al. Black cohosh (Actaea racemosa, Cimicifuga racemosa) behaves as a mixed competitive ligand and partial agonist at the human mu opiate receptor. J Agric Food Chem. 2006;54(26):9852-9857.

Santoro N, Epperson CN, Mathews SB. Menopausal symptoms and their management. Endocrinol Metab Clin North Am. 2015;44(3):497-515.

Sauer U, Talaulikar V, Davies MC. Efficacy of intravaginal dehydroepiandrosterone (DHEA) for symptomatic women in the peri- or postmenopausal phase. Maturitas. 2018;116:79-82.

Scheffers CS, Armstrong S, Cantineau AE, et al. Dehydroepiandrosterone for women in the peri- or postmenopausal phase. Cochrane Database Syst Rev. 2015;1:CD011066.

Schulz V, Hänsel R, Blumenthal M, Tyler VE. Rational phytotherapy: a reference guide for physicians and pharmacists. 5th ed. Springer: Berlin/Heidelberg, Germany; 2004. pp. 317-332.

Seely D, Wu P, Fritz H, et al. Melatonin as adjuvant cancer care with and without chemotherapy: a systematic review and meta-analysis of randomized trials. Integr Cancer Ther. 2012;11(4):293-303.

Shabbeer S, Sobolewski M, Anchoori RK, et al. Fenugreek a naturally occurring edible spice as an anticancer agent. Cancer Biol Ther. 2009;8(3):272-278.

Shin BC, Lee MS, Yang EJ, et al. Maca (L. meyenii) for improving sexual function: a systematic review. BMC Complement Altern Med. 2010;10:44.

Shinjyo N, Waddell G, Green J. Valerian root in treating sleep problems and associated disorders: a systematic review and meta-analysis. J Evid Based Integr Med. 2020;25:2515690X20967323.

Sites CK. Bioidentical hormones for menopausal therapy. Womens Health (Lond). 2008;4(2):163-171.

Sobel TH, Shen W. Transdermal estrogen therapy in menopausal women at increased risk for thrombotic events: a scoping review. Menopause. 2022;29(4):483-490.

Srinivasan S, Koduru S, Kumar R et al. Diosgenin targets Akt-mediated prosurvival signaling in human breast cancer cells. Int J Cancer. 2009;125:961-967.

Stevens JF, Ivancic M, Hsu VL, Deinzer, ML. Prenylflavonoids from Humulus lupulus. Phytochemistry 1997;44:1575-1585.

Stevens JF, Taylor AW, Deinzer ML. Quantitative analysis of xanthohumol and related prenylflavonoids in hops and beer by liquid chromatography-tandem mass spectrometry. J Chromatogr A. 1999;832(1-2):97-107.

Suwanvesh N, Manonai J, Sophonsritsuk A, Cherdshewasart W. Comparison of Pueraria mirifica gel and conjugated equine estrogen cream effects on vaginal health in postmenopausal women. Menopause. 2017;24(2):210-215.

Takeda T, Shiina M, Chiba Y. Effectiveness of natural S-equol supplement for premenstrual symptoms: protocol of a randomised, double-blind, placebo-controlled trial. BMJ Open. 2018;8(7):e023314.

Taku K, Melby MK, Kronenberg F, et al. Extracted or synthesized soybean isoflavones reduce menopausal hot flash frequency and severity: systematic review and meta-analysis of randomized controlled trials. Menopause. 2012;19:776-790.

The North American Menopause Society, 2024. Available from: https://www.menopause.org

The North American Menopause Society. The NAMS 2020 GSM position statement editorial panel. The 2020 genitourinary syndrome of menopause position statement of The North American Menopause Society. Menopause. 2020;27(9):976-992.

Thomas JV, Rao J, John F, et al. Phytoestrogenic effect of fenugreek seed extract helps in ameliorating the leg pain and vasomotor symptoms in postmenopausal women: a randomized, double-blinded, placebo-controlled study. Pharm Nutr. 2020;14:100209.

Tice JA, Ettinger B, Ensrud K, et al. Phytoestrogen supplements for the treatment of hot flashes: the Isoflavone Clover Extract (ICE) Study: a randomized controlled trial. JAMA. 2003;290(2):207-214.

Uebelhack R, Blohmer JU, Graubaum HJ et al. Black cohosh and St. John's wort for climacteric complaints: a randomized trial. Obstet Gynecol. 2006;107:247-255.

van Die MD, Bone KM, Visvanathan K, et al. Phytonutrients and outcomes following breast cancer: a systematic review and meta-analysis of observational studies. JNCI Cancer Spectr. 2024;8(1):pkad104.

Van Die MD, Bone KM, Burger HG, et al. Effects of a combination of Hypericum perforatum and Vitex agnus-castus on PMS-like symptoms in late-perimenopausal women: findings from a subpopulation analysis. J Altern Complement Med. 2009;15(9):1045-1048.

Verma SP, Salamone E, Goldin B. Curcumin and genistein, plant natural products, show synergistic inhibitory effects on the growth of human breast cancer MCF-7 cells induced by estrogenic pesticides. Biochem Biophys Res Commun. 1997;233(3):692-6.

Virojchaiwong P, Suvithayasiri V, Itharat A. Comparison of Pueraria mirifica 25 and 50 mg for menopausal symptoms. Arch Gynecol Obstet. 2011;284(2):411-419.

Wang J, Gaman MA, Albadawi NI, et al. Does omega-3 fatty acid supplementation have favorable effects on the lipid profile in postmenopausal women? A systematic review and dose-response meta-analysis of randomized controlled trials. Clin Ther. 2023;45(1):e74-e87.

Wierman ME, Kiseljak-Vassiliades K. Should dehydroepiandrosterone be administered to women? J Clin Endocrinol Metab. 2022;107(6):1679-1685.

Wilfried D, Nina CDG, Silvia B. Effectiveness of Menosan® Salvia officinalis in the treatment of a wide spectrum of menopausal complaints. A double-blind, randomized, placebo-controlled, clinical trial. Heliyon. 2021;7(2): e05910.

World Health Organization. Women's health, 2024. Available from: https://www.who.int/health-topics/women-s-health/

Wren BG, Champion SM, Willetts K, et al. Transdermal progesterone and its effect on vasomotor symptoms, blood lipid levels, bone metabolic markers, moods, and quality of life for postmenopausal women. Menopause. 2003; 10(1):13-18.

Wuttke W, Jarry H, Christoffel V, et al. Chaste tree (Vitex agnus-castus) – pharmacology and clinical indications. Phytomedicine. 2003;10:348-357.

Yerushalmi R, Bargil S, Ber Y, et al. 3,3-Diindolylmethane (DIM): a nutritional intervention and its impact on breast density in healthy BRCA carriers. A prospective clinical trial. Carcinogenesis. 2020;41(10):1395-1401.

Zareai M. Effect of vitamin E on the vaginal atrophy of postmenopausal women. Value Health. 2014;17(7):A750.

Zhu X, Liew Y, Liu ZL. Chinese herbal medicine for menopausal symptoms. Cochrane Database Syst Rev. 2016;3(3): CD009023.

21

Osteoporose

A osteoporose é caracterizada pelo aumento da porosidade dos ossos e pelo declínio da massa óssea que resultam em aumento de fraturas nas vértebras, no quadril e em outros ossos. Já osteopenia designa a perda óssea menos grave que a osteoporose.

Esta atinge mais frequentemente as mulheres.

Por volta dos 35 anos de idade, a massa óssea atinge seu pico; a partir daí, começa o seu declínio. A perda óssea acelera muito 8 a 10 anos antes da menopausa; depois, continua a cair vagarosamente. A osteoporose pode resultar tanto de uma falência, ao atingir o pico de massa óssea, quanto de uma rápida perda da massa óssea, depois de o pico ser atingido, ou mesmo da combinação dos dois fatores.

Os maiores fatores de risco para o desenvolvimento da osteoporose incluem:

- Vida sedentária
- Consumo excessivo de bebidas alcoólicas
- Consumo excessivo de café e de chás que contenham cafeína[1]
- Tabagismo
- Histórico familiar
- Outras condições médicas, como doença celíaca, artrite reumatoide, diabetes, doença de Cushing, hiperparatireoidismo, hipertireoidismo e doenças crônicas do pulmão
- Uso de medicações como corticoides, anticonvulsivantes, antiácidos que contêm alumínio e diuréticos, os quais podem piorar a condição da osteoporose.

A incidência de osteoporose vem aumentando nos dias atuais, e acredita-se que isso ocorra devido ao estilo de vida, à dieta e ao meio ambiente.

Diagnóstico

Os pacientes com diagnóstico de osteoporose necessitam de investigação laboratorial para excluir causas secundárias que possam levar à condição, como hiperparatireoidismo, diabetes *mellitus*, mieloma múltiplo, leucemia, hipertireoidismo, doença celíaca, cirurgia bariátrica, uso de medicações como glicocorticoides, lítio, entre outras. Portanto, além de exames laboratoriais e de densitometria óssea, devem ser solicitados:

- Hemograma completo
- Vitamina D 25 (OH)
- Transaminases
- Fosfatase alcalina

---

[1] O consumo de café e de chá obtido da *Camellia sinensis* (que contém cafeína) atualmente é considerado saudável, desde que o aporte de cálcio esteja em um nível suficiente.

- Fósforo inorgânico
- Albumina
- Cálcio sérico
- Cálcio na urina de 24 horas
- TSH
- PTH.

Tratamentos

Tratamento convencional

Tratamento farmacológico

O tratamento farmacológico utiliza medicações que podem ser agentes anabólicos ou antirreabsorção. As medicações anabólicas estimulam a formação óssea, mas não são a primeira linha para o tratamento da osteoporose, pois, além de muito caras, precisam ser administradas por via subcutânea e, a longo prazo, podem não ser seguras. Já as medicações antirreabsortivas incluem os bisfosfonatos, a terapia de reposição hormonal (TRH) (ou terapia hormonal, TH), os moduladores seletivos do receptor do estrógeno (SERMs) e o denosumabe.

O tratamento farmacológico deve ser realizado quando há:

- T-score ≤ −2,5 DP
- T-score entre −1,0 e −2,49 DP e alto risco de fratura no FRAX® ou fratura prévia
- Fratura nos últimos 12 meses
- Múltiplas fraturas
- Fraturas durante o tratamento
- Fratura sem uso de medicamento que altere o metabolismo ósseo
- T-escore < −3,0 DP
- Maior alto risco de fratura no FRAX®
- Risco de queda aumentada.

Terapia hormonal

A terapia hormonal (TH), utilizando-se de uma combinação de estrógeno, progesterona e, eventualmente, testosterona, resulta em um efeito positivo na massa óssea e na diminuição da osteoporose em mulheres na menopausa. Deve-se avaliar o risco de fazer ou não a TH, mesmo quando as pacientes não apresentam sintomas como os fogachos, pois, futuramente, os benefícios em relação à preservação do osso serão colhidos desse tratamento.

Tratamento não farmacológico

O tratamento não farmacológico para mulheres com risco de osteoporose, ou mesmo que já a tenham, inclui a prática regular de atividade física, que, além de aumentar a força muscular e a massa óssea, pode melhorar o equilíbrio e reduzir o risco de quedas, tendo como consequência a diminuição do risco de fraturas.

Hábitos nocivos, como alcoolismo ou tabagismo, devem ser evitados ao máximo, para que a paciente não piore sua estrutura óssea. Cuidados na prevenção de quedas precisam ser reforçados, como tirar tapetes ou trocá-los por antiderrapantes, instalar corrimões e buscar sapatos adequados. Em relação à alimentação e à ingestão de suplementos, há muito mais a ser feito do que normalmente se recomenda na Medicina convencional.

Tratamentos integrativos

Alimentação

Para formar a matriz do osso, é fundamental a absorção dos nutrientes de uma boa dieta, além da ingestão de proteína. Proteínas de fonte animal e vegetal podem ser benéficas para prevenir a evolução da osteoporose.

Observou-se, em um estudo, que a ingestão de ameixas secas, ricas em vitamina K, magnésio e boro, na quantidade de 50 g/dia, pode ajudar a promover a saúde óssea.

Recomenda-se uma dieta anti-inflamatória que inclua a abundância de frutas, vegetais gorduras de boa qualidade, grãos integrais e plantas anti-inflamatórias, como gengibre, cúrcuma e especiarias. Alimentos integrais de soja podem ajudar a melhorar os níveis de estradiol. Devido às suas propriedades anti-inflamatórias, o uso de ácidos graxos poli-insaturados, como ômega 3, é importante para a saúde como um todo; assim, eles devem ser acrescentados na dieta de pacientes com osteoporose. Entre os alimentos ricos em ômega 3, temos, por exemplo, o salmão, as sardinhas, o arenque (fontes animais), as nozes, os vegetais verde-escuros e a linhaça (fontes vegetais). Em alguns estudos preliminares, constatou-se que o uso diário de 2 a 4 g de óleo de peixe melhorou a absorção do cálcio e ajudou na formação óssea. O óleo de peixe, combinado com óleo de prímula, pode trazer benefícios adicionais.

A ipriflavona – um flavonoide sintético derivado da soja – promove a incorporação do cálcio no osso e inibe a desmineralização, prevenindo e revertendo a osteoporose. O tratamento, por longo tempo, com 600 mg/dia de ipriflavona, junto ao cálcio e à vitamina D, é tão seguro quanto efetivo para diminuir a progressão da osteoporose em mulheres na pós-menopausa.

Alguns alimentos, bastante presentes nas dietas de hoje, causam a diminuição da densidade óssea e devem ser evitados. Entre eles, cito os refrigerantes, o açúcar refinado, o xarope de açúcar e a sacarose. Alimentação com alto teor de sódio também deve ser evitada, pois promove excreção urinária do cálcio.

Atividade física

A atividade física sempre foi vista como uma maneira de prevenir o aparecimento da osteoporose, pois auxilia na formação de massa óssea no adulto jovem e implica menores chances de desenvolver a doença no futuro. A própria inatividade física é um fator de risco para o desenvolvimento da osteoporose. Recentemente, tem-se sugerido que a atividade física é capaz de diminuir a evolução da doença, tanto por prevenir quedas quanto por auxiliar na força e no equilíbrio. Atividades aeróbicas, de equilíbrio e de força resistida têm, cada uma delas, um lugar na prevenção e no tratamento da osteoporose.

Suplementos nutricionais

Ao se considerar a osteoporose, é preciso pensar além da suplementação com cálcio e vitamina D. A Medicina convencional tem se baseado em apenas dois nutrientes para prevenção e tratamento da osteoporose. No entanto, para prevenir a perda do cálcio no tecido do osso são necessários outros suplementos. Eles estão descritos adiante.

Vitamina D

O uso da vitamina D na dose de cerca de 800 a 4.000 UI/dia parece efetivo para a diminuição da perda da massa óssea. Ela tem um papel especial na saúde do osso, promovendo absorção e utilização do cálcio. A vitamina D protege, em parte, contra fraturas, pois reduz a perda da massa óssea, e parece aumentar a força do músculo e o equilíbrio, ajudando pessoas idosas e mais frágeis na redução de incidência de quedas. Os níveis de vitamina D necessários para evitar fraturas variam conforme a etnia da mulher: mulheres brancas precisam de níveis de vitamina D mais altos que 40 µg/mℓ, ao passo que as mulheres negras necessitam de menores níveis para conter a progressão da osteoporose. Diferentemente do que alguns clínicos preconizam, doses excessivas da vitamina D podem levar a mais fraturas, além de mitigar o efeito benéfico de doses moderadas por retirar o cálcio do esqueleto, resultando em perda óssea. A suplementação com a vitamina D em doses maiores dependerá da deficiência dela.

Cálcio

O cálcio é, certamente, o componente principal da saúde dos ossos e dos dentes, além de ser necessário para o funcionamento dos nervos e dos músculos, a contração vascular, a vasodilatação e a secreção hormonal. No entanto, os estudos que tentam associar a ingestão de cálcio com a saúde dos ossos são inconsistentes, e não há ainda um consenso sobre as questões mais básicas ligadas a esse mineral. Então, qual seria a quantidade necessária de cálcio? O aumento da ingestão de cálcio irá reduzir o risco da osteoporose e das fraturas?

De um modo geral, o aporte diário de cerca de 1.000 mg de cálcio, chegando, em algumas populações, a 1.200 mg, parece ser o suficiente para a manutenção de uma boa quantidade desse mineral, mas não se sabe se esse cálcio ingerido irá, ou não, para o osso. Para se calcular a necessidade diária, é preciso considerar a ingestão diária de, em geral, 250 mg de base em qualquer dieta, acrescentando-se, ainda, o cálcio presente nos laticínios, bebidas fortificadas com o mineral e multivitamínicos. O uso do suplemento de cálcio deve ser feito com a vitamina D e na dose máxima de, no máximo, 500 mg a cada vez.

Inúmeros estudos mostram que a suplementação de cálcio, na dose diária de 500 mg, é benéfica para mulheres cuja dieta é pobre em cálcio como, por exemplo, as japonesas. Contudo, para mulheres com dieta rica nesse mineral, essa evidência não parece tão forte, uma vez que o cálcio suprido pela dieta parece ser suficiente.

Magnésio

O magnésio é um cofator para a fosfatase alcalina – enzima envolvida diretamente na mineralização do osso, de modo que, em estudos com animais de laboratório, cuja dieta é deficiente em magnésio, observa-se uma deficiência na formação do osso e perda da massa óssea. Assim, a suplementação de 250 a 750 mg/dia de magnésio, por 1 a 2 anos, aumentou a densidade trabecular do osso.

Vitamina K

A vitamina K é muito conhecida por seu principal papel de efeito na coagulação, mas é também importante na síntese da osteocalcina – proteína encontrada em grandes quantidades no osso, capaz de proteger a matriz proteica que se liga ao cálcio no processo de mineralização óssea. Devido a esse papel específico na produção da osteocalcina, a vitamina K é essencial para a formação e a remodelação do osso.

A vitamina K2, na sua forma menaquinona 7, ou seja, K2-MK7, muito presente, por exemplo, no *natto* – alimento típico japonês –, tem grande atividade biológica e eficácia na suplementação da pós-menopausa. Doses de 100 até 1.000 mcg/dia ajudam mulheres na pós-menopausa a diminuírem perdas ósseas.

Vitaminas do complexo B

Vitaminas do complexo B, como o ácido fólico, a vitamina B12 e a vitamina B6, podem estar envolvidas em uma doença genética rara chamada "homocistinúria", em que se observa aumento da homocisteína no sangue e o desenvolvimento da osteoporose em idade jovem. As vitaminas B6, B9 e B12 são capazes de diminuir os níveis de homocisteína, evitando não só o desenvolvimento da osteoporose como também a inflamação sistêmica. Se as vitaminas do complexo B são benéficas para pessoas com níveis normais de homocisteína, não se sabe dizer. Porém, seu uso é benéfico para melhora da disposição, de dores e do declínio cognitivo.

Cobre

O cobre ajuda a estabilizar o colágeno no tecido do osso e exerce uma atividade osteoblástica. Em estudos duplos-cegos randomizados, a suplementação diária de cerca de 3 mg de cobre ajudou a diminuir a taxa de perda de massa óssea em mulheres de meia-idade.

Manganês e zinco

O manganês é necessário para a mineralização do osso, para a síntese do tecido conectivo na cartilagem e no osso. Já o zinco ativa enzimas envolvidas na mineralização do osso, e sua suplementação pode ajudar em casos em que a dieta seja deficiente desse mineral. Durante 2 anos, foi feito um estudo duplo-cego com 137 mulheres na pós-menopausa. Um grupo recebeu apenas cálcio; outro grupo, cálcio com cobre, manganês e zinco, sendo 2,5 mg de cobre, 5 mg de manganês, 15 mg de zinco; e um terceiro grupo recebeu placebo. O grupo que recebeu cobre, manganês e zinco, além do cálcio, teve perda de massa óssea significantemente menor que a do grupo que recebeu apenas cálcio e o que recebeu apenas placebo. Além desses minerais, o boro, o selênio e o estrôncio diminuíram a excreção de cálcio urinário.

Vitamina A

A vitamina A em altas doses já foi relacionada à osteoporose; contudo, mais recentemente, não se provou este fato, pois acredita-se que a suplementação com vitamina A não traga tais consequências. O uso da vitamina A na dose de até 2.500 UI não parece causar osteoporose.

Vitamina C

Na deficiência severa de vitamina C, observa-se osteoporose, e a partir dessa observação passou-se a prescrever vitamina C para mulheres na perimenopausa e na menopausa, observando-se uma melhora da massa óssea.

Fósforo

O fósforo é muito importante na mineralização óssea e na formação de cristais de hidroxiapatita no osso. A suplementação com fósforo acelera a recuperação de fraturas tanto em seres humanos quanto em animais; porém, como nossa dieta de forma geral já é rica em fósforo – abundante em grãos, carnes, laticínios e mesmo em comidas processadas (que contêm aditivos de fósforo) –, não se indica sua suplementação.

Estrôncio

O estrôncio foi utilizado com algum sucesso no tratamento de fraturas da osteoporose, porém o tratamento prolongado parece ser deletério à saúde, levando ao aumento do risco de doenças cardiovasculares, a alterações gastrointestinais e ao aumento de casos de tromboembolismo. Pacientes com hipertensão não controlada, doença coronariana, doença arterial periférica ou doença cerebrovascular não podem fazer uso do estrôncio. Em casos de suplementação com o ranelato de estrôncio, a dose varia de 170 a 680 mg por 1 ano, devendo ser diminuída posteriormente, pois, a longo prazo, doses maiores mostram menor benefício.

Outros minerais

Recomenda-se o uso diário de 0,3 a 2,5 mg de boro, 400 mcg de selênio e 1 a 3 mg de estrôncio para suprir o que seria equivalente ao consumo normal em uma dieta saudável desses elementos. O silício parece aumentar a densidade do osso, e, apesar de não se saber qual dosagem suplementar, há evidências de que pode ser útil, fazendo-nos considerar sua utilização em doses fisiológicas.

Fatores ambientais

Fatores ambientais, como exposição ao alumínio (muito presente nos utensílios domésticos), ao chumbo (presente, por exemplo, na fumaça que sai do escapamento dos carros), ao estanho, ao cádmio, à chuva ácida e aos disruptores endócrinos (como os pesticidas, bisfenóis ftlatos, microplásticos etc.), podem levar ao desenvolvimento de osteomalácia e osteoporose. Portanto, evitar a exposição a esses fatores, sempre que possível, pode ajudar a proteger os ossos.

Suplementos botânicos

Algumas das ervas chinesas indicadas para o tratamento da osteoporose incluem o Yan Hu Suo (*Rhizoma corydalis*), o Huang Qin (*Scutellaria baicalensis*), o Jie Geng (*Platycodon grandiflorus*), o Xiang Fu (*Cyperus rotundus*) e o Hai Piao Xiao (*Cuttlebone sepium*).

As fórmulas magistrais chinesas que podem beneficiar os ossos são:

- *Jia Wei Xiao Yao San*
- *Ge Gen Tang*
- *Shao Yao Gan Cao Tang*
- *Du Huo Ji Sheng Tang*
- *Zuo Gui Wan*
- *You Gui Wan.*

Segundo a teoria da Medicina Tradicional Chinesa (MTC), o princípio terapêutico envolvido na visão energética é a tonificação dos rins. Eles são responsáveis pela saúde dos ossos. Com a idade, os rins ficam debilitados e deficientes, e essas fórmulas citadas, segundo esse princípio terapêutico, devem tonificá-los. Além disso, algumas dessas fórmulas apresentam plantas com ação analgésica e anti-inflamatória.

Outras plantas como a Ashwagandha (*Withania somnifera*) e a cúrcuma (*Curcuma longa*) também têm sido aventadas para o tratamento da osteoporose, porém mais pesquisas são necessárias para confirmar sua efetividade.

▼ *Resumo terapêutico*

Para a prevenção da osteoporose, é importante:

- Evitar alimentos com excesso de sal na forma de cloreto de sódio, o excesso de refrigerantes e o açúcar refinado. Na alimentação, além da escolha de uma dieta mediterrânea e anti-inflamatória, deve-se dar preferência a fontes saudáveis de proteína, isoflavonas de soja, além de considerar a ingestão de ameixa seca
- Considerar a investigação de alergias alimentares e a existência da doença celíaca, que poderiam desencadear a osteoporose em pacientes isentos de outros fatores de risco

- Atenção ao meio ambiente, minimizando a exposição ao chumbo, alumínio, cádmio e estranho
- Reduzir o risco de quedas e evitar medicações que possam danificar o osso ou aumentar esse risco
- Observar os níveis de vitamina D (na faixa de 40 a 50 ng/mℓ). Usualmente, reposições em torno de 1.000 a 4.000 UI são bastante seguras. Porém, quando há necessidade de aumentar ainda mais os níveis, por serem ainda muito baixos, pode-se considerar, por alguns meses, o uso de 5.000 UI ou mais

- Observar o aporte diário de vitaminas:
  - K2-MK7: de 90 a 180 mcg
  - B6: de 10 a 25 mℓ
  - B9 (ou ácido fólico): de 400 mcg a 5 mℓ
  - B12: de 20 a 1.000 mcg
  - C: de 100 a 500 mℓ

- Observar o aporte diário de minerais:
  - Cálcio: de cerca 1.200 mℓ (considerando-se a alimentação)
  - Magnésio: de 300 a 750 mℓ
  - Zinco: de 10 a 30 mℓ
  - Cobre: de 1 a 3 mℓ
  - Manganês: de 3 a 20 mℓ
  - Boro: de 1 a 3 mℓ
  - Silício: de 15 mℓ
  - Estrôncio: de 2 a 6 mℓ (no caso de alguns tipos de fraturas, recomenda-se o uso diário de 170 a 680 mℓ de ranelato de estrôncio, em pacientes sem histórico de aumento de risco cardiovascular ou de trombose, considerando-se a redução da dosagem após 1 ano)

- Praticar atividade física de moderada intensidade, de 30 a 45 minutos, no mínimo 5 vezes por semana, incluindo atividades aeróbicas, de força e de resistência muscular
- Quando assim indicada, o uso da terapia convencional com os bisfosfonatos ou alendronato de cálcio é bem-vinda
- A TH deve ser considerada com o uso de estradiol, progesterona e, eventualmente, testosterona, caso se constate a necessidade. A TH (principalmente com estradiol) é preventiva para a perda óssea, sendo esta uma das maiores indicações do seu uso na perimenopausa e na menopausa, desde que excluídas as contraindicações para esse tratamento.

Bibliografia

Almeida M, Claessens F, O'Brien CA, et al. Estrogens and androgens in skeletal physiology and pathophysiology. Physiol Rev. 2017;97(1):135-187.

Aspray TJ, Bowring C, Fraser W, et al. National Osteoporosis Society vitamin D guideline summary. Age Ageing. 2014;43(5):592-595.

Atik OS. Zinc and senile osteoporosis. J Am Geriatr Soc. 1983;31(12):790-791.

Atkinson C, Compston JE, Day NE, et al. The effects of phytoestrogen isoflavones on bone density in women: a double-blind, randomized, placebo-controlled trial. Am J Clin Nutr. 2004;79(2):326-333.

Avenell A, Mak JC, O'Connell D. Vitamin D, and vitamin D analogues for preventing fractures in post-menopausal women and older men. Cochrane Database Syst Rev. 2014;2014(4):CD000227.

Bolland MJ, Grey A, Avenell A, et al. Calcium supplements with or without vitamin D and risk of cardiovascular events: reanalysis of the Women's Health Initiative limited access dataset and meta-analysis. BMJ. 2011; 342:d2040.

Bolton-Smith C, McMurdo ME, Paterson CR, et al. Two-year randomized controlled trial of vitamin K1 (phylloquinone) and vitamin D3 plus calcium on the bone health of older women. J Bone Miner Res. 2007;22(4):509-519.

Braam LA, Knapen MH, Geusens P, et al. Vitamin K1 supplementation retards bone loss in postmenopausal women between 50 and 60 years of age. Calcif Tissue Int. 2003; 73(1):21-26.

Camacho PM, Petak SM, Binkley N, et al. American Association of Clinical Endocrinologists/American College of Endocrinology Clinical Practice Guidelines for the Diagnosis and Treatment of Postmenopausal Osteoporosis-2020 Update. Endocr Pract. 2020;26(Suppl 1):1-46.

Cosman F, Crittenden DB, Adachi JD, et al. Romosozumab treatment in postmenopausal women with osteoporosis. N Engl J Med. 2016;375(16):1532-1543.

Cosman F, de Beur SJ, LeBoff MS, et al. Clinician's guide to prevention and treatment of osteoporosis. Osteoporos Int. 2014;25(10):2359-2381. Epub 2014 Aug 15. Erratum in: Osteoporos Int. 2015;26(7):2045-2047.

Crandall C. Vitamin A intake and osteoporosis: a clinical review. J Womens Health (Larchmt). 2004;13(8):939-953.

Dimai HP, Chandran M. FRAX® Position Development Conference Members. Official Positions for FRAX® clinical regarding smoking from Joint Official Positions Development Conference of the International Society for Clinical Densitometry and International Osteoporosis Foundation on FRAX®. J Clin Densitom. 2011;14(3): 190-193.

Farina EK, Kiel DP, Roubenoff R, et al. Protective effects of fish intake and interactive effects of long-chain polyunsaturated fatty acid intakes on hip bone mineral density in older adults: the Framingham Osteoporosis Study. Am J Clin Nutr. 2011;93(5):1142-1151.

García-Pérez MA, Pineda B, Hermenegildo C, et al. Isopropanolic Cimicifuga racemosa is favorable on bone markers but neutral on an osteoblastic cell line. Fertil Steril. 2009; 91(4 Suppl):1347-1350.

Golob AL, Laya MB. Osteoporosis: screening, prevention, and management. Med Clin North Am. 2015;99(3): 587-606.

Guo M, Qu H, Xu L, Shi DZ. Tea consumption may decrease the risk of osteoporosis: an updated meta-analysis of observational studies. Nutr Res. 2017;42:1-10.

Hallström H, Byberg L, Glynn A, et al. Long-term coffee consumption in relation to fracture risk and bone mineral density in women. Am J Epidemiol. 2013;178(6): 898-909.

Hallström H, Wolk A, Glynn A, Michaëlsson K. Coffee, tea, and caffeine consumption in relation to osteoporotic fracture risk in a cohort of Swedish women. Osteoporos Int. 2006;17(7):1055-1064. Epub 2006 May 4.

Hao G, Zhang B, Gu M, et al. Vitamin K intake and the risk of fractures: a meta-analysis. Medicine (Baltimore). 2017;96(17): e6725.

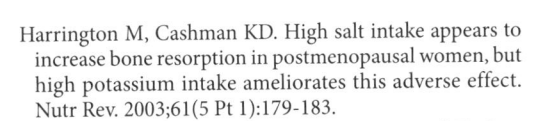

Harrington M, Cashman KD. High salt intake appears to increase bone resorption in postmenopausal women, but high potassium intake ameliorates this adverse effect. Nutr Rev. 2003;61(5 Pt 1):179-183.

Holick MF, Binkley NC, Bischoff-Ferrari HA, et al. Evaluation, treatment, and prevention of vitamin D deficiency: an Endocrine Society clinical practice guideline. J Clin Endocrinol Metab. 2011;96(7):1911-1930. Epub 2011 Jun 6. Erratum in: J Clin Endocrinol Metab. 2011;96(12):3908.

Howe TE, Shea B, Dawson LJ, et al. Exercise for preventing and treating osteoporosis in postmenopausal women. Cochrane Database Syst Rev. 2011;(7):CD000333.

Huang ZB, Wan SL, Lu YJ, et al. Does vitamin K2 play a role in the prevention and treatment of osteoporosis for postmenopausal women: a meta-analysis of randomized controlled trials. Osteoporos Int. 2015;26(3):1175-1186.

Iwamoto J. Vitamin K_2 therapy for postmenopausal osteoporosis. Nutrients. 2014;6(5):1971-1980.

Kelley GA, Kelley KS, Kohrt WM. Effects of ground and joint reaction force exercise on lumbar spine and femoral neck bone mineral density in postmenopausal women: a meta-analysis of randomized controlled trials. BMC Musculoskelet Disord. 2012;13:177.

Langdahl BL, Libanati C, Crittenden DB, et al. Romosozumab (sclerostin monoclonal antibody) versus teriparatide in postmenopausal women with osteoporosis transitioning from oral bisphosphonate therapy: a randomised, open-label, phase 3 trial. Lancet. 2017;390(10102):1585-1594.

Lee DR, Lee J, Rota M, Lee J, et al. Coffee consumption and risk of fractures: a systematic review and dose-response meta-analysis. Bone. 2014;63:20-28.

Li F, Harmer P, Fisher KJ, et al. Tai Chi and fall reductions in older adults: a randomized controlled trial. J Gerontol A Biol Sci Med Sci. 2005;60(2):187-194.

Lim LS, Harnack LJ, Lazovich D, Folsom AR. Vitamin A intake and the risk of hip fracture in postmenopausal women: the Iowa Women's Health Study. Osteoporos Int. 2004l;15(7):552-9.

Marini H, Minutoli L, Polito F, et al. Effects of the phytoestrogen genistein on bone metabolism in osteopenic postmenopausal women: a randomized trial. Ann Intern Med. 2007;146(12):839-847.

Morishita M, Nagashima M, Wauke K, et al. Osteoclast inhibitory effects of vitamin K2 alone or in combination with etidronate or risedronate in patients with rheumatoid arthritis: 2-year results. J Rheumatol. 2008;35(3):407-413. Epub 2008 Feb 1.

Neer RM, Arnaud CD, Zanchetta JR, et al. Effect of parathyroid hormone (1-34) on fractures and bone mineral density in postmenopausal women with osteoporosis. N Engl J Med. 2001;344(19):1434-1441.

Nielsen FH, Lukaski HC, Johnson LK, Roughead ZK. Reported zinc, but not copper, intakes influence whole-body bone density, mineral content and T score responses to zinc and copper supplementation in healthy postmenopausal women. Br J Nutr. 2011;106(12):1872-1879.

Orchard TS, Pan X, Cheek F, et al. A systematic review of omega-3 fatty acids and osteoporosis. Br J Nutr. 2012;107 Suppl 2(0 2): S253-260.

Pérez-Barrios C, Hernández-Álvarez E, Blanco-Navarro I, et al. Prevalence of hypercalcemia related to hypervitaminosis D in clinical practice. Clin Nutr. 35(6):1354-1358.

Prentice RL, Pettinger MB, Jackson RD, et al. Health risks and benefits from calcium and vitamin D supplementation:

Women's Health Initiative clinical trial and cohort study. Osteoporos Int. 2013;24(2):567-80. Epub 2012 Dec 4.

Reginster JY, Adami S, Lakatos P, et al. Efficacy and tolerability of once-monthly oral ibandronate in postmenopausal osteoporosis: 2-year results from the MOBILE study. Ann Rheum Dis. 2006;65(5):654-61. Epub 2005 Dec 8. Erratum in: Ann Rheum Dis. 2008;67(2):280.

Robien K, Oppeneer SJ, Kelly JA, Hamilton-Reeves JM. Drug-vitamin D interactions: a systematic review of the literature. Nutr Clin Pract. 2013;28(2):194-208. Epub 2013 Jan 10.

Saag KG, Petersen J, Brandi ML, et al. Romosozumab or alendronate for fracture prevention in women with osteoporosis. N Engl J Med. 2017;377(15):1417-1427.

Schult TM, Ensrud KE, Blackwell T, et al. Effect of isoflavones on lipids and bone turnover markers in menopausal women. Maturitas. 2004;48(3):209-218.

Shah VN, Shah CS, Bhadada SK, Rao DS. Effect of 25 (OH) D replacements in patients with primary hyperparathyroidism (PHPT) and coexistent vitamin D deficiency on serum 25(OH) D, calcium and PTH levels: a meta-analysis and review of literature. Clin Endocrinol (Oxf). 2014;80(6):797-803.

Shoback D, Rosen CJ, Black DM, et al. Pharmacological management of osteoporosis in postmenopausal women: an Endocrine Society Guideline update. J Clin Endocrinol Metab. 2020;105(3):dgaa048.

Skalny AV, Aschner M, Tsatsakis A, et al. Role of vitamins beyond vitamin D3 in bone health and osteoporosis (Review). Int J Mol Med. 2024;53(1):9.

Sojka JE, Weaver CM. Magnesium supplementation and osteoporosis. Nutr Rev. 1995;53(3):71-74.

Souberbielle JC, Bienaimé F, Cavalier E, Cormier C. Vitamin D, and primary hyperparathyroidism (PHPT). Ann Endocrinol (Paris). 2012;73(3):165-169.

Sun K, Wang L, Ma Q, et al. Association between tea consumption and osteoporosis: A meta-analysis. Medicine (Baltimore). 2017;96(49): e9034.

Tucker KL. Vegetarian diets and bone status. Am J Clin Nutr. 2014;100 Suppl 1:329S-35S. doi: 10.3945/ajcn.113.071621. Epub 2014 Jun 4. PMID: 24898237.

US Preventive Services Task Force, Grossman DC, Curry SJ, et al. Hormone therapy for the primary prevention of chronic conditions in postmenopausal women: US Preventive Services Task Force Recommendation Statement. JAMA. 2017;318(22):2224-2233.

Villa JKD, Diaz MAN, Pizziolo VR, Martino HSD. Effect of vitamin K in bone metabolism and vascular calcification: A review of mechanisms of action and evidences. Crit Rev Food Sci Nutr. 2017;57(18):3959-3970.

Wallace TC, Frankenfeld CL. Dietary protein intake above the current RDA and bone health: a systematic review and meta-analysis. J Am Coll Nutr. 2017;36(6):481-496.

Weaver CM, Alexander DD, Boushey CJ, et al. Calcium plus vitamin D supplementation and risk of fractures: an updated meta-analysis from the National Osteoporosis Foundation. Osteoporos Int. 2016;27(1):367-76. Epub 2015 Oct 28. Erratum in: Osteoporos Int. 2016;27(8):2643-2646.

Zhang ZF, Yang JL, Jiang HC, et al. Updated association of tea consumption and bone mineral density: a meta-analysis. Medicine (Baltimore). 2017;96(12): e6437.

Zhao JG, Zeng XT, Wang J, Liu L. Association between calcium or vitamin D supplementation and fracture incidence in community-dwelling older adults: a systematic review and meta-analysis. JAMA. 2017;318(24):2466-2482.

22

Medicina Integrativa na Prática

Este capítulo traz um caso clínico para mostrar como atender uma paciente segundo a visão da Medicina Integrativa. O objetivo é esclarecer mais precisamente como atuar unindo a Medicina convencional a práticas complementares, considerando ainda nutrição, estilo de vida e suplementação, sempre que necessário.

As consultas de Medicina Integrativa trazem a complexidade das múltiplas abordagens, à luz da singularidade de cada paciente. A proposta não é tornar o tratamento mais caro, mais difícil, e sim abordar diferentes aspectos que possam ser efetivos quanto a auxiliar pacientes em suas queixas e doenças.

A seguir, apresentamos um caso clínico, com a história atual da doença, o histórico médico pregresso, os dados da investigação e dos exames (físicos, laboratoriais e de imagem) da paciente em questão e, posteriormente, uma carta com as recomendações médicas sugeridas a ela.

Caso clínico

Mulher de 35 anos, casada, sem filhos, médica, trabalha como cardiologista em unidade de terapia intensiva (UTI). Altura: 1,65 m; peso: 85 kg; IMC: 31.

História atual da doença

Nos últimos 2 anos, a paciente tem tentado, sem sucesso, engravidar espontaneamente. Seus ciclos são irregulares, ela é obesa e ansiosa. O fato de não conseguir engravidar a deixou ainda mais ansiosa, o que a levou ao aumento de apetite e de ingestão calórica. Ela não se exercita, adora doces e seu trabalho é bastante estressante, pois lida com pacientes com distúrbios coronários em uma Unidade de Terapia Intensiva (UTI). Ela dorme bem, mas acorda cansada, e tem tido cada vez menos motivação para começar mais um dia de trabalho, que chega a durar quase 14 horas (das 7h30min às 21h).

Seu marido também é médico, e ambos se dedicam à carreira, o que a deixa confortável para ficar no hospital até a noite. Neste ano, ela teve covid-19, apresentando apenas fadiga leve; antes da doença, já havia recebido 3 doses de vacina.

Tem tentado emagrecer desde que soube que o fato de ser obesa pode diminuir sua fertilidade, mas não foi capaz de perder nem 1 kg nos últimos 2 meses. Só a ideia de fazer dieta já a leva a comer mais. O ginecologista a encaminhou para uma clínica de reprodução assistida, mas ela decidiu fazer essa consulta integrativa antes de procurar a clínica, pois não gosta da ideia de tomar hormônios para engravidar.

Histórico médico pregresso

A primeira menstruação dessa mulher foi aos 13 anos, e, desde então, ela tem tido ciclos menstruais irregulares que chegam a 60 dias de intervalo entre um e outro. Quando era adolescente, foram-lhe prescritos contraceptivos orais para ajudar a reduzir sua acne e regularizar seus ciclos. Parou de tomá-los aos 20 anos, e a acne nunca mais voltou. Está acima do peso desde a infância, mas depois da faculdade de Medicina ganhou vários quilos, tendo, agora, um IMC de 31. Nunca procurou nutricionista ou endocrinologista. Tem tomado estatinas nos últimos 3 anos, mas sente dor muscular, o que a faz não querer se mover ou se exercitar.

Investigação

- **Geral**: obesidade
- **Cabeça e pescoço**: cefaleia (antes da menstruação) e dor ao redor do pescoço e na parte superior das costas (o mês todo)
- **Respiratória**: sem queixas
- **Cardiovascular**: tem hipercolesterolemia, nega palpitações e dor no peito
- **Gastrointestinal**: movimentos intestinais normais, gases e distensão abdominal, mas sem desconforto
- **Sistema geniturinário**: menarca aos 13 anos, com ciclos irregulares (45/60 dias ou até mais). Sem cólicas ou sangramento excessivo, mas reporta síndrome pré-menstrual, quando fica irritada e tensa, às vezes com raiva, e sente aumento de desejo de carboidratos 5 dias antes da menstruação. Nega queixas urinárias
- **Musculoesquelética**: eventualmente dor cervical
- **Neurológica**: sem queixas ou observações
- **Psiquiátrica**: nunca sentiu depressão ou mudanças de humor importantes, mas está ansiosa e irritada, especialmente durante o período pré-menstrual
- **Estado mental**: alerta, boa apresentação, ligeiramente ansiosa, discurso normal, sem delírios, sem alucinações, sem obsessões e outros sintomas

- Outras observações:
  - **Sono**: dorme "como uma pedra", mas ainda se sente cansada pela manhã. Quando não está trabalhando, gosta de dormir por 10 horas (fins de semana ou feriados)
  - **Alergias**: não refere nenhum tipo de alergia
  - **História cirúrgica pregressa**: nenhuma
  - **Meio ambiente**: mora com o marido em um apartamento perto do hospital onde trabalha. Sua casa fica em uma parte central de São Paulo, com muita poluição, tráfego e barulho, mas a paciente não se incomoda com isso, pois está perto do trabalho. Raramente sai desse ambiente para passar o fim de semana no campo ou na praia. Nunca prestou atenção a seus itens de cozinha e, depois de questionada, concorda que há um "monte de plástico, latas e frigideiras antiaderentes" em sua cozinha. Utiliza-se do filtro de água da própria geladeira (da porta da geladeira) e não se lembra de já ter limpado ou trocado esse filtro
  - **História social/relacionamento**: filha mais nova de um casal com mais dois filhos. Seu irmão tem 38 anos, não é casado e não tem filhos. Seu pai também é médico, e sua mãe é professora de matemática, mas atualmente não está trabalhando. Os pais dela são divorciados desde os seus 7 anos. O divórcio foi difícil, e a paciente não gosta de falar sobre isso. Quando seus pais se separaram, ela vivia meio período na casa do pai e meio período na casa da mãe. Assim que pôde escolher, mudou-se para a casa do pai e lá ficou até se casar. Ela se dá bem com o pai, mas não se relaciona com a mãe, que é "exigente e agressiva" (em suas próprias palavras). Já o irmão é mais próximo da mãe. Com o marido, ela mantém uma boa relação, embora não tenham muito tempo livre, já que ambos trabalham muito. O marido quer muito ter filhos e a tem pressionado nesse sentido. Seus amigos são todos médicos, e ela não socializa fora do hospital, especialmente depois da pandemia de covid-19, em 2020
  - **Espiritualidade**: vem de uma família católica, mas nunca vai à igreja e "não acredita

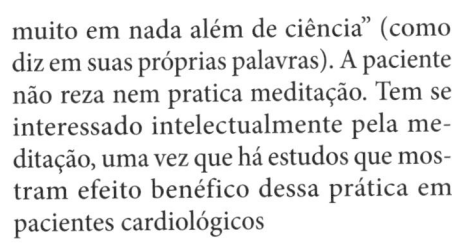

muito em nada além de ciência" (como diz em suas próprias palavras). A paciente não reza nem pratica meditação. Tem se interessado intelectualmente pela meditação, uma vez que há estudos que mostram efeito benéfico dessa prática em pacientes cardiológicos

○ **Resiliência**: define-se como forte e resiliente, mas também facilmente irritável quando as coisas não são do jeito que quer

○ **Medicamentos**: estatina, 10 mg/dia

○ **História de abuso de substâncias**: nega tabagismo e etilismo, bem como uso de drogas ilícitas

○ **Suplementos e vitaminas**: nenhum

○ **Atividade física**: sedentária, nunca esteve ativa e não gosta de se exercitar

○ **Relaxamento**: em suas próprias palavras, "nunca para", e, quando tem algum tempo livre, estuda. Não gosta de tirar folga, já que se sente inútil quando não está fazendo nada

○ **Dieta e nutrição**: sem refeições regulares, muitas vezes pula o almoço, come demais na hora do jantar e anseia por doces e carboidratos. Sua dieta é pobre em vegetais e legumes. Suas refeições são congeladas ou enlatadas, e só come legumes e frutas ocasionalmente porque não tem muito interesse em alimentos frescos. Não tem o costume de comprar alimentos orgânicos

○ **Experiência com terapias complementares**: nenhuma

○ **Antecedentes familiares**: pai e irmão: obesidade. Mãe: hiperlipidemia, hipertensão e depressão. Avó materna: hipertensão (e morreu de câncer de mama aos 60 anos). Avó paterna: obesidade.

Exames

Exame físico

- **Altura**: 1,65 m; peso: 85 kg; IMC: 31
- **Pescoço e cabeça**: tireoide normal, sem linfonodos
- **Pulmão**: claro bilateralmente. Frequência respiratória: 20 rpm
- **Coração**: rítmico normal, sem murmúrios. Frequência cardíaca: 88 bpm. Pressão arterial: 128/85 mmHg
- **Abdome**: obesidade central sem massas palpáveis ou outras anormalidades, ruídos hidroaéreos normais, circunferência da cintura: 37 cm
- **Pele**: algumas cicatrizes de acne e manchas ao redor do queixo, hirsutismo facial
- **Região superior das costas e pescoço**: dolorido no trapézio e ao redor do pescoço, sem outras anormalidades. Pontuação de dor: 4/10 (Escala Analógica Visual – EAV)
- **Reflexos**: normais
- **Membro superior e inferior**: força normal, pulsos regulares e sem anormalidades

Exames laboratoriais

- **Glicemia de jejum**: 105 mg/dℓ; HbA1C: 5,4%
- **Vitamina D 25 (OH)**: 11 ng/dℓ; vitamina B12: 620; ácido fólico: 10
- **Perfil lipídico**: LDL 105 (com medicação); HDL: 40
- **Contagem completa de sangue, triglicerídeos, testes de função hepática, painel tireoide**: dentro dos parâmetros de normalidade
- **Hormônios**: TSH: 1,2 mU/ℓ; testosterona total: 90 ng/dℓ; testosterona livre: 4 pg/mℓ; FSH: 4,2 UI/ℓ; LH: 14 UI/ℓ; estradiol: 39 pg/mℓ; prolactina: 22 ng/mℓ; DHEA-S: 250 µg/dℓ; androstenediona: 3 ng/mℓ.

Exames de imagem

Ecografia transvaginal mostrando múltiplos cistos nos ovários.

Carta com recomendações médicas endereçada à paciente

Cara paciente,

Este é um resumo do nosso plano de tratamento discutido durante sua consulta. Você está tentando engravidar, mas está com dificuldades. Seus ciclos são irregulares, seu peso está alto, sua ecografia transvaginal (ultrassom) mostra múltiplos cistos, e você tem tido hirsutismo e acne. Seus exames mostram aumento do colesterol, alto nível de testosterona, alta glicose em jejum, baixa vitamina D. Alguns desses achados nos levam ao diagnóstico da síndrome dos ovários policísticos (SOP).

A SOP é uma das principais causas da infertilidade feminina. Provavelmente, seus ciclos são anovulatórios. Além disso, você tem sofrido de síndrome pré-menstrual, dores de cabeça e estresse constante no seu trabalho e na rotina diária. Considerando que sua glicose de jejum é 105, você tem obesidade abdominal e dislipidemia (controlada por medicação), então podemos considerar também que você tem síndrome metabólica.

Neste ponto, nosso principal objetivo é ajudá-la a perder peso, o que irá auxiliá-la tanto na SOP (e infertilidade) quanto na síndrome metabólica. Além disso, juntas discutiremos formas de alcançar uma melhor saúde em geral. Vamos explorar algumas opções que podem ajudá-la a normalizar seus ciclos, perder peso, diminuir o risco cardiovascular, sentir-se melhor e, se possível, engravidar.

Lembre-se de que, se sua saúde estiver melhor, a saúde do seu futuro bebê será melhor também. O processo de amadurecimento do oócito até a ovulação começa semanas antes da ovulação real, por isso é aconselhável começar a cuidar de si mesma pelo menos de 4 a 6 meses antes de tentar a gravidez.

A causa mais comum de infertilidade nas mulheres é a irregularidade ou a falta de ovulação, e este parece ser o caso aqui. Então, minhas recomendações se concentrarão não só em sua saúde, mas também na de sua futura gravidez.

Sei que, até agora, tem sido difícil encontrar tempo para se exercitar e mudar sua dieta, mas, como me disse, você está profundamente motivada a fazer as mudanças necessárias para ser capaz de engravidar e conceber um bebê saudável.

Estou aqui para ajudá-la nos passos necessários para realizar essa transformação em saúde e no desfecho final. Escrevi minhas recomendações, mas tenho certeza de que é muito para assimilar de uma só vez. Sinta-se livre para me trazer suas dúvidas de agora ou mesmo questões que venha a ter durante o caminho que vai percorrer.

Cuidados convencionais

Metformina

Este medicamento é eficaz para tratar a síndrome metabólica e a intolerância à glicose, melhorar o peso e ajudar no tratamento da SOP. A dose recomendada é de 500 mg, 2 vezes ao dia.

Citrato de clomifeno e inibidores de aromatase

Apenas para que fique ciente, este é o tratamento de primeira linha para indução de ovulação em mulheres com SOP, mas, como você não quer tomar hormônios, proponho tentarmos outras abordagens integrativas por pelo menos 6 meses.

Caso, futuramente, decida tentar a indução de ovulação com citrato de clomifeno, considere usar N-acetilcisteína em conjunto para melhorar a ovulação e espessura endometrial.

Só estou mencionando isso para que você saiba que, no futuro, haverá diferentes opções. Além disso, o fato de, em algum momento, você poder usar métodos reprodutivos assistidos não significa que terá que parar de fazer tudo o que discutiremos aqui.

Abordagens de estilo de vida

Nutrição

Como mencionamos durante a consulta, a perda de peso é nosso principal objetivo.

Você relatou que, nos últimos 2 meses, tentou perder peso pulando refeições e se alimentando com mais proteínas, mas, nos fins de semana, voltava a comer muitos doces e carboidratos. Acredito que uma mudança constante e suave em seus hábitos alimentares mostrará melhores resultados. Recomendo-lhe a dieta mediterrânea com baixo índice glicêmico. Ela pode ajudá-la a perder peso de uma maneira deliciosa e saudável. Se você perder 10% do seu peso, pode ser capaz de normalizar a ovulação e melhorar a resistência à insulina e, talvez, parar com a medicação.

Já que esse é um ponto central de todo o nosso tratamento, eu gostaria que seu foco fossem as mudanças necessárias. Você pode se beneficiar de um acompanhamento com nutricionista durante esse tempo, mas vou lhe dar algumas orientações para ajudar em sua dieta.

A dieta mediterrânea é composta de:

- Legumes: 4 ou mais porções por dia
- Frutas: 2 ou mais porções por dia
- Grãos: 4 ou mais porções por dia
- Gorduras/óleos: azeite de oliva – 2 colheres de sopa ou mais a cada dia
- Nozes/sementes: 3 ou mais porções por semana
- Feijão/legumes: 3 ou mais porções por semana

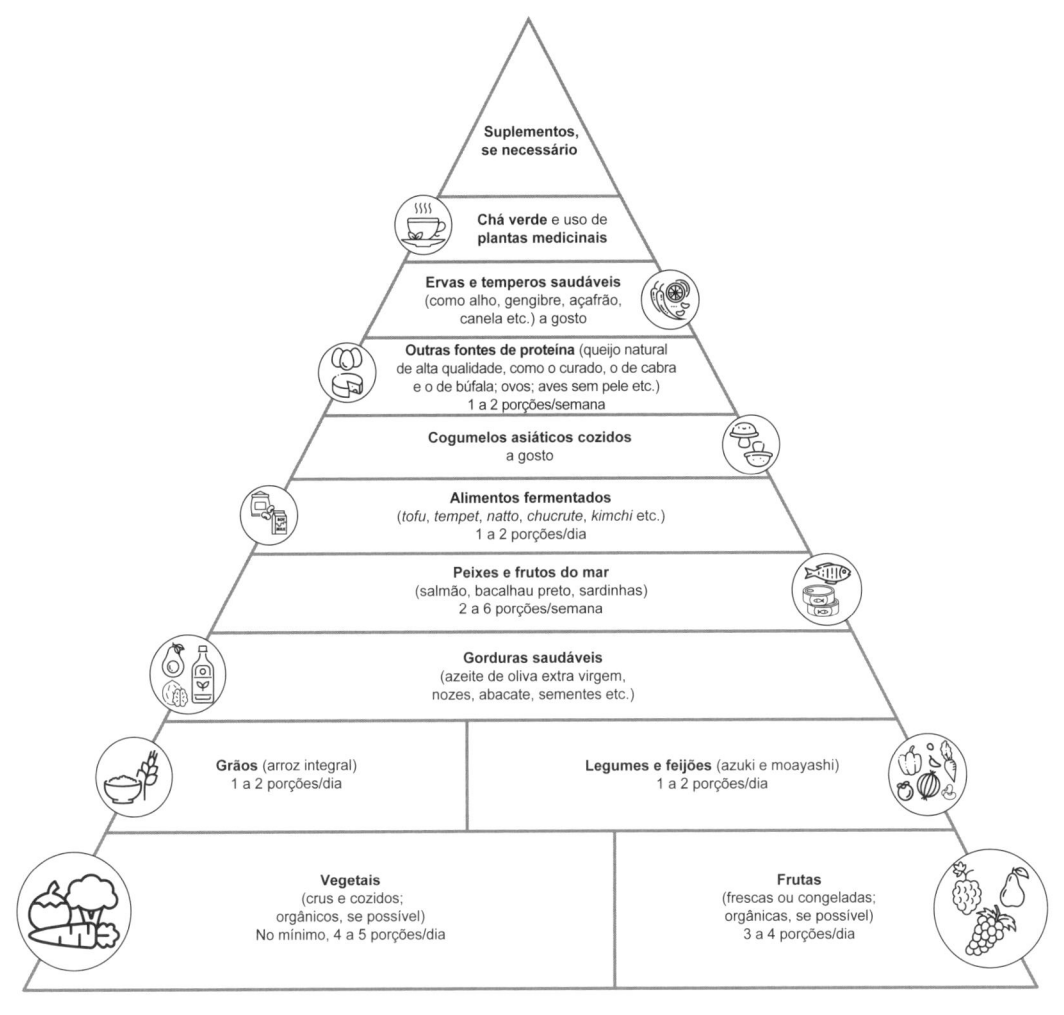

Figura 22.1 Dieta anti-inflamatória de baixo índice glicêmico.

- Peixes e frutos do mar: 2 a 3 vezes por semana
- Ervas e especiarias: diariamente
- Iogurte/queijo/aves/ovos: diária ou semanalmente
- Álcool/vinho: embora a dieta mediterrânea permita álcool em pequenas quantidades, neste momento pedirei que você não beba álcool, considerando que está tentando perder peso e engravidar.

Como nosso objetivo aqui não é apenas comer de modo saudável, mas também perder peso, recomendo adicionar à sua dieta mediterrânea os princípios de uma dieta de baixo índice glicêmico. Evitar açúcares refinados e carboidratos pode ajudá-la a perder peso, melhorar a sensibilidade à insulina e a regularidade menstrual.

Uma dieta com baixo índice glicêmico pode ajudá-la a controlar o peso, diminuir o açúcar do sangue, reduzir o risco de doenças cardíacas e melhorar a ovulação. A ênfase da alimentação é em peixes, aves e proteínas de boa qualidade. Elimine refrigerantes, doces e bebidas com excesso de cafeína. Perder 10% do seu peso corporal nos próximos 6 meses resultará em um enorme impacto em sua saúde. Neste momento, prefira os vegetais e legumes às frutas, uma vez que estas têm maior índice glicêmico.

Vamos pensar em como fazer isso acontecer. Sei que você trabalha por muitas horas, mas há receitas simples para refeições saudáveis, fáceis e rápidas. Se você começar trocando refrigerantes por água ou por chás de ervas, e, na hora do lanche, trocar doces por frutas, ganhará muito em termos de saúde e perderá peso.

Atente para o índice glicêmico de alguns alimentos. De um modo geral, podemos considerar:

- Alto: açúcar (todos os tipos), doce de leite, compota de fruta, leite condensado, chocolate, chocolate em pó, bolos simples e recheados, biscoitos doces recheados, macarrão, arroz branco e batata
- Baixo: arroz integral, laranja com bagaço, maçã e pera com casca, morango, ameixa fresca, *kiwi*, pêssego, melancia, hortaliças, pepino, tomate, castanhas, leite e iogurte natural, feijão, lentilha, grão-de-bico, soja, carne bovina, peixe e frango.

Ao fim desta recomendação, vou lhe apresentar alguns *sites* e livros que discorrem mais sobre este assunto.

Toxinas ambientais

Algumas toxinas ambientais estão presentes em nossa vida cotidiana e podem ser prejudiciais para você e para seu futuro bebê, por isso é melhor começar a evitá-las agora. Algumas dessas substâncias imitam hormônios e são chamadas de disruptores endócrinos, causando alterações nos níveis hormonais e até ajudando a causar obesidade. Pesticidas, poluição do ar, metais pesados em alimentos ou água são grandes causas de exposição química nociva. Recipientes de plástico ou lata para manter alimentos e água que contenham bisfenol A, ftalatos, microplásticos e outras substâncias nocivas também podem causar danos à sua saúde e, quando você engravidar, passar à placenta.

Minhas orientações são:

- Consuma, sempre que possível, alimentos orgânicos frescos em vez de alimentos processados
- Reduza o consumo de alimentos e bebidas em lata e/ou recipientes plásticos, incluindo casos de armazenamento. Se você precisa armazenar sua comida, busque utilizar recipientes de vidro
- Opte, se possível, por um filtro de água com filtro de carbono, para reduzir os níveis de contaminantes comuns como subprodutos

de chumbo e desinfecção. Se você tiver acesso, beba água mineral de uma fonte confiável, pois também é uma boa opção (às vezes mais cara). Porém, fique atenta às garrafas plásticas e opte sempre que possível por recipientes de vidro
- Minimize o uso de produtos de cuidados pessoais não naturais, como hidratantes, demais cosméticos, sabonetes líquidos e fragrâncias, que possam conter parabenos, petrolatos, metais pesados e outras substâncias nocivas
- Minimize a compra de móveis domésticos recém-produzidos, tecidos, frigideiras antiaderentes e carros, especialmente se estiver grávida ou amamentando
- Evite o uso de *sprays* de jardim, casa, antipulgas e remédios em *spray* ou em pó em animais de estimação, pesticidas ou fungicidas (como inseticidas aerossóis ou pulseiras repelentes *sprays* de rosas, pós antipulgas), assim como vapores de tinta
- Só tome medicações ou analgésicos quando realmente for necessário
- Não assuma a segurança dos produtos com base na ausência de "produtos químicos nocivos", em sua lista de ingredientes, ou na presença de uma marca "natural". Hoje em dia, muitos produtos são comercializados como se fossem naturais por conterem uma substância natural, ainda que tenham outras claramente nocivas à saúde.

Exercício físico

Você me disse que não tem muito tempo para se exercitar, mas mora perto do seu trabalho e já foi caminhando até lá algumas vezes. Além disso, há um lindo parque entre sua casa e o hospital, e seria interessante andar dentro do parque para evitar a poluição das ruas próximas.

Em termos de exercícios físicos, todos os dias, se você puder, vá e volte para seu trabalho caminhando, porque isso significará cerca de 30 minutos de exercício diário, 5 vezes por semana. Este já é um excelente começo! Além disso, sempre que possível, use o parque para se exercitar.

Vamos almejar exercícios moderados de 150 minutos por semana, divididos em dias diferentes. Uma atividade de intensidade moderada em geral é composta de exercícios que fazem sua frequência cardíaca subir de 50 a 60%.

A atividade física pode melhorar o controle da glicose e diminuir o risco de mortalidade cardiovascular. Ela é essencial para ajudar no controle do peso: 1 hora de exercício vigoroso consome 700 calorias. No entanto, se quer perder peso, em vez de apenas controlar o ganho, você precisa se exercitar de 1 a 1,5 horas, todos os dias da semana. Por isso, considero importante associar o exercício à dieta.

Como já falamos antes, 10% da perda de peso pode ajudar a normalizar a ovulação. Neste momento, eu prefiro que você tente realizar exercícios físicos moderados, 150 minutos a cada semana, e mais para a frente, se sentir que quer e pode fazê-los, aumentar a intensidade ou o tempo da atividade. Se você se sentir motivada a tentar outras formas de exercício, me avise para que possamos discutir isso juntas.

Corpo-mente e espiritualidade

Você tem muita responsabilidade no seu trabalho, trabalha por muitas horas, e, assim, fica difícil mudar algumas rotinas, mas, uma vez que tenha começado essa mudança, irá se sentir melhor com relação à sua saúde, além de aumentar suas chances de engravidar. Ademais, se tiver um bebê, precisará encontrar tempo para cuidar da criança. Então, proponho que, primeiro, comece por achar algum tempo para cuidar de si mesma.

Se puder separar apenas 10 minutos por dia para meditar, isso pode ser uma ótima alternativa para aliviar o estresse e ajudar com a saúde geral, pois a meditação tem sido comprovadamente útil nesse sentido.

Uma forma interessante de meditação é atenção plena (redução de estresse baseada em *mindfulness* ou Mindfulness-Based Stress Reduction – MBSR), e há um programa que ensina meditação, ioga e princípios da alimentação com atenção plena (Mindfulness-Based Eating). Esse programa irá ajudá-la a lidar com eventos estressantes, ao tornar-se mais consciente de si mesma e de suas atitudes.

Além disso, prestar mais atenção à sua experiência alimentar pode levá-la a escolhas mais saudáveis e, inclusive, a uma melhor relação com a comida em geral.

A ioga, por exemplo, é uma maneira benéfica de se relacionar consigo mesma, com sua respiração, seu corpo e sua mente. A prática de atividades como a ioga traz benefícios. Além dos benefícios clínicos, a ioga é também uma forma de se reconectar, estar mais presente e dar algum significado, talvez espiritual, à sua experiência.

Estou confiante de que, fazendo as mudanças necessárias, você terá uma grande chance de engravidar. Mas, caso esteja se sentindo sobrecarregada com a sua situação e queira falar com um psicoterapeuta, me avise. Sei que, atualmente, você não tem nenhum relacionamento com sua mãe, e seu marido está fazendo pressão em relação à gestação. A dificuldade de engravidar pode trazer alguns conflitos emocionais à tona. Eu gostaria que você pensasse como e onde pode encontrar forças, enquanto passa por esse momento desafiador. Sinta-se livre para me contactar sempre que quiser falar sobre o assunto.

Vamos falar agora sobre qualidade de vida? O que é mais importante para você? Como abre espaços em sua rotina para o que lhe faz feliz e é significativo para você? Se concordar em compartilhar algo que acha sagrado e traz significado à sua vida, pode me escrever e trazer isso da próxima vez que nos reunirmos. Se até nosso próximo encontro fizer sentido para você escrever em um diário experiências significativas e alegres do seu dia, isso pode ser uma vivência interessante.

Sistemas complementares e integrais

Acupuntura é uma boa maneira de abordar a infertilidade e a SOP é por meio da acupuntura e de outras terapias da MTC. A acupuntura faz parte da MTC, mas, se você puder iniciar ambas ao mesmo tempo, obterá um benefício adicional.

A acupuntura tem sido prescrita, há muito tempo, para aumentar a fertilidade, restaurar ciclos normais ovulatórios e ajudar durante os procedimentos de reprodução assistida (*fertilização in vitro*, FIV) para aumentar o fluxo sanguíneo do útero, melhorando, assim, a implantação do embrião.

Alguns estudos se utilizam da acupuntura auricular; outros, da eletroacupuntura. E os resultados são diversos, com benefícios ou não para a fertilidade. Tenha em mente que a acupuntura é difícil de ser estudada e pesquisada com relação a seus benefícios, já que não se pode desenhar um protocolo duplo-cego placebo.

Na MTC, tem-se uma maneira abrangente de abordar a SOP e a infertilidade. Isso inclui acupuntura, recomendações dietéticas, estilo de vida, exercícios (*Chi Kung* e *Tai Chi Chuan*, por exemplo), massagem e fórmulas botânicas chinesas. Além disso, com a acupuntura, é possível sentir também alívio nas dores no pescoço.

Suplementos dietéticos e botânicos

Além da acupuntura, é possível beneficiar-se destes suplementos dietéticos e botânicos:

- Vitamina D3: 50.000 UI. Tomar 1 vez por semana junto a uma refeição que tenha algum tipo de gordura e, após 3 meses, reavaliar os níveis sanguíneos. Seus níveis de vitamina D no sangue devem ser otimizados para > 30 ng/dℓ. Provavelmente, após os 3 meses, você precisará, para manter os níveis, seguir tomando, diariamente, de 2.000 a 4.000 UI. A deficiência de vitamina D está associada a aumento de doenças cardiovasculares, redução da fertilidade, piores parâmetros metabólicos e maiores níveis de glicemia e insulina. Suplementar a vitamina D antes da gravidez, quando necessário, ajudará a ter melhores níveis de vitamina D durante a gravidez
- Multivitamínicos são uma boa escolha para ajudar as mulheres com dificuldade de engravidar a conceber, mas isso não significa que qualquer multivitamínico lhe dará tudo de que precisa em termos de nutrição. Há muitos multivitamínicos no mercado. Qual é o melhor? Dê preferência a um que contenha vitaminas específicas para aumentar a fertilidade e ajudar no metabolismo da glicose
  - Folato, de 400 a 600 mcg
  - Vitamina D, pelo menos 1.000 UI (depois que sua vitamina D estiver em bons níveis, esta é uma boa opção)
  - Picolinato de cromo, de 600 a 1.000 mcg
  - Selênio, 400 mcg
  - Zinco, 30 mg

- Outras vitaminas que você pode querer ter em seu multivitamínico: vitamina E, 15 mg; vitamina B6, 50 mg; vitamina B12, 2,5 mcg; ferro, de 18 a 27 mg; vitamina A, 2.500 UI; iodo, 150 mcg; cobre, 2 mg; cálcio, 1.000 mg. Isso ajudará sua saúde geral
- A vitamina C 750 mg foi demonstrada como benéfica para aumentar a fertilidade em mulheres com disfunção de fase lútea; contudo, ao tomar doses menores (em várias tomadas), ao longo do dia, sua absorção será melhor. Sugiro comprimidos de 200 a 500 mg, 2 a 3 vezes ao dia
- Citrato de magnésio ou similar: 400 mg antes de dormir. Ajuda no tratamento de dores de cabeça, TPM e tensão em geral. Se for necessário, use glicinato de magnésio, para evitar diarreia. E o magnésio treonato é o mais indicado na prevenção de dores de cabeça
- Mio-inositol: de 2 a 4 g/dia (ajuda na função ovariana, reduz a testosterona e diminui a insulina). A melhor combinação é mio-inositol e D-chiro inositol na proporção de 40:1, ou seja, 2 g de mio-inositol com 50 mg de D-chiro
- Óleo de peixe: de 1 a 2 g/dia de ômega 3 (EPA e DHA), para ajudar a reduzir a inflamação e proteger o coração de eventos cardiovasculares. Durante a gravidez, as mulheres devem consumir pelo menos 200 mg de DHA
- Coenzima Q10 (ubiquinol): 200 mg/dia. É usada como cotratamento junto a estatinas, pois pode reduzir seus efeitos colaterais. A coenzima Q10 é um antioxidante naturalmente potente que também ajuda no metabolismo da glicose, na fertilidade, na qualidade do embrião e na capacidade de o feto implantar no útero
- Vitex (*Vitex agnus castus*): tintura 1:2. Ingerir 4 mℓ, ou cápsulas de 400 mg, pela manhã. Mudanças no seu ciclo são notadas após 4 a 6 meses. Essa planta é útil para reduzir sintomas pré-menstruais e melhorar a fertilidade. Pode restaurar a fertilidade em mulheres com ciclos anovulatórios na SOP
- Berberina (*Berberis vulgaris*): 500 mg, 3 vezes ao dia, por 3 meses. A berberina reduz o LDL e o açúcar no sangue, além de ajudar a perder peso.

Além desses suplementos, é recomendável adicionar à dieta diária:

- 2 a 3 xícaras de chá verde orgânico, pela manhã ou no máximo até o início da tarde (para não atrapalhar o sono). Sua ingestão está relacionada à perda de peso e à limpeza do organismo, além de auxiliar nos índices glicêmicos
- 1 colher de sopa (2 g) de canela durante o dia. A canela alivia as cólicas menstruais e ajuda a melhorar a glicemia de jejum e os lipídios
- 2 xícaras de chá de hortelã durante o dia ajudam a reduzir a testosterona total e livre. Essa prática é utilizada nas culturas orientais por mulheres com hirsutismo.

Últimas recomendações à paciente

Cara paciente,
Até agora sua vida tem sido focada em sua carreira e trabalho, dos quais você gosta e a eles é dedicada. Como conversamos antes, você não costuma prestar muita atenção à sua própria saúde, embora seja prestadora de cuidados aos outros.

Em geral, problemas de fertilidade são uma oportunidade de mudar alguns hábitos e rotinas, a fim de ter uma saúde melhor para si mesma e, também, planejar a gravidez. Enquanto conversamos, vejo que está pronta para fazer as mudanças necessárias, e estou aqui para ajudá-la no que puder.

Começaremos com essas recomendações, e gostaria de vê-la novamente em 3 semanas, para que possamos conversar sobre seu progresso na adaptação de sua nova rotina, bem como sobre o que você acha que ainda temos que trabalhar juntas.

Às vezes, padrões alimentares são de difícil mudança; um acompanhamento nutricional pode ser uma boa ideia.

Você tem se queixado de fadiga pela manhã. Estou convicta de que adicionando exercício e uma dieta mais saudável à sua rotina, você se sentirá melhor e *mais "energizada". Caso ainda se sinta cansada da próxima vez que nos encontrarmos, poderemos falar sobre algum suplemento botânico adaptogênico que ajude a melhorar seu nível geral de energia.*

Por enquanto, já lhe dei muito o que fazer, observar e modificar. Sinta-se completamente livre para entrar em contato comigo, caso tenha alguma dúvida.

Aqui vão algumas fontes de informações adicionais úteis:

- Livros:
  - *Dieta mediterrânea para iniciantes/Mediterranean diet for beginners.* Autor: Charlie Mason. eBook Kindle. Disponível em: https://a.co/d/958Q6 kL
  - *Dieta mediterrânea com sabor brasileiro.* Livro de bolso. 28 de outubro de 2005. Autores: Fernando Lucchese e José Antonio Pinheiro Machado. Disponível em: https://a.co/d/bD8Sd2N
  - *Dieta do baixo índice glicêmico. Regime. Tudo o que você precisa saber para perder peso.* Capa comum. 1º de janeiro de 2009. Autora: Helen Foster. Disponível em: https://a.co/d/2BhnWVu
  - *Dieta do baixo índice glicêmico. Receitas. O livro de culinária perfeito para você emagrecer.* Capa comum. 1º de janeiro de 2009. Autora: Louise Blair. Disponível em: https://a.co/d/1CtezhF
- *Sites*:
  - https://www.gov.br/saude/pt-br/assuntos/saude-brasil/eu-quero-me-exercitar/noticias
  - https://www.gov.br/saude/pt-br/assuntos/saude-brasil/eu-quero-me-alimentar-melhor/noticias
  - https://ipgo.com.br/livro-digital/pdf/dieta-mediterranea-ebook.pdf
  - https://www.iniciativamindfulness.com.br
  - https://www.brasilmindfulness.com.

Leitura Recomendada

American Botanical Council. [Cited 2023 Jan 6] Available from: https://www.herbalgram.org

Auteroche B, Navailh P. Acupuntura em ginecologia e obstetrícia. São Paulo: Andrei; 1987.

Bensky D, Gamble A. Chinese herbal medicine: Formulas & strategies. Seattle: Eastland Press; 1990.

Bensky D, Gamble A. Chinese herbal medicine; materia medica. Seattle: Eastland Press; 1987.

Bolen JS. As deusas e a mulher. 2. ed. São Paulo: Paulus; 1990.

Borysenko J. A woman's book of life. New York: Riverhead Books; 1998.

Botsaris AS. As fórmulas mágicas das plantas. 2. ed. Rio de Janeiro: Record Nova Era; 1998.

Botsaris AS. Fitoterapia chinesa e plantas brasileiras. 2. ed. Rio de Janeiro: Ícone, 2002.

Brooke E. Herbal therapy for women. New York: Aeon Books; 2018.

Bulfinch T. Bulfinch's mythology. New York: Modern Library Classics; 1998.

Campiglia H. Domínio do yin. Da fertilidade à maternidade: a mulher e suas fases segundo a medicina tradicional chinesa. São Paulo: Ícone; 2010.

Campiglia H. Psique e medicina tradicional chinesa. São Paulo: Roca; 2004.

Caplauch R. Endocrinologia feminina & andrologia. Rio de Janeiro/São Paulo: Thieme Revinter; 2022.

Capra F. O ponto de mutação. São Paulo: Cultrix; 1982.

Capra F. O tao da física. São Paulo: Cultrix; 1983.

Caribé J, Campos JM. Plantas que ajudam o homem. São Paulo: Cultrix/Pensamento; 1991.

Chavarro JE, Willet WC. The fertility diet. New York: McGraw-Hill; 2007.

Cohen A, vom Saal FS. Integrative environmental medicine. Oxford: Oxford University Press; 2017. (Weil integrative medicine library).

ConsumerLab.com. [Cited 2022 Apr 20] Available from: https://www.consumerlab.com

Delascio D, Guariento A. Obstetrícia normal Briquet. São Paulo: Sarvier; 1987.

Der Cheng L. Fórmulas magistrais chinesas. São Paulo: Roca; 2008.

Eyssalet J-M, Guillaume G, Chieu M. Diététique énergétique et médecine chinoise. Saint-Vincent-sur-Jabron: Présence; 1984. Tomes 1, 2.

Eyssalet J-M. Emergence et immersion du souffle et du désir. Paris: Guy Trédaniel Éditeur; 2006.

Eyssalet J-M. Le secret de la maison des ancêtres. Paris: Guy Trédaniel Éditeur; 1990.

Eyssalet J-M. Shen ou l'instant créateur. Paris: Guy Trédaniel Éditeur; 1990.

Flaws B. Endometriosis, infertility & traditional Chinese medicine. Boulder: Blue Poppy Press; 1989.

Flaws B. Fulfilling the essence: a handbook of traditional & Contemporary Chinese treatments for female infertility. Boulder: Blue Poppy Press; 1993.

Gaby AR. Nutritional medicine. 2nd ed. Concorde: Fritz Perlberg Publishing; 2017.

Gaby AR. The natural pharmacy: Complete A-Z reference to natural treatments for common health conditions. 3rd ed revised and updated. New York: Healthnotes; Three Rivers Press; 2006.

Guillaume G, Chieu M. Pharmacopée et médecine traditionnelle chinoise. Saint-Vincent-sur-Jabron: Présence; 1987.

Hammes M, Kuschick N, Christoph KH. Akupunktur kompakt. Marburg: KVM – Verlag; 2001.

Hollis J. A passagem do meio: da miséria ao significado da meia-idade. 4. ed. São Paulo: Paulus; 2006.

Jilin L, Peck G. Chinese dietary therapy. Singapore: Churchill Livingstone; 1995.

Katner J. Chinese nutrition therapy. Stuttgart: Thieme; 2004.

Leite MLS. Manual de fitoterapia chinesa e plantas brasileiras. São Paulo: Ícone; 2005.

Lewis R. The infertility cure. Boston: Little Brown and Company; 2004.

Lian Y-L, Chen C-Y, Hammes M, et al. The seirin pictorial atlas of acupuncture: an illustrated manual of acupuncture points. Cologne: Könemann Verlagsgesellschaft mbH; 1999.

Lorenzi H, Abreu Matos FJ. Plantas medicinais no Brasil: nativas e exóticas. Nova Odessa: Instituto Plantarum de Estudos da Flora; 2002.

Lu HC. Alimentos chineses para longevidade: a arte da longa vida. São Paulo: Roca; 1997.

Lu HC. Chinese natural cures. New York: Black Dog and Leventhal Publishers; 1986.

Lu HC. Sistema chinês de curas alimentares: prevenção & remédios. São Paulo: Roca; 1997.

Maciocia G. Obstetrícia & ginecologia em medicina chinesa. São Paulo: Roca; 2000.

Maciocia G. The foundations of Chinese medicine: a comprehensive text for acupuncturists and herbalists. New York: Churchill Livingstone; 1989.

Maciocia G. The practice of Chinese medicine: the treatment of diseases with acupuncture and Chinese herbs. New York: Churchill Livingstone; 1994.

Maizes V. Be fruitful: the essential guide to maximizing fertility and giving birth to a healthy child. New York: Scribner; 2013.

Maizes V, Low Dog T. Integrative women's health. 2nd ed. Oxford: Oxford University Press; 2015. (Weil integrative medicine library).

Miyamoto M. Fitoterapia chinesa: materia medica chinesa ilustrada – um guia conciso. São Paulo: Instituto Tao das Ervas; 2016.

Natural Medicines (NatMed). [Cited 2022 Nov 9] Available from: https://naturalmedicines.therapeuticresearch.com

Panizza S. Plantas que curam. 24. ed. São Paulo: IBRASA; 1997.

Rackel DP, Minichiello Vincent J. Integrative medicine. 5th ed. Rio de Janeiro: Elsevier; 2023.

Reid DP. Chinese herbal medicine. Boston: Shambala; 2013.

Romm A. Hormone intelligence. San Francisco: Harper One; 2021.

Saad GD, Lêda PHO, Manzali de Sá I, Seixlack ACC. Fitoterapia contemporânea. Rio de Janeiro: Elsevier; 2009.

Schultz V, Hänsel R, Tyler VE. Rational phytotherapy: a physicians' guide to herbal medicine. Berlin: Springer; 2004.

Shangai College of Traditional Chinese Medicine. Acupuncture: a comprehensive text. 11th ed. Seattle: Eastland Press; 1994.

Shunpei M, Shunyi Y. Advanced textbook on Traditional Chinese Medicine and Pharmacology. Beijing: New World Press; 1997. vol. 4.

Souza Brandão J. Mitologia grega. 16. ed. Petrópolis: Vozes; 2001. vol. I

Souza Brandão J. Mitologia grega. 11. ed. Petrópolis: Vozes; 2001. vol. III.

Speroff L, Fritz MA. Endocrinologia ginecológica clínica e infertilidade. 8. ed. São Paulo: Thieme Revinter; 2015.

State Administration of Traditional Chinese Medicine and Pharmacy: advanced textbook on Traditional Chinese Medicine and Pharmacology. Beijing: New World Press; 1995. vols. 2, 4.

Vieira PA. Fórmulas herbais chinesas. São Paulo: Brasil-Oriente; 2005.

Weil A. Healthy aging: a lifelong guide to your well-being. New York: Anchor Books; 2007.

Weil A. Mind over meds: know when drugs are necessary, when alternatives are better – and when to let your body heal on its own. New York: Little Brown Spark; 2018.

Weil A. Spontaneous healing: how to discover and embrace your body's natural ability to maintain and heal itself – how to discover and enhance your body's natural ability to maintain and heal itself. New York: Ballantine Books; 2000.

Wen TS. Acupuntura clássica chinesa. São Paulo: Cultrix; 1985.

Weschler T. Taking charge of your fertility: the definitive guide to natural birth control, pregnancy achievement, and reproductive health. Seattle: William Morrow & Company; 2015.

Winnicott DW. Os bebês e suas mães. 3. ed. São Paulo: Martins Fontes; 2006.

Woodman M. A feminilidade consciente. São Paulo: Paulus; 2003.

Wu AC. Fertility wisdom: how traditional Chinese medicine can help overcome infertility. Emmaus: Rodale; 2006.

Yarnell E, Abascal K, Rountree R. Clinical botanical medicine. 2nd ed. London: Aeon Books Ltda.; 2019.

Yu CS, Fei L. A clinical guide to Chinese herbs and formulae. New York: Churchill Livingstone; 1993.

Índice Alfabético

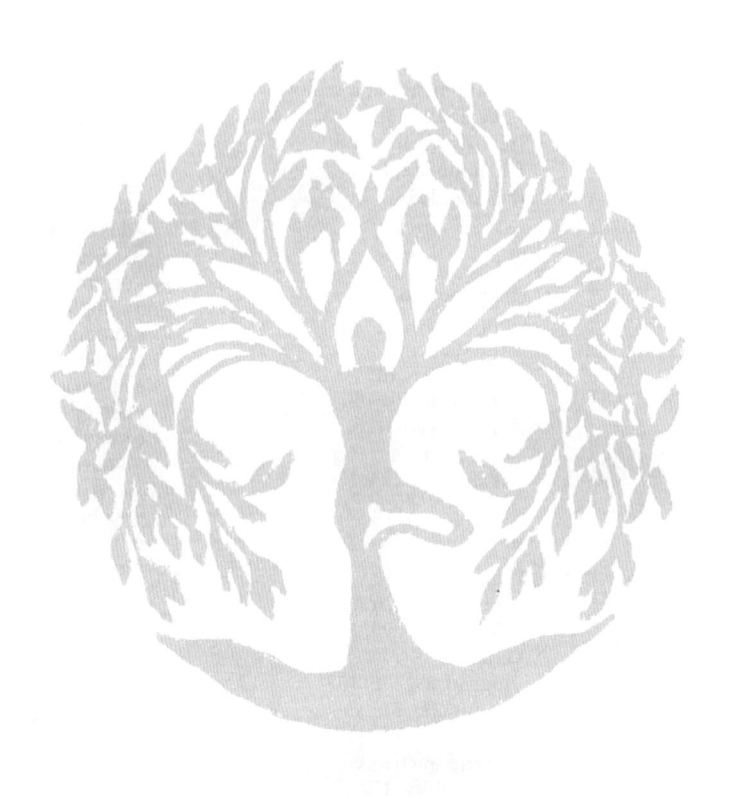

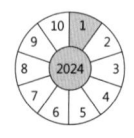